Ingrid Kleindienst-John

PFLANZENCODE

Der Schlüssel zum Pflanzenreich

INTERAKTIVES LESEVERGNÜGEN MIT DER **FREYA-BÜCHER-APP**!

Ab sofort können Sie unsere Bücher mit der *kostenlosen* App interaktiv entdecker Videos, Zusatzinhalte und mehr Informationen aus den Freya-Büchern steigern Ih Lesevergnügen und bieten Ihnen faszinierende Einblicke.

So einfach geht's:

1. Laden Sie die *kostenlose* Freya-Bücher-App im Google Play Store oder im Apple App Store auf Ihr Smartphone oder Ihr Tablet. Dieser QR-Code bringt Sie direkt zum Download!
2. Wählen Sie Ihr Buch aus der Liste in der Freya-Bücher-App aus und drücken Sie auf „Bild scannen". Automatisch wird Ihre Kamera aktiviert.
3. Halten Sie Ihr Smartphone oder Ihr Tablet jeweils über die Bilder in Ihrem Buch, die mit einem kleinen Handysymbol versehen sind.
4. Dann öffnen sich die zusätzlichen interaktiven Elemente von selbst. Schon haben Sie Zugang zu weiteren Informationen und Videos aus dem Buch.

Freya Bücher

Hier die App downloaden

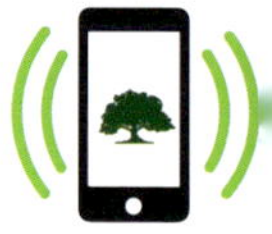

Bilder mit diesem Symbol scannen

Hinweise:

Sollten die Bilder von der App nicht erkannt werden, stellen Sie bitte sicher, dass das Buch ausreichend beleuchtet ist, und verringern Sie gegebenenfalls den Abstand zur Kamera. Ihr elektronisches Gerät muss mit dem Internet verbunden sein.

ISBN 978-3-99025-331-1

Layout: freya_art, Christina Diwold
Lektorat: Dorothea Forster
Fotos: Ingrid Kleindienst-John, Kurt John, Ingrid Puttinger, Wolf Ruzicka, Christina Diwold
weitere siehe Seite 328

printed in EU

Anmerkung: Alle in diesem Text enthaltenen Anregungen, Beschreibungen, Tipps und Rezepte wurden mit großer Sorgfalt zusammengestellt und getestet. Dennoch kann aufgrund unterschiedlicher Rohstoffe, Ausgangsbedingungen und individueller Befindlichkeiten nicht garantiert werden, dass die Informationen auf Ihre Situation zutreffen. Daher kann keinerlei Haftung für etwaige Schäden oder Nachteile übernommen werden, die aus der Verwendung der in diesem Text angebotenen Informationen resultieren.

FREYA APPT!

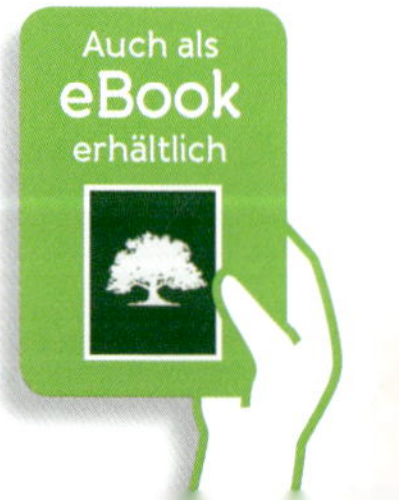

Ingrid Kleindienst-John

Pflanzen CODE

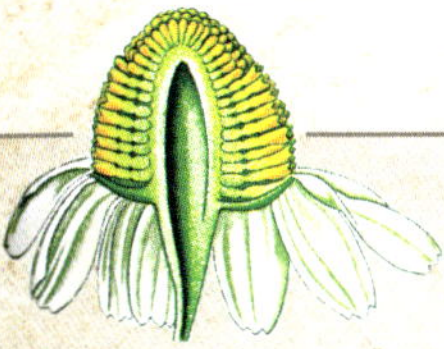

DER SCHLÜSSEL zum Pflanzenreich

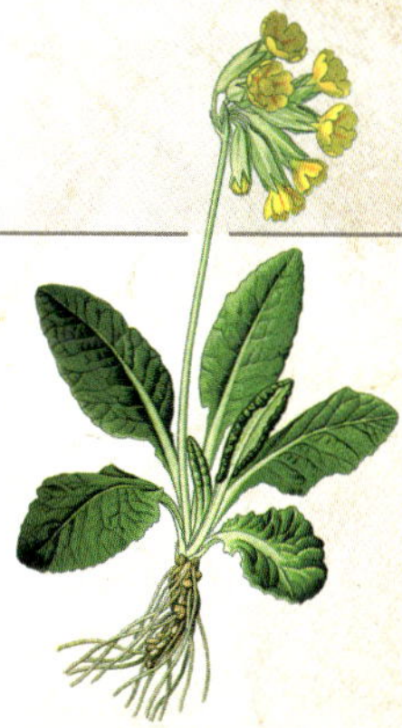

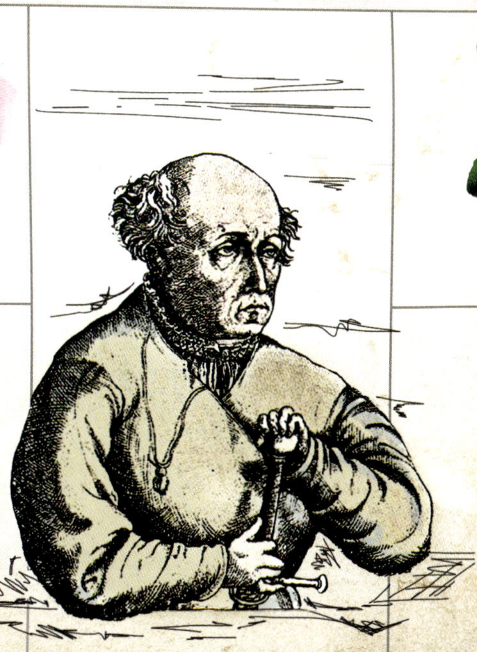

freya

Inhalt

VIDEO
Seite 12

VIDEO
Seite 75

VIDEO
Seite 97

VIDEO
Seite 147

VIDEO
Seite 165

VIDEO
Seite 212

VIDEO
Seite 303

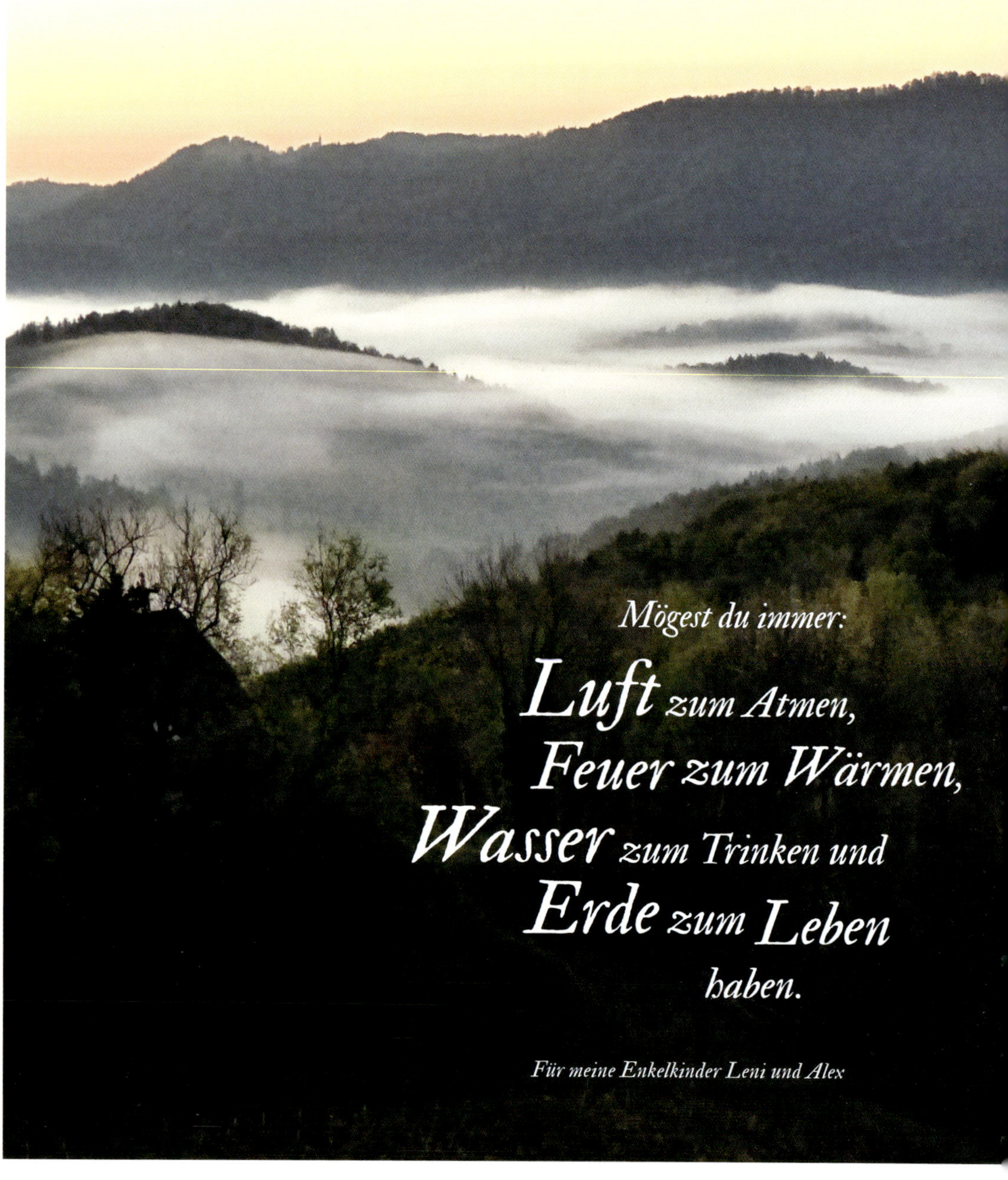

Mögest du immer:

Luft zum Atmen,
Feuer zum Wärmen,
Wasser zum Trinken und
Erde zum Leben
haben.

Für meine Enkelkinder Leni und Alex

Die Natur mit anderen Augen sehen – und verstehen!

Von einer lebenserfahrenen und fachkundigen Kräuterexpertin Weisheiten und persönliche Erfahrungen aus der Pflanzenwelt in Wort und Bild serviert zu bekommen ist ein Lesegenuss erster Ordnung und lässt die Pflanzenwelt ganz nah an unser Leben heranrücken.

Ingrid Kleindienst-John informiert uns zuerst über die Denkweisen von Philosophen und Gelehrten über die Natur vom antiken Griechenland bis in den Fernen Osten und entführt uns dann über die traditionelle Signaturenlehre und planetarische Signaturzuordnung zu den Geheimnissen der Alchemie.

Damit legt sie die Grundlage für das Verständnis ihrer über 40 reichhaltigen und sorgsam ausgewählten Pflanzenportraits. Sie fand bei Johann Wolfgang von Goethe das dafür passende Zitat:

„Die Pflanze gleicht den eigensinnigen Menschen, von denen man alles erhalten kann, wenn man sie nach ihrer Art behandelt."

Das Portrait der Pflanze eröffnet uns ihren *Charakter* nach Signatur und Element, erzählt uns über ihre Lebensräume, oft zahlreichen Namen und ihre vielfältigen Eigenschaften, mit denen sie uns beschenkt. Persönliche Erfahrungen und Vorschläge für wohltuende Zubereitungen ergänzen diese Begegnung der besonderen (besonders liebevoll kräuterkundigen) Art.

Ein kleiner Auszug zur Wirkstofflehre und über das Sammeln und (Auf)bewahren von Pflanzen rundet die *Beschreibungen* harmonisch ab.

Dr. med. Wolfgang Steflitsch
Wahlarzt für Lungenheilkunde,
Stv. Präsident der Österreichischen Gesellschaft
für Aromatherapie und Aromapflege (ÖGwA)

Der faszinierende Code der Pflanzen: Elemente, Signaturen und Planeteneinflüsse

Jede Pflanze besitzt ihren eigenen Code. „Wie bitte?", werden Sie mich fragen, „was soll denn das bedeuten?" Nun, dieser Code beinhaltet alle Informationen, die wir von einer Pflanze erhalten können – sei es ihr Aussehen, ihr Duft, ihr Geschmack, aber auch ihre Inhaltsstoffe haben damit zu tun, ebenso wie ihre geschichtliche Verwendung oder ihr heutiger Einsatz in der Medizin.

In vergangenen Jahrhunderten wurden die Zusammenhänge mit der Astrologie, die genau genommen ebenfalls den Code mitbestimmen, erkannt. Beschäftigen wir uns also intensiv mit einer Pflanze, so lernen wir, ihren *Code* zu lesen und auch zu verstehen.

Immer wieder habe ich mich gefragt, wie man Pflanzen, ihre Signaturen und die allgegenwärtigen Elemente *unter einen Hut* bringen könnte. Das ist für die meisten Menschen gar nicht so einfach. Ich habe mich also auf die Suche begeben und einen für mich stimmigen Einklang gefunden: den Pflanzencode – der Schlüssel, mit dem ich eine Pflanze besser verstehen kann.

Menschen und Pflanzen – das war immer schon so etwas wie eine Symbiose. Die Pflanzen waren oft Nahrung und Heilmittel gleichermaßen. Der Volksglaube brachte dann in die Pflanzenwelt auch mythische Gestalten, Dämonen, Hexen und Zauberer. Vor allem dann, wenn es um Krankheit und Gesundheit ging: Wurde jemand krank, so nahm man noch bis ins 18. Jh. manches Mal an, er sei *verhext* worden. Vieles aus unserem Kräuterschatz stammt genau genommen aus diesem *Glauben* heraus. Interessant ist, dass sogar Paracelsus das Kräuterwissen der *Hexen* in seinen medizinischen Heilkräuterschatz übernahm, obwohl es zu

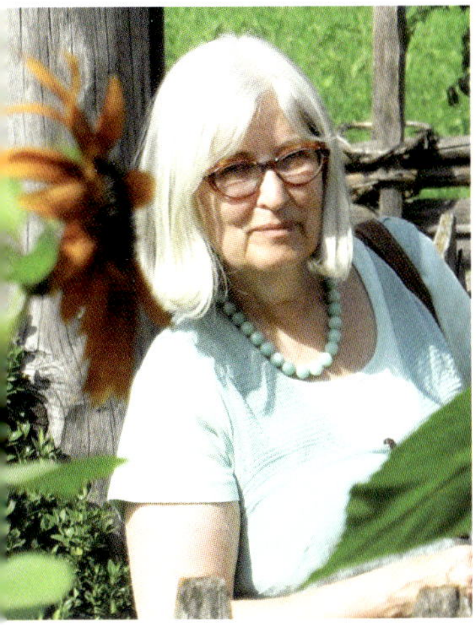

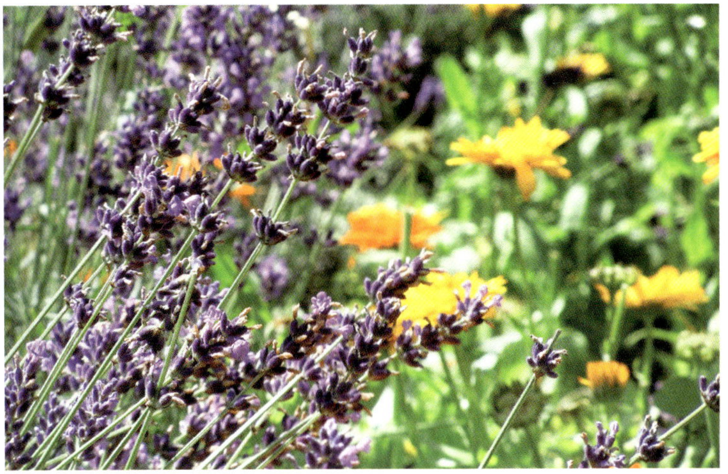

dieser Zeit noch gar nicht möglich war, die Wirkung der Pflanzen rational zu erklären. Die Menschen damals beobachteten die Natur und die Pflanzensignatur war so etwas wie eine Eselsbrücke, mit der man die Wirkung der Pflanzen erkannte und sich merkte.

Begleitet wurde ich auf meiner Suche nach dem Schlüssel natürlich auch von vielen Geschichten, Sagen und Überlieferungen zu der Wirkung der unterschiedlichen Pflanzen. Es handelt sich um Kräuter, Blütenpflanzen und natürlich auch um Bäume, die in unserer Volksheilkunde zur Anwendung kommen. Dabei beschäftigt mich naturgemäß auch die Frage, ob man unsere eigene Volksheilkunde beispielsweise mit der Traditionellen Chinesischen Medizin in Verbindung bringen könnte …

Meine Suche nach dem Pflanzencode beginnt also mit einer Reise durch die Zeit. Dabei werden wir zunächst einen kleinen Blick in die Geschichte der Medizin werfen – keine Sorge, es wird dabei nicht zu hoch gegriffen! Aber das hilft uns vielleicht, auch die Ursprünge der Pflanzensignaturen zu finden. Danach setzen wir uns mit dem Wesen der Pflanzensignaturen selbst und jenem der Elemente ein wenig auseinander, um uns schließlich mit einigen ausgewählten Pflanzen näher zu beschäftigen und zu versuchen, ihren ganz besonderen Code zu entschlüsseln.

Tauchen wir also erst einmal in die Vergangenheit ein – dorthin, wo alles begann …

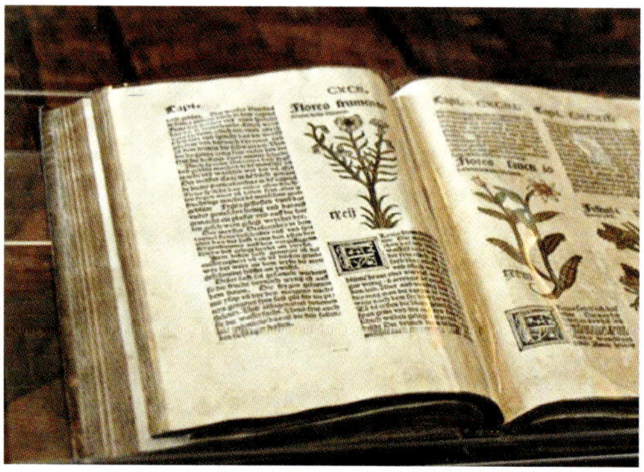

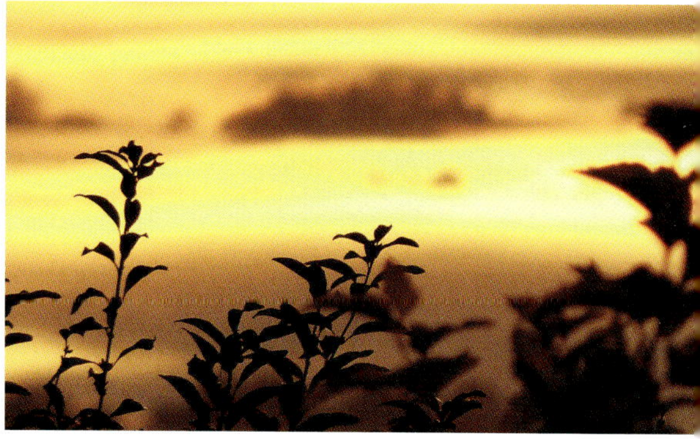

Pflanzensignaturen – der Schlüssel zum Pflanzencode?

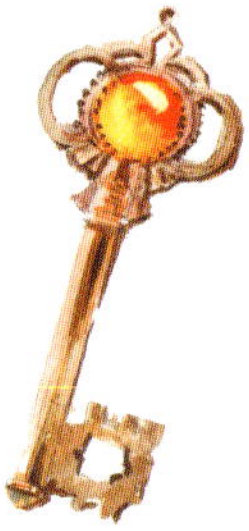

Seit dem Altertum bis ins Mittelalter und in die Jetztzeit haben die großen Kräuterkundigen immer versucht, die Pflanzen ihrer Signatur entsprechend einzuordnen. Die frühen Wissenschaftler bedienten sich dabei auch der Gestirne, denen sie einzelne Pflanzen zuordneten.

Die entsprechenden (damals bekannten) Planeten waren Mond, Merkur, Venus, Mars, Saturn, Jupiter und Sonne, wobei nach unserem heutigen Verständnis Mond und Sonne keine Planeten sind.

» VIDEO
Was sind Signaturen?

Im letzten Jahrhundert haben sich Rudolf Steiner (1861–1925) und Maria Thun (1922–2012) damit beschäftigt, einzelne Elemente, die ja mit den Sternzeichen eng verbunden sind, den jeweiligen Pflanzenteilen zuzuordnen. Ergebnisse aus ihren Forschungen fließen heute vor allem in das gärtnerische Wissen um die richtigen Auspflanz- und Erntetage ein.

Lassen wir uns bei unserem Spaziergang durch die Pflanzenwelt von jenem Hermetischen Gesetz[1] begleiten, das da sagt: „*Zufall ist nur der Name für ein unbekanntes Gesetz.*“

Meine Suche nach dem Pflanzencode beginnt also mit einer Reise durch die Zeit. Dabei werden wir zunächst unter anderem auch einen kleinen Blick auf die Bedeutung von Farben in der Astrologie werfen – später auch in die Geschichte der Medizin – keine Sorge, es wird dabei nicht zu hoch gegriffen! Aber das hilft uns vielleicht ...

Die traditionelle Signaturenlehre

„Die eigentliche Entdeckung besteht nicht darin, Neuland zu betreten, sondern es mit neuen Augen zu sehen." *Marcel Proust*

In der Volksheilkunde werden Pflanzen oftmals mit Namen bezeichnet, die viel über die ihnen innewohnende Heilkraft aussagen. Der Name einer Pflanze erzählt also bereits eine ganze Menge über ihre Einsatzmöglichkeiten. Das Wesen einer Pflanze allerdings erkennt man nur durch das Studium ihrer Signatur. Zur Signatur einer Pflanze gehören alle äußerlich feststellbaren Eigenschaften, wie Gestalt, Konsistenz, Farbe, Duft und Geschmack,[2] also als Summe dieser Eigenschaften ihr *Code*.

„Die Natur zeichnet ein jegliches Gewächs, das von ihr ausgeht, zu dem, dazu es gut ist. Darum, wenn man erfahren will, was die Natur gezeichnet hat, so muss man es an dem Zeichen erkennen, welche Tugenden in ihm sind." *Paracelsus*

In der Signaturenlehre wird eine Pflanze nach verschiedenen Kriterien beurteilt:

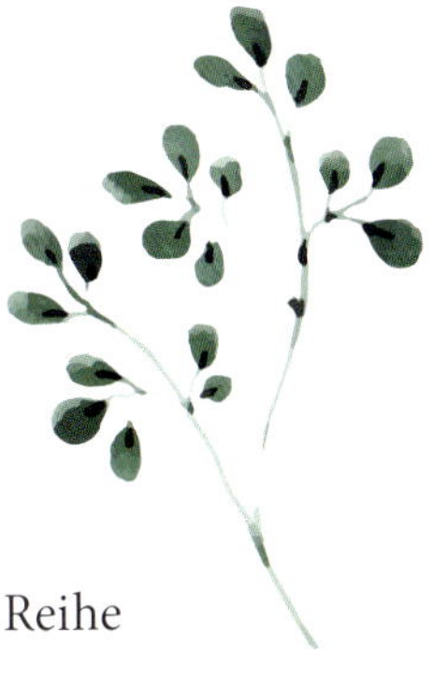

Gestalt

(Habitus – das allgemeine Aussehen der Pflanze, ihr Äußeres)

Wenn wir eine Pflanze sehen, dann nehmen wir schon eine ganze Reihe an Informationen auf:

Bei der Betrachtung haben wir es mit ihrer allgemeinen Wuchsform zu tun, aber auch mit der Form der Blätter (gefiedert, rund, herzförmig ...), ob die Pflanze stachelig oder dornig ist, etc.

Wie sieht die Blüte aus? Welche Farbe besitzt sie? Wie sind die Blätter angeordnet?

Wächst die Pflanze in Form einer Liane oder hat sie einen aufrechten, geraden Wuchs? Ist sie verzweigt oder besitzt sie lediglich einen Stängel?

Beim Baum: Ist es ein Nadelbaum oder Laubbaum? Das Blattwerk kann unterschiedliche Farben tragen. Hat der Baum breit ausladende Äste oder ist er schmalwüchsig? Und wie sind seine Wurzeln beschaffen?

Alle diese äußeren, sichtbaren Merkmale schenken uns in der Signaturen-Betrachtung Informationen zu einem Teil des Pflanzencodes, nämlich welchem Element bzw. auch welchem Planeten die Pflanze zuzuordnen ist. Aber wir erhalten auch Information darüber, für welche Krankheit sie in der traditionellen Volksheilkunde eingesetzt wurde und teilweise immer noch verwendet wird.

Konsistenz

(Die Beschaffenheit der Pflanze)

Wenn wir die Pflanze angreifen, können wir weitere Merkmale notieren:

Sind die Stängel weich und nachgiebig oder hart und spröde?

Knicken wir den Stängel, so sehen wir wieder Interessantes: Enthält die Pflanze Milchsäfte oder ist sie an der Bruchstelle eher trocken?

Betrachten wir die Pflanze mit dem Wissen um ihre Inhaltsstoffe – auch sie sind ja Teil ihrer Beschaffenheit!

Die Konsistenz ist ebenfalls Hinweis auf Heilkraft und Anwendungsmöglichkeiten einer Pflanze, also auch sie ein Teil des Pflanzencodes. Um ihre Konsistenz feststellen zu können, muss ich eine Pflanze in der Natur *begreifen.*

Farbe

Die Bedeutung der Farbe ist nach der Farbenlehre ebenfalls aufschlussreich. Farben können uns vor allem die Sympathie zu Planeten (aber auch zu den Körpersäften) anschaulich machen. Unser nächstes Puzzlesteinchen für den Pflanzencode! Um die Farbe einer Pflanze feststellen zu können, muss ich sie ansehen:

Rot ist das Symbol für Feuer, steht also für Vitalität und Dynamik, für Sexualität, für Durchsetzungsvermögen, für Yang, aber auch für das Wurzelchakra. Rot ist übrigens jene Farbe, die auch ein kleines Kind bereits benennen kann. Rot hängt mit den Lebensgrundlagen von uns Menschen ursächlich zusammen. *Rot wie Blut* heißt es ja. Wir malen rote Herzen, wenn wir von Liebe sprechen. Rot steht aber auch für *Achtung! Stopp!* (Rote Ampel!) Wir *sehen rot*, wenn wir zornig sind, werden *rot vor Wut*.

Körperlich wirkt Rot steigernd auf unsere Körpertemperatur, es regt an. Blutdruck und Kreislauf werden stimuliert, auch die Sexualorgane und unsere Nieren. Und leider macht Rot auch schmerzempfindlich. Auf **seelischer Ebene** kann Rot unseren Willen stärker machen, unseren Tatendrang fördern. Trägt man ein rotes Kleid, so wird man immer auffallen!

Gelb ist die Farbe des Solarplexus, steht in der Signaturenlehre für das Element Luft, für Weisheit, aber auch für Leber und Galle. Gelb versinnbildlicht auch die Sonne, die Wärme. Nicht zu vergessen, dass Gelb auch für das Licht repräsentativ ist. Es gibt unterschiedliche Gelbtöne: Jene, die einen starken Grünanteil besitzen, werden immer kalt und unangenehm auf uns wirken (*gelb vor Neid*), Gelbtöne, die mehr ins Orange gehen, symbolisieren für uns Geborgenheit.

Die Haut tendiert zu Gelb, wenn wir unter einer Lebererkrankung leiden oder Gallensteine haben. Die Farbe Gelb wirkt körperlich vor allem entgiftend und verdauungsanregend, es beeinflusst ursächlich Leber und Galle, aber auch die Lymphe.

Blau ist symbolisch mit der Erde verbunden. Es ist beruhigend, kühlend, steht auch für Yin. Helles Blau symbolisiert das Kehlkopfchakra, das Zentrum der Kommunikation, dunkles Blau das Stirnchakra (das *Dritte Auge*), den Bereich für die Inspiration. Wir kennen unterschiedliche Blautöne, dennoch ist ihnen allen gemeinsam, dass sie die Körpertemperatur absenken können; auch auf die Muskulatur wirkt Blau beruhigend und entspannend ein. Außerdem hilft es besonders dann, wenn man unter Stress steht.

Orange steht für Fröhlichkeit, heitere Gelassenheit, aber es beeinflusst auch die Verdauung wirksam. Es gilt als die Farbe des Sakralchakras.

Und auch die Farbe, die im Buddhismus für Erleuchtung steht. Wir nehmen Orange oft als appetitanregend wahr (hilfreich besonders nach einer Erkrankung, um die Nahrungsaufnahme anzuregen). Es ist aber – bedingt vielleicht durch seine Chakren-Zuordnung – auch die Farbe für lebendige Sexualität. Das Sakralchakra wird ja auch Sexualchakra genannt.

Die Farbe Orange holt uns aus seelischen Tieflagen, sie unterstützt den Tatendrang und unseren Optimismus, oftmals auch die Kreativität. Für mich ist es die Farbe des Urvertrauens, dahingehend dass wir vom Universum gelenkt und geschützt sind.

Grün wirkt harmonisierend und wird mit der aufstrebenden Energie des Frühlings in Verbindung gebracht. Außerdem ist es eine der beiden Farben für das Herzchakra.

Grün ist *die* Farbe der Natur! Es symbolisiert Hoffnung, Neubeginn, Lebendigkeit. Wir kochen im Frühling eine *Grüne Suppe* mit 7 oder 9 Kräutern am Gründonnerstag. Die Farbe Grün ist Erholung für unsere Augen.

Die beruhigende Wirkung von Grün wird oft auch mit dem Venus-Prinzip in Verbindung gebracht, als alternative Farbe für die Öffnung des Herzens, für Mitgefühl und Herzlichkeit anderen gegenüber.

Rosa – die zweite Farbe des Herzchakras – symbolisiert das Venus-Prinzip und die Lieblichkeit.

Es versinnbildlicht auch die Romantik und ist die Farbe der kleinen Mädchen (kaum eines, das diese Farbe nicht zumindest eine Zeit lang favorisiert!). Wir alle kennen den Begriff der *rosaroten Brille*: Durch sie betrachtet man die Welt in einem sanfteren Licht, als sie es eigentlich wirklich ist.

Rosa wirkt mild auf unseren Körper ein – sei es auf der körperlichen Ebene, wo durch diese Farbe Wärme entstehen kann, sei es auf seelischem Gebiet, wo Rosa eine gewisse Leichtigkeit vermittelt.

Violett – Farbe des Kronenchakras – vereint die Polaritäten und ist oftmals auch Zeichen der Spiritualität. Lila und Violet, die Farben der Mystik, wirken auch auf unseren Körper z. B. schmerzlindernd, besonders beruhigend bei Migräneanfällen ein. Und es fördert den Schlaf. Lila ist als hellerer Farbton nicht so stark wirksam, aber es kann Hilfe gegen Stress bedeuten.

Braun wird erst einmal keinem Chakra zugeordnet. Jedoch: Wir finden in der Pflanzenwelt und in der Natur so manchen Braunton, der vor allem in der Gestalt von Früchten erscheint. Braun ist vor allem auch die Farbe der Erde, aus der alles kommt und in die alles zurückgehen wird. Doch auch Holz ist braun.

Braun ist eine Farbe, die Ruhe ausstrahlt. Sie schenkt uns Geborgenheit und auch ein gewisses Maß an Mütterlichkeit bzw. für mich sogar Großmütterlichkeit.

Ein wenig ist es auch die Farbe der Gemächlichkeit, der Gediegenheit.

Weiß als Farbe für positive Lebensauffassung symbolisiert das Yang und damit Aktivität.

Bei Weiß haben wir es mit einer Farbe zu tun, die physikalisch gesehen alle Farben des Regenbogens in sich vereint. In unserer Kultur ist Weiß die Farbe der Unschuld, die Farbe der Reinheit. Es ist die Farbe des Göttlichen. Von seiner Wirkung auf unseren Körper weiß man, dass Weiß beruhigend, regenerierend und kühlend wirkt. Aber Weiß steht auch für absolute Leere – andererseits für Weisheit und Vollkommenheit.

Grau wäre die Farbe des Alterns und findet sich meist in der Farbe der Rinde eines Baums bzw. auf der Unterseite von Blättern.

Mit der Farbe Grau verbinden wir Unscheinbarkeit und Altern. Das Gefühl, „in der grauen Masse" versteckt und geschützt zu sein. Sozusagen *eine graue Maus*, die ihre Gefühle nicht zu zeigen braucht und auch ihre Ansichten nicht zum Besten gibt.

Schwarz symbolisiert das absolute Yin, wir werden es bei Pflanzen kaum finden.

Dennoch gibt es oftmals schwarze Früchte, wie z. B. die der Tollkirsche oder des Schwarzen Nachtschattens. Hier fehlt das Licht. Wir empfinden Schwarz als die Farbe der Nacht, der Angst, der Trauer. Schwarz ist aber auch schützend, wenn wir damit verschmelzen.

Schwarz als Kleidung kann beispielsweise den Energiepegel unseres Seins drastisch reduzieren. Andererseits hilft uns Schwarz auch, uns gewissermaßen zu verstecken.

Duft

„Suche in den Düften der Blumen und der Natur
die Heiterkeit des Geistes und die Freude am Dasein!"

Wang Wei

Ist der Duft angenehm oder abstoßend? Weich und süß oder scharf und würzig?

Der Geruch hilft ebenfalls bei der Zuordnung einer Pflanze zu einem Element. Wenn Sie an einer Pflanze schnuppern, steigen die ätherischen Öle in die Nase. Und diese haben auf unseren Körper bestimmte Wirkungen. Daneben erfahren wir bei manchen Pflanzen über ihren Duft u.a. ihre Einsatzmöglichkeiten. Und haben damit ein weiteres Puzzlesteinchen unseres Pflanzencodes! Um den Duft einer Blume, eines Krauts, eines Baums feststellen zu können, muss ich mich in die Natur begeben.

Geschmack

Der Geschmack verrät meist schon die Verwendungsmöglichkeiten. Auch er hilft uns, die Pflanze einem Element zuzuordnen: Bitterstoffe und Gerbstoffe kann man zum Beispiel schmecken. Oftmals werden wir durch den Geschmack aber von Inhaltsstoffen *abgelenkt*, die giftig sind. **Also nur kosten, was Sie wirklich kennen!**

Standort, Verhalten, Wachstum, Gesellschaft

Nicht nur all die oben genannten Punkte sind Teile unseres Pflanzencodes, sondern auch der Standort der Pflanze zählt dazu! Wächst sie auf einer sonnigen Wiese, im Dunkel des Waldes? Benötigt sie einen kalkhaltigen Boden oder liebt sie lehmigen Untergrund?

Wie reagiert die Pflanze auf plötzliche Berührungen? Handelt es sich um Feuchtigkeit liebende Pflanzen oder Pflanzen, die trockene Standorte bevorzugen? Und welche anderen Pflanzen finden wir in ihrer Gesellschaft?

Lebensdauer der Gewächse

Auch die Lebensdauer kann ausschlaggebend dafür sein, welche Eigenschaften wir einer Pflanze zuordnen.

Handelt es sich bei unserem Pflänzchen um einen Baum, so hat dieser zumindest einige Jahre, aber auch Jahrzehnte oder sogar Jahrhunderte an Lebenszeit vor sich.

Geht es um Wiesenpflanzen oder Gartengewächse, so ist die Lebenszeit zumeist um einiges kürzer.

Je nach der Lebenszeit einer Pflanze sprechen wir ebenfalls von Eigenschaften, die in unseren Pflanzencode einfließen.

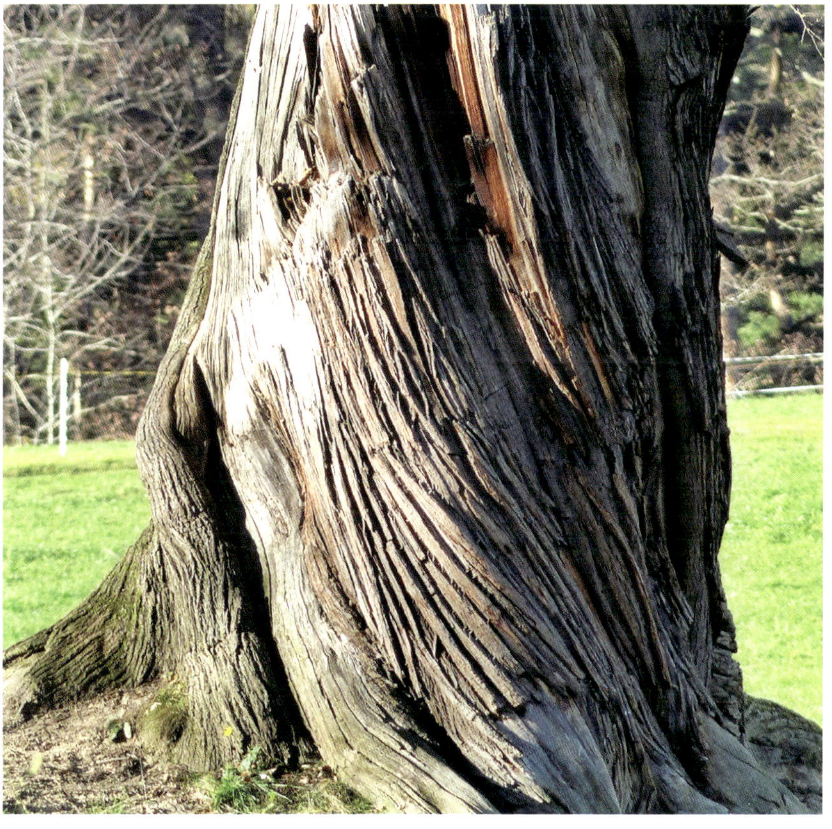

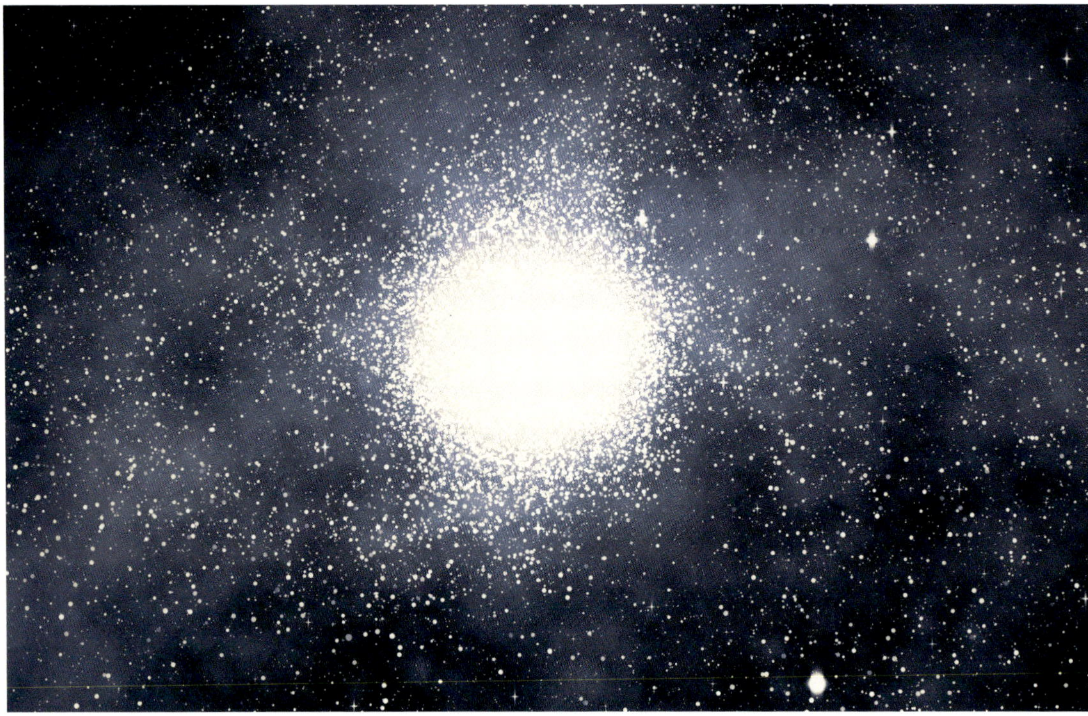

Planetarische Signaturzuordnung

„Das Weltall ist voller magischer Dinge, die geduldig darauf warten, dass unsere Sinne schärfer werden." *Eden Phillpotts*

Paracelsus sagt: „*... dass der Arzt wissen soll, dass im Menschen Sonne, Mond, Saturn, Mars, Merkur, Venus und alle Zeichen sind, ... wenn er vom Grund der Arznei wissen will.*"[3]

Zur Zeit des Paracelsus wurden den – damals sieben – bekannten Planeten[4] wichtige Eigenschaften zugeordnet. Wir wollen diese planetarischen Verknüpfungen einer Pflanze als eines der wichtigsten Teilchen unseres Pflanzencodes betrachten.

Als kleine Ergänzung dazu stelle ich Ihnen auch jeweils das dem Planeten zugeordnete Metall sowie die passenden Heilsteine vor.

Der Mond

Astronomisch gesehen war der Mond im ptolemäischen, geozentrischen System, das die Erde als Mittelpunkt angenommen hatte, ein normaler Planet. Im heliozentrischen System, mit dem die Astronomie heute arbeitet, ist der Mond kein Planet, sondern *nur* der Mond der Erde. Er steht der Erde als Himmelskörper am nächsten und übt eine große Massenanziehung auf sie aus. Die Gravitation des Mondes beherrscht auf der Erde die Gezeiten. Die Umlaufbahn des Mondes um die Erde dauert ca. 27 Tage.

Astrologisch wird der Mond immer noch als Planet angesehen. Die abendländische Mythologie nimmt an, dass er Gemüt und Leidenschaft beherrscht und einen wesentlichen Einfluss auf Körper und Gesundheit ausübt. Er repräsentiert das passive Prinzip, das *Yin*, damit aber auch die fundamentalsten Bedürfnisse, die wir haben. Er gehört zum Sternzeichen Krebs. Der Mond hat einen starken Bezug zu allem, von dem man sich lösen möchte oder sollte.

Schon in der Vergangenheit wurde der Mond mit Heilkunde und Zauberei in Verbindung gebracht. Er regiert die Flüssigkeiten im menschlichen Körper. Weiblichkeit und Hormone (damit auch die Eierstöcke und die Hoden) unterliegen, ebenso wie das Wasser, dem Einfluss des Mondes. Haut und Hautzellen, psychosomatische Probleme, Süchte, Ängste und Schlafstörungen fallen unter die *Mondkrankheiten*. Die Lymphe und die Tränen finden wir als mondzugehörig. Der Mond steuert auch den Biorhythmus des Körpers.

Ein Thema des Mondes ist das Kühle, Feuchte, aber auch die Ruhe und die Sanftheit, die Gelassenheit.

Pflanzen mit Mond-Signatur besitzen oftmals milchig-weiße Blüten, aber auch Blüten, die in der Nacht zu duften beginnen wie die Nachtkerze, die sich auf die Nachtfalter spezialisiert hat. Pflanzen, die extrem wässrige Früchte tragen, wie zum Beispiel Gurken, gehören ebenso dazu. Milchsaft ist ein Hinweis auf eine Mondpflanze. Beispiele sind Salat, Mohn oder Löwenzahn. Nachtschattengewächse – und damit auch so manche Giftpflanze – gehören ebenfalls in diese Gruppe.

Traditionellerweise ordnet man dem Mond auch ein Metall zu, nämlich das Silber. Es wirkt beruhigend, entzündungshemmend und kühlend.

Ebenso bei Steinen: Vor allem Mondstein und Perle besitzen die Eigenschaften des Mondes.

☿ Der Merkur

Der Merkur ist der kleinste Planet unseres Sonnensystems und benötigt etwa 88 Tage für seine Umlaufbahn. Er verkörpert den innersten Planeten des heliozentrischen Systems. Seine Umlaufbahn ist stark exzentrisch. Der Merkur befindet sich immer in Sonnennähe und ist meist nur am Morgen- und Abendhimmel zu sehen.

Merkur – in der römischen Mythologie der Götterbote und Gott der Gaukler und Diebe, der Apotheker und Ärzte – repräsentiert vor allem die Beweglichkeit und die Kommunikation, also auch die Veränderung, das Lernen und andererseits die Ungebundenheit.

Im Körper repräsentiert er Lunge und Atmung, das Nervensystem, Drüsen und – in anregender Form – die Neurotransmitter, also die Botenstoffe des Körpers. Außerdem werden ihm das Hören und das Sprechen zugeordnet.

Astrologisch gesehen wird er vor allem mit dem Erinnerungsvermögen und der Redekunst in Verbindung gebracht, auch mit dem analytischen Verstand. Er versinnbildlicht eine wandlungsfähige Natur, sowohl im positiven wie auch im negativen Sinn. Zwillinge und Jungfrau sind die zugehörigen Sternzeichen.

Pflanzen mit Merkur-Signatur wachsen rasch, sie schießen förmlich in die Höhe. Auch jene Gewächse, die einen raschen Wandel durchleben, tragen die Merkur-Signatur. Der Merkur verkörpert das Luftprinzip mit zwittriger Natur. Pflanzen, wie beispielsweise Doldenblütler oder jene, die in ihren Blüten Komplementärfarben (z. B. das Lungenkraut) besitzen, sind typisch für den Merkur. Blüten mit den Farben Hellblau bis hin zu zartem Violett gehören zumeist zu den Merkur-Pflanzen. Auch Pflanzen, die rasch wachsen (Einjährige), oftmals auch Kletterpflanzen und so mancher Doldenblütler, der die Lungenfunktion unterstützen kann.

Das Metall, das man dem Merkur zuordnet, ist das Quecksilber. Es wird in der Alchemie auch *Mercurius* genannt. Quecksilber ist ja ein *lebendiges* Metall, wie der Merkur es auch ist. Steine, denen die Qualität des Merkur nachgesagt wird, sind vor allem Fluorit, Amethyst und Peridot.

Die Venus

Gleich nach dem Merkur – von der Sonne in Richtung Erde gesehen – befindet sich die Venus. Auch sie ist nicht sehr groß, sondern der drittkleinste Planet unseres Sonnensystems. Für ihren Umlauf braucht sie ca. 7 ½ Monate. Die Venus ist der hellste der Planeten am nächtlichen Sternenhimmel. Man kann sie auch als Morgenstern mit bloßem Auge erkennen.

Harmonie und Partnerschaft werden durch die Venus in der Astrologie verkörpert, ebenso wie Schönheit und eine positive Einstellung zum Leben, Liebe zur Kunst und zu den sinnlichen Freuden.

Venus-Bezug haben auch Frieden und Versöhnung, ebenso wie die Diplomatie.

Körperlich steht der Planet Venus für die weiblichen Organe, Drüsen, Nieren, Nebennieren und venöses Blut. Gefühlskälte oder übertriebene Romantik gehören jedoch ebenso in ihr Repertoire.

Astrologisch entspricht die Venus den Sternzeichen Stier und Waage.

Pflanzen mit Venus-Signatur besitzen vor allem schöne Blüten in lieblichen Farben und mit betörenden Düften. Sanft gerundetes Blattwerk und Früchte mit süßem Geschmack gehören hierher, wie zum Beispiel der Apfel und Granatapfel.

Wenn wir wiederum einen Blick in die Welt der Metalle und Steine werfen, so finden wir – mit Venus-Bezug – das Kupfer. Rosenquarz (rosa), aber auch Malachit (grün) stärken das Herzchakra und damit auch die Venus-Qualität.

Die Sonne

Genau genommen ist die Sonne kein Planet, sondern ein Stern. Ohne Sonne wäre auf unserer Erde kein Leben möglich. Im heliozentrischen System bildet sie das Zentrum. Sie bewegt sich im Zeitraum von 220.000.000 Jahren einmal um den Kern des Milchstraßensystems. Die Sonne ist heiß: Ihre Oberfläche besitzt eine Temperatur von etwa 5700 Grad Celsius, der Kern 10–16 Millionen Grad Celsius. Seit Urzeiten wurde die Sonne von den Menschen als Gottheit, als Lebensquell, als Quell des Lichts und als Ursprung der Kraft verehrt.

Die Sonne steht für das Zentrum, für Souveränität und Autorität, für Vitalität, Selbstbewusstsein und Vollkommenheit. Zum Zeitpunkt unserer Geburt symbolisiert sie das aufgehende Licht unseres Lebens, die Aktivität, das Yang.

Der Sonne wird **körperlich** vor allem das Herz zugeordnet, aber auch Gehirn, Kreislauf und Immunsystem.

Astrologisch gehört die Sonne zum Sternzeichen Löwe.

Typische Sonnenpflanzen besitzen einen geraden Stängel, sie blühen dann, wenn die Tage am längsten sind. Der Geschmack der Sonnenpflanzen ist oftmals würzig und aromatisch, sie besitzen kräftige ätherische Öle.

Das Metall, das man der Sonne zuordnet, ist – wie könnte es auch anders sein – Gold. Auch das Gold wurde und wird in der Heilkunde verwendet. Wenn wir in die Vergangenheit schauen, so war ein weiteres Element der Sonne zugeordnet, nämlich der Schwefel (Sulphur). Schwefel ist besonders für die Stoffwechselvorgänge wichtig.

Als sehr hilfreich wird Bernstein erachtet, welcher eigentlich *versteinertes* Harz ist.

Der Mars

Der vierte Planet unseres Sonnensystems ist der äußere Nachbar unserer Erde. Der *rote Planet* benötigt etwa. 2 Jahre für seinen Weg um die Sonne. Die **Astronomie** ist nicht wirklich sicher, ob auf dem Mars organisches Leben möglich ist.

In der **Astrologie** stellt er den Planeten der Gewalt und des Geschlechtes dar. Als Gegenspieler der Venus verkörpert er den streitlustigen, kampfesfreudigen Kriegshelden, der Tatkraft und Energie ebenso versprühen kann wie Mut und Tapferkeit. Der Mars regiert im Körper vor allem die Galle, das arterielle Blut und auch den Blutdruck. Die Muskulatur und die männliche Potenz unterliegen ebenso seiner Herrschaft wie unser Immunsystem.

Astrologisch gesehen entspricht der Mars dem Sternzeichen des Widders. Mars steht immer auch für Veränderung und Neuorientierung – im Leben eines Menschen tritt diese Änderung der Lebensumstände vor allem zwischen 40 und 50 auf. Denken wir nur daran, dass zu diesem Zeitpunkt bei vielen von uns die Kinder langsam erwachsen werden und das Haus verlassen – es entsteht eine gewisse Leere, vor allem bei Frauen. Aber auch Männer kommen gegen 50 an einen Punkt, an dem sie denken: „Das kann doch noch nicht alles gewesen sein?“ Also genau genommen sind wir in der Midlife-Crisis! Für eine Richtungsänderung benötigt man jetzt aber Kraft – also Mars-Qualität!

Marspflanzen besitzen häufig rote Blüten, sie schmecken sehr feurig und scharf. Aber an ihnen finden wir auch Dornen und Stacheln. Sie können die Haut *verbrennen* wie die Brennnessel oder sie *verbrennen* uns innerlich wie die Chilischoten mit ihrem Capsaicin.

Das Mars-Metall ist das Eisen. Eisen ist wichtig für gesundes Blut. Eisen kann uns aber auch unterstützen, unsere Kraft in die richtigen Bahnen zu lenken.

Und das Marsianische unterstützende Steine wären beispielsweise der Granat oder der Rubin.

Der Jupiter

Astronomisch betrachtet ist Jupiter der größte Planet unseres Sonnensystems. Er verkörpert – neben der Venus – einen der leuchtendsten Sterne unseres Abendhimmels. Er ist der fünfte Planet von der Sonne aus gesehen und benötigt etwa 12 Jahre für eine seiner Umlaufbahnen.

Jupiter als griechischer Göttervater herrscht über alle anderen Götter, die den Olymp bevölkern. Er steht für Gerechtigkeit, höhere Ordnung, Optimismus, Harmonie, Wachstum und Aufbau. Jupiter führt uns vom Wissen zur Weisheit. Er stärkt unser inneres Feuer und damit unser Leben, unsere Lebenskraft.

In der Astrologie fungiert der Jupiter als der Planet des Glücks, der glücklichen Fügung. Das Sternzeichen des Schützen ist seine Entsprechung.

Das dem Jupiter zugeordnete Organ ist die Leber, das größte Organ des menschlichen Körpers mit der wichtigen Funktion, ihn zu entgiften. Aber sie speichert auch Vitamine und Mineralstoffe.

Alle halbweichen Formen im Körper, also Sehnen, Bänder, Gelenke, Knorpel, Bindegewebe und Bandscheiben, gehören ebenfalls zum Jupiterprinzip.

Das Wachstum der Zellen, aber auch die Blutgefäße und die Herzkranzgefäße sind ein Teil dieses Systems.

Die Pflanzen des Jupiter sind vor allem hohe Bäume, Pflanzen mit essbaren Früchten wie Nüssen oder Oliven. Aber auch große, krautige Pflanzen mit geradem Stängel, wie zum Beispiel die Engelwurz oder die Artischocke, gehören hierher. Auch jene mit starken Speicherwurzeln, rechnet man dem Jupiter zu.

Das Metall des Jupiter-Prinzips ist das Zinn. Zur Behandlung von Störungen der Leber, aber auch bei Gelenksproblemen und Arthrose wurde und wird Zinn in medizinisch abgewandelter Form in der Traditionellen Europäischen Medizin eingesetzt.

Zu den Heilsteinen, die dem Jupiter zugeordnet werden, gehören Lapislazuli und Sodalith.

♄ Der Saturn

Der Saturn ist der zweitgrößte Planet unseres Sonnensystems.

Astronomisch gesehen finden wir seine Umlaufbahn zwischen jener des Jupiter und der des Uranus. Für einen Umlauf um die Sonne benötigt er nicht ganz 30 Jahre. Saturn ist von einem System flacher Kreisringe aus Mikroplanetoiden umgeben.

Mythologisch gesehen war Saturn der römische Gott des Ackerbaus und der Vater des Jupiter.

Astrologisch zeigt sich Saturn als unbarmherziger Lehrmeister. Die Prüfungen, die er mit sich bringt, haben allerdings auch eine gute Seite. Wer sie übersteht, und mit etwas Anstrengung und Gewissenhaftigkeit kann das jeder, gewinnt ein Fundament, auf das er aufbauen kann. Saturn geht langsam und penibel vor, aber was erledigt ist, das hat Bestand, und wer gut steht, kann große Verantwortung tragen. Auch sie gehört ins Reich Saturns.

Das **astrologische Zeichen** des Saturns ist der Steinbock.

Saturn ist Herr über die Zeit, über die Transformation, er symbolisiert den tiefen Winter, das Grau der Herbstnebel und ist sozusagen der Hüter der Schwelle. Es ist die Qualität der Besinnung auf das Wesentliche, auf die Traditionen und unsere eigenen Wurzeln. Einkehr, Fasten, Meditation sind die ihm zugeordneten Bereiche.

Auf körperlicher Ebene haben wir es beim Saturn vor allem mit Knochen, also dem Skelett, dem Knochenmark, der Milz, den Haaren, Zähnen und auch mit der Haut zu tun. Eine Qualität des Saturns im Körper ist auch das Zusammenziehen: Gewebe können verkalken, Gelenke *erstarren*. Auch chronische Erkrankungen stehen im Zusammenhang mit Saturn (*Muskelschwund, Schmerzen, Brüchigkeit, Haarausfall und andere degenerative Prozesse*).

Saturnpflanzen sind ausdauernde und kämpferische Pflanzen, die oft auf sehr kargen Böden noch überleben können. Dazu gehören Moose, Farne, Flechten, aber auch einige der Nadelbäume. Ebenso immergrüne Pflanzen oder jene, die silbergraue, schmale Blätter besitzen wie der Wermut. Einige dieser saturnischen Pflanzen enthalten auch Gifte oder extrem starke Wirkstoffe, die mit Vorsicht eingesetzt werden müssen (*Beispiel: Bilsenkraut oder Eisenhut*).

Man hat dem Saturn auch ein graues Metall zugeordnet, nämlich das Blei. Man nützt Bleiverbindungen homöopathisch, um beispielsweise eine Sklerose (= *Verhärtung*) zu behandeln.

Achat, grüner Calcit, Labradorit und Onyx sind einige der Steine des Saturns.

Uranus, Pluto und Neptun

Uranus, Pluto und Neptun sind sogenannte Generationen-Planeten, denn ihre Umlaufbahnen sind sehr lange und gehen jeweils über Jahrzehnte. Deshalb spielen diese drei Planeten in meinen Betrachtungen keine Rolle und werden auch in der Signaturlehre nicht berücksichtigt. Dennoch sind sie aus der aktuellen Astrologie nicht wegzudenken. Uranus steht für Freiheit und Unabhängigkeit, Pluto für die regenerativen Kräfte, die allem innewohnen und Neptun für das Mystische, Unerklärliche.

Uranus wird heute als der 7. Planet in unserem Sonnensystem angesehen. Er gehört zu den *äußeren* Planeten, ähnlich wie der Jupiter. Uranus wurde erst 1781 von Friedrich Wilhelm Herschel entdeckt und ist ein sogenannter *Gasplanet* mit einem Durchmesser, der ungefähr vier Mal so groß ist wie jener unserer Erde. Bei guten Wetterbedingungen ist er ohne Fernrohr zu sehen.

In der Astrologie wird er als Unterstützer beim Betreten von Neuland angesehen, er fördert unsere Intuition und die Persönlichkeitsentwicklung. Uranus benötigt etwa 84 Jahre für seine Runde um die Sonne. Pflanzen, die dem Uranus zugeordnet werden können, haben oftmals eine Verbindung zur Sexualität und zu den Geschlechtsorganen (*zum Beispiel Orchideenarten*). Aber es können hier auch Hinweise auf *ungewöhnliche*, manchmal auch tropische Pflanzen gefunden werden.

Eine der Pflanzen, die ich dem Uranus als Schmuck beifügen möchte, ist die Venusfalle – gefährlich und fleischfressend.

Pluto ist ein sehr kleiner Planet, er wurde erst im Jahr 1930 entdeckt. Er benötigt für eine Runde um die Sonne fast 250 Jahre. Den Namen *Generationen-Planet* hat er erhalten, weil er ca. 21 Jahre lang in jeweils einem Sternzeichen verweilt. 21 Jahre wird als Generation angesehen. Gemeinsam mit Uranus und Neptun beeinflusst er unser Leben vor allem auf geistiger Ebene. Bei Pluto geht es vielfach um Macht und Ohnmacht, aber auch um Abhängigkeiten und Überlebensfähigkeit. Auf eine plutonische Signatur weisen oftmals verdrehte Formen hin, man sagt den Pflanzen des Pluto auch eine gewisse magische Eigenschaft nach. Und es handelt sich auch um düstere und giftige Substanzen, die sich in den Pluto-Pflanzen befinden können. Zum Pluto gehört die Alraune mit ihrer Zaubermacht und ihrer eigenartig anmutenden Wurzel.

Neptun ist der am weitesten von der Sonne entfernte Planet, der uns bekannt ist. Er gehört zusammen mit Uranus zu den sogenannten *Eisriesen*. Auch dieser Planet ist ein *Gasplanet*. Er benötigt für einen Umlauf um die Sonne ca. 165 Jahre.

Astrologisch steht Neptun für die universelle Menschenliebe, aber auch für Idealismus und soziales Engagement. Neptun wird als Planet des Mystischen angesehen. Und auch hier finden wir Hinweise auf Pflanzen, die zu *anderen Realitäten* führen können, also Giftiges, Berauschendes.

Eine Pflanze des Neptun ist für mich das Bilsenkraut, es berauscht und versetzt in andere Sphären.

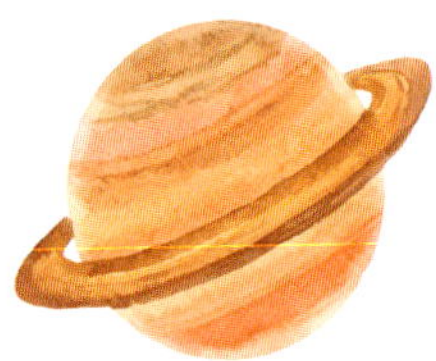

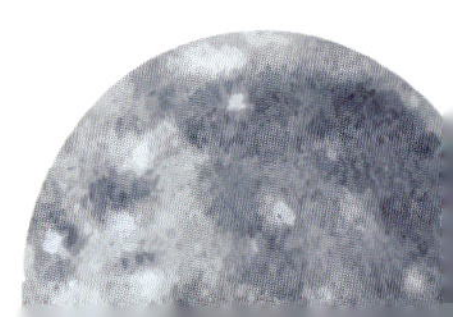

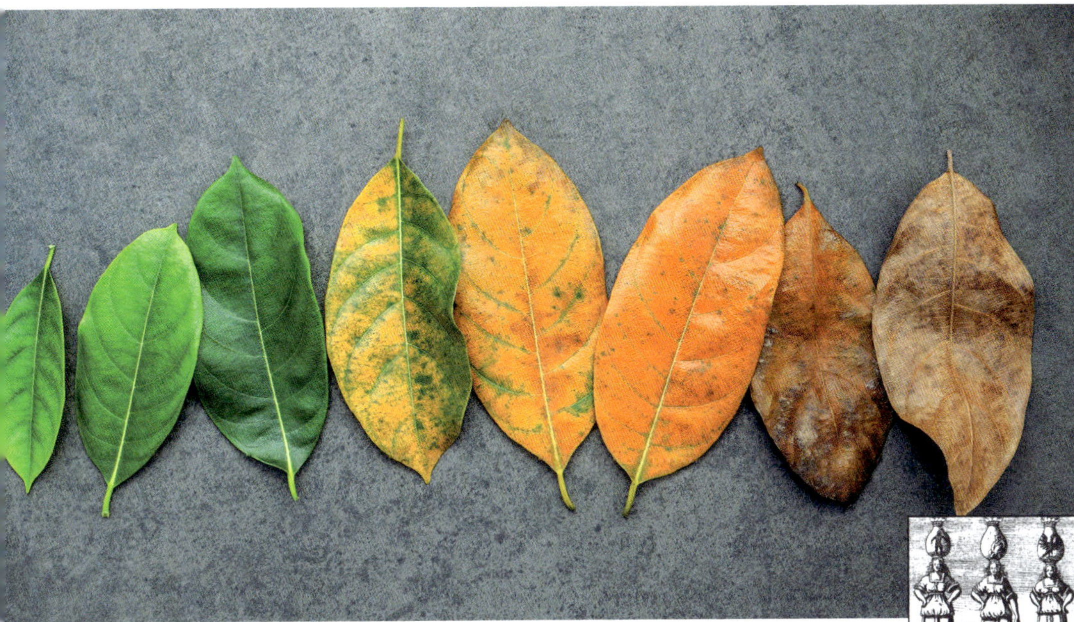

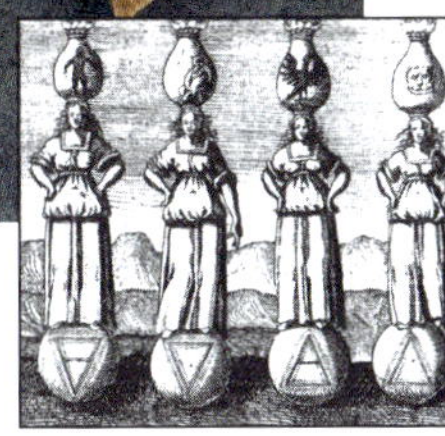

Die vier Elemente in der Alchemie[5]*: Erde, Wasser, Luft und Feuer*

Die Elemente in der Alchemie

Unsere nächste Annäherung an den Pflanzencode vollzieht sich über die Elemente.

Die Alchemie geht von der Existenz dreier Grundprinzipien in der Natur aus. Diese sind

- Sulphur (der seelische Anteil)
- Mercurius (der geistige Anteil)
- Sal (der materielle Anteil)

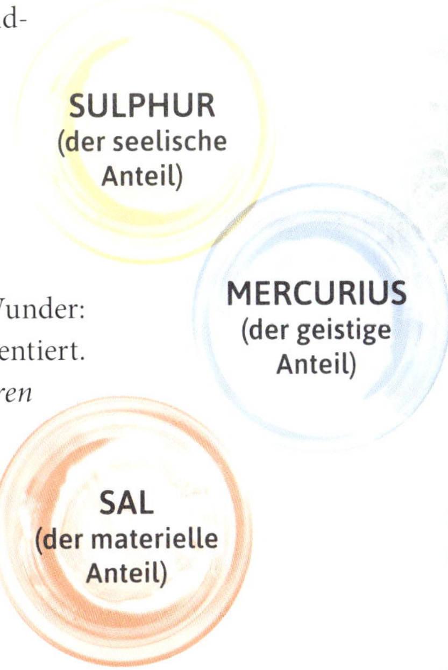

Kommt Ihnen das ein wenig bekannt vor? Kein Wunder: Auch Paracelsus hat mit diesen Prinzipien experimentiert. Für ihn sind die Vorgänge im Körper auf den *inneren Alchimisten* zurückzuführen.

In der alchemistischen Tradition werden die Metalle mit den Himmelskörpern in Verbindung gesetzt.

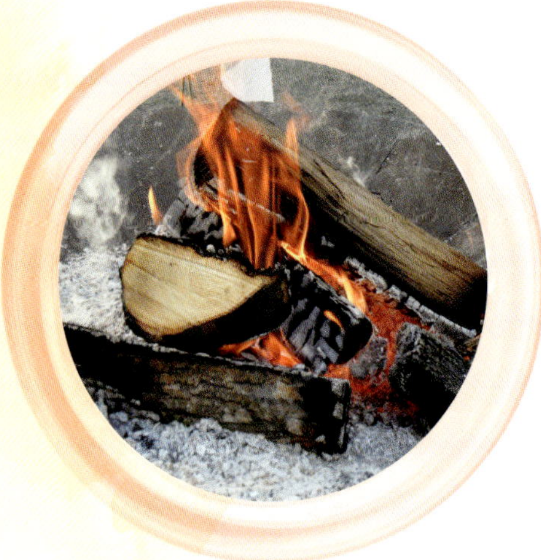

Wohltätig ist des Feuers Macht, wenn sie der Mensch bezähmt, bewacht … *von Schiller*

Das Feuer als Element

Feuerkräfte spenden dem Menschen Licht, Wärme und Wohlbehagen, wenn das Feuer gut behütet wird. Allerdings: Schlägt die Kraft des Feuers ins Gegenteil um, kann sie sich hemmungslos entfalten, dann verzehrt das Feuer alles, die Flammen verbrennen Hab und Gut.

Dem Zauber eines offenen Feuers, einer lodernden Flamme kann sich wohl kaum jemand entziehen. Warum sonst tauchen Bilder eines knisternden Lagerfeuers oder eines gemütlichen Kaminfeuers auf, wenn man über Wärme spricht oder nachdenkt.

Feuer ist wohl das einzige Element, das transformieren kann, im Gegensatz zu den anderen Elementen, die *nur* reinigen. Durch das Verbrennen der Materie bleibt Asche zurück. Mit Feuer wird aber auch die Kraft der Vulkane in Verbindung gebracht, die Feuer und Asche speien. Mit Feuer, Asche und Lavaströmen einher geht eine extrem starke Zerstörungskraft.

Ein Begriff, den wir mit dem Feuer assoziieren, ist die Sonne mit ihrem Licht und der Gluthitze, die sie verbreiten kann.

Feuer entspricht dem *Yang*, dem aktiven, männlichen Prinzip. Aber Feuer sind auch die Liebe, die Begeisterung, die Lust und das Bewusstsein seiner selbst. Feuer durchflutet alles Lebendige auf dieser Erde, aktiv und schöpferisch.

Wie soll man nun *Pflanze des Feuers* verstehen?

Eine Pflanze des Feuers zu berühren heißt nicht zwangsläufig, dass wir uns dabei die Finger verbrennen. Auch nicht, dass sie besonders gut brennt. Aber mit etwaigen Verletzungen kann das schon ein wenig zu tun haben, sehen wir uns die Stacheln, Dornen, Verholzungen vieler *Feuerpflanzen* an.

Samenbildung und Früchte gehören genau genommen zu diesem Element, Samen und Früchte reifen unter der *Glut* des Feuers. Feuerpflanzen verströmen oft auch intensive Düfte, bis hin zu stark würzigen oder sogar beißenden Gerüchen. Und kostet man sie, so schmecken sie zum Teil scharf, bitter oder sogar *brennend.*

Feuer – das stellt für mich vor allem die Sonne dar, *das* Symbol für das feurige Element.

Feuerpflanzen blühen oftmals rot, ihr Erscheinungsbild ist stolz und strahlend. Die Sonne lässt die Früchte reifen, gibt ihnen auch ihren jeweils speziellen Geschmack.

Eine typische Pflanze für das Element Feuer ist die rote Rose. Stolz, geradewachsend, der Stängel verholzend, mit Dornen bewehrt. Wir finden hier also die Ausbildung des harten Holzes und die Umwandlung der Blätter in Dornen.

Da das Feuer stark erwärmt, sind hier auch Pflanzen zu Hause, die Bitterstoffe und Scharfstoffe enthalten und damit *den Magen erwärmen.* Ein Bezug zum Herzen ist vielen der Feuerpflanzen bereits früh zugesprochen worden, nicht nur körperlich, sondern auch psychisch.

In der Traditionellen Chinesischen Medizin sagt man, dass der bittere Geschmack das Chi nach unten leitet. Bittere Kräuter wirken thermisch kühlend. Sie fördern den nach unten gerichteten Transport des Magen- und Darminhalts. Der Gallefluss wird gut angeregt, die Gallenblase entspannt. Das wiederum wirkt sich günstig auf die Fettverdauung (*Verbrennung*) aus.

Eine Tasse Kaffee oder Kakao wird als *bitterwarm* bezeichnet, ebenso Rotwein, Thymian, Oregano, Majoran. Sie wirken austrocknend und sind gerade bei feuchtem Wetter dazu geeignet, den Körper vor Feuchtigkeit zu schützen. Nimmt man zu viel davon, so kommt es zu einem Säftemangel im Körper. Daraus entsteht eine Hitze des Herzens und des Magens. Man sieht hier also: Die Dosis macht das Gift – in kleiner Menge wirkt beispielsweise Kaffee heilend, in größerer Menge zerstörend.

Feuer-Pflanzen stärken die Selbstwahrnehmung und das Ich-Bewusstsein, aber sie wirken meist auch auf das Herz ein.

Alchemistisch gesehen würden hier alle jene Pflanzen zugeordnet, die das Prinzip des *Sulphur,* des Schwefels, repräsentieren.

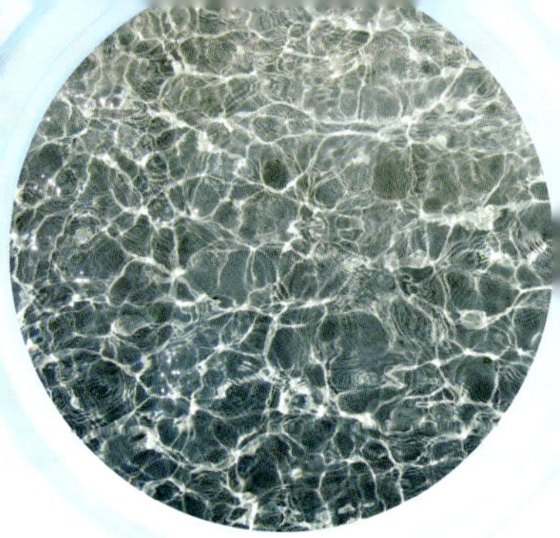

Beim Menschen würde ein Übermaß an Feuer einen Mangel an Wasser bedeuten: die Neigung zu Gewalt, ein extrovertiertes Temperament, Ungeduld, Jähzorn und Rücksichtslosigkeit – das typische Bild eines Cholerikers!

Aber bitte keine Angst: Reine Temperamente finden wir im realen Leben kaum in einem Menschen. Zumeist hat jeder Mensch alle vier in sich, das eine oder das andere eben in stärkerer Ausprägung. In manchen Fällen finden wir sogar zwei Temperamente stark ausgeprägt wieder, oftmals in der Form, dass wir die gegensätzlichen Temperamente als vorherrschend empfinden, das wäre also beim Choleriker der Gegenspieler Melancholiker …

Im Krankheitsfall haben wir es beim Element Feuer mit Beschwerden aus dem Herz-Kreislauf-System zu tun, mit Entzündungen, die mit Hitze und Rötungen einhergehen, mit einer trockenen Bronchitis, mit Gallenblasenentzündung, Hepatitis und Gastritis.

„Das Prinzip aller Dinge ist das Wasser; aus Wasser ist alles und ins Wasser kehrt alles zurück."
Thales von Milet, 625–546 v. Chr.

Das Wasser als Element

Wasser ist eines der vielfältigsten Elemente unserer Erde. Es ist Grundlage und Ursprung allen Lebens auf unserem Planeten. Wir selbst bestehen zu etwa 70 % aus Wasser. Über zwei Drittel der Erdoberfläche sind von Wasser bedeckt. Das Wasser selbst stellt für viele Lebewesen den Lebensraum dar.

Viele der grundlegenden Eigenschaften von Wasser kennen wir aus dem Alltag: Es ist farblos, geruchlos und durchsichtig. Erst ab einer Schichtdicke von ca. zwei Metern ist eine bläuliche Färbung erkennbar. Der Gefrierpunkt des Wassers liegt bei 0 °C und der Siedepunkt bei 100 °C. Wasser erreicht seine größte Dichte bei einer Temperatur von 4 °C.

Die Philosophen des Altertums betrachteten Wasser als das Element, das allen flüssigen Eigenschaften zugrunde liegt. In vielen Kulturen der Erde nahm Wasser als symbolischer Urbeginn der Welt eine zentrale Rolle in den jeweiligen Schöpfungsmythen ein.

In vielen Religionen hat Wasser einen hohen Stellenwert: das Weihwasser bei der Taufe zur Aufnahme in die Kirche, die reinigende Kraft des Wassers bei den Moslems in Form der rituellen Fußwaschung, oder im Hindu-Glauben beim rituellen Bad im Ganges. Aber Menschen jeden Glaubens, jeden Lebensraums waschen und reinigen sich mit Wasser, ebenso wie die Wäsche, den Wohnbereich und vieles anderes mehr.

Auf der geistigen Ebene gehört das Wasser zur Seele, zu den Gefühlen, zu den Empfindungen und zum Unterbewusstsein, zum Schritt vom *Ich* zum *Wir*.

Dem Element Wasser wird in der Traditionellen Chinesischen Medizin der salzige Geschmack zugeordnet. *„Von allen Elementen sollte der Weise sich das Wasser zum Lehrer wählen […] Wasser erobert durch Nachgeben. Es greift nie an, aber gewinnt immer die letzte Schlacht." (Laotse)*

Wasser gehört zu den weiblichen, passiven Elementen in der chinesischen Lehre des Feng-Shui. Es ist das typische „*Yin*"-Element. Aber Wasser ist auch das Form- und Wachstumsprinzip des Lebens in seiner ursächlichen Form, ohne Wasser kein Leben.

Wo wachsen die Pflanzen des Wassers nun?

Hier finden wir nicht nur solche Gewächse, die das Wasser lieben oder suchen oder auch in ihm wachsen, sondern vor allem jene Pflanzen, die besondere Säfte besitzen, z. B. milchige und schleimige. Viele der *Wasser*-Pflanzen haben ein silbriges Blattwerk und Blüten in Weiß, Rosa oder anderen Pastelltönen. Kostet man davon, so schmecken sie eher fad, manchmal sogar etwas faulig. Unsere Nase meint dazu, dass die Düfte von etlichen zu betäubend und/oder aufdringlich sind.

Milchige Säfte führen uns zum Mond, der ja alles, was mit Säften und Wasser zu tun hat, stark beeinflusst. Sind also *Wasserpflanzen* auch immer *Mondpflanzen*?

Das nicht, aber die Mondpflanzen haben unter den Wasserpflanzen sicherlich einen großen Stellenwert.

Nun geht meine Überlegung noch ein kleines Stückchen weiter, nämlich zu den Inhaltsstoffen der *Wasserpflanzen*: Hier finden sich vielfach Schleimstoffe und damit ein starker Bezug zu den entzündlichen Prozessen der Schleimhäute, zum Beispiel des Rachens oder der Bronchien.

Aber auch die Leber wird von vielen dieser Pflanzen angesprochen. Neben einem größeren Anteil an Schleimstoffen enthalten einige der Pflanzen auch Alkaloide. *Wasserpflanzen* regenerieren den Organismus und wirken nach den alten Lehren auch auf die Leber ein.

Hat ein Mensch zu viel an Wasser in sich, so mangelt es ihm an Feuer. Er besitzt zu wenig Entschlossenheit, ist unselbstständig und eher ängstlich.

Hier findet sich der Phlegmatiker wieder.

Im Krankheitsfall haben wir es beim Element Wasser mit Verschleimungen zu tun, eventuell sogar mit einer Neigung zur Tumorbildung, aber auch mit Fettsucht.

Eine typische Pflanze mit Wasser-Eigenschaften ist die weiße Madonnenlilie mit ihrer milchig-schleimigen Zwiebel. Ein weiteres Beispiel, wenn auch nicht ganz so typisch, ist das Seifenkraut.

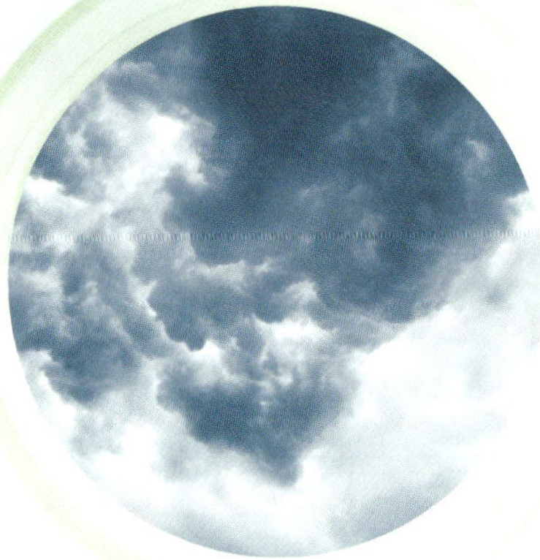

„Wer stark, gesund und jung bleiben will, sei mäßig, übe den Körper, atme reine Luft und heile sein Weh eher durch Feste als durch Medikamente."
Hippokrates

Die Luft als Element

Luft ist lebensnotwendig. Wir atmen ein und nehmen Luft und damit Sauerstoff[6] in unseren Körper auf. Wir atmen aus – und das CO_2, das unser Körper produziert, strömt aus uns heraus. Das geschieht völlig unbewusst, etwa 12 Mal in der Minute.

Luft kann man nicht sehen: Luft ist transparent, leicht und instabil. Trotzdem kann sie uns tragen, denken wir zum Beispiel an einen Heißluftballon oder an ein Blatt, das sich im Wind wiegt.

Luft ist eine reinigende Kraft. Sie fegt mit dem Wind alles hinweg, was nicht mehr benötigt wird. Sie bringt zumeist Frische, kann aber auch beißenden Rauch oder schlechte Gerüche transportieren oder als Sturm die Wellen des Meeres aufpeitschen, Häuser zerstören und Landschaften verwüsten.

Das Symbol für die Luft sind Flügel. Sie stehen als Sinnbild für Gedanken, Geist, Intellektualität, Verstand, Kommunikation und Freiheit. Luft ist aber auch wichtig als Vermittler zwischen Feuer und Wasser.

Luft ist die Fantasie, sie symbolisiert die Traumwelten, den Gefühlsausdruck, Sympathie und Antipathie. Luft passt gut zum Feuer, denn ohne Sauerstoff gibt es auch keine Flamme – ich meine daher, dass Luft einen „*Yang*"-Zustand ausdrückt.

Pflanzen des Elements Luft

Viele der *Element-Luft-Pflanzen* gehören zu den rankenden Gewächsen. Allen gemeinsam ist ein feingliedriger Aufbau. Manche von ihnen sind einjährig. Die Pflanzen mit Luft-Signatur haben häufig gefiederte Blätter und gehören vielfach zu den Windsamern. Für mich spielt auch die Leichtigkeit der Blüte eine Rolle. Meist sind Luftpflanzen schnellwüchsig und haben einen hohlen Stängel.

Bei den Inhaltsstoffen der Pflanzen, die dem Luft-Element zugehörig sind, stößt man besonders auf Saponine und Glykoside, die neben Alkaloiden und Cumarinen in vielen dieser Pflanzen vorhanden sind. Ihr Geschmack ist meist eher aromatisch, aber in einigen Fällen auch senfartig oder sauer.

Der Duft der *Luft-Pflanzen* ist fast immer aromatisch, blumig, zart und flüchtig. Oftmals haben sie einen starken Bezug zur Niere, zur Lymphe und zum Stoffwechsel. Sie beeinflussen vor allem unsere Gefühlssphäre.

Hat ein Mensch ein Übermaß an Luft in sich, so mangelt es ihm an Erde. Das Ergebnis ist ein sanguinisches Temperament: Nervosität bis hin zu Hysterie, nervöse Ticks fallen hier herein, aber auch Herzrhythmusstörungen, allergische Erkrankungen, Gicht und Arthritis, Krämpfe, Venenentzündungen.

Eine typische Pflanze mit Luft-Eigenschaften ist die Birke, die mit ihrer ätherischen Anmut im Wind einen Spielgefährten findet. Sie hat auch einen starken Bezug zum Wasser.

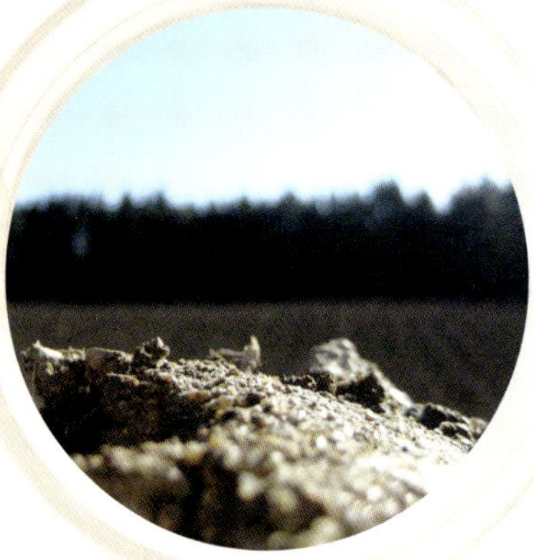

„Behandelt die Erde gut. Sie wurde euch nicht von euren Eltern gegeben. Sie ist euch von euren Kindern geliehen." *Spruch aus Kenia*

Die Erde als Element

Unser Planet Erde ist ein Lebewesen – die Erde atmet. Sie bewegt sich, nicht nur, weil sie sich um sich selbst und um die Sonne dreht. Die Erde ist unablässig in Bewegung: Auch ihre Kontinente wandern.

Das Element Erde bezieht sich einerseits auf den Boden unter unseren Füßen als grobstoffliche Substanz. Hierher gehören die Mineralien, Metalle, der Erdboden und der Staub.

Das Element Erde steht aber auch für das *Yin* – die dunkle Kraft, die Höhle, die Fruchtbarkeit, das Mütterliche.

Nach der Lehre des Feng-Shui entsteht Erde aus dem Feuer. Nach dem Verständnis der Traditionellen Europäischen Medizin geht sie aus dem Zusammenwirken von Feuer, Wasser und Luft hervor. Durch die Erde können Raum, Maß, Gewicht und Zeit definiert werden. Es ist die Existenz in ihrer körperlichen Form.

„Sind die Wurzeln der Pflanzen denn nicht alle in der Erde und müssen sie denn da nicht sowieso Erdpflanzen sein?", fragte mich meine Nichte, als ich mit ihr vor einigen Jahren botanisierte. Gar nicht so unlogisch diese Frage, finde ich.

Pflanzen der Erde

Erdpflanzen haben für mich den direkten Bezug zu festem Wurzelwerk, guter Verankerung, Ausdauer, aber auch – auf der anderen Seite – oftmals zu einer niederen, geduckten Wuchsform, manchmal sogar an extremen Standorten. Es sind eher zurückhaltende Pflanzen, das Laub ist in vielen Fällen dunkel. Pflanzen, die einen trockenen Standort bevorzugen, finden sich hier. Kriechende Pflanzen, auch solche, die sehr alt werden können. Die meisten der Erdpflanzen haben nur wenige oder gar keine Blüten.

Sie enthalten Kieselsäure und andere Mineralien. Und sie neigen verstärkt dazu, Gerbstoffe auszubilden.

Farblich sind sie eher unscheinbar, mit grauen und dunklen Farbtönen versehen.

Bei diesen Pflanzen findet sich mehrfach der Bezug zur Lunge. Ihr Geschmack kann von süß bis salzig, von geschmacklos bis penetrant reichen. Der Duft ist holzig, harzig, erdig und balsamisch. Die Pflanzen enthalten vielfach Gerbstoffe und auch Kieselsäure und wirken adstringierend und festigend. Sie stärken unsere physische Konstitution.

Hat ein Mensch ein Übermaß an Erde, so mangelt es ihm an Luft. Die Folge davon ist im Krankheitsfall die Demenz, aber auch Neuralgien gehören hier dazu und alle chronischen Leiden. Hauterkrankungen wie Psoriasis, aber auch allgemeine Schwächen des Immunsystems sind unter diesem Element zu finden.

Der Melancholiker ist sehr eingegraben in seine Gedanken, er fühlt sich schwer an wie die Erde, er versinkt in Traurigkeit und Depression. Andererseits schenkt er seinen Mitmenschen seine Verlässlichkeit.

Eine wunderbare Erd-Pflanze ist die Silberdistel. Die Gedrungenheit des Körbchens, die oftmals fast unscheinbar anmutende Blüte, andererseits die Festigkeit und Zähigkeit dieser nun schon seltenen Distelart – das symbolisiert die Erde.

Pflanzen portraits

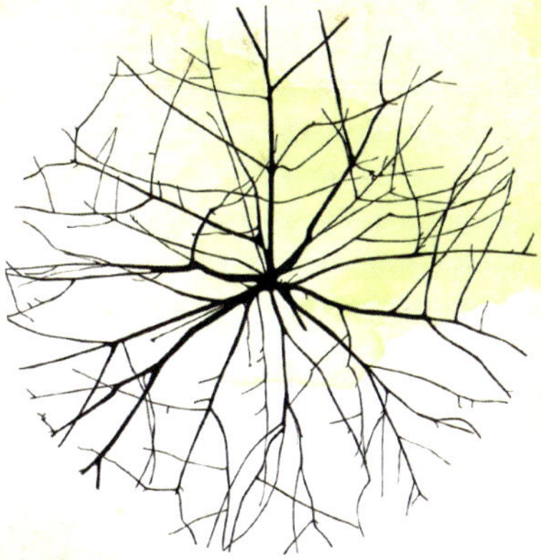

39

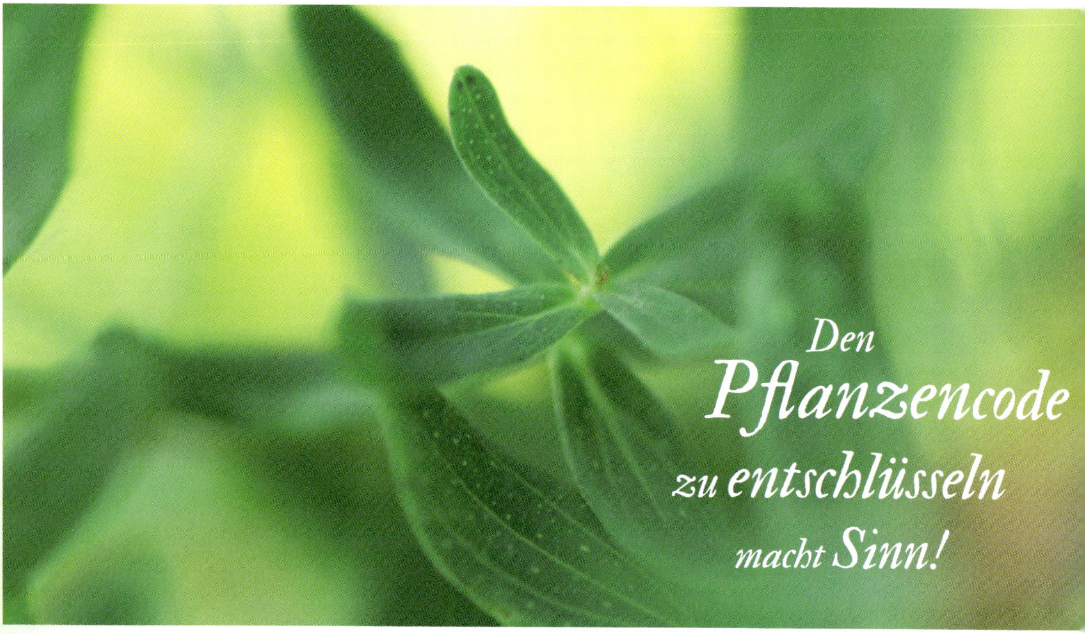

Die Pflanzenportraits

Ich habe wenige Pflanzen gefunden, die ausschließlich einem Element zuzuordnen sind. Die meisten haben zwei oder mehr Aspekte. Genauso wie das bei uns Menschen im astrologischen Bereich ist:

Nehmen Sie zwei Menschen, die am gleichen Tag zur gleichen Zeit geboren wurden. Diese beiden Personen haben das gleiche Horoskop und dennoch wird ihr Leben völlig unterschiedlich verlaufen. Der eine lebt mit seinen Sternen, der andere lebt in Opposition dazu. Derjenige, der mit seinen Anlagen lebt, wird sein Leben leichter meistern können als derjenige, der sich ständig dagegenstemmt. Ebenso kann ein und dieselbe Pflanze bei beiden Menschen verschiedene gesundheitliche Wirkungen auslösen.

Viele der in diesem Buch beschriebenen Pflanzen finden sich in der Märchen- und Mythenwelt wieder. Schon von alters her haben die Menschen die Heilkraft der Pflanzen in Geschichten verpackt und das Wissen darüber auf diese Weise weitergegeben.

Um den Code einer Pflanze zu knacken und sie einem bestimmten Element zuzuordnen, müssen wir uns die Qualitäten dieses Elements vor Augen führen und diese Qualitäten in der Pflanze aufspüren. Das geschieht vor allem durch die Signatur der Pflanze, ihren Geschmack, ihren Geruch, ihre Farbe und ihre Form, oftmals auch durch ihren Lebensraum oder die Häufigkeit ihrer Wiederkehr bzw. ihre Lebensdauer. Völlig gegensätzliche Elemente werden wir in einer Pflanze selten finden. Sie ist wohl kaum gleichzeitig kalt und warm oder trocken und feucht.

Bei einer Tee-Rezeptur oder bei der Einnahme von verschiedenen Tinkturen ist es wenig sinnvoll, Pflanzen zu mischen, die von völlig unterschiedlicher Konstitution sind. Ein Beispiel: Die Mischung von Holundertee, der den Schweiß treibt, und Salbeitee, der den Schweiß hemmt, ergibt keinen Sinn, da sich die Wirkungen gegenseitig blockieren. Auch in der Anwendung ätherischer Öle und Hydrolate sollte man auf die Kombination im Sinne ihrer Gesamt-Wirkungskraft achten.

„Es kommt nicht darauf an, die Zukunft vorherzusagen, sondern auf die Zukunft vorbereitet zu sein."
Perikles

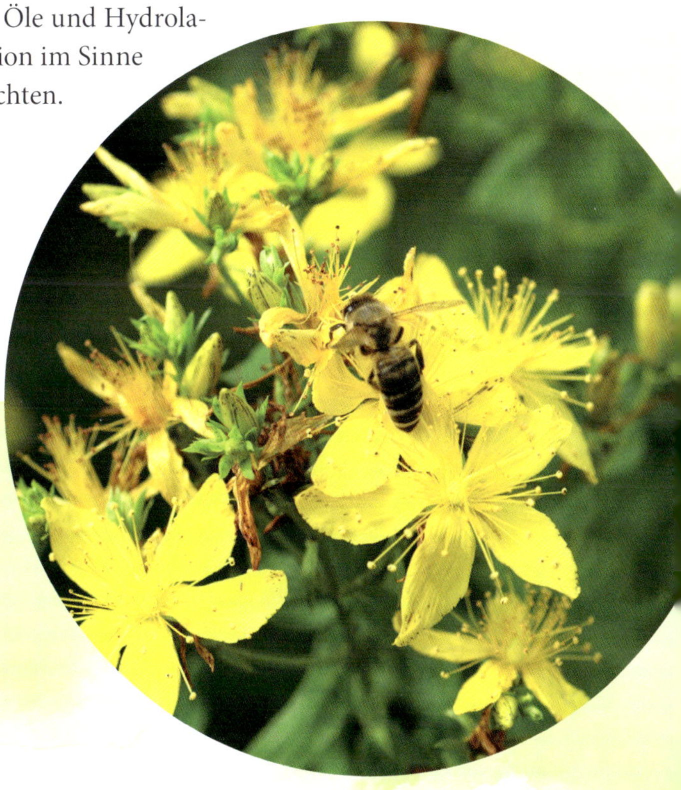

Lebensabschnitte der Pflanze

Gehen wir von der Lehre Rudolf Steiners aus, so symbolisieren die Elemente auch Lebensabschnitte.

- Das Element der Luft symbolisiert die Kindheit.
- Das Feuer steht für die Jugend.
- Das Element Erde: das Erwachsenenalter.
- Das Element Wasser spiegelt das Alter.

Alle diese Informationen sind wichtig. Aber es ist auch erheblich, wann ich eine Pflanzendroge ernte und sie verarbeite. Dabei spielt auch der Mondstand eine Rolle. (Informationen zum richtigen Erntezeitpunkt finden Sie für viele der hier beschriebenen Pflanzen im Anhang.)
Vergessen sollten wir aber niemals den Satz, den bereits Paracelsus geprägt hat: „Was wächst ums Haus, hilft meist am besten."

Jetzt haben wir also schon eine Menge über die einzelnen Komponenten des Pflanzencodes gelernt, versuchen wir doch einmal gemeinsam, diesen Code bei den nachfolgenden Pflanzen zu entschlüsseln!

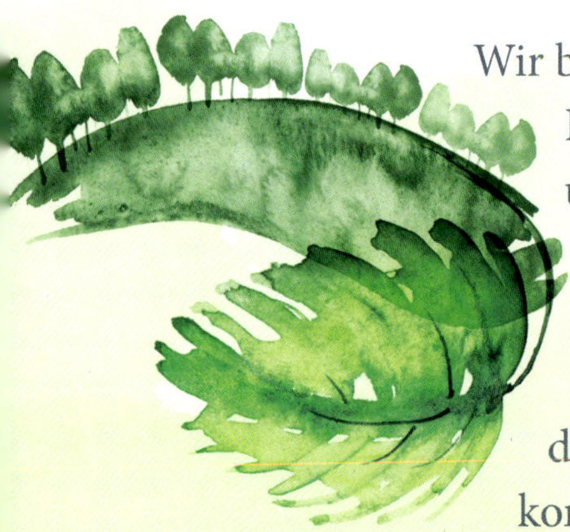

Wir beginnen am besten mit dem, was wir von der Pflanze wissen, wo sie wächst, wie sie wächst, und tauchen Schritt für Schritt in ihre Welt ein. Sie werden sehen, es ist gar nicht schwierig. Kommen Sie mit mir: Gemeinsam werden wir die Pflanzen erlesen, sie be-greifen und so den Geheimnissen ihrer Signaturen auf die Spur kommen.

Luft
symbolisiert die Kindheit.

Feuer
steht für die Jugend.

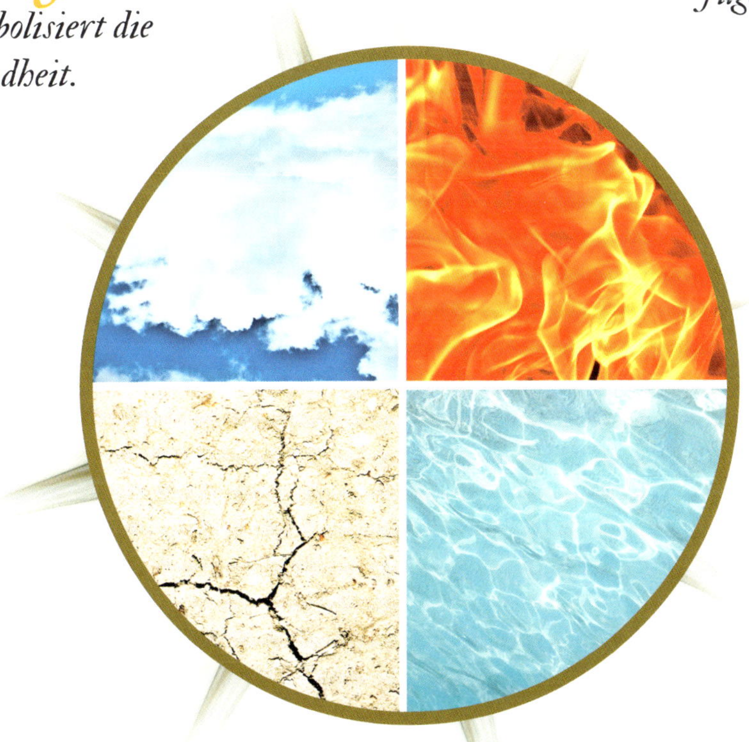

Erde
das Erwachsenenalter.

Wasser
spiegelt uns das Alter.

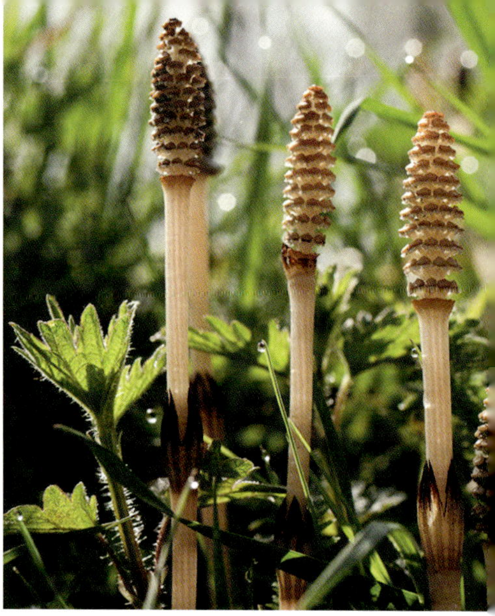

01

Ackerschachtelhalm

Equisetum arvense

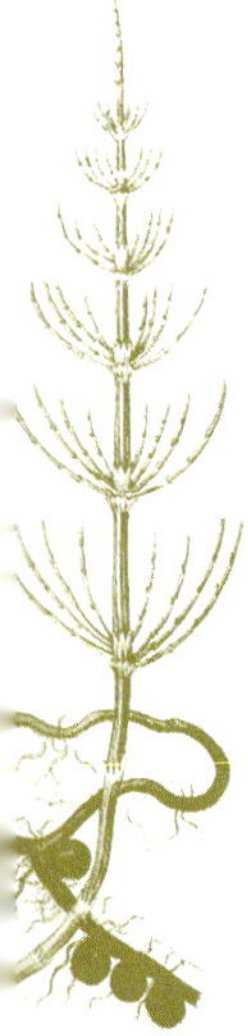

Der Ackerschachtelhalm wird vielerorts als lästiges Unkraut betrachtet. Die Bauern mögen ihn nicht, denn er hat sehr tief in die Erde reichende Wurzeln, die nur unter großen Anstrengungen ausgegraben werden können. Er zählt zu den ältesten Pflanzen unserer Erde. Im Erdzeitalter Karbon bedeckten riesige Wälder aus Schachtelhalmen unseren Planeten. Aus einem großen Teil davon entwickelten sich die Kohlevorkommen, die heute noch abgebaut werden. An Versteinerungen kann man das Alter der damaligen Riesengewächse feststellen. Sie begleiteten unsere Erdgeschichte über die unglaubliche Zeit von 390 Millionen Jahren hinweg.

Unser erstes Puzzleteilchen: das Alter des Schachtelhalms!

Den Namen Zinnkraut hat der Schachtelhalm wegen seiner Verwendung als Zinnputzmittel, vor allem wegen der Schleifwirkung der enthaltenen Kieselsäure. Der botanische Name *Equisetum* leitet sich von den lateinischen Begriffen *equus* für Pferd und *saeta* für Borste ab, die Halme sind hart und rau wie Pferdeborsten. *Arvensis* wiederum zeigt uns an, dass es um den Ackerschachtelhalm geht.

Das nächste Puzzlesteinchen auf dem Weg zum Pflanzencode des Ackerschachtelhalms: Wo und wie wächst er, wie ist sein Habitus?

Der Ackerschachtelhalm wächst im Frühjahr als sporenbehafteter Stängel aus der Erde, er ist rötlich bzw. bräunlich. Um gut zu gedeihen, benötigt er wenig Nährstoffe, er kommt mit kargem Boden aus. Er verbreitet sich durch die kleinen sechseckigen Sporen, die auf diesen Sprossen sitzen. Später, im Frühsommer, kommen Halme hervor, die wie kleine Tannenbäume aussehen und steril sind.

Die Pflanze ist so spröde, dass die kleinen Seitentriebe, die immer quirlförmig um den Stängel gruppiert sind, leicht abbrechen. Diese Stängel und Seitentriebe sind in mehrere Segmente unterteilt, die aussehen, als wären sie schachtelartig ineinandergesteckt. Sie werden durch Knoten getrennt. Die unteren Glieder der Seitentriebe sind länger als die Seitentriebe im Stängel – darin unterscheidet sich der Ackerschachtelhalm von den anderen Schachtelhalmen, wie z. B. dem giftigen Sumpfschachtelhalm.

Die Stängel verzweigen sich unter der Erde.

In gewisser Weise ähnelt der Schachtelhalm dem menschlichen Skelett: Er ist klar strukturiert und bricht nicht so leicht, außer man behandelt ihn mit roher Kraft. Er besitzt Stärke.

Noch ein Puzzlesteinchen: die Inhaltsstoffe und die daraus resultierenden Anwendungen:

Wie bereits oben festgestellt, enthält der Ackerschachtelhalm einen beträchtlichen Teil an Kieselsäure. Daneben finden wir in der Pflanze auch Mineralstoffe wie Calcium, Magnesium, Kalium, Aluminium und Eisen, einen Anteil an Saponinen und Pyrridinalkohole sowie Kaffeesäurederivate. Diese Kombination macht ihn gesundheitlich wertvoll!

Die Halme werden für die Herstellung von **Tees** und **Hydrolaten** zwischen Juni und September geerntet. Sie enthalten eine große Menge an wasserlöslicher Kieselsäure.

Zinnkraut-Tee schmeckt süßlich-krautig und ist – neben der **Wirkung auf Haut und Haare** – auch bei der Durchspülung der **Nieren** (bei bakteriellen und entzündlichen Erkrankungen ebenso wie bei Nierengrieß) hilfreich. Ackerschachtelhalm wirkt sich auch positiv auf das Bindegewebe aus. Dort, wo Ödeme entstehen können (= Ansammlung von Flüssigkeiten im Gewebe), wirkt er zusammenziehend und hilft dabei, diese Flüssigkeiten auszuleiten.

Empfehlenswert ist der Ackerschachtelhalm-Tee auch bei schwachem Bindegewebe, bei Cellulitis und bei Osteoporose.

Tee-Rezept siehe nächste Seite!

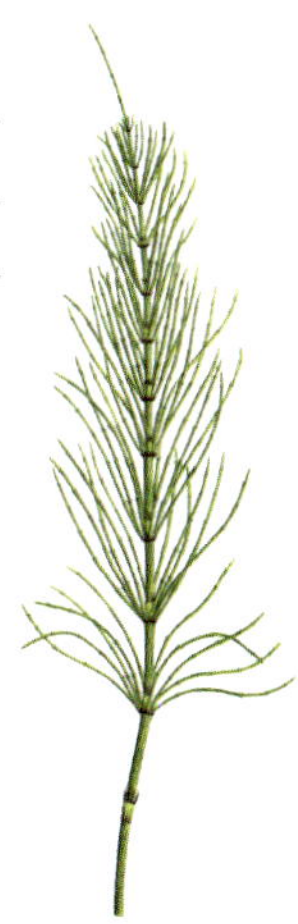

Zinnkraut-Tee

1–2 Teelöffel Schachtelhalmkraut, geschnitten, auf ¼ l Wasser.

Das Kraut mit kochendem Wasser übergießen und etwa ½ Stunde lang ziehen lassen. Abseihen und schluckweise trinken.

Die Kieselsäure ist der Stoff, der den Ackerschachtelhalm für uns so interessant macht. Denn sie ist auch wichtig für den Aufbau der Knochen, der Zähne, der Finger- und Fußnägel und der Haut. Die Wirkung des Ackerschachtelhalms ist altbekannt. Er ist einerseits **entwässernd**, andererseits aber auch **festigend** für das **Bindegewebe**. Die Kieselsäure ist ein Mittel bei **entzündeter** und **unreiner Haut**, sie hilft sogar bei **Akne**.

Kompressen mit Zinnkraut-Tee oder Ackerschachtelhalm-Hydrolat wirken **sanft reinigend** und **entzündungshemmend**. Bei unreiner Haut am Rücken hilft auch ein Bad. Bei **Hautjucken** und **Ekzemen** wäscht man sich ebenfalls mit Zinnkraut.

Sebastian Kneipp[7] setzte das Zinnkraut gegen **Gicht** und **Rheuma** ein. Er schreibt, dass man „die vielseitige und vorzügliche Wirkung dieses Heilkrauts nicht genug hervorheben kann". Kräuterkundige des 16. und 17. Jahrhunderts nennen ihn vor allem ein **blutstillendes** Mittel.[8]

Wenn man Ackerschachtelhalm selbst destilliert, setzen sich am Boden der Auffang-Flasche kleine Kieselsäure-Kristalle ab. Das **Hydrolat** ist sehr hautfreundlich und ich verwende es als Gesichtswasser, wenn die Haut zu **Unreinheiten** neigt.

ACHTUNG:

Bitte beachten Sie, dass es beim Schacht halm zu Verwechslungen mit dem giftig Sumpfschachtelhalm (*Equisetum palustre enthält einen zu hohen Anteil an Alkaloiden*) oder dem Riesenschachtelhalm (*Equisetum telmateja Ehrh.*) kommen kann. Wenn Sie sich nicht sicher sind, ob es sich bei der gefundenen Pflanze wirklich um den Ackerschachtelhalm handelt, besorgen S sich bitte das Kraut sicherheitshalber in Apotheke oder im Reformhaus!

Da der Zinnkraut-Tee wassertreibend möchte ich außerdem noch darauf hinw sen, dass er nicht geeignet ist, wenn die Wasserstauungen durch eine Herz- oder Niereninsuffizienz hervorgerufen wurde. Fragen Sie bitte Ihren Arzt!

Wenn Sie gerade schwanger sind oder noch stillen, ist der Zinnkraut-Tee nicht empfehlenswert!

Und jetzt das Ergebnis unserer Untersuchung:

Der Schachtelhalm ist von seiner Signatur her dem **Saturn** zugeordnet, dem Planeten, der für das Alter steht. (Es gibt Schachtelhalme schon seit Millionen von Jahren.) Das ersehen wir auch aus seiner Anspruchslosigkeit. Sein Aufbau könnte mit dem Knochengerüst und hier speziell mit der Wirbelsäule verglichen werden. Wiederum ein Aspekt des Saturns. Wegen seiner Standortliebe – er bevorzugt feuchte, lehmige Böden – rechnet man ihn dem **Mond** zu. Er gehört für mich aber auch zum Element **Erde**, vor allem wegen der enthaltenen Kieselsäure und seines Reichtums an Mineralstoffen.

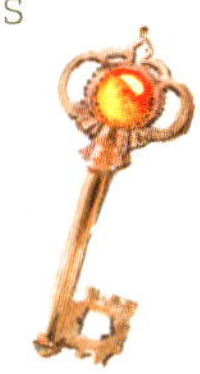

PFLANZENCODE ACKERSCHACHTELHALM	
Equisetum arvense	
Gestalt:	krautig, aufrecht
Konsistenz:	brüchig, hart
Farbe:	grün
Duft:	herb-süßlich
Geschmack:	krautig, süßlich
Standort:	Feldränder, Ruderalpflanze
Lebensdauer:	mehrjährig
Planetarische Zuordnung:	Saturn (Alter), Mond (Standorte)
Körperliche Wirkung:	entzündungshemmend, entwässernd, reinigend, gut für Knochen, Haut, Haare, Nieren, hilfreich bei Rheuma, Gicht, Lungenproblemen, Dickdarm u. v. a. m.
Verwendung:	Tee, Hydrolat (Kraut)
Element:	Erde (Yin)
TEM:	stärkend bei Osteoporose
TCM:	kühlend, kalt-trocken
Inhaltsstoffe:	bis zu 10 % Kieselsäure, Flavonoide, Glykoside (Quercetin, Kaempferol, Luteolin u. a.), Pyrridinalkohole, Saponine, Kalium, Calcium, Magnesium, Aluminium, Eisen, Kaffeesäurederivate

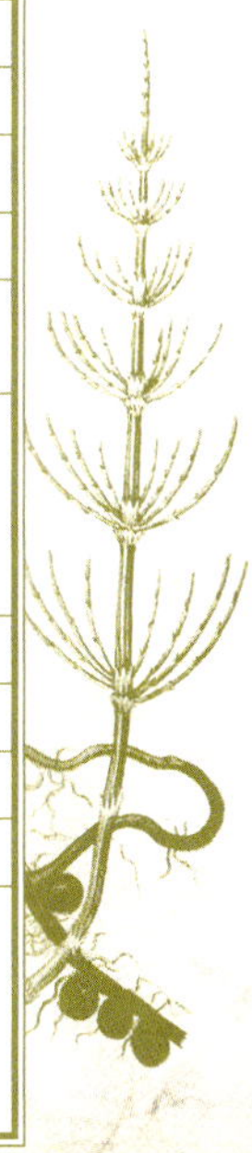

02

Apfelbaum – Liebesorakel für Männer

Malus sylvestris

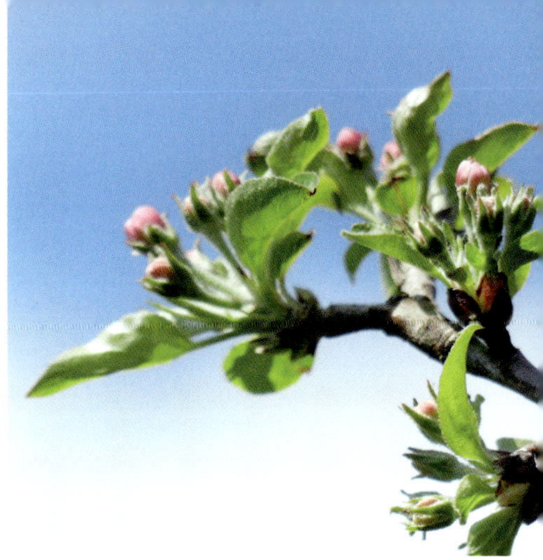

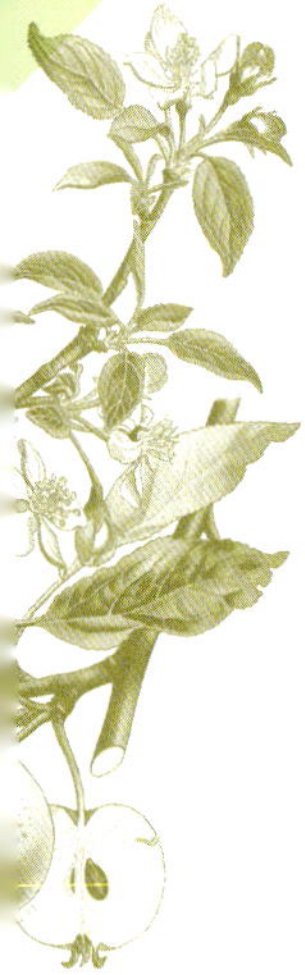

Schon im Altertum wurde der Apfel als Sinnbild für Liebe angesehen. Er ist Symbol des Lebens und der Fruchtbarkeit. Liebe und **Venus** – das gehört zusammen. Erinnern wir uns an Eva, die ihrem Adam einen Apfel als Frucht der Verheißung überreichte, und an die Geschichte, die fatalerweise dazu führte, dass die beiden aus dem Paradies verbannt wurden.

Der Apfelbaum gehört zu den Rosengewächsen und entstand ursprünglich aus dem Wildapfel (*Holzapfel*).

Man kennt über 1 000 Apfelsorten, leider werden nur wenige davon heute in den Verkehr gebracht. Holzäpfel sind sauer und besitzen viel Gerbsäure. Die heutigen Speiseäpfel stammen aus Kreuzungen mit jenen Äpfeln, die von den Römern über die Alpen mitgebracht wurden.

„*Sie wachsen auss jhrem Stamm wie auch andere Baeum mit vielen Aesten/ mit einer glatten Rinden beckleidet/ so ausswendig grauw ist/ jnwendig aber wachsgelb: Die Blaetter seyn gemeiniglich runnd und langlecht/ Die Bluet ist fast an allen weiss in etlichen Leibfarbroth: Die Aepffel seyn rund/ etliche auch lang/ etliche breyt/ am Geschmack entweder suess/ saur oder weinecht/ haben in der Mitte ihre Kern ...*“, so die Beschreibung bei Tabernaemontanus. Und weiter: „*Etliche Apffelbaeum werden auffgepflantzet/ etliche werden auff die Staemme gepfropfft/ wil man schoene rothe Aepffel haben/ soll man die Zweyge auff Maulbeern pfropffen. Es werden auch die wilden Aepffel durch das pfropffen zam gemacht.*“

Der Name *Apfel* stammt aus dem Althochdeutschen *apful* (der Stamm davon kommt aus dem germanischen Sprachgebrauch, dort hieß er *apitz*).

Die **Blüten**, weiß und oftmals leicht rosa angehaucht, verbinden den Apfelbaum auch mit dem **Mond**. Das Spiel zwischen Wärme und Kühle, denn die Rinde des Apfelbaums wirkt kühl, symbolisiert für so manchen die Unberechenbarkeit einer Frau.

In der Mythologie war der Apfelbaum immer einer Göttin geweiht. Die konnte im Lauf der Jahrhunderte mehrmals wechseln: Wir finden neben Aphrodite auch Demeter, Ištar, Hathor, Iduna und Venus in der langen Liste der Göttinnen des Apfelbaums.

Die Geschichten von goldenen Äpfeln, die von der Göttin Iduna gehütet wurden und den Asen (= *germanische Gottheiten*) zur ewigen Jugend verhalfen, sind gekrönt von einem Krimi: Die Edda (*Skandinavische Götter- und Heldensagen*) erzählt eine Geschichte vom Gott Loki, der dem Riesen Thjazi dabei half, Iduna zu entführen. Der Riese nahm dazu die Gestalt eines riesigen Adlers an und brachte sie in sein Reich. Die Asen wurden wegen des Fehlens der goldenen Äpfel aber krank und alt. Und sie beschlossen in ihrer Ratsversammlung, dem Thing, dass Loki bestraft werden sollte. Er musste Iduna wieder zurückholen, und das gelang ihm mit Hilfe des Falkenmantels der Göttin Freya. Der Riese ließ sich das aber nicht gefallen und verfolgte ihn. Die Asen konnten ihn überlisten und setzten sein Gefieder in Brand, sodass der Riese abstürzte und starb.

Eine andere Geschichte ist die von Paris und dem Apfel der Eris (= *Göttin der Zwietracht*), mit dem Paris entscheiden sollte, wer von den Göttinnen Hera, Athene und Aphrodite wohl die schönste wäre. Paris wählte Aphrodite und damit brach der Trojanische Krieg um die schönste Frau der Erde, nämlich Helena, aus. Der Apfel wurde zum *Zankapfel*.

„Bettstadel i bitt di, Bettstadel i tritt di, wer mag wohl mein Liebste sein?"

Wie funktioniert das nun mit dem Liebesorakel für Männer?

Der Mann schält den Apfel in ein langes Schalenschlangenstück. Diese geringelte Apfelschale wirft man über die linke Schulter nach hinten. Die dabei entstehende Form der auf dem Boden liegenden Apfelschale symbolisiert einen Buchstaben, und das ist nun der Anfangsbuchstabe der zukünftigen Geliebten. Zumeist macht man dieses Orakelspiel in der Andreasnacht, der Nacht zum 30. November.

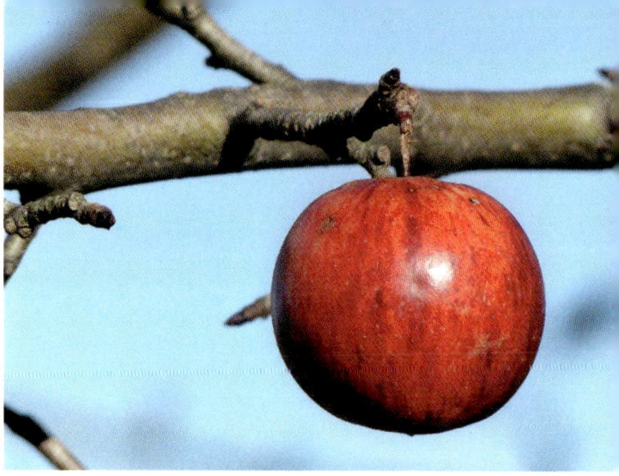

Noch etwas Magisches finden wir im Apfel, nämlich die Form des Kerngehäuses. Wenn wir einen Apfel entlang seines Äquators durchschneiden, sehen wir dieses Kerngehäuse in Form eines Pentagramms. Es ist ein altes magisches Zeichen und soll das Böse bannen. Zudem ist es ein Symbol der Venus. Stellt man dieses Zeichen auf die Spitze, dann erkennen wir einen *Drudenfuß*, ein Zeichen des Teufels und schwarzmagischer Kräfte.

Äpfel sind für unsere Gesundheit von großer Bedeutung. Sie sind nicht nur nahrhaft, sondern beinhalten viele wichtige Vitamine, Gerbstoffe, Fruchtsäuren und Fruchtzucker.

Äpfel wirken direkt auf unsere Verdauung ein: Bei Verstopfung sollte man morgens auf nüchternen Magen einen frischen Apfel essen oder einen frisch gepressten Apfelsaft trinken.

Bei Durchfall helfen geriebene Äpfel (mit der Schale), man lässt sie stehen, bis sie bräunlich oxidiert sind, dann isst man sie.

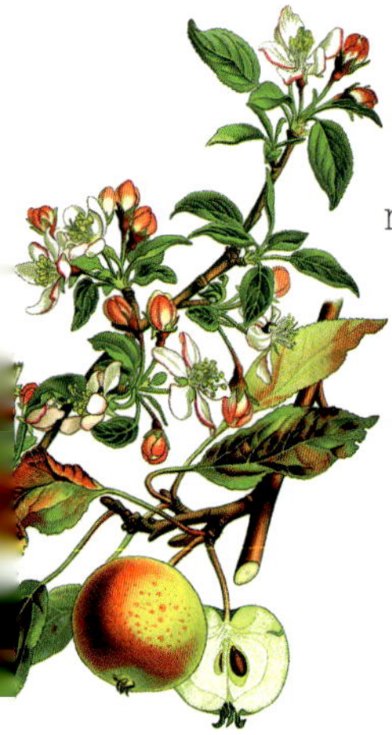

Apfelschalen-Tee hilft bei Grippe, Fieber und Erkältungen.

Ein altes Rezept meiner Großmutter bei geröteten und geschwollenen Augen (sie meinte, nach ausgiebigem Weinen): Man reibe einen Apfel, fülle ihn in ein kleines Stoffsackerl und lege ihn für einige Minuten auf die geschlossenen Augen – die Erleichterung tritt rasch ein.

Äpfel haben eigentlich immer Saison! *An apple a day keeps the doctor away!* – Also essen wir doch mehr davon!

Früher gab es bei nahezu jedem Haus einen Apfelbaum. Heute verschwinden leider die alten Sorten nach und nach und wir werden mit geschmacklosen Einheitsäpfeln aus dem Supermarkt versorgt. Darum freue ich mich besonders über die alten Streuobstwiesen, die es hier in unserer Landschaft noch recht häufig gibt und die mit Äpfeln der unterschiedlichsten Sorten bestückt sind.

Analysieren wir das bisher Gehörte, dann sollte der Pflanzencode des Apfelbaums also heißen:

Die Blüten, die Süße der Frucht – das ist **Venus-Signatur**. Das Weiß der Blüten bringt auch ein wenig **Mond** ins Spiel. Da wir es mit einem recht langlebigen Baum zu tun haben, spielt auch **Saturn** eine gewisse Rolle. Der Saft der Früchte gehört zum Element **Wasser**. Und die starken Wurzeln unseres Baums, ebenso wie sein knorriger Wuchs, weisen auf das Element **Erde** hin.

PFLANZENCODE APFELBAUM

Malus sylvestris

Gestalt:	aufrecht, knorrig, Baum
Konsistenz:	Holz hart, Blüte weich, Frucht fest
Farbe:	Baum grün, Blüte weiß bis rosa
Duft:	süßlich-herb
Geschmack:	Apfel saftig, manchmal etwas herb
Standort:	Wiesen, Gärten, Waldrand
Lebensdauer:	mehrjährig, langlebig
Planetarische Zuordnung:	Venus (Apfel), Mond (Blüte), Saturn (Baum, langlebig)
Körperliche Wirkung:	verdauungsfördernd, ausgleichend, je nach Anwendungsform: Darm, Cholesterinspiegel, Hautpflege, Verdauung, gegen Trockenheitssymptome, gegen Übergewicht
Verwendung:	Küche, Tee (Apfelschalen), Likör/Schnaps, Wein
Element:	Erde (Yin), Wasser (Yin)
TEM:	Verdauung, Lunge
TCM:	kühlend
Inhaltsstoffe:	Pektin (hilft bei zu hohem Cholesterinspiegel), Vitamine B1, B2, B3 (Niacin), B6, E (Tocopherol) und C, Provitamin A, Folsäure, Flavonoide, Carotinoide, Jod (im Kerngehäuse)

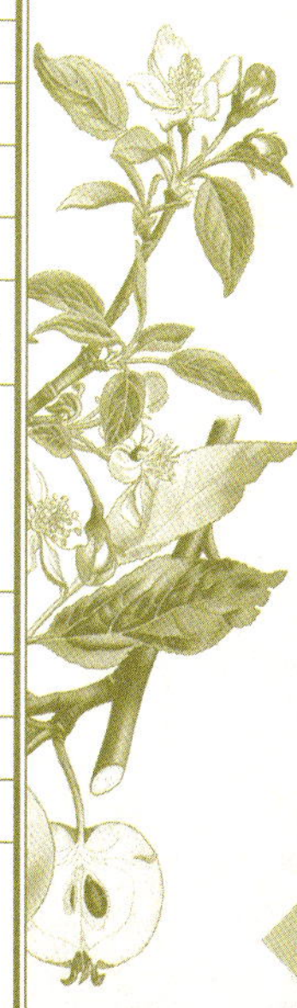

03

Arnika –

Sonne auf der Alm

Arnica montana

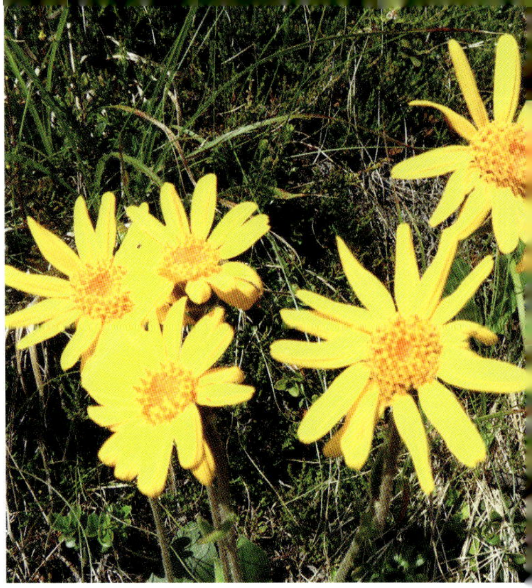

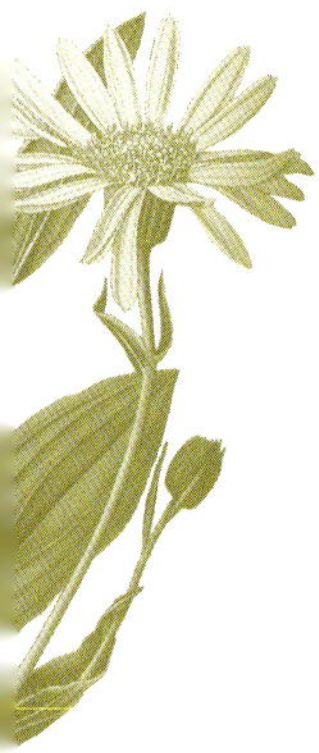

Arnika zählt v. a. im alpinen Raum zu den Zauberpflanzen und wurde besonders für die Kulthandlungen um die Sommersonnenwende eingesetzt. Das führt uns zu ihrer **Sonnen-Signatur**, zur strahlend gelben Blüte. Aber ist die Pflanze deshalb eine **Feuer**pflanze? Oder gehört sie doch eher zum Element **Erde**? Arnika vereint beides in sich: **Feuer** und **Erde** und gehört deshalb zu beiden Elementen gleichermaßen.

Versuchen wir also gemeinsam, ihren Code zu lesen:

Arnika (*auch Bergwohlverleih*) wird 40–50 cm hoch und die strahlenden Korbblüten (Arnika gehört zu den Korbblütlern = *Asteraceae*) leuchten dem Wanderer schon von Weitem entgegen. Nachdem sie ihre Grundrosette gebildet hat, wächst im nächsten Jahr der Stängel mit der Blüte daraus hervor.

Das Blütenkörbchen hat zungenförmige Randblüten, im Körbchen selbst befinden sich braune Röhrenblüten. Die Samen werden durch den Wind vertragen und wachsen nur auf einem ungedüngten, kalkarmen Boden an. Blütezeit ist Ende Juni bis Ende Juli, zu dieser Zeit wird die Blüte auch gesammelt. Arnikawurzeln holt man im März, April oder im September ein (nur aus eigenem Anbau, Arnika ist streng geschützt!). Die Pflanze gehört – wie auch das Johanniskraut – zu den sogenannten *Johanniskräutern*, was ihr gleichzeitig auch eine gewisse Magie verleiht.

Der botanische Name *Arnica* bedeutet *Lammfell* und stammt aus dem Griechischen, was vermutlich auf die Weichheit der Blätter und die leichte Behaarung zurückzuführen ist.

Die Arnika gilt schon sehr lange als Heilpflanze, die vor allem bei **Entzündungen**, **Muskelverspannungen**, **Sehnenzerrungen** und **Quetschungen**, **schlecht heilenden Wunden** oder **Blutergüssen** eingesetzt wird, und zwar in erster Linie in Form von **Tinkturen** und **Umschlägen**.

Bei **Entzündungen** im **Rachen- und Mundbereich** kann man mit Arnika-**Tee** gurgeln (max. 10 Min. ziehen lassen!). Den Tee nicht trinken, denn **Arnika ist leicht giftig.** Wer eine Allergie gegen Korbblütler hat, darf Arnika nicht verwenden.

Tabernaemontanus (1522–1590) nennt sie in seinem Kräuterbuch von 1588[9] bereits als wichtige Pflanze für die Anwendung bei **Verletzungen**:

„Bey den Sachsen braucht es das gemeine Volck/ denen so hoch hinunter gefallen/ oder so sich sonst etwan mit Arbeit verletzt haben: Nement ein Handtvoll/ sieden es in Bier/ drincken dess Morgendts einen Trunck warm davon/ decken sich zu/ unnd schwitzen: Wo sie sich dann verletzt haben/ empfinden sie an dem verletzten Ort grossen Schmertzen/ auff zwo oder drey Stundt/ unnd werden also curirt: Haben sie sich aber nicht verletzt/ empfinden sie keine Veraenderung. Auch zu Dantzig in Preussen ist es sehr in grossem Brauch/ und ob wol bey jhnen es nicht wachst/ wirdt es doch auss Nieder Sachsen in Faessern dahin gebracht.

[Ein Quintlein dieser Wurtzel oder mehr mit Wein getruncken/ ist gut den jenigen/ so von einer Kroeten gebissen seyn/ oder opium gessen haben.
Das Kraut wie ein Pflaster auffgelegt/ senfftiget die Geschwulst. Ist sonsten gar nicht im Gebrauch der Artzeney wie auch DODONAEUS bezeuget.]"

Johann Wolfgang von Goethe verwendete Arnika-Tee zur Heilung nach seinem Herzinfarkt im Jahre 1823 und meinte dazu, dass es ihm danach wesentlich besser ging.

„Arnika ist nicht mit Gold zu bezahlen. Diese Pflanze verdient, an die erste Stelle der Heilmittel bei Verwundungen gesetzt zu werden, ich kann sie deshalb nicht genug empfehlen", schrieb auch Sebastian Kneipp.[10]

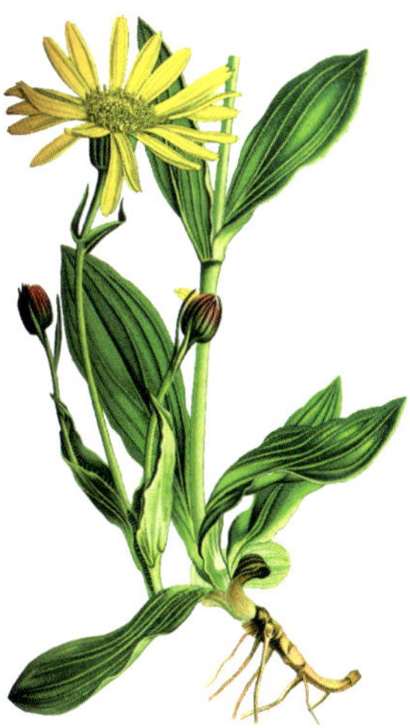

Die *wolfesgelegena* der Hildegard von Bingen wurde von ihr als aphrodisierend angesehen. Leider ist nicht gesichert, ob sie damit tatsächlich die Arnika meinte.

Dennoch hat die Arnika in der Volksheilkunde und im Volksbrauchtum einiges zu bieten:

› Als *Donnerwurz* soll sie gegen Blitzschlag helfen. Ein weiterer Name ist *Wolfsbanner* – selbsterklärend, finde ich.
› Und als Pflanze mit eindeutigem Sonnenbezug wurde sie vor allem um den Johannistag gepflückt und zu heilenden Tinkturen verarbeitet.
› In jenen Gebieten, wo die Arnika heimisch ist, wurde sie von den Bauern zum Schutz für die Felder in die Ecken der Getreideäcker gesteckt, um eine Vernichtung des Getreides durch so manchen Schädling (oder auch das Wetter) zu verhindern.
› Da die Arnika auch Anfang August noch blüht, wurde sie eine der Blumen, die im Kräuterbuschen zu Maria Himmelfahrt nicht fehlen durfte. In grauer Vorzeit wurde sie der Freia zugeordnet, heute gehört sie also zu den Marienpflanzen.

Arnika-Hydrolat (pH-Wert 5,89) ist **wundheilend**, **desinfizierend**[11] und duftet süßlich-fruchtig.

Ätherisches **Arnika-Öl** wird aus der Wurzel destilliert, es ist gelblich und riecht ein wenig eigenartig. Da es sehr zäh ist, muss es in Weingeist gelöst werden.

Das ätherische Öl findet sich in den Blüten (ca. 400 kg getrocknete Blüten ergeben ca. 1 kg ätherisches Öl).

Bergwohlverleih wurde früher – zusammen mit anderen Kräutern, wie z. B. den Blüten der Königskerze und dem Huflattich – in der Pfeife geraucht, sie war in manchen Gegenden Teil der Schnupftabakmischungen.

ACHTUNG:

Innerliche Anwendungen von Arnika in Form von Tees sind zu vermeiden, da es zu Herzschäden bzw. zu Magen- und Darmentzündungen kommen kann!

Bei ausreichender Verdünnung sind bei Anwendungen der Tinktur keine Nebenwirkung zu befürchten.

Und hier das Ergebnis unserer Untersuchung:

Die gelben Blütenkörbchen der Arnika zeigen uns ihre **Sonnen-Signatur** ganz deutlich. Sie hilft uns bei entzündlichen Prozessen und wird auch gerne bei Verletzungen eingesetzt – ihre **Feuer**-Natur wird durch den Bezug zur Sonne noch verstärkt. Und ihre **Erd**haftigkeit sehe ich vor allem in ihrem Standort und ihrer Ausdauer: eine Bergpflanze, die Jahr für Jahr wieder zu blühen beginnt, obwohl sie auf ausgesetzten Standorten Wind und Wetter trotzen muss.

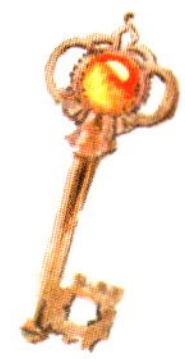

PFLANZENCODE ARNIKA	
Arnica montana	
Gestalt:	aufrecht mit flacher Blattrosette
Konsistenz:	leicht haarig, samtig
Farbe:	Blüte gelb
Duft:	schwach krautig, etwas modrig (Tinktur und ätherisches Öl), süßlich-fruchtig (Hydrolat)
Geschmack:	Tinktur schmeckt krautig-herb
Standort:	Bergregionen, am liebsten auf kalkfreiem Boden, anmoorige, saure Böden
Lebensdauer:	mehrjährig
Planetarische Zuordnung:	Sonne
Körperliche Wirkung:	gegen Entzündungen, Muskelschmerzen, Wunden, Zerrungen, für Herz, Lunge
Verwendung:	Blüte (Tinktur, Mazerat): Einreibungen, Tee (Blüte): nur für Umschläge und Bäder, Hydrolat, Homöopathie
Element:	Feuer (Yang) und Erde (Yin)
TEM:	Degenerative Herz- und Gefäßerkrankungen (Spagyrische Essenzen)
TCM:	neutral
Inhaltsstoffe:	ätherisches Öl (enthält Thymol und Azulen, Cumarine sowie Triterpene), Flavonoide, Cholin, Procyanidine, Sesquiterpenlactone (entzündungshemmende Bitterstoffe), Hydroxycumarine, Polysaccharide, Pyrrolizidin-Alkaloide (toxisch), Helenalinester, Phenolcarbonsäuren, Polysaccharide, Arnicin, Gerbstoffe, Schleimstoffe, Harz **in der Wurzel:** Inulin

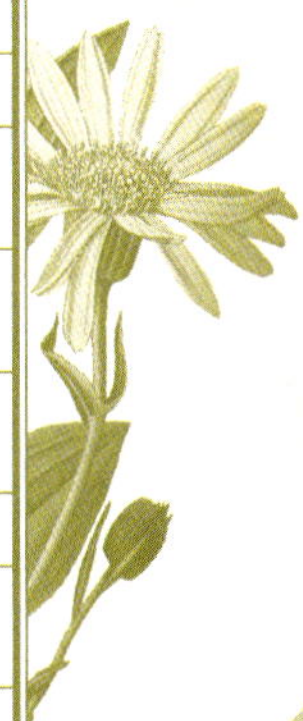

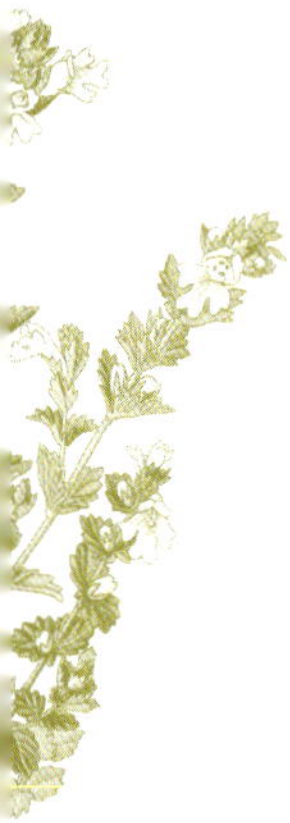

04 Augentrost –

Klein, aber oho!

Euphrasia rostkoviana

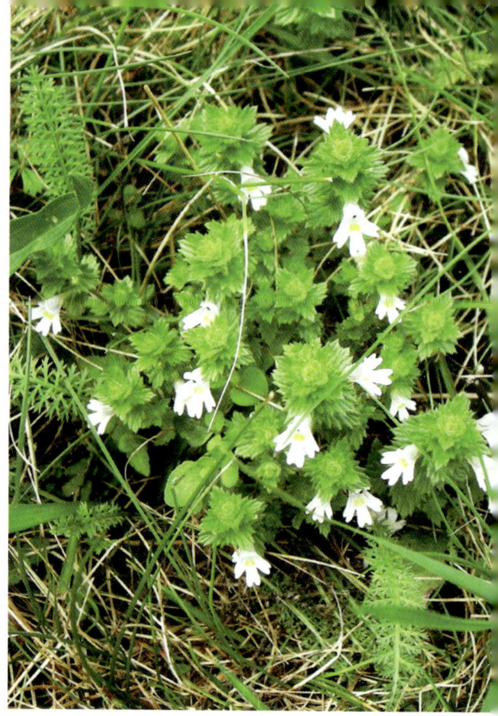

Das sehr kleine, nahezu unscheinbare Pflänzchen Augentrost mit seinem Wimpernschlag schenkt uns immer ein fröhliches Zwinkern. Wenn man als Kind (und natürlich auch als Erwachsener) gerne bäuchlings in der Wiese liegt, so blinken die kleinen weiß-violetten Blüten aus dem Grün.

Aber was ist der Pflanzencode des Augentrosts und wie können wir ihn erkennen?

Im Mittelalter wurde Augentrost verräuchert, um Hellsichtigkeit zu erlangen. Ein Stämmchen Augentrost, das man für eine Stunde in Wasser einlegt und mit dem man die Augenlider bestreicht, soll Visionen herbeirufen. So verwendete man den Augentrost in früheren Jahrhunderten auch als Orakelpflanze, er bereitet den Weg für die ideale Verbindung vom Unten zum Oben. (Wir haben schon von **Merkur**, dem Götterboten gehört – und hier finden wir unseren ersten Schlüssel zum Pflanzencode!)

Der Begriff *euphrasia* leitet sich vom griechischen Wort für *Vergnügen*, *Wohlbefinden* ab. In England heißt die Pflanze *everbright*, was auf die Klarheit der Augen hinweist, wenn sie mit Augentrost-Wasser gepflegt werden.

DIE FARBE: Venus-Signatur
Der Augentrost hat kleine weiße Blüten mit violetten Längslinien und einem gelben Fleck auf der dreilappigen Unterlippe. Die Blättchen sind oval geformt, mit gezahntem Rand und Behaarung auf der Unterseite. Auch der Stängel ist behaart und vor allem vielfach stark verästelt. Augentrost ist ein Licht- und Kaltkeimer. Er benötigt also eine längere Kälteperiode, um keimen zu können.

WURZELWERK: Element Erde
SCHMAROTZERDASEIN: Element Luft

Augentrost ist ein Halbschmarotzer, der den Gräsern der Nachbarschaft Wasser, Mineralstoffe und Nährstoffe direkt aus den Wurzeln entzieht. Er ist einjährig und blüht den ganzen Sommer lang von Juni bis Oktober – man kann ihn während seiner gesamten Blütezeit sammeln. Augentrost gehört zu den Sommerwurz- oder Braunwurzgewächsen (*Orobanchaceae*).

In der Volksheilkunde hat er viele Namen, von *Lichtkraut* über *Augenkräutlein* bis hin zum, auf sein Halbschmarotzerdasein schließen lassenden, *Weiddieb*. (Diese Eigenschaft weist auf das Element Luft hin.)

Bei Reizungen der Augenbindehaut pflegt der Tee **entzündete Lidränder**, **Gerstenkörner** klingen ab. Der Tee hilft aber auch gegen **Magen-** und **Darmbeschwerden**, **Husten**, **Heiserkeit**, **Schnupfen** und auch bei **Schlaflosigkeit**.

Für den Tee werden die blühenden Teile und die Blättchen verwendet, die Stängel nicht. Dieser Tee wurde bereits bei Dioskurides erwähnt (für die Augenpflege), später dann bei Nicholas Culpeper (1615–1654, englischer Arzt und Gelehrter), der darüber schrieb, dass Augentrost besonders im Alter die Sehkraft verbessern kann. Er empfahl, Augentrost-Wasser mit weißem Wein zu mischen und zu trinken, das könne das **Trüben des Auges** vermeiden.

Den Tee mit Augentrost kann man nicht nur sehr gut bei Husten und Heiserkeit, sondern auch bei Hauterkrankungen zu sich nehmen. Er hat eine leicht antibiotische und schmerzlindernde Wirkung und vermag auch bei Heuschnupfen zu helfen. Und man sagt ihm nach, dass er schwächliche Kinder kräftigt.

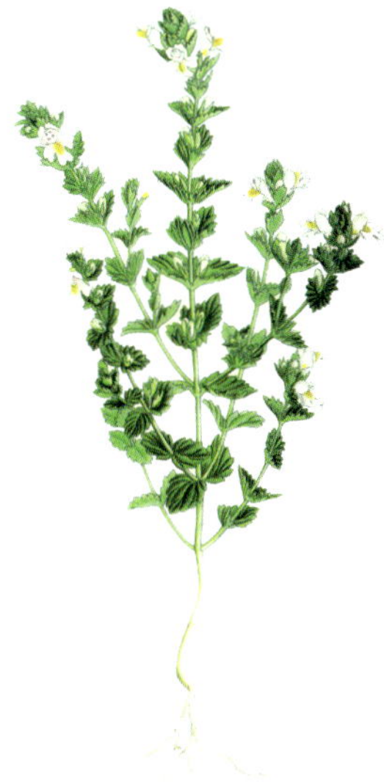

Im Mittelalter wurde Augentrost verräuchert, um hellsichtig zu werden.

Bei Tabernaemontanus findet sich folgende Informationt:
„Wann diß Kräutlein anfanget zu blühen / soll man es sammeln / und ein Wasser daraus brennen. Diß Wasser wird fürnemlich gebrauchst zu den dunklen und blöden Augen / dieselbige klar und lauter zu machen: Desgleichen auch zu den hitzigen Augen / man soll aber jederzeit Morgens und Abends fürnemlich einen guten Schluck davon thun: Man kann auch die Wasser gebrauchen wider die Verstopfung der Leber / auch zu der Gelbsucht/[...]"

Und bei Paracelsus:
„Die Blüte besitzet die Signatur der Augen."

Man findet Hinweise zur Anwendung von Augentrost gegen Gelbsucht und Augenleiden auch bei P. A. Mattioli (1585), ebenso wie die Empfehlung für den Einsatz von Tees bzw. als pulverisierte Würze von Speisen für alte Menschen.

Pfarrer Kneipp empfahl Augentrost als magenstärkendes Mittel.

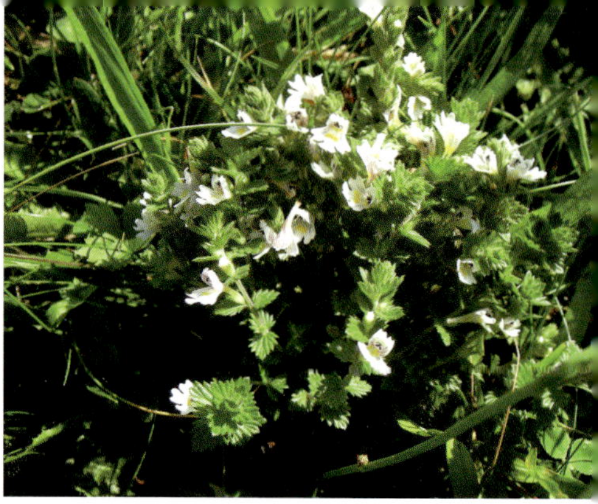

Ein Rezept bei Gerstenkorn

Je 1 Teelöffel Augentrostkraut, Kamillenblüten, Gänseblümchen, Walnussblätter und Fenchelsamen (die müssen angemörsert werden) vermischt man gemeinsam mit einer Messerspitze Salz, davon nimmt man so viel, wie man zwischen drei Fingern halten kann. Mit einer Tasse heißem Wasser überbrühen und 5–10 Minuten ziehen lassen. Dann filtern und 2 bis 3 Mal täglich als Auflage auf die betroffene Stelle geben. Augentrost-Tee für Augenspülungen muss gut filtriert sein, damit sich keine Pflanzenpartikel im Augenbad befinden.

Ein selbst destilliertes **Augentrost-Hydrolat** habe ich immer daheim. Es ist nach einem Tag am Computer – wenn die Augen **müde** und **trocken** sind – *das* Mittel für eine Augenkompresse. Eine Wohltat für die **gestressten Augen**.

Die Auflösung des Pflanzencodes:

Astrologisch wird der Augentrost dem **Merkur** zugeordnet, dem System der Kommunikation. Das verbindet ihn mit dem **Element Luft**.

Die **Venus-Signatur** hat der Augentrost wegen der Farbe seiner Blüten. Bedingt durch sein ausuferndes Wurzelsystem ist er auch dem **Element Erde** zugeordnet, gehört also zu den Luft/Erde-Pflanzen und vereint perfekt die Qualitäten von Yin und Yang in sich.

PFLANZENCODE AUGENTROST

Euphrasia rostkoviana

Gestalt:	kleinwüchsig
Konsistenz:	weich
Farbe:	Blüte weiß-violett
Duft:	schwach krautig
Geschmack:	scharf, bitter
Standort:	magere bzw. anmoorige Wiesen, kalkarme Böden
Lebensdauer:	einjährig
Planetarische Zuordnung:	Merkur, Venus
Körperliche Wirkung:	entzündungshemmend, kühlend, adstringierend, bei Augenentzündungen, Gerstenkorn, Schnupfen, wirkt auch auf Leber, Milz und Magen
Verwendung:	Tee, Tinktur, Hydrolat, homöopathisch (bei Augenkrankheiten)
Element:	Luft (Yang) und Erde (Yin)
TEM:	Kopflymphsystem ableitend
TCM:	kühlend
Inhaltsstoffe:	Aucubin, Rhynanthin (Iridoidglykoside, ca. 9 %), ätherisches Öl, fettes Öl, Harz, Lignane, Bitterstoffe, Zucker, Salze, Euphratansäure, Flavonoide, Gerbstoffe (Tannin)

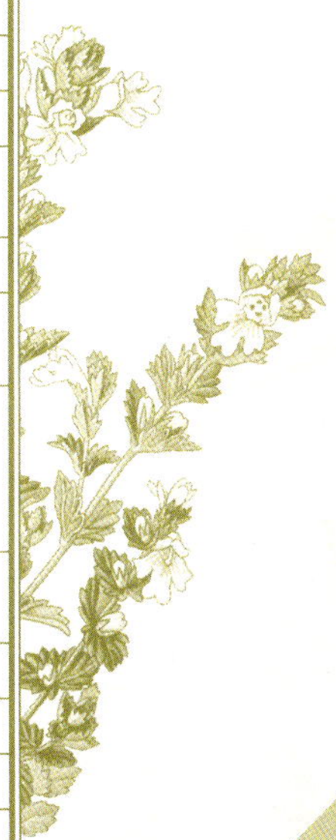

05

Baldrian – eine Wasserpflanze?

Valeriana officinalis

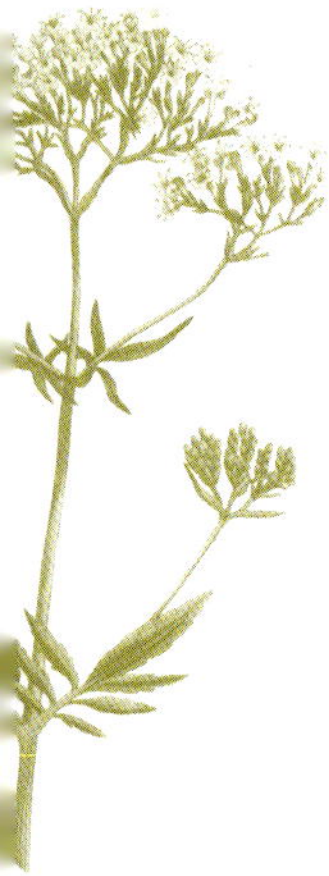

Der Echte Baldrian ist schon seit Jahrhunderten als Beruhigungsmittel bekannt. Eines seiner Einsatzgebiete war früher auch die sexuelle Unruhe junger Menschen. Der lateinische Name *Valeriana* kommt von *valere*; das bedeutet *sich wohl befinden*.

Baldrian hat weiße oder zartrosa Blüten, die in Scheindolden an seinem aufrechten Stängel wachsen. Dieser Stängel ist hohl und hat außen Rillen. Die Blätter des Baldrians sind gefiedert. Die Pflanze bildet aus den Blüten winzig kleine Samenkörnchen aus, die an einem Ende fiedrige Haare besitzen. Blütenfarbe und Leichtigkeit der Scheindolden weisen auf den Mond hin, mit einem Hauch von Venus.

Baldrian wächst vor allem auf feuchtem Grund, er braucht einen tiefgründigen, nährstoffreichen Boden. (Unser nächster Hinweis auf den Mond!) Meist findet man ihn auf Wiesen oder Waldlichtungen. Der Wurzelstock des Baldrians ist ein dickes Rhizom, aus dem sich viele dünne Wurzeln ausbreiten. Gräbt man eine Baldrianwurzel aus, so wirkt sie wie ein Haarschopf. Baldrian gehört zu den *Valerianaceae*, den Baldriangewächsen. Die feinen Wurzeln sind äußerst kommunikativ, sie breiten sich gerne unterirdisch aus, ein Hinweis auf den Merkur, während das Rhizom, von dem aus sie wachsen, eine Feuchte beinhaltet, also auf den Mond verweist (safthältig = Mond-Signatur = Wasser-Element).

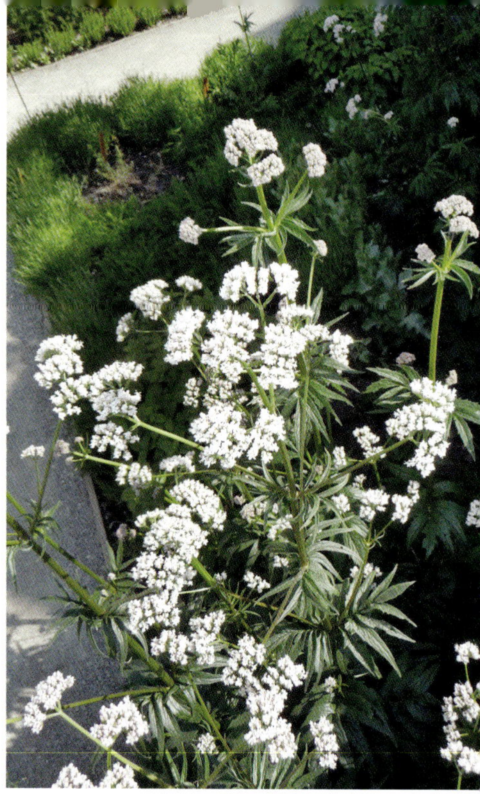

Bedingt durch die Leichtigkeit der Blüte und seiner gefiederten Blätter kommen wir aber auch zum Element Luft.

Die Heilpflanze wurde im antiken Griechenland als Hilfe bei **Frauenleiden** eingesetzt (als *Krampfkraut*). Später beschreibt Hildegard von Bingen die Verwendung von Baldrian bei **Seitenstechen** (man vermutet, dass es sich dabei um eine Leber- oder Nierenerkrankung gehandelt haben könnte) und bei **Gicht**.

Einige alte Kräuterbücher beschreiben die Verwendung bei **Husten**, aber auch bei Sehschwäche (gefunden in Hieronymus Brunschwigs *Kleinem Destillierbuch* aus dem Jahr 1500 zu Straßburg) und **Stichverletzungen**. Seine **beruhigende** und **schlaffördernde** Wirkung wurde allerdings erst im 19. Jahrhundert entdeckt. Vermuten kann man jedoch, dass diese Wirkung in der Volksheilkunde schon länger bekannt war und dass der Baldrian bereits im Mittelalter zur Beruhigung eingesetzt wurde.

Die Pyridinalkohole, die im Baldrian enthalten sind, funktionieren für Katzen als Sexuallockstoff. Das erkannte auch Sebastian Kneipp:

„Daß im Baldrian etwas Besonderes stecken muss, darüber belehren uns die Katzen, die er so betäubt, daß sie sich in ihm wälzen.“[12]

Daher kommen auch die Namen *Katzenkraut* und Katzenwurzel für den Baldrian.

Um sich vor Hexenzauber zu schützen, trugen früher viele Menschen ein Stück Baldrianwurzel bei sich. Im Zillertal beispielsweise hielt sich lange der Brauch, Baldrian zwischen den sogenannten *Frauentagen*, vom 15. August bis 8. September, an einem der drei Sonntage im Morgengrauen zu sammeln. Damit schützte man sich vor Zauberei. (Auch das wieder ein Hinweis auf die Venus?) Andererseits wurde Baldrian auch von den Hexen selber eingesetzt, nämlich um das Aufkommen sexueller Gelüste zu verhindern (was wiederum nur durch das Beisichtragen einer Baldrianwurzel zunichte gemacht werden konnte – paradox!). Bei Otto Brunfels findet sich der Hinweis:

Macht holdselig, eins und friedsam /
wo zwei des Wasser aus eim
geschirr trincken.

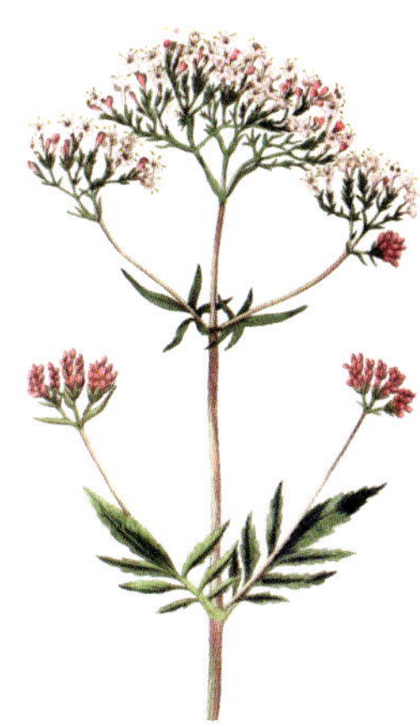

Ein anderer Spruch aus dem Volksmund: Hat ein Bursch eine Baldrianwurzel im Hosensack und sagt: *Baldrian, greif mir dran!*, dann kann sich das Mädchen ihm nicht verweigern.

Gesammelt werden die Wurzeln von älteren Pflanzen im September oder Oktober, man schneidet sie nach dem Reinigen in kleine Stücke und trocknet sie. Daraus kann man eine **Tinktur** oder einen **Tee** bereiten.

Das **ätherische Öl** wird ebenfalls aus der Wurzel gewonnen. Es ist ein Sedativum. Das heißt: Es wirkt **beruhigend** auf das **Zentralnervensystem**, hilft bei **nervösen Erregungszuständen**, bei **nervöser Schlaflosigkeit** und **Herzklopfen**. Auch bei **Angst** und **Spannungszuständen** tut **Baldrianöl** gut. Im Gegensatz zu vielen Beruhigungsmitteln lässt dabei die Konzentrationsfähigkeit nicht nach; sie erhöht sich eher. Auch das **Leistungsvermögen** wird deutlich gesteigert. Deshalb kann man Baldrian bedenkenlos auch beim Autofahren nehmen. Baldrian dämpft nicht. Er ist kein Schlafmittel, sondern **entspannt** nur und erhöht dadurch die Schlafbereitschaft.

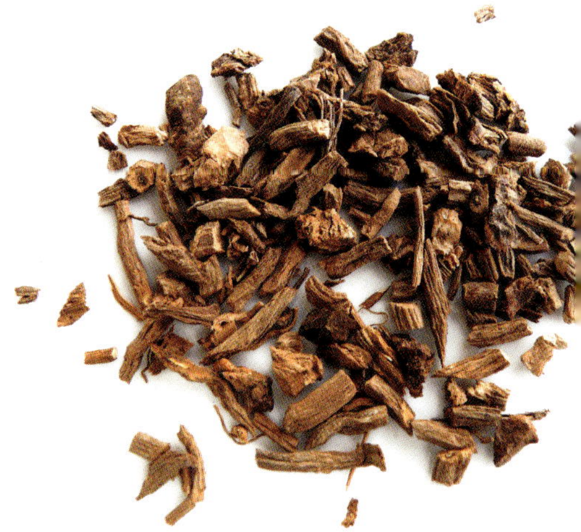

Empfehlenswertes Tee-Rezept zur Nervenberuhigung

1 Teil Baldrianwurzel und 1 Teil Melissenblätter mischen.

Davon verwendet man 2 Teelöffel und überbrüht sie mit ¼ Liter kochendem Wasser. 15 Minuten ziehen lassen und in kleinen Schlucken trinken.[13]

Bei der Wasserdampfdestillation erhält man ein gutes **Hydrolat** mit einem pH-Wert von ca. 3,94, das man wirkungsvoll für die **Hautpflege** einsetzen kann.

Versuchen wir nun, den Code zu entschlüsseln:

Beim Baldrian überwiegt das Luftige und Leichte, daher wird er als **Merkurpflanze** angesehen. Betrachten wir die Blüten alleine für sich, so kann man in ihnen die **Venus-Signatur** erkennen, aber auch ein wenig den **Mond**. Ebenso trägt die dicke, fleischige Hauptwurzel die **Mond-Signatur**. Da in erster Linie die safthaltige Wurzel des Baldrians verwendet wird, gehört er zum **Wasser-Element**, hat aber auch einen Hauch des **Luft-Elements**, bezogen auf die Leichtigkeit seines oberirdischen Anblicks.

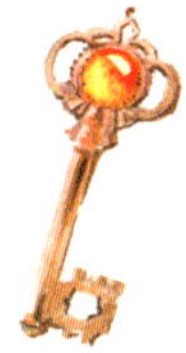

PFLANZENCODE
BALDRIAN

Valeriana officinalis

Gestalt:	hochwüchsig, aufrecht, Doldenblüten
Konsistenz:	hohler Stängel
Farbe:	rosa-weißliche Blüten
Duft:	krautig-sanft
Geschmack:	krautig-süßlich
Standort:	feuchte Wiesen, feuchte Wälder, liebt alkalischen Boden
Lebensdauer:	mehrjährig
Planetarische Zuordnung:	Merkur, Venus, Mond
Körperliche Wirkung:	schlaffördernd, beruhigend, Frauenkraut, Husten, Herz, Lunge
Verwendung:	Tee (Wurzel), ätherisches Öl, Homöopathie
Element:	Wasser (Yin) und ein wenig Luft (Yang)
TEM:	Schlafstörungen, nervöse Unruhe
TCM:	wärmend
Inhaltsstoffe:	**Ätherisches Öl:** enthält Monoterpene (Pinen, Fenchen, Camphen, Terpinen) sowie Sesquiterpene und Borneol (= Monoterpenalkohol), Bitterstoffe (Valepotriate), Polysaccharide, Alkaloide (Actinitin = Lockstoff für Katzen!), Isovaleriansäure, Gerbstoffe, Pyridinalkohole (Abkömmling der Kohlenwasserstoffe)

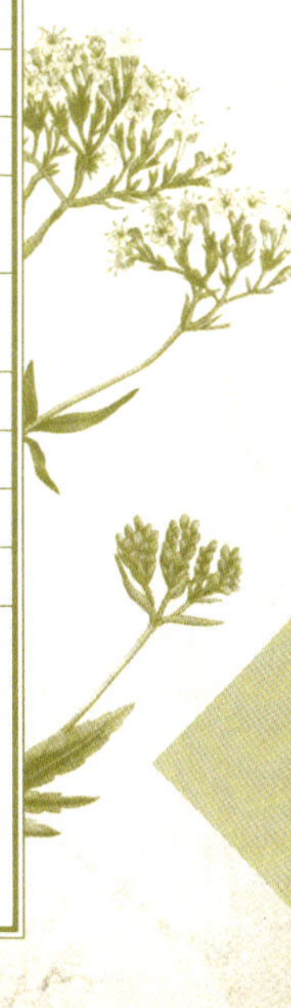

06

Beifuß

Artemisia vulgaris

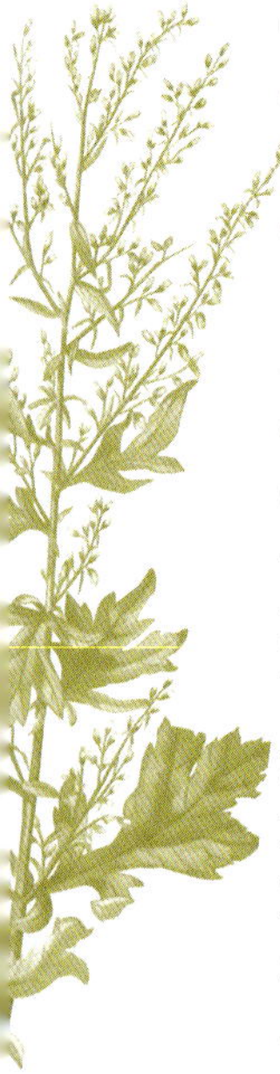

Der Beifuß, ein Korbblütler (*Asteraceae*), gedeiht auf so gut wie jedem Boden. In vergangenen Zeiten wurde er dazu verwendet, aufziehende Gewitter mit seinem Rauch zu schwächen oder zu neutralisieren.

Beifuß kann eine Höhe von bis zu 2,5 m erreichen. Seine Blätter sind doppelt gefiedert: Auf der Oberseite sind sie dunkelgrün, auf der Unterseite silbrig und mit einem zarten weißen Flaum versehen. Der *Wilde Wermut* bildet im Spätsommer unscheinbare, grau-gelbliche Blüten aus, die in Rispen an den langen Stängeln stehen. Beifuß hat einen langen, harten Wurzelstock, seine Wurzel ist innen weiß, außen gelblich. Gesammelt wird das grüne Kraut im Frühjahr, wenn die Pflanzen noch jung sind, die blühenden Spitzen im August und die Wurzel wird im Oktober ausgegraben.

Der botanische Name *Artemisia* findet sich bereits bei Dioskurides und bei Plinius. Man nimmt an, dass er auf die Göttin Artemis hinweist, die als Geburtshelferin von den Frauen angerufen wurde. Er könnte aber auch auf die heilkundige Königin Artemisia[14] zurückzuführen sein.

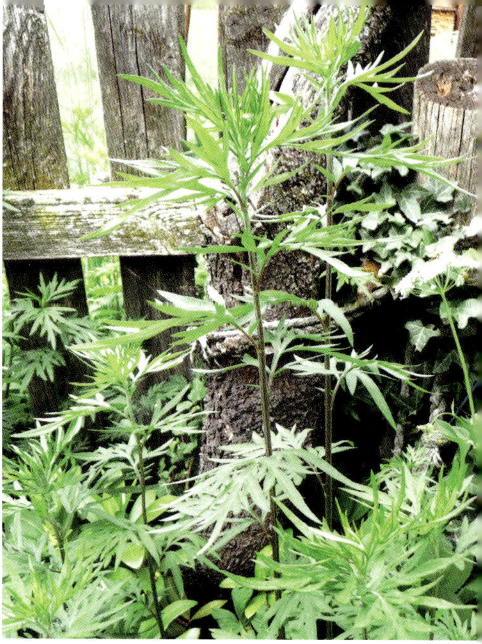

Die Bezeichnung *Beifuß* wird einerseits so begründet, dass sich der Begriff vom althochdeutschen Wort *bózan* (= schlagen) ableitet, da man das Kraut als Gewürz gestoßen hat. Eine andere Erklärung geht mit dem Aberglauben einher, dass die Pflanze, wenn man sie an den Fuß bindet, den Wanderer vor Müdigkeit schützen soll.[15]

Die *Mugwurz* (germanisch *mug* = wärmen, kräftigen) wird von den Chinesen in getrockneter, gepresster Form zum Moxen[16] verwendet. Die Chinesen sagen:

„Die Blätter des Beifußes können wie Fahnen hundertfach Segen herbeirufen."

Als Frauenheilmittel **entspannt** der Beifuß den **Unterleib** und **fördert** die **Monatsblutungen**, wird also gerne zur **Regulierung** des **Zyklus** eingesetzt. Hinweise dazu findet man schon bei Hippokrates.[17]

Duftkissen gegen Menstruations- und Unterleibsbeschwerden

Man füllt ein Säckchen mit getrocknetem Beifußkraut. Bei **krampfartigem Bauchweh** legt man sich für ca. 15 Minuten mit dem Kopf auf das kleine Kissen und schnuppert den Beifußduft ein. Durch diesen Duft verschwinden die Beschwerden rasch.

Beifuß-Tinktur

3 g frische Beifußblätter werden in 100 ml Alkohol angesetzt. Dazu gibt man die frisch gepflückten Blätter in ein dunkles Glas und übergießt sie mit dem Alkohol. In die Sonne stellen und ab und zu gut durchschütteln. Nach 4 Wochen abseihen und die Blätter auspressen. **Müde Füße**, mit einigen Tropfen abgerieben, werden rasch wieder munter. Wirkt auch gegen **kalte Füße**.

Beifuß-Tee

1 Teelöffel Beifußkraut mit einer Tasse siedendem Wasser übergießen, kurz ziehen lassen und durchseihen. Lauwarm trinken bei **allgemeiner Schwäche** und **schlechter Verdauung**. Hilft auch bei **PMS** (= Prämenstruelles Syndrom → psychische und körperliche Probleme, die vor der Monatsblutung auftreten können).

Vom Beifuß gibt es ein **ätherisches Öl**, das allerdings mit Vorsicht eingesetzt werden sollte, da es einen relativ hohen Anteil an Thujon (Monoterpenketon) besitzt, der es vor allem für Schwangere, kleine Kinder und Epileptiker ungeeignet macht. Man verwendet es für eine Massagemischung bei **Durchblutungsstörungen** an den **Beinen** und bei **Gelenks- und Gliederschmerzen**.

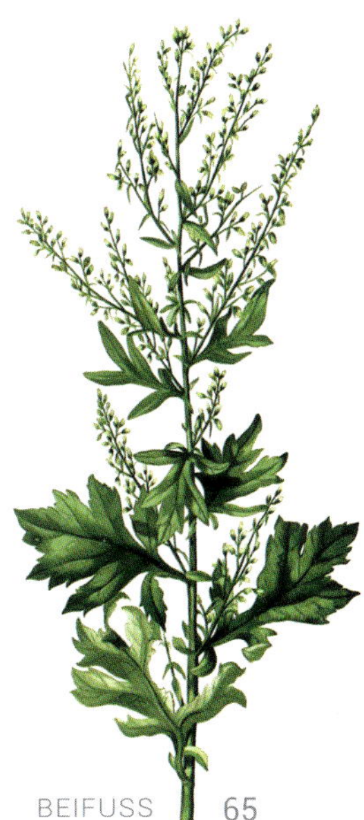

Das **Hydrolat** riecht sehr angenehm, besitzt einen durchschnittlichen pH-Wert von ca. 4,4 und lässt sich für Fußbader als Vorbeugung gegen **Erkältungen** einsetzen, da es den Körper erwärmt.[18]

Kontraindiziert ist dieses Fußbad allerdings bei starken Blutungen!

Beifuß wird sehr gerne zum **Räuchern** verwendet. Es hilft uns, Altes loszulassen.

Eine nette Geschichte erzählt, dass ein aus den Wurzeln des Beifußes geflochtener Gürtel, den ein Kranker ins Johannisfeuer (Sonnwendfeuer) wirft, seine Leiden auf das Feuer überträgt.

Kleine Kinder wurden mit Beifuß vor Behexung beschützt, indem man in ihre Wiege ein paar Zweiglein davon legte.

Ich mache aus dem Beifuß ein **Gewürzsalz**, mit dem fettige Speisen bekömmlicher werden: Blühendes Beifußkraut wird abgerebelt und getrocknet. Dann mit einem guten, grob gemahlenen Salz vermischen.

Beifußkraut kann man auch in Speiseöl einlegen und damit Braten und Salate würzen.

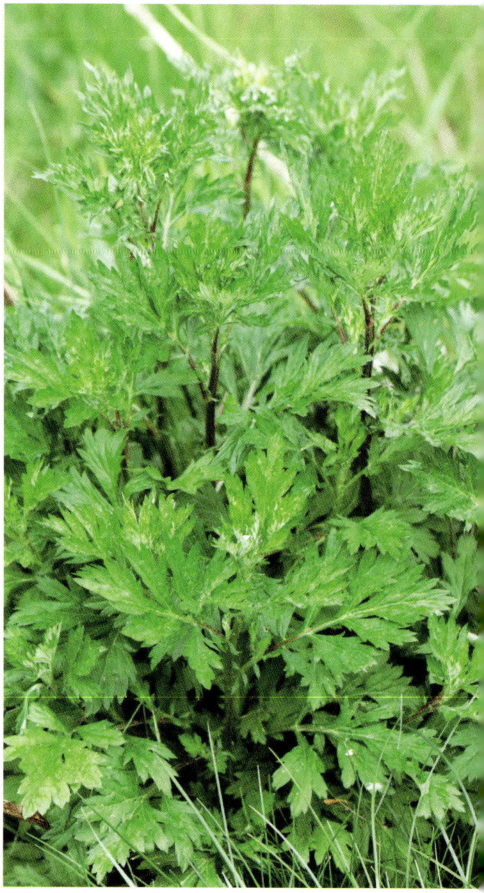

ACHTUNG:

Für Pollenallergiker ist Beifuß nic geeignet. Auch in der Schwangerschaft sollte man ihn mit Vorsich anwenden.

Der Beifuß-Pflanzencode:

Die Farb-Signatur des Beifußes, das ungewöhnliche Silbergrau seiner Erscheinung, führt zum **Saturn**. Beifuß wärmt und ist durchblutungsfördernd. Sein Wurzelstock ist lang, hart und holzig. Dieses *Verankern* weist auf das **Element Erde** hin. Wegen seiner Form und der wärmenden Yang-Eigenschaft ist er aber auch dem **Element Feuer** zugeordnet. Dies ist kein Widerspruch, denn Feuer und Erde ergänzen sich hervorragend: Durch das Feuer entsteht schließlich Asche und aus der Asche wird wiederum Erde …

PFLANZENCODE
BEIFUSS

Artemisia vulgaris

Gestalt:	hochwüchsig, krautig
Konsistenz:	fest
Farbe:	silbrig-grün
Duft:	krautig-würzig
Geschmack:	würzig
Standort:	Feldränder, Ruderalpflanze
Lebensdauer:	mehrjährig
Planetarische Zuordnung:	Saturn
Körperliche Wirkung:	Magen, Darm, Frauenkraut, Milz, Leber, Niere
Verwendung:	Kraut und Blüten: Salz, Tee, Tinktur, Duftkissen, Räuchermittel, ätherisches Öl, Hydrolat
Element:	Erde (Yin) und Feuer (Yang)
TEM:	typisches Kraut der Frauenheilkunde
TCM:	wärmend
Inhaltsstoffe:	**Ätherisches Öl:** beinhaltet Thujon (Monoterpenketon), 1,8-Cineol (Oxid), Artemisinin (Sesquiterpen), Linalool (Monoterpenol), Phenolcarbonsäuren (Kaffeesäure, Ferulasäure u. a.), Bitterstoffe (Sesquiterpenlactone), Flavonoide (Quercetin, Rutin), Hydroxycumarine (Aesculetin, Umbelliferon), Carotinoide

07

Berberitze – aufmüpfig und stachelig

Berberis vulgaris

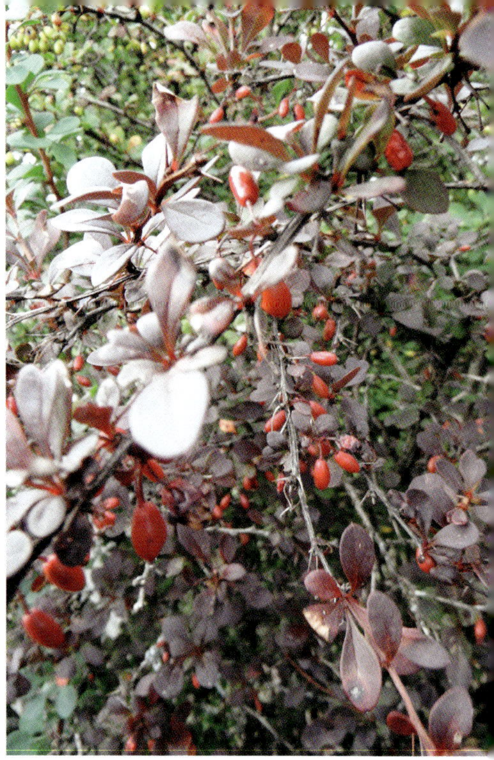

Der Habitus der Berberitze

Betrachten wir einen Berberitzenstrauch, so fällt zuallererst das kleine Blattwerk auf, zwischen dem eine unendliche Anzahl von Dornen zu stehen scheint. Eine wehrhafte Pflanze! Noch dazu eine, die während ihrer Blüte unangenehm riecht! Die Berberitze wird umgangssprachlich auch *Essigbeere* oder *Sauerdorn* genannt. Bei Hieronymus Bock[19] heißt sie auch *Saurach* und *Essigdor*. Wild kommt sie in lichten Wäldern vor, sie wächst bis an die obere Waldgrenze in Mittel- und Südeuropa. Auch im Kaukasus kann man Berberitzen finden. Die Sträucher werden aber auch gerne als lebender Gartenzaun verwendet. Kaum jemand, der freiwillig durch eine Berberitzenhecke gehen mag!

Der Strauch schmückt sich von Mai bis Juni mit gelben Blüten, die unangenehm stark duften und glöckchenförmig in kleinen Trauben von den Zweigen hängen. Aus ihnen entwickeln sich im Spätsommer rote Beeren. Diese sind ca. 2 cm lang und oval, besitzen einen Kern und werden immer saurer, je reifer sie werden. Berberitzen sind dornenbewehrt – Pflanzen des Feuers.

Das Gift der Berberitze

Berberitzen sind auch leicht giftig – vor allem sitzt das Gift in der Rinde und in der Wurzelrinde. Dieses Gift – es heißt Berberin und ist ein Isochinolin-Alkaloid – ist nahezu in allen Pflanzenteilen enthalten, ausgenommen sind die Früchte und die Samen. Es hat eine **wachstumshemmende Wirkung** auf **Bakterien**, **Pilze** und **Einzeller**. Berberin erweist sich zudem auch als anregend für die **Gallensekretion**.

Trotzdem: Die Berberitze als altes Heilmittel

Die Früchte schmecken ziemlich säuerlich, sind allerdings vitaminreich und werden zur Herstellung von Marmeladen verwendet. Man kann sie auch trocknen und unters Müsli mischen oder sogar knabbern. Der Saft der Beeren wurde früher wie Essig verwendet oder auch anstelle von Zitronen. Man sagt den Beeren eine gute Wirkung bei **Appetitlosigkeit, Verstopfung, Fieber** und bei **Lungen-, Leber- und Milzleiden** nach. Die Beeren fördern das **Ausscheiden** von **Harnstoffen** und unterstützen die Behandlung von **rheumatischen Beschwerden, Gicht oder Arthritis**. Bei **Fieber** hilft der gepresste Saft aus den vollreifen Beeren.

Man kann die getrockneten Beeren z. B. mit warmem Wasser aufgießen, eine Viertelstunde ziehen lassen und den so gewonnenen **Früchte-Tee** trinken.

Der Saft ist, wegen seines hohen Anteils an Vitamin C, eine Hilfe bei Erkältungskrankheiten und sogar bei Skorbut.

In der Volksheilkunde hat die gelbe Wurzel der Berberitze bei **Leberfunktionsstörungen, Gallenleiden, Gelbsucht, Verdauungsstörungen** und bei **Bauchspeicheldrüsen-Entzündung**[20] einen hohen Stellenwert. Auch bei **Nieren- und Harnwegsbeschwerden** wird sie verwendet. Dazu verabreicht man entsprechende **Tinkturen**.

VORSICHT:[21]

Eine Einnahme von mehr als 0,5 g Berberin (das entspricht ca. 4 g Berberitzenwurzelrinde) kann zu Nasenbluten, Benommenheit und Atembeschwerden führen. Die Blüten enthalten den Stoff *Trimethylamin*, der schwach giftig ist und Augen und Schleimhäute reizt.

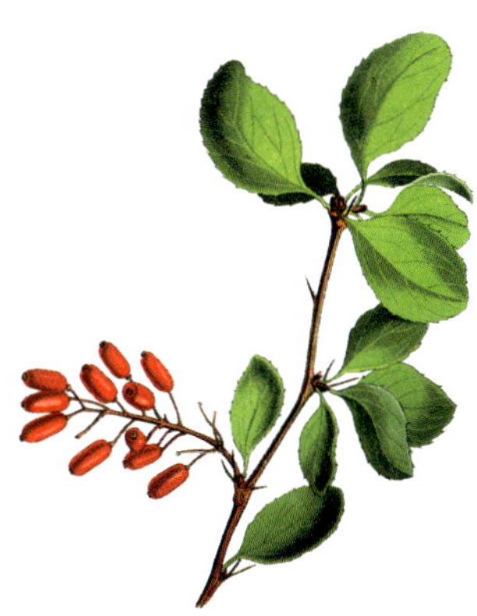

Im vergangenen Herbst wollte ich endlich einmal ein Rezept meiner Großmutter ausprobieren und beschwatzte meinen Mann, mit mir Berberitzenbeeren sammeln zu gehen. Fragen Sie bitte nicht, wie unsere Hände nachher ausgesehen haben! Das **Berberitzenmus** (man kann Berberitzen sehr gut mit der alten Methode des Passierholzes und des Haarsiebs entkernen) wird nach Geschmack gesüßt und passt hervorragend zu Wildgerichten. Unsere Arbeit hat sich also schon gelohnt!

Die Bauern sehen die Berberitzen nicht gerne an ihren Feldrändern, da sie als Zwischenwirt für den Schwarzrostpilz dient, der Getreide schädigt. Die Berberitzen wurden ausgerissen, so hat man mir erzählt, meist geschah das im Herbst, dabei wurden die Äste *ausgeschlagen* und auf diese Weise konnten die Berberitzen ohne Kratzwunden geerntet werden.

Berberitzen-Reis

Sehr schmackhaft als Beilage ist Reis, dem man in den letzten 5 Minuten des Ausdünstens eine Handvoll Berberitzenbeeren untermengt.

Passt gut zu Wok-Gerichten!

Berberitzen-Drops

Dazu wird ½ kg Zucker in ½ l Wasser bis zum „Bruch“[22] eingekocht. Erst dann wird frisch gepresster Berberitzensaft eingerührt (ca. ¼ Liter) und so lange gerührt, bis ein dicker Brei entstanden ist. Dieser Brei wird auf eine Schicht Staubzucker getropft. Die entstehenden Drops trocknen lassen und in einer Dose aufbewahren.

In der TCM wird die Berberitze gerne verwendet. Sie wird dort als kühl und bitter bezeichnet und den Organen Leber, Gallenblase, Magen, Herz und Milz zugeordnet.

Schauen wir uns die Zusammenfassung des Pflanzencodes an:

Bitter entspricht dem **Element Feuer**. Zugeordnet ist die wehrhafte Pflanze wegen ihrer Dornen und roten Früchte dem **Planeten Mars**, der ja ebenfalls auf das **Element Feuer** hinweist. Mars steht im Vordergrund, doch dürfen auch **Jupiter** und **Sonne** nicht vergessen werden. Jupiter wegen ihrer kantigen Stängel und essbaren Früchte, Sonne wegen der gelben Blüten der Berberitze.

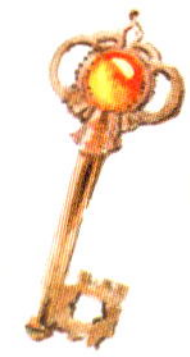

PFLANZENCODE
BERBERITZE

Berberis vulgaris

Gestalt:	Strauch
Konsistenz:	holzig, stachelig
Farbe:	Blüte: gelb, Früchte: rot
Duft:	Blüten: unangenehm (nach Wanzen)
Geschmack:	Früchte: herb säuerlich
Standort:	Garten, manchmal ausgewildert am Waldrand
Lebensdauer:	Kleinstrauch, mehrjährig
Planetarische Zuordnung:	Mars, Jupiter, Sonne
Körperliche Wirkung:	Leber, Galle, Bauchspeicheldrüse, Milz, Rheuma
Verwendung:	Beeren (Tee, Mus, Tinktur, Likör), Wurzel (Färbemittel), Homöopathie
Element:	Feuer (Yang)
TEM:	Beeren für die Stärkung des Immunsystems **Homöopathie:** Berberis D6 zur Ausleitung
TCM:	kühlend
Inhaltsstoffe:	**Rinde, Blätter, Wurzeln:** bis zu 13 % Isochinolinalkaloide (Berberin) und Protoberberinalkaloide (giftig), ätherisches Öl, Gerbstoffe, Harze, Wachse **Blüte:** Trimethylamin (Gas, das einen ammoniakartigen Geruch verströmt) **Früchte:** Die Früchte sind weitgehend alkaloidfrei und enthalten vor allem: Fruchtsäure, Vitamin C, Carotine, Gerbsäuren, Zucker, Schleimstoffe, Pektine, Mineralstoffe (Kalium)

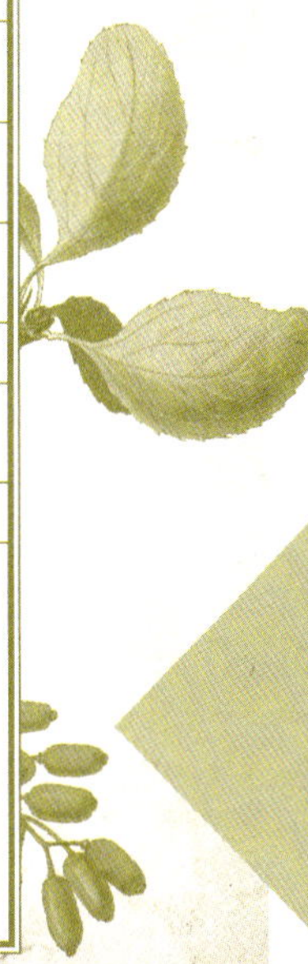

08

Birke – Wanderin zwischen Luft und Wasser

Betula alba

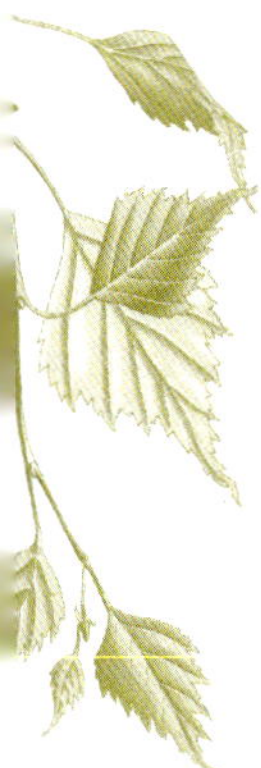

Die Birke mit ihrer weißen, papierartigen Rinde und ihrem zarten Grün assoziieren wir meistens mit dem Frühling. Der Zauber des Frühlings liegt auch im seidigen Glanz der Rinde einer jungen Birke. Diese glänzende weiße Rinde gibt der Birke ihren Namen: Er kommt vom indogermanischen Begriff *b'erag*, was so viel wie *glänzend* heißt. Die Blätter sitzen an zarten Stängeln und dadurch geben sie jedem Lufthauch nach. Der Gesamteindruck ist ein leichter, luftiger – die klassische Luft-Signatur. Das Weiß ihrer Rinde deutet auf den Mond hin, ebenso wie ihre silbrigen Blätter. Wandert man im sanften Schein des Mondes durch einen Birkenhain, so erstrahlen die Stämme wie in silbriges Licht getaucht.

Die Birke liebt die Feuchtigkeit, das Wasser: Birken als typische Bäume Nordeuropas und Skandinaviens gedeihen in Mooren und auf Ödland, sie halten die kalten Temperaturen des Nordens ohne Schwierigkeiten aus, denn ihre Rinde wirkt wie ein Luftpolster. Die Birke gehört zu jenen Pflanzen, die sogar in Gletscherregionen als Erstes wachsen. Und sie können bis zu 120 Jahre alt werden (manchmal sogar noch älter).

Am Großglockner gibt es beispielsweise in jenen Zonen bereits Birken, wo gerade eben die Gletscher geschwunden sind (Es sind ausgesprochene Mini-Versionen, nur ein paar Zentimeter groß – und wenn dann in einigen hundert Jahren die Temperaturen ein wärmer sind, wachsen sie über sich hinaus und werden zu richtigen Bäumen).

In unseren Breiten gedeihen vor allem die Hängebirke (*Betula pendula, Betula alba*), die Moorbirke (*Betula pubescens*) und die Strauchbirke (*Betula humilis*).

Birken transportieren etwa 70 Liter Flüssigkeit täglich von der Wurzel bis hinauf in ihre Krone. Sie benötigt also auch viel Wasser unter ihren Wurzeln. Über die Blätter wird diese Feuchtigkeit wieder an die Umwelt abgegeben. Oftmals findet man bei Birkenhainen auch wehende Morgennebel, wenn die Sonne die Blätter zu erwärmen beginnt. Und diese Nebel haben die Fantasie der Menschen immer besonders angeregt!

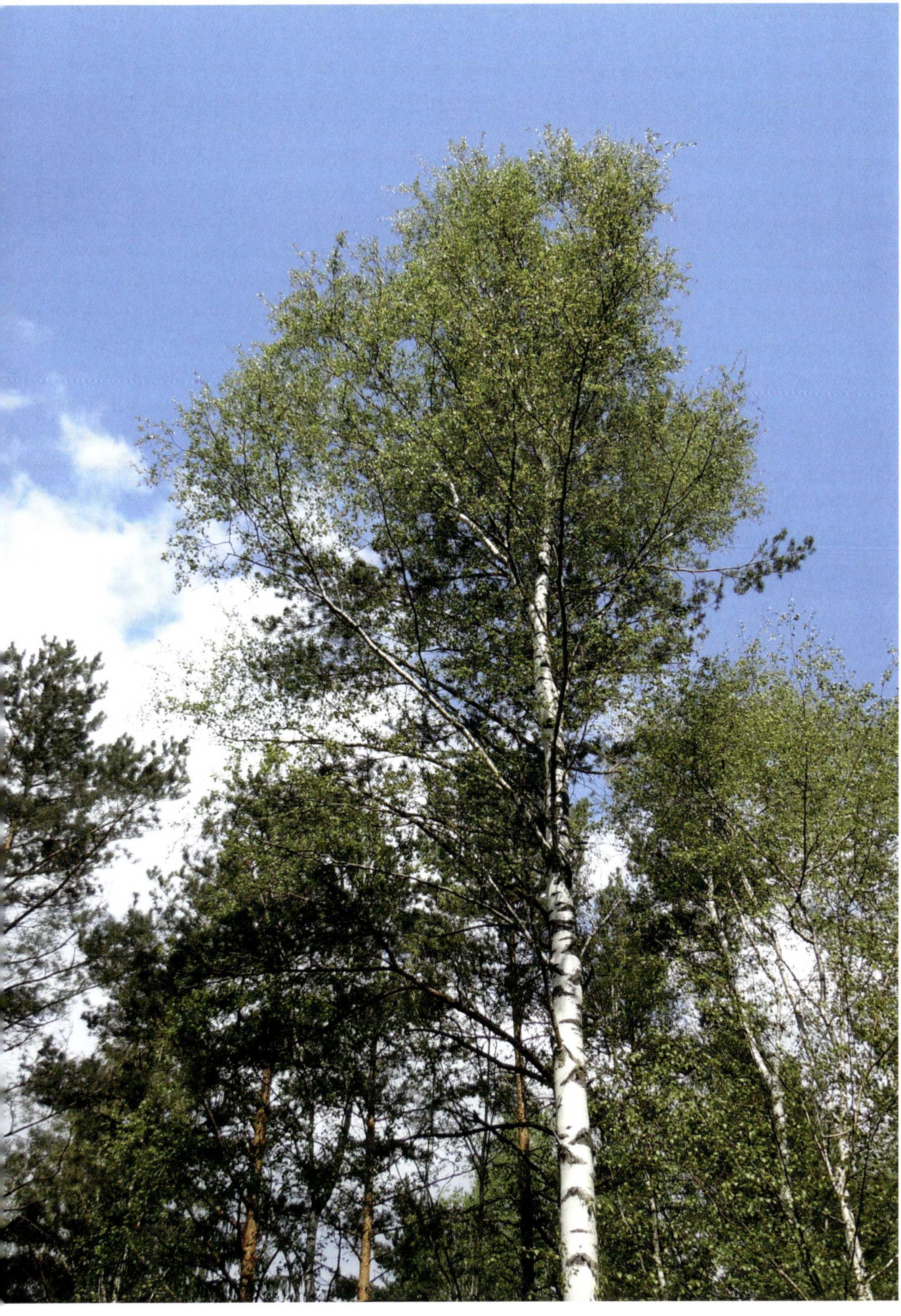

In alten Zeiten symbolisierte die Birke die jungfräuliche Göttin. In Irland verehrt man sie als Baum der hl. Brigid (sie wird besonders im Kloster von Kildare mit einem ewigen Feuer verehrt), in der nordischen Mythologie wird die Birke mit der Göttin Freya (auch Saga) in Verbindung gebracht. Ihre besonders hohe kultische Bedeutung spiegelt sich in vielen Sagen und Märchen wider.

Bei vielen Völkern wird sie als der Baum der Liebe angesehen, einer sehr jugendlichen Liebe mit einem starken Bezug zur Seele, aber auch zur erwachenden Geschlechtlichkeit.

Ihre Schönheit wird oft als Sinnbild des Frühlings betrachtet. Birken wurden oftmals als *Maibaum* gesetzt. Das galt auch als Heiratsantrag, als symbolisches Zeichen der Liebe.

Der 1. Mai spielt ja eine große Rolle für Schamanen und Hexen: Zu *Beltane*, dem Feuerfest, ist die Grenze zwischen den Welten hauchdünn und leicht zu überwinden. Man huldigte zu dieser Zeit ja der Fruchtbarkeit und die Birke sollte die Energie dazu liefern. Man schlug sich mit Birkenzweigen, mit der *Lebensrute*. Und wer eine *gepfeffert* bekam, sollte für ein ganzes Jahr vor Krankheit bewahrt werden.

Birken spielen ganz besonders in den russischen Märchen eine große Rolle. Im sibirischen Schamanismus gilt die Birke als Weltenbaum, als *Herrin der Wälder*. Birkenholz diente für Zauberstäbe.

Im ländlichen Raum pflanzte man Birken an besonder stark frequentierten Wegkreuzungen, sozusagen als pflanzlichen Unfallschutz.

Die helle Rinde der Birke ist auch bei Dunkelheit recht gut zu sehen, sie diente gleichsam als *Straßenmarkierung*.

Mit Besen aus Birkenreisig wurden früher Haus und Hof gekehrt (Reinigung = Wasser). In der Walpurgisnacht wurden die Besen dann auch gleich einmal zum Transportmittel (Luft) der Hexen.

Aus dem frisch gezapften Birkensaft wurde der Lebenstrank *Met* hergestellt.

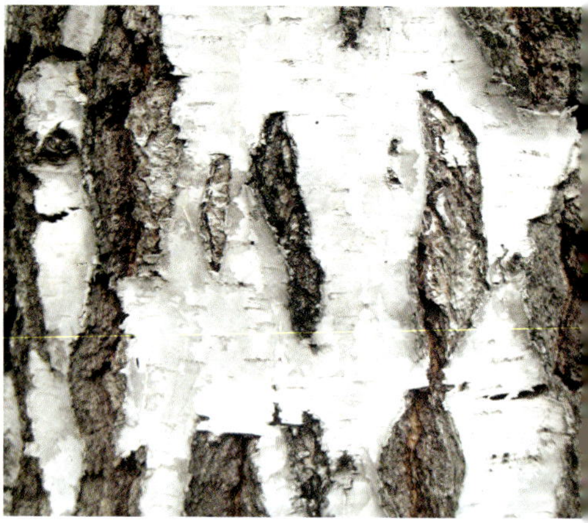

Auch wir wollen die Heilkräfte der Birken für uns nutzen:

Die Blattknospen sollte man im März sammeln, Blätter im April/Mai, wenn sie noch ein wenig kleben. Birkensaft *bohrt* man vorsichtig im März aus dem Stamm, er fließt literweise.

Heilkundlich werden die Blätter der Birke für **Haut und Haare** verwendet, **Birken-Tee** wirkt vor allem im **Nieren-Blasen-Bereich**. Die Birke hilft beim **Entschlacken**, ihr **Saft** und ihr **Tee** mobilisieren im Körper die Flüssigkeiten, auch die **Lymphe**.

Birken wirken mild **entwässernd**, aber reizen die Nieren nicht und haben **entzündungshemmende** Eigenschaften.

Und in der Sauna lassen wir uns mit Birkenruten *schlagen*: Man macht das zur Anregung der Durchblutung und damit auch zur Entgiftung und Entschlackung.

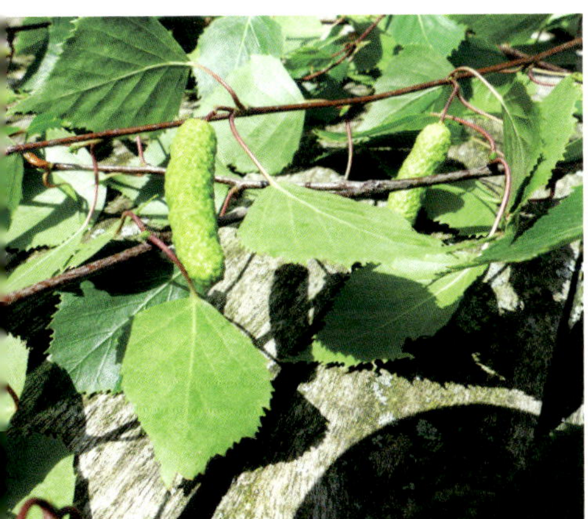

Birkenblätter-Tee

1 Teelöffel getrocknete Birkenblätter mit einer Tasse heißem Wasser übergießen und 10 Minuten ziehen lassen. Drei Wochen lang kurmäßig trinken.

Für Haut und Haar ist das **Hydrolat** der Birkenblätter ein Schönheitsquell. **Hautunreinheiten** werden gemildert, die **Haare** bekommen einen schönen **Glanz**. Besonders, wenn man das Birkenhydrolat mit Brennnesselhydrolat vermischt, ist das für die Kopfhaut ein Labsal!

Ein **Mazerat** aus Birkenblättern kann äußerlich gegen Zellulite helfen. Eine Handvoll Blätter mit Sonnenblumenöl übergießen. 3 Wochen in der Wärme stehen lassen, abseihen und in eine dunkle Flasche füllen. Einfache Massagen damit tun gut.

Aus diesem Mazerat und vor allem auch aus dem Birkenholzteer[23] lässt sich eine wunderbare Salbe gegen Rheuma und Gelenksschmerzen herstellen. Auf diese Weise gewinnen wir unsere Beweglichkeit wieder – eine Beweglichkeit, wie sie auch die Birke symbolisiert …

» **VIDEO Pflanzencode der Birke**

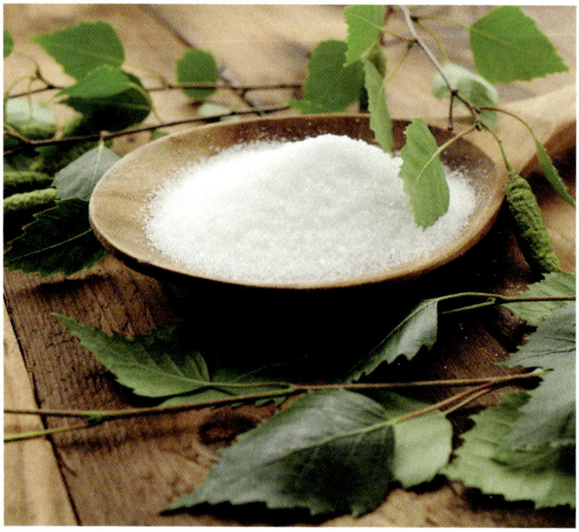

Nicht zu vergessen ist auch der heute sehr beliebte Birkenzucker, auch Xylit genannt. Er wird aus den Pflanzenfasern gewonnen. Zuerst entsteht daraus Holzzucker (Xylose), der dann zum Xylit weiterverarbeitet wird. Das ist ein technologisch aufwendiger Prozess, der diesen Zuckeraustauschstoff sehr teuer macht. Chemisch gesehen haben wir es hier mit einem Zuckeralkohol zu tun. Entdeckt wurde er bereits Ende des 19. Jahrhunderts, war aber nicht so beliebt. Erst im Zweiten Weltkrieg, als Zucker knapp wurde, erinnerte man sich in Finnland wieder daran.

Wie schon anfangs geschrieben, sind Birken auch dort anzutreffen, wo andere Bäume sich so gar nicht wohl fühlen würden. Sie halten große Hitze aus, aber auch frostige Kälte. Man zählt sie auch zu den sogenannten Pionierpflanzen, die noch vor Buchen und Eichen da waren. Allerdings werden sie nicht alt. Ein Durchschnittsalter von etwa 100 Jahren, das war's dann!

ACHTUNG:

Bei Ödemen, die durch eingeschränkte Herz- oder Nierentätigkeit entstehen, sollten Sie Birkenblätter nicht anwenden!

Wenn Sie Pollenallergiker sind, dann ist die Birke zumeist keine Freude für Sie, sondern oftmals Auslöser für heftigen Heuschnupfen.

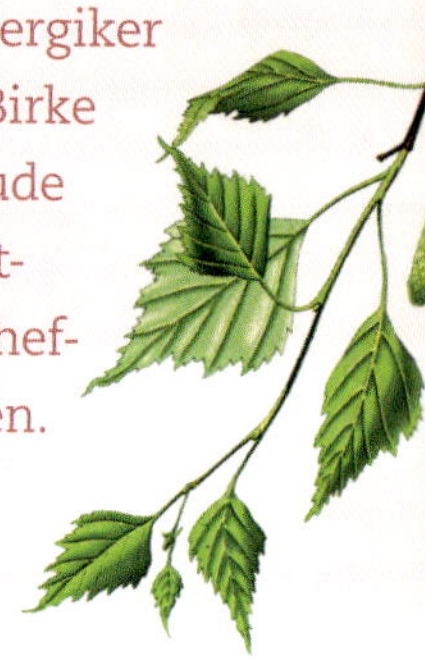

„Ich brauch Tapetenwechsel, sprach die Birke, und macht' sich in der Dämmerung auf den Weg. Ich brauche frischen Wind um meine Krone – ich will nicht mehr in Reih und Glied in eurem Haine stehen, die gleiche Wiese sehen, die Sonne links am Morgen, abends rechts …"
(Liedertext von Hildegard Knef)

Schauen wir uns die Zusammenfassung des Pflanzencodes an:

Birken stehen bei Paracelsus für die Signatur des **Mondes**: Reinheit, silberne Farbe, Wasserliebe. Durch das herzförmige, lichtgrüne Blattwerk spielt auch die **Venus-Signatur** mit. Die Birke gehört zu beiden Elementen gleichermaßen, zu **Luft** und **Wasser**. Sie ist eine Wanderin zwischen den Welten. Birken unterstützen uns in unserer Beweglichkeit – und das kann auch eine Weiterentwicklung sein!

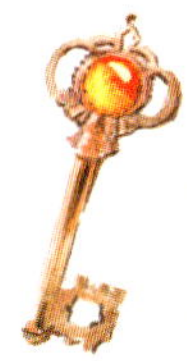

PFLANZENCODE
BIRKE

Betula alba

Gestalt:	Baum, schlank, hochwüchsig
Konsistenz:	Holz weich, saftig, Rinde geschmeidig
Farbe:	Rinde weiß/schwarz, Blattwerk hellgrün
Duft:	balsamisch
Geschmack:	süß
Standort:	liebt feuchte Böden, Moore
Lebensdauer:	mehrjährig
Planetarische Zuordnung:	Mond, Venus
Körperliche Wirkung:	entzündungshemmend, schmerzlindernd, Leber, Niere, Blase, Herz
Verwendung:	Knospen und junge Blätter (Küche), Tee, Birkensaft, ätherisches Öl, Hydrolat
Element:	Luft (Yang) und Wasser (Yin)
TEM:	Niere, Blase, Prostata
TCM:	kühlend
Inhaltsstoffe :	**Blätter:** 1,5–3,5 % Flavonoidglykoside (Hyperosid, Avicularin, Quercetin), ätherisches Öl (wenig), Triterpenester, Kaliumsalze, Ascorbinsäure, Steroidsaponine, Harze, Phenolcarbonsäuren (Kaffeesäure), Gerbstoffe, Bitterstoffe, Saponine **Rinde:** Betulinsäure (Birkenkampfer), Öle und Harze, Phytosterine, Gerb- und Bitterstoffe **Birkensaft:** Invertzucker, Betulinsäure, Phytohormone

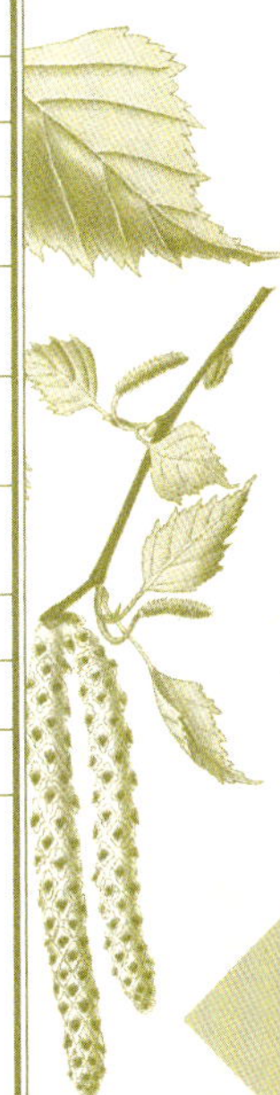

09

Eberesche –

ein falscher Baum?

Sorbus aucuparia

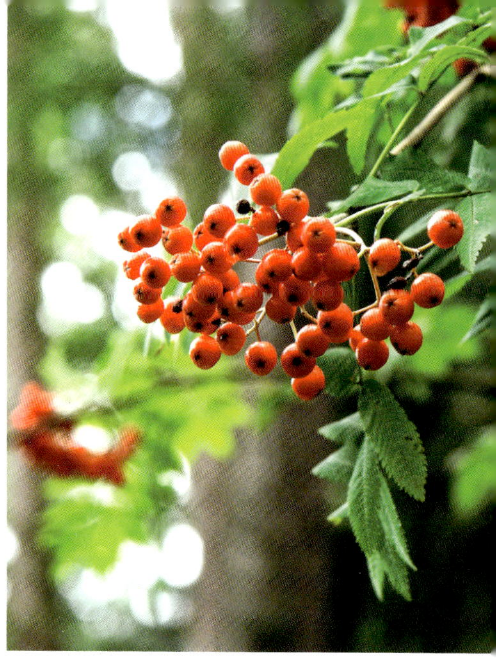

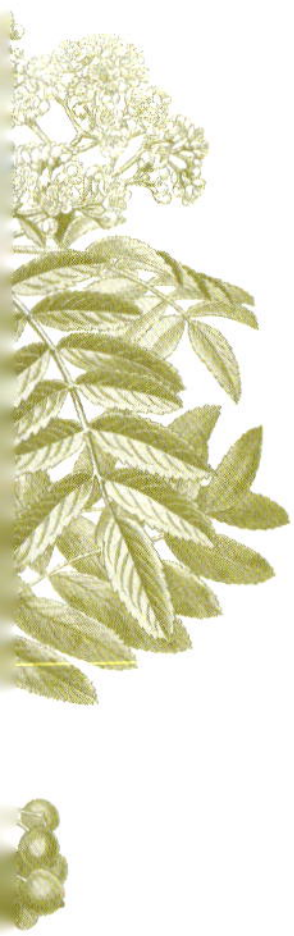

Die Eberesche wird auch Vogelbeere genannt. Mehr als 60 Vogelarten lieben ihre Beeren als Nahrung. Früher wurde sie sogar als Lockmittel beim Vogelfang verwendet, daher stammt auch die botanische Bezeichnung *aucuparia*, eine Verballhornung des lateinischen Begriffs *aves capere* = Vögel fangen.

Der Begriff *Eberesche* kommt von *Aber-Esche*, d. h. *die falsche Esche*. *Aber* wie bei *Aberglaube* = der falsche Glaube. Der Grund dafür: Die Blätter der beiden Arten sehen sich sehr ähnlich. Die Esche gehört jedoch zu den Ölbaumgewächsen, die Eberesche oder Vogelbeere zu den Rosengewächsen (ebenso wie auch Äpfel, Birne, Mehlbeere).

Die Eberesche wächst als Baum oder Strauch und kann bis zu 15 m hoch werden. Sie blüht wunderschön weiß mit stark aromatischem Duft von Mai bis Juni und zwischen August und Oktober schmückt sie sich mit orange-roten Fruchtdolden. Der zierliche Baum ist ein Tiefwurzler und verfestigt den Boden. Die Zweige der Eberesche sind in den ersten Jahren filzähnlich behaart und wirken so, als wären sie in Asche getaucht worden. Ebereschen findet man bis hinauf in subalpines Gelände an der Waldgrenze. Sie wachsen gerne auf Böden, wo man auch Tannen finden kann. Ihre Beeren sind genau genommen keine Beeren, sondern kleine Äpfel mit jeweils drei Kernen. Typisch sind die gefiederten Blätter mit ihren gezahnten Rändern, die ein wenig nach Marzipan riechen.

In den Früchten findet man den Bitterstoff *Parasorbinsäure*. Verzehrt man sie roh, so wird man meist mit Durchfall bestraft. Der stechende Geruch roher Früchte reizt aber sowieso die Nasenschleimhäute und die Augen – man wird also nicht wirklich zum Genuss verführt. (Vögeln macht der toxische Bitterstoff nichts aus.) Wenn die Früchte aber gekocht werden, wird die Parasorbinsäure unwirksam. Aus *bitter* wird *süß* und die Beeren wirken eher stopfend. Die getrockneten Beeren und der Tee aus den gekochten Beeren sind etwas schleimig und werden von Rednern und Sängern geschätzt, weil sie die **Stimmbänder** geschmeidig und weich erhalten.

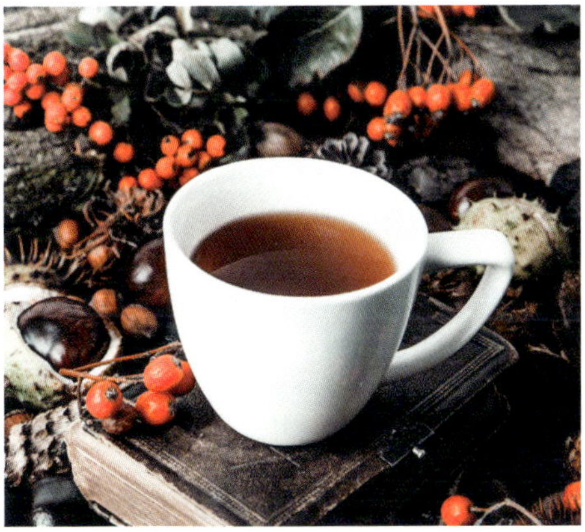

Redner-Tee

1 Esslöffel getrocknete Beeren werden zerkleinert und mit ¼ Liter kochendem Wasser übergossen. 8–10 Minuten ziehen lassen, dann abseihen und schluckweise trinken.

Der **Saft** der Beeren wirkt **blutreinigend** und **harntreibend**. Der **Tee** aus den Blättern kann bei **Husten** und **Bronchialkatarrh** hilfreich sein.

Nach Pfarrer Weidinger ist der Tee aus den Blüten der Eberesche ein gutes und bekömmliches Frühstücksgetränk. Und aus den Früchten kann man köstliches Kompott, fruchtige Marmelade oder auch Wein herstellen.

Die in der Eberesche enthaltenen Bitterstoffe und Gerbstoffe wirken hilfreich gegen Probleme des Verdauungssystems. Und sie unterstützen die Galle. Der Saft aus den Früchten kann frisch gepresst und mit Honig gesüßt getrunken werden, allerdings sollten die Früchte den ersten Frost bereits hinter sich haben. Vorsicht allerdings: Zu viel davon kann zu Erbrechen führen! Aber ich denke, das lässt man sowieso sein, denn der Saft ist nicht gerade das, was man als *süffig* bezeichnen könnte.

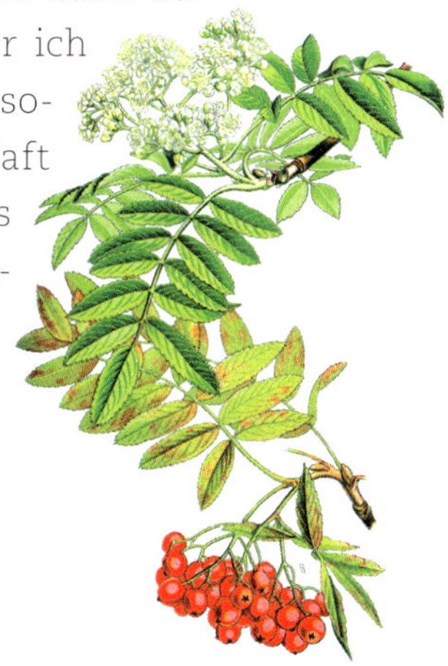

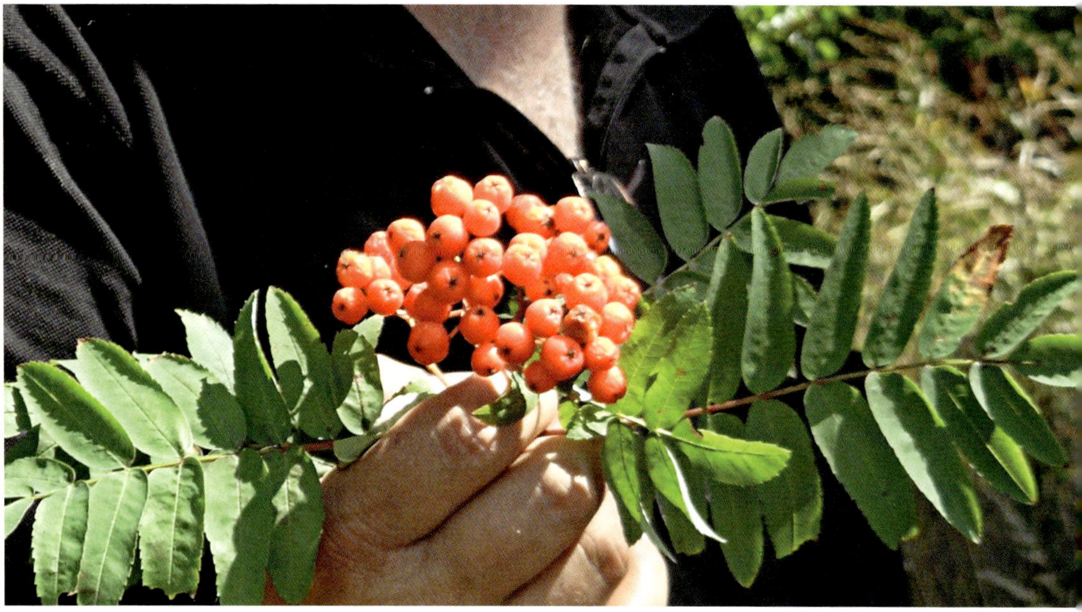

Die Druiden benutzten Stäbe aus dem Holz der Eberesche als Zauberstäbe, denn für sie hatte die Eberesche eine besondere Schutzwirkung gegen Unheil. Außerdem dachten sie, dass die Eberesche ein magischer Zauberbaum sei.

Deswegen pflanzte man rund um Bauernhäuser damals gerne Ebereschen. Aber nicht nur deshalb, auch wegen der besonderen Verwertung der gebrannten Früchte. Vogelbeerschnaps ist schon etwas Besonderes. Der *Vögei* sei für die Manderleut viel zu schad, meinte eine alte Bäuerin aus der Ramsau einmal zu meinem Mann, das sei ein Schnaps, eigentlich eine Medizin, nur für die Weiberleut. Im Magischen Alphabet der Kelten, im sogenannten *Beth-Luis-Nion* (es besteht aus einer ganzen Reihe von Baumbezeichnungen), wird die Eberesche als Baum des Lebens bezeichnet.

Die Asche des verbrannten Ebereschenholzes wird in einigen Landstrichen auch als Schutz vor negativen Einflüssen angesehen und in den Raunächten rund ums Haus gestreut.

Mein Onkel schnitt oft eine Wünschelrute aus dem Holz der Eberesche. Und: Die Eberesche war *Baum des Jahres 1997.*

Wir können nach dem gerade Gelesenen also sagen:

Mit ihren auffallenden weißen Blüten zeigt uns die Eberesche ihre typische **Venus-Signatur**. Weil aber die Farbe ihrer Früchte Orangerot bis Dunkelrot ist, gehört sie auch zur **Sonne**. Die Früchte schmecken bitter, wenn sie nicht gekocht worden sind, daher Vorsicht, wir haben es mit dem Element **Feuer** zu tun!

PFLANZENCODE EBERESCHE

Sorbus aucuparia

Gestalt:	Baum, gefiederte Blätter
Konsistenz:	Hartholz
Farbe:	Blüte weiß, Früchte rot, rot-orange
Duft:	fruchtig
Geschmack:	fruchtig, leicht herb
Standort:	lichte Wälder, oft auch Alleen
Lebensdauer:	mehrjährig
Planetarische Zuordnung:	Venus, Sonne
Körperliche Wirkung:	Heiserkeit, Blutreinigung, harntreibend
Verwendung:	Tee, Früchte (Küche, Schnaps)
Element:	Feuer (Yang)
TEM:	Beeren für die Stärkung des Immunsystems **Homöopathie:** Berberis D6 zur Ausleitung
TCM:	kühlend
Inhaltsstoffe :	Parasorbinsäure (leicht toxisch), Vitamin C (bis zu 200 mg/100 g), Pektin (ca. 1 %) Fruchtsäuren (Apfelsäure, Zitronensäure, Bernsteinsäure), Gerbstoffe, Bitterstoffe, Provitamin A, Sorbitol (Zuckeraustauschstoff), Prunasin, Flavonole, Quercetin, Kampferol, Ascorbinsäure **In den Samenkörnern** geringe Mengen Amygdalin (Blausäureglykosid) und fettes Öl

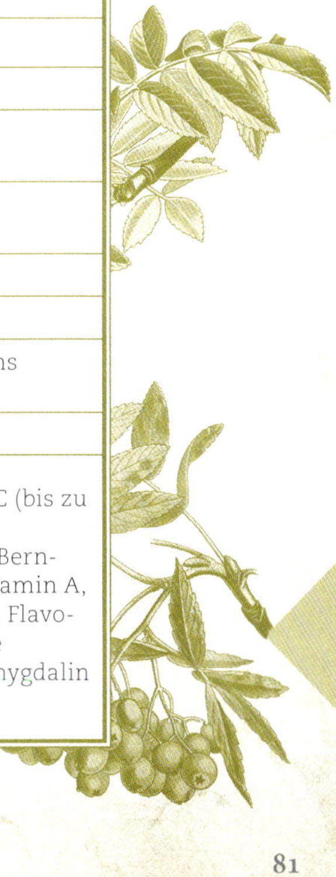

10 Eiche – nahrhafte Stärke

Quercus robur

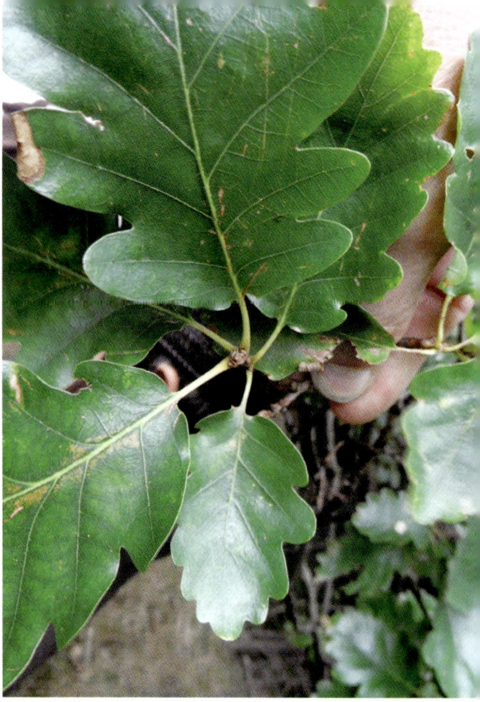

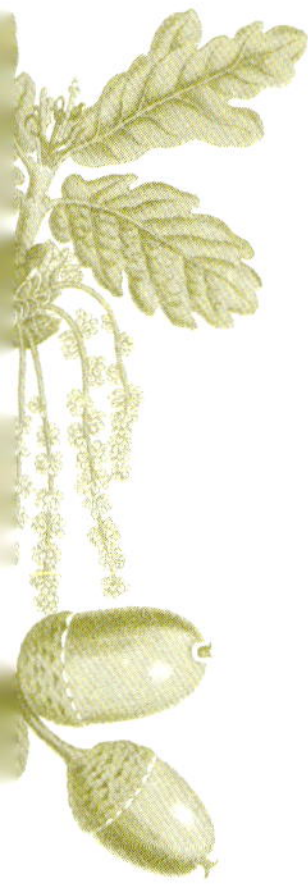

Eichen sind stark, wie wir gehört haben, sie können sehr alt werden. Alte Eichen sind oftmals auch hohl – ein Tor zur Anderswelt. Deshalb haben sie etwas **Saturnisches** an sich. Sie besitzen besonders viel Yang-Energie, also auch die Kraft des **Jupiter**. In der Ausdehnung, den ausladenden Ästen der Eiche, findet sich die Signatur des **Mars**, im Lichtbedarf auch ein gewisses Maß an **Sonne** … So viele Signaturen – und was jetzt? Wie knacken wir da den Code der Eiche?

Betrachten wir ihre Stand- und Dauerhaftigkeit, dann erkennen wir das **Erd-Element** wieder, auch wegen ihrer Anwendungsmöglichkeiten.

Und: Erde bringt uns Nahrung …

Die sprichwörtliche Stärke der Eiche finden wir in vielen Sagen und Märchen. Für die Germanen war sie ein heiliger Baum, der dem Thor geweiht war. Die Kelten widmeten sie ihrem Wettergott Taranis, für sie war die Eiche ebenfalls geheiligt. Vom keltischen Wort *duir* für Eiche wurde der Begriff *Druide* abgeleitet. Das Wort *Eiche* stammt vermutlich aus dem germanischen Sprachgebrauch: *Eik* war die Bezeichnung für Baum.

Die Römer huldigten in der Eiche dem **Jupiter**, die Griechen verehrten in diesem mächtigen Baum den Zeus. Aber auch im Christentum erhielt die Eiche eine Bedeutung als Lebensbaum. Interessanterweise finden sich Eichen auch immer wieder auf alten Bibeleinbänden aus der Zeit der Gotik.

Die Eiche hat aber auch etwas zu tun mit dem Zeitwort *eichen*. Beim *Eichen* setzen wir Maßstäbe im Vergleich zu etwas Anderem – eine **saturnische** Eigenschaft.

Eichen werden zwischen 20 und 50 m hoch und besitzen weit ausladende, knorrige Äste. Aus den grünlichen Blüten reifen die Eicheln heran. Es sind kleine Nüsse, die in den Fruchtbechern sitzen. Die Eicheln waren früher Ersatz für Mehl und Kaffee (der sogenannte *Muckefuck*-Kaffee).

Eichen gehören zu den Buchengewächsen (*Fagaceae*). Die Stieleiche, mit der wir uns hier beschäftigen, besitzt sehr typische, gelappte Laubblätter. Die Blütenstände sind kleine, hängende Kätzchen. Man übersieht sie leicht, denn die Blüte findet erst statt, wenn bereits die ersten Blätter aufgegangen sind.

Die Blüten werden von Hüllblättern umgeben – man nennt sie *Cupula* –, aus denen sich dann die Becher entwickeln, in denen die Eicheln später sitzen, sie verholzen. Die Borke der Eiche hat eine charakteristische dunkelgraue Farbe.

Das Holz der Eichen ist sehr dicht und robust. Es wird sehr gerne für den Möbelbau und den Schiffsbau verwendet. Aber eines der wichtigsten Einsatzgebiete ist wohl die Herstellung von Wein-, Cognac- und Whiskyfässern. Spirituosen werden gerne in Eichenfässern gelagert, um ein wenig Erdung durch die Gerb- und Aromastoffe des Eichenholzes zu erhalten …

In Mitteleuropa gibt es Eichen bereits seit dem Erdzeitalter des Tertiär, also seit etwa zwölf Millionen Jahren! Kaum ein Sturm vermag sie zu entwurzeln: Die Wurzelstränge sind extrem fest und reichen relativ tief in das Erdreich hinein. Mythologisch finden wir die Eiche auch in der *Edda*, dem alten nordischen Sagenschatz. Sie wird darin als Baum der Göttin Sibia genannt. Die Eichen, in denen man Misteln findet, wurden in früheren Zeiten als besonders heilkräftig angesehen. Man verband Eichen nicht nur mit Stärke, sondern auch mit Sexualität, Spiritualität und Magie.

Sogar die Japaner kennen einen Gott der Eiche: *Kashima-no Kami*.

Die Römer entzündeten Freudenfeuer für die Göttin Vesta mit Eichenholz, das sie dem Jupiter geweiht hatten.

Auf Korfu gab es ein Eichen-Orakel bei Dordona, wo sich drei Priesterinnen mit den Prophezeiungen von Zeus beschäftigten. Über dieses Orakel berichteten sogar Homer und andere antike Dichter.

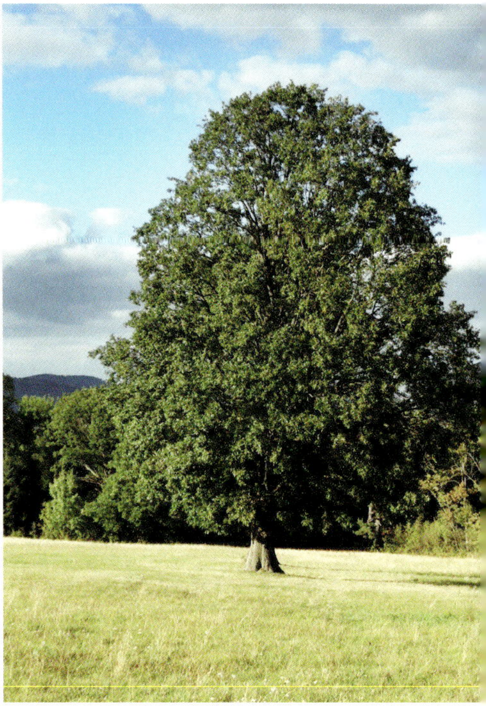

Eichen mögen tiefgründige Lehmböden, ausreichend Grundwasser und sie wachsen auch auf Bergen bis zu einer Seehöhe von ca. 1000 m. Die schönsten Eichen findet man im Laxenburger Schlosspark und in anderen Parkanlagen, wo sie oft auch als Solitärbäume ihre Mächtigkeit zeigen dürfen. Ihre Kronen setzen schon weit unten am Stamm an und sind sehr ausladend, wenn man ihnen den Platz dafür lässt. Durch ihre weitreichenden und starken Wurzeln (sie haben dieselbe Ausdehnung wie die Äste ihrer Kronen) besitzen Eichen auch eine sehr gute Standfestigkeit und eine hohe Stabilität.

In den Eichenwäldern entstand oft ein sogenannter *Hutewald*, das ist ein Wald, in den die Tiere zur Fütterung getrieben wurden. Sie kennen sicherlich den Begriff des *Eichelschweins*: Diese Schweine wurden und werden in Eichenwälder geführt, um dort Eicheln und Eichenlaub zu fressen, was in der Folge die Qualität des Schinkens ausmachte. Heute kommt dieser Schinken in erster Linie aus Portugal und Spanien, wo er eine ausgesprochene Spezialität darstellt.

Interessant ist dabei vielleicht auch der Umstand, dass Wildschweine die frisch gefallenen Eicheln nicht sofort fressen, sondern zuerst eingraben. In der feuchten Erde keimen die Eicheln, verlieren auf diese Weise einen großen Teil der Gerbsäuren und werden so für die Tiere bekömmlicher …

Eichen sind nicht nur für Schweine Futterlieferanten. Viele Singvögel bewohnen sie, ebenso eine große Schar an Insekten. Jener Vogel, der besonders an der Verbreitung der Eichen mitbeteiligt ist, ist der Eichelhäher. Er versteckt zwischen Moospolstern mehr Eicheln, als er selbst verbrauchen kann, und so kommen immer wieder neue Eichenschößlinge zur Welt.

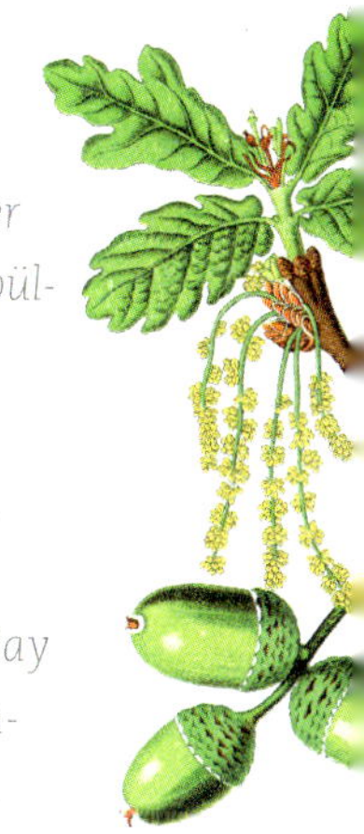

Die Eiche gehört zu den Lichtbaumarten. Das bedeutet, dass sie einen Standort bevorzugt, der ihr sehr viel Licht, und damit auch Sonnenlicht, bietet.

Die Wirkung, die die Sonne auf die Eiche ausübt, äußert sich auch in den sogenannten *Johannistrieben*, die aus neuen Knospen farbintensivere und lang gestreckte Blätter hervorbringen.[24]

Ach ja, und da sind auch noch die Eichengallen. Diese kugeligen Galläpfel werden von der Eichengallwespe erzeugt. Sie legt ihre Eier in die Blattnerven und dadurch entstehen Kugeln, aus denen man in früheren Zeiten Tinte hergestellt hat. Man zerrieb und kochte die Gallen und setzte Eisensulfat bei. Durch die in den Gallen enthaltenen Säuren entwickelte sich dabei eine dunkle Farbe, die Tinte.

Stöbert man in alten Kräuterbüchern, so stößt man auf verschiedene Anwendungen des Eichenlaubs und der Eichenrinde.

„Eichenlaub ... inn Wein gesotten / stillet gewißlich alle bauchflüß / desgleichen der Weiber blödigkeit (Unpässlichkeit) ... So jemand von einm gifftigen Thier oder Wurm gestochen were / der trincke gepülvert Eicheln ...“[25]

„Von Eychenlaubwasser/ und seynen jnnerlichen Gebrauch
Dieses Wasser soll man mitten im May von den Blättern der jungen Eychbäume distillieren / unnd zum Gebrauch behalten: Diss Wasser wirdt gelobt / dass es gut sey wider den reissenden Stein und wider das Grien in Lenden.“[26]

Wenn man Eichenblätter zwischen zwei Leinentüchern zerstößt und auf eine Wunde auflegt, wird die Wunde durch die in den Blättern enthaltenen Gerbstoffe *zusammengezogen*.

Eichenrindenextrakt wird bei **chronischen Schleimhautentzündungen** und **Ekzemen** verwendet, vor allem im Anal- und Genitalbereich bei Entzündungen (Sitzbäder). Dies erklärt sich aus d em großen Anteil an wasserlöslichen Gerbstoffen, die sich in der Rinde finden lassen. Sie ist antiseptisch. Eichenrinde kann man selbst sammeln. Man schabt sie von Mai bis Anfang Juni von jüngeren Ästen ab. Dann muss sie rasch getrocknet werden. Diese Rinde besitzt noch keine Borke und heißt *Spiegelrinde*.

(Normalerweise ersteht man Eichenrinde in der Apotheke, das ist doch etwas einfacher.)

Ein **Auszug** aus den **Blättern** wird in der heutigen Volksheilkunde bei **Durchfällen** und **Harninkontinenz** empfohlen, äußerlich bei **Bindehaut- und Gebärmutterentzündungen** (Bäder).

Wenn man jedes Jahr frische Eicheln in den wertvollen Biedermeierkasten legt, wird dieser nicht von Holzwürmern befallen, denn sie mögen den Geruch der Eicheln nicht.

Eichelkaffee

Man benötigt dazu frische Eicheln, die von ihrer Schale befreit werden. Das Innere wird in kleine Stücke geschnitten und in einer Pfanne mittelbraun geröstet. Dann gleich im Mörser zerstoßen oder in einer Mühle mahlen und abkühlen lassen. Für eine Tasse Wasser benötigt man einen gestrichenen Teelöffel. Man kocht Wasser und Pulver auf und lässt einige Minuten ziehen. Dann wird durch einen Filter abgegossen und mit einer Prise Zimt oder Kardamom gewürzt. Eichelkaffee ist bekömmlich, **darmfreundlich und stärkend**.

In früheren Zeiten wurde sogar der Saft aus der Wurzel der Eiche verwendet. Er wurde bei allen unheilbaren inneren und äußeren Erkrankungen eingesetzt, um das Leben des Patienten zu verlängern. Dazu wurde Ende März die Wurzel einer starken Eiche angebohrt. Nach etwa 4 Wochen konnte der Saft geerntet werden. Er wurde destilliert und davon nahm man täglich eine kleine Menge zu sich. Auch heute gewinnt man den Saft aus der Eichenwurzel, allerdings wird daraus Meristem-Extrakt hergestellt, das für Naturkosmetikprodukte verwendet wird. Dieses Extrakt stillt den Juckreiz, wirkt antiallergisch und wundheilend.

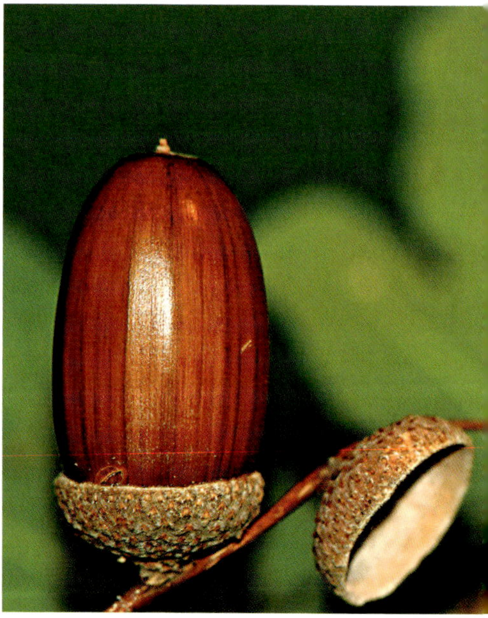

Wir haben also den Code der Eiche geknackt:

Die Stärke der Eiche – eine ausgesprochene Yang-Eigenschaft – ist typisch für Pflanzen mit **Jupiter-Signatur**. Da Eichen sehr alt werden können, finden wir auch den **Saturn** in ihnen. Eine besondere Standhaftigkeit wiederum beweist das **Erdhafte** der Eiche. Eichen werden groß und bekommen ausladende Kronen – ein Hinweis auch auf den **Mars**. Und nicht zu vergessen: Sie besitzen einen hohen Lichtbedarf und damit auch einen Anteil **Sonnen-Signatur**. Und mit diesen Puzzlesteinen findet man auch zur Heilkraft der Eiche!

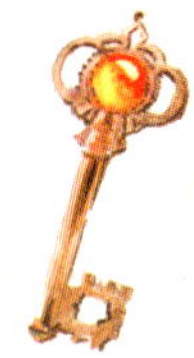

PFLANZENCODE EICHE

Quercus robur

Gestalt:	Baum, mächtig, ausladend
Konsistenz:	holzig
Farbe:	(dunkel)grün
Duft:	würzig
Geschmack:	bitter
Standort:	lichte Wälder, solitär auf Lichtungen und Wiesen
Lebensdauer:	mehrjährig
Planetarische Zuordnung:	Saturn, Jupiter, Mars, Sonne
Körperliche Wirkung:	entzündungshemmend, darmfreundlich, für Magen, Dickdarm, Blase
Verwendung:	Rinde (Tee, Tinktur), Eicheln (Kaffee)
Element:	Erde (Yin)
TEM:	Hautleiden und Darmerkrankungen
TCM:	kühlend
Inhaltsstoffe:	**Eicheln:** Stärke, Kohlenhydrate, Proteine, bis zu 10 % Gerbstoffe **Fruchtbecher:** bis zu 30 % Gerbstoffe (wurden früher zum Gerben von Leder verwendet) **Rinde:** bis zu 20 % Gerbstoffe, Kalzium, Tannine, Quercitol, Triterpene **Blätter:** Gerbstoffe (bis zu 11 %), Polyphenole, Flavonoide, Triterpene

11

Erle

Alnus glutinosa

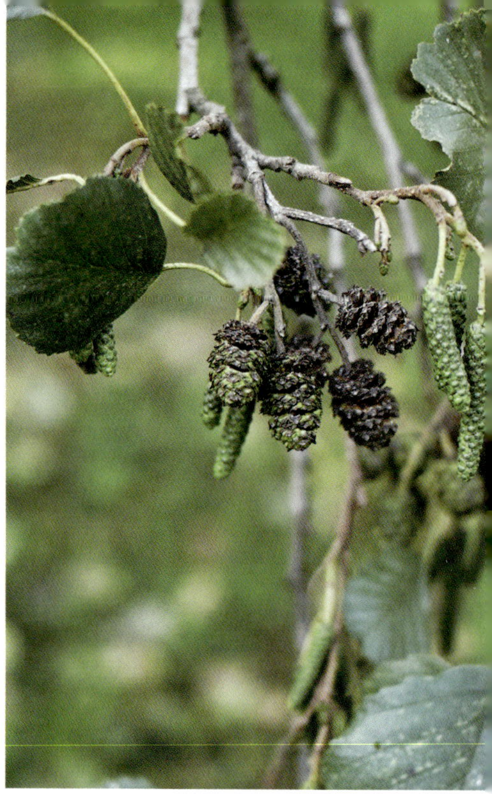

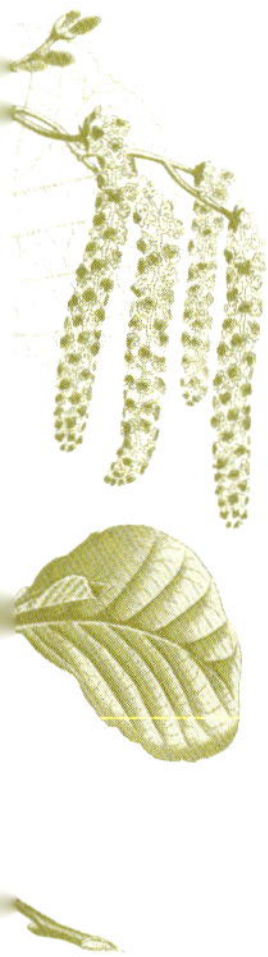

Erlen benötigen viel Wasser und viel Licht. Daher wird man sie zumeist im Auwald finden oder zumindest in der Nähe eines Wasserlaufs. Sie vertragen auch einen hohen Grundwasserspiegel. Erlenholz ist wasserresistent, deshalb wurde es – neben einjährigem Fichtenholz – zum Beispiel für den Bau von Venedig verwendet. Bei uns stellte man hölzerne Wasserleitungen daraus her, natürlich auch Mühlräder, wie man in so manchem Freilichtmuseum heute noch sehen kann.

In Norddeutschland heißt die Erle auch *Holschenboom*: Aus ihrem Holz werden Holzschuhe (= *Holschen*) erzeugt.

Betrachten wir die Puzzleteile des Erlen-Codes:
Die Erle ist ein Birkengewächs (*Betulaceae*). Ihre Borke ist grauschwarz und stark rissig, das Holz stark rötlich. Erlen blühen mit kleinen Kätzchen, die später zu schwarzen Zapfen werden. Sie sind gerade einmal einen Zentimeter lang und hängen in Büscheln an den Zweigen. Aus diesen kleinen Zapfen erzeugte man einen schwarzen Farbstoff. Zwischen den Schuppen der Zapfen befinden sich kleine Nüsschen. Ihre Wurzeln besitzen *Stickstoffknöllchen*, welche eine Symbiose mit Pilzen bilden, die Stickstoff aus der Luft binden können. Das macht die Erlen zu Bodenverbesserern.

Die **Rinde** wird in der Volksheilkunde als **Gurgelwasser** verwendet, sie enthält viele Gerbstoffe und wirkt dadurch **adstringierend**. Dazu wird die Rinde der frischen Triebe abgeschabt.

Außerdem ist der **Tee** aus den **Blättern** ein **mildes Abführmittel**. Bevor Sie allerdings Tee daraus herstellen, sollten die Blätter und/oder die Rinde getrocknet werden.

Bei Hieronymus Bock findet sich der Hinweis, dass der Tee auch bei *„blutspeyen und zanwehe"* benutzt wurde, ebenso steht es bei Matthiolus.

Die **Erlen-Blätter** haben noch etwas Gutes an sich. Legt man sie in die Schuhe, so werden **die Füße nicht so schnell müde und wund**. So steht es zumindest bei Hieronymus Bock:
„Die mueden botten und andere so ubel zu fuß seind unnd in der hitz müd worden, das sie auf jren füssen nicht mehr gehen mögen, sollen grün erlenlaub inn die schu legen und darauff wandlen, das miltert den schmerzen, zeucht auß die hitz und alle müdigkeit."

Heute werden in der Heilkunde nur mehr die **Erlenpollen** in der Homöopathie gegen **Heuschnupfen** oder **Pollenallergien** im Frühling verwendet.

Ettliche Sagen und Märchen ranken sich um die Erlen. Am bekanntesten ist wohl die Ballade vom Erlkönig. *„Wer reitet so spät durch Nacht und Wind …"*. Johann Wolfgang von Goethe hat sie 1782 geschrieben und Franz Schubert hat sie 1815 vertont.

Eine weitere Geschichte erzählt vom Erlenweib. Das hatte blutrotes Haar und es war für die nachts wandernden Reisenden gar nicht gut, diesem Weib zu begegnen. Die Erle verkörpert eine der drei nordischen Schicksalsgöttinnen, der Nornen.

Viele der Geschichten rund um die Erlen entstanden wegen ihrer Standorte an unheimlichen Plätzen, Mooren, Flussufern und Auwäldern. Aber sie hängen manchmal auch mit der blutroten Farbe ihres Holzes zusammen. In manchen Gegenden gilt sie gar als ein Baum des Teufels:
„Rotes Haar und Erlenloden wachsen nicht auf gutem Boden."[27]

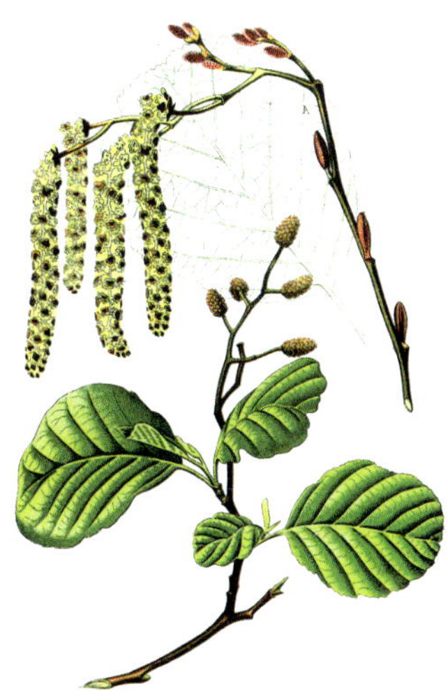

In der Wolfdietrich-Sage finden wir die *Raue Else*, eine unheimliche Frauengestalt, baumartig und düster, die ein Symbol ist für die Ängste der Menschen vor dunklen und sumpfigen Gebieten. Das Erlenweib wollte Wolfdietrich heiraten, er ist entsetzt, lehnt das Angebot ab und die *Raue Else* rächt sich derart an ihm, dass er monatelang verwirrt durch die Wälder irren muss ... Als er letztendlich doch einwilligt, ihr Mann zu werden, reist er mit der *Rauen Else* in ihr Land. Als sie dort ankommen, entpuppt sie sich als wunderschöne Frau.

Auch in Irland sind Sagen rund um Erlen weit verbreitet, ebenso wie im antiken Griechenland.

Erlenzweige, welche am Karfreitag gesammelt werden, sollen im Herrgottswinkel oder unter dem Dach aufgehängt werden. So schützen sie das Haus vor einer Feuersbrunst.

Das Holz der Schwarzerle ist sehr wertvoll und wird aufgrund seiner schönen Farbe und Maserung gerne für die Möbelherstellung und für Drechselarbeiten verwendet.

Nur so nebenbei wird es auch als Räucherholz für Selchwaren genutzt.

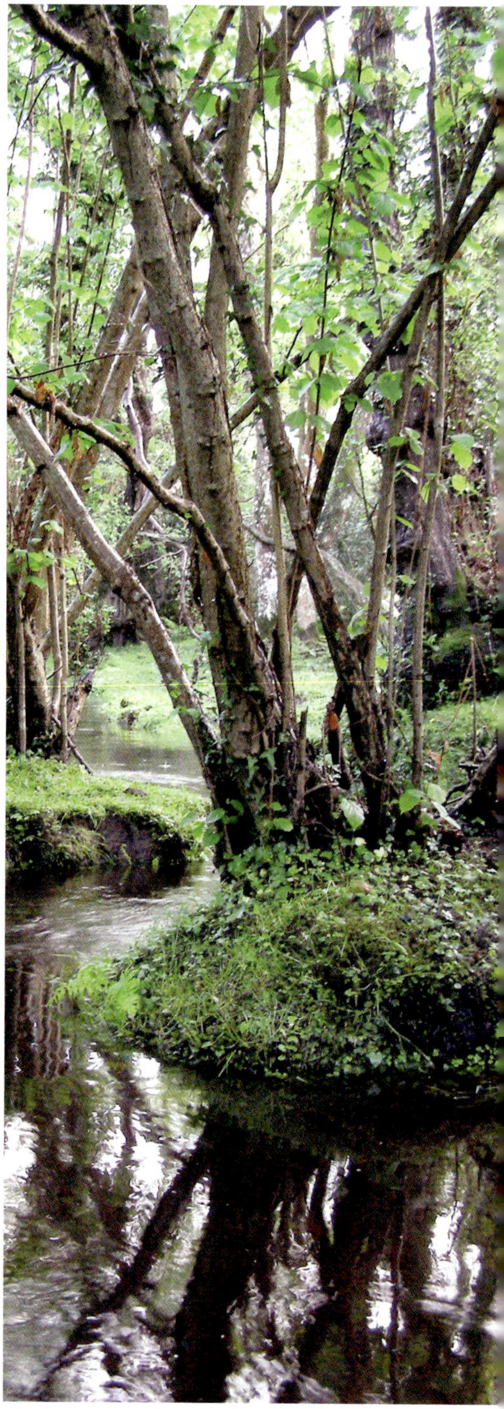

Wir haben also den Code der Erle geknackt:

Die düsteren Geschichten rund um die Erle erzählen von Tod und Verderben, der Hinweis auf die **Saturn-Signatur** ist also kaum zu übersehen. Doch allein schon, wenn man sich den Standort der Erle genauer ansieht, wird man auf ihr ureigenes Element, das **Wasser**, stoßen. Die überlieferten heilkundlichen Anwendungen machen es vollends deutlich, die Erle repräsentiert das **Wasser** in seiner vollendeten Ausformung. Eigentlich gar nicht kompliziert, so ein Pflanzencode, nicht wahr?

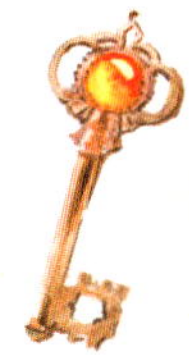

PFLANZENCODE
ERLE (SCHWARZERLE)

Alnus glutinosa

Gestalt:	Baum, schlank, hoch
Konsistenz:	hartes Holz, Zapfen
Farbe:	rot (Holz), schwarz (Rinde), Laub grün
Duft:	modrig
Geschmack:	herb
Standort:	in der Nähe von Gewässern, an Fluss- und Bachläufen
Lebensdauer:	mehrjährig
Planetarische Zuordnung:	Saturn
Körperliche Wirkung:	Heuschnupfen
Verwendung:	gegen Pollen (Homöopathie)
Element:	Wasser (Yin)
TEM:	–
TCM:	–
Inhaltsstoffe:	Bis zu 20 % Gerbstoffe (Tannin), Phenylpropane (Zimtsäure, Flavonglycoside), Steroide, Triterpene (Alnulin, Protaenulin), Anthrachinone, Zucker, Harzsäuren, Wachse

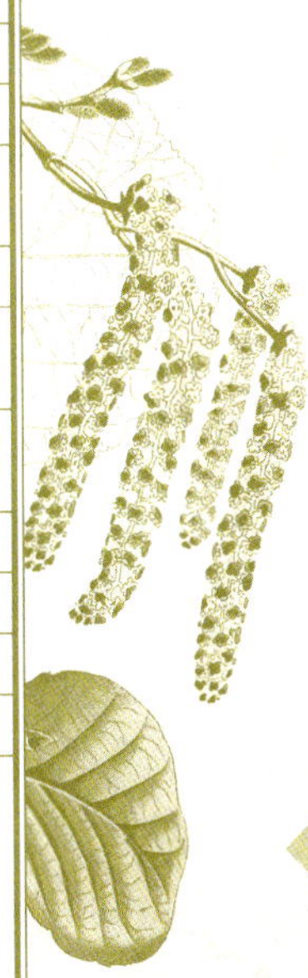

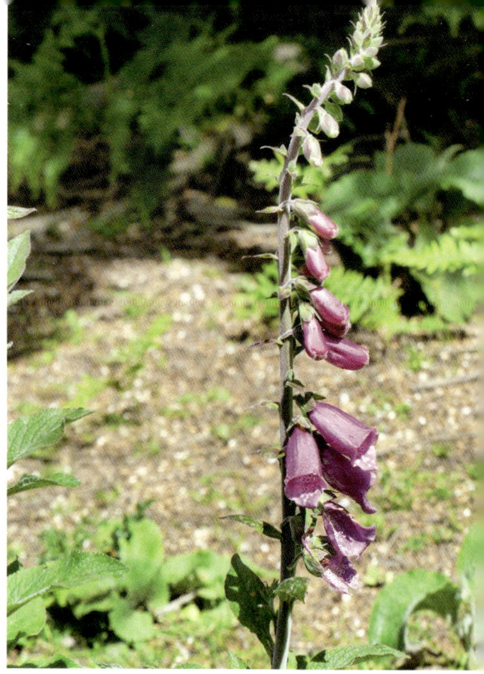

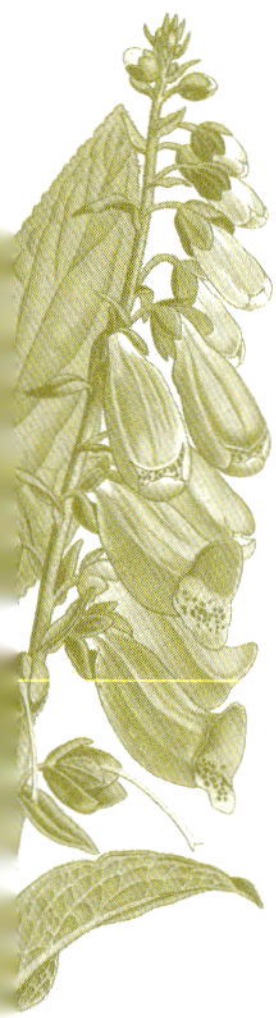

12 Fingerhut, Roter

Digitalis purpurea

Eine ganz zauberhafte Geschichte ist uns während einer Reise nach Irland widerfahren. Im Südwesten von Irland, in der Nähe von Ross Castle, gibt es eine wunderschöne Seenlandschaft. Hier findet man einige kleine Inseln, eine davon ist eine ehemalige Klosterinsel. Nach einem früheren Besuch wollte ich meinem Mann dieses verzauberte kleine Eiland zeigen. Wir ließen uns mit einem Boot auf das Inselchen bringen und befanden uns mit einem Schlag in einer anderen Welt: Rehe zwischen alten Klostermauern und rundherum ein blühender Wald aus Fingerhüten!

Noch nie zuvor habe ich eine solche Szenerie erlebt! Mystisch und wunderschön!

Der Fingerhut mit seinen glockenförmigen rosaroten Blüten hat schon früh die Fantasie der Menschen angeregt. Er ist in vielen Märchen Wohnung der Feen und Elfen. Er soll den Elfen auch als Hut dienen (*lusnambansith* – das Kraut der Elfen). Eine andere Geschichte erzählt, dass eine böse Fee den Füchsen die Blüten als Handschuhe (*foxglove*) geschenkt haben soll, damit sie lautlos in die Hühnerställe schleichen konnten.

Und in der Bretagne darf der Fingerhut nicht ins Bauernhaus gebracht werden, da ansonsten die Milch sauer wird.

Botanisch gesehen gehört der Fingerhut zur Familie der Wegerichgewächse (*Plantaginaceae*) und zur Gattung der Fingerhüte. Er ist eine zweijährige Pflanze, krautig, mit einem einfachen, unverzweigten Stängel, der bis zu 2 m hoch werden kann. Seine Kronblätter besitzen ein Farbenspiel zwischen rosa und purpurrot, sie sind zu einer fingerhutförmigen Blütenkrone verwachsen. Innen ist die Blüte behaart, ihre Unterlippe stark gefleckt.

An einem Stängel steht eine ganze Blütentraube! Die Blüten richten sich immer zum Licht hin aus – der Fingerhut hilft uns auch, wenn er in der vollen Sonne steht, die Himmelsrichtung festzustellen, denn er schaut immer nach Süden.

Kleine Insekten können die Blüten nicht befruchten, sie bleiben an den Härchen im Inneren kleben. Bis zu den Staubgefäßen können nur Hummeln vordringen.

Der Rote Fingerhut wächst vor allem im Gebirge, an Kahlschlägen oder auch in Lichtungen, gerne auf kalkarmen, eher sauren Böden.

Alle Pflanzenteile des Fingerhuts sind hochgiftig (!) und schon zwei Blätter können beim Verzehren eine tödliche Vergiftung hervorrufen. Dennoch ist er schon sehr lange, seit dem 5. Jh. als Mittel gegen Herzschwäche in der Volksheilkunde bekannt und geschätzt. Er wurde damals vor allem in England gegen Unterleibsgeschwüre, Abszesse und sogar gegen Kopfschmerzen eingesetzt, allerdings immer äußerlich[28] und seit dem 18. Jh. in der Medizin. Allerdings findet man bereits in den alten Kräuterbüchern den Fingerhut auch in Abbildungen. Tabernaemontanus oder auch Leonhart Fuchs kannten die Pflanze, hier findet man einen Hinweis auf die Verwendung bei Wassersucht und als Brechmittel. In Irland wurde er im 16. Jh. als magische Hilfe gegen den *Bösen Blick* eingesetzt, und auch als Brechmittel. Später auch gegen Schwindsucht.

Im 18. Jh. kam man auf die Idee, mit dem Fingerhut Ödeme (Wasseransammlungen) zu bekämpfen, die von einer Herzschwäche herrührten. Es wurden damals die Blätter zur Behandlung genutzt.[29] Heute wird Fingerhut ausschließlich auf ärztliche Verordnung in homöopathischer Dosis eingesetzt. Eine Ausnahme stellt lediglich das Auflegen der Blätter auf Geschwüre dar. (Auch das mit viel Vorsicht!)

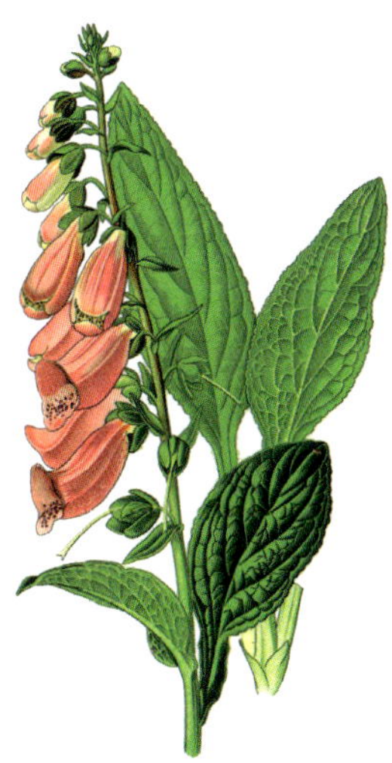

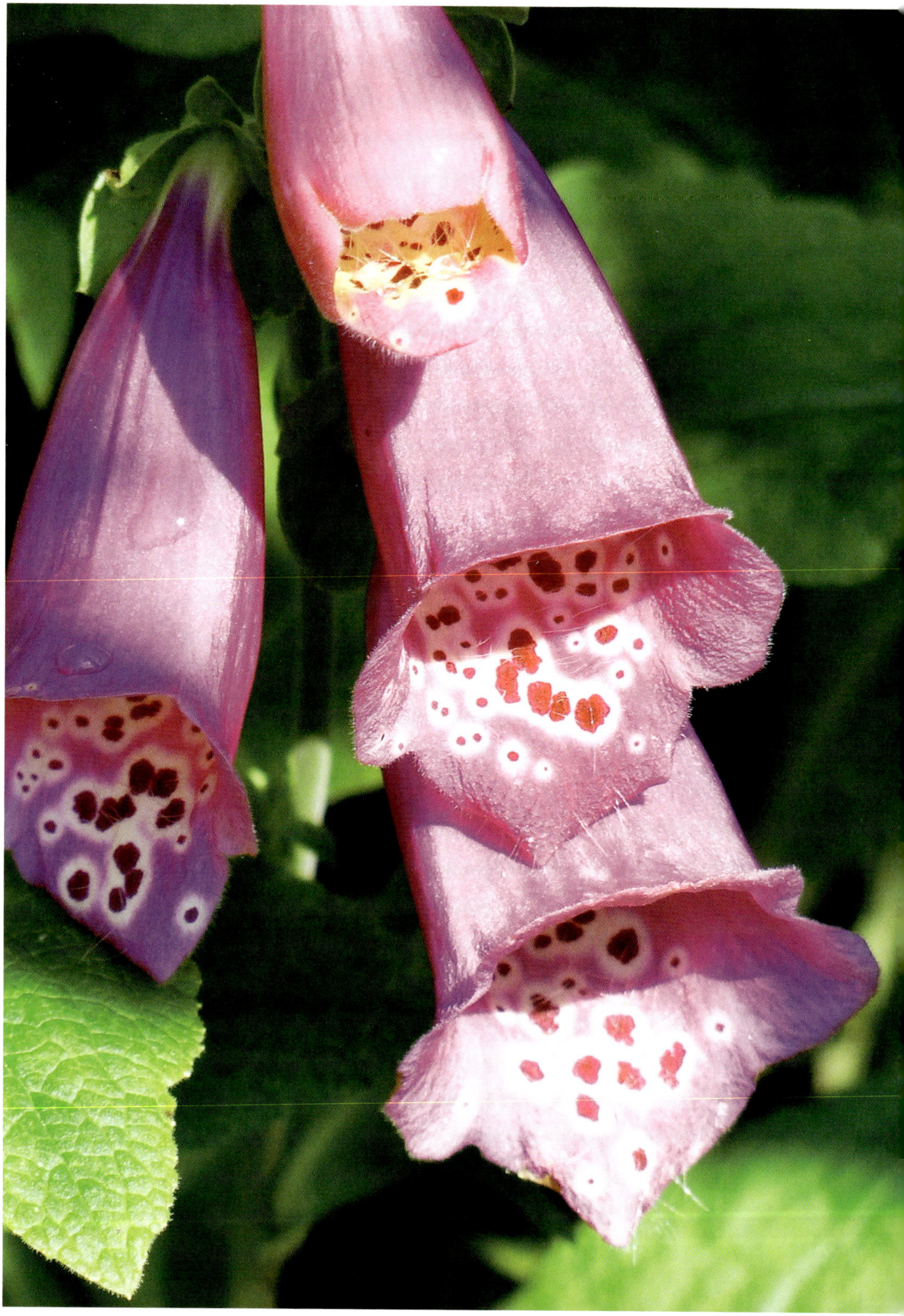

Was erzählt uns der Pflanzencode?

Die Farbe der Blüten ist rosa bis rot – eindeutig ein Zeichen für die **Venus**, aber auch ein Hinweis darauf, dass der Fingerhut eine Pflanze des **Feuers** ist. Auch der Blick auf die Anwendung der Digitalisblätter als Herzmittel (bitte nur homöopathisch!!!) weist für mich auf Venus und Feuer. Die Pflanze wächst aufrecht und gerade, sie wird verhältnismäßig hoch. Das ist für mich ein Hinweis auf **Jupiter**. Und die hohe Toxizität des Fingerhuts führt mich zu **Pluto**.

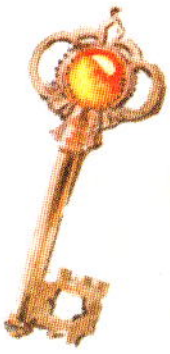

PFLANZENCODE
FINGERHUT

Digitalis purpurea

Gestalt:	krautig, aufrecht
Konsistenz:	fest
Farbe:	rosa bis rot
Duft:	–
Geschmack:	–
Standort:	kalkarme, saure Böden
Lebensdauer:	zweijährig
Planetarische Zuordnung:	Venus, Jupiter, Pluto
Körperliche Wirkung:	Herzinsuffizienz, Geschwüre, Abszesse
Verwendung:	innerlich nur homöopathisch! (Giftpflanze!!!), Umschläge mit Blättern nur äußerlich
Element:	Feuer
TEM:	Herzinsuffizienz (ausschließlich homöopathisch!)
TCM:	–
Inhaltsstoffe:	Herzglykoside (Digitoxin u. a.), Saccharide, Steroidsaponine, Anthrachinone, Schleimstoffe, Flavonglykosid

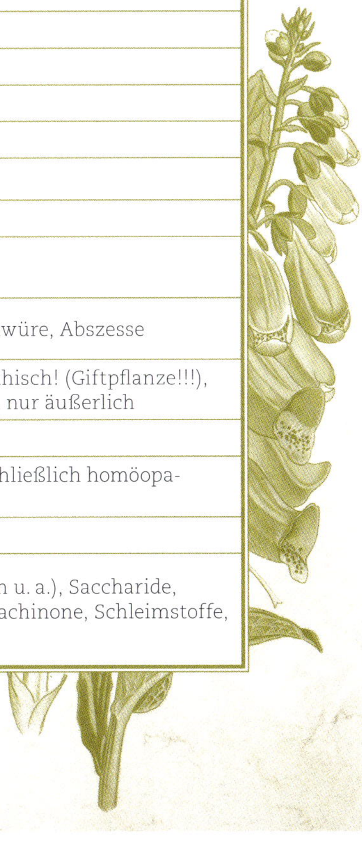

13

Giersch

Aegopodium podagraria

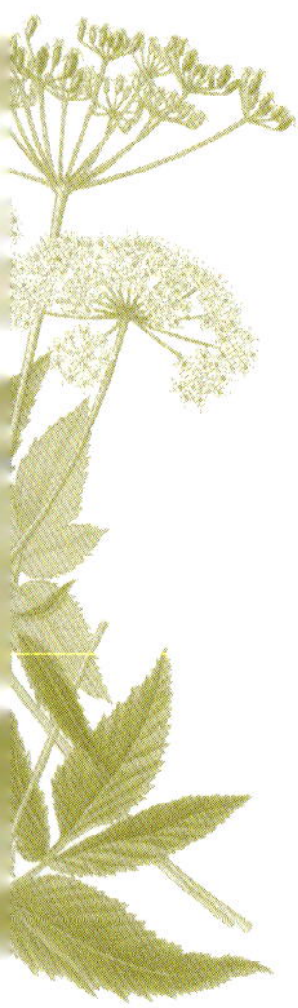

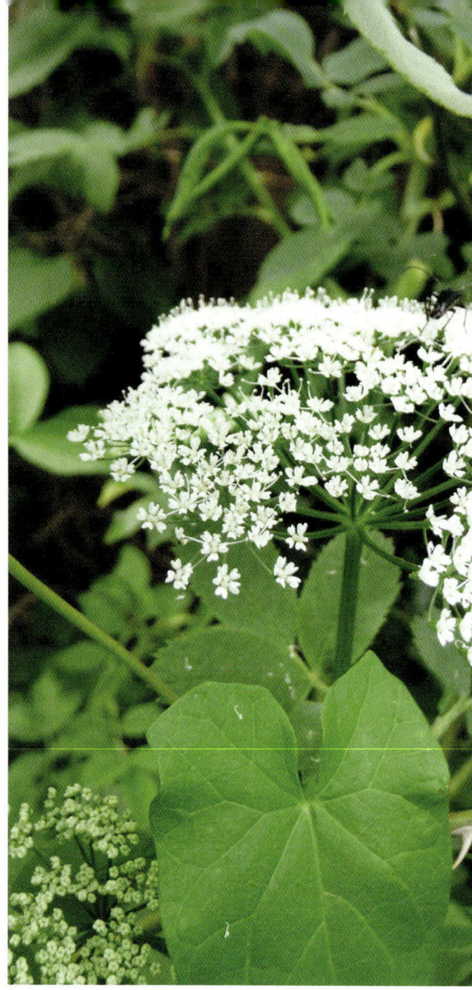

Als mein Mann und ich vor Jahren unser Haus in Buchbach bezogen, war es Winter und der Garten präsentierte sich nackt und kahl. Im Frühling begann es an allen Ecken und Enden zu sprießen und ich freute mich über jedes Zipfelchen Grün, neugierig, was sich daraus entwickeln würde. Lange hat diese Freude nicht gehalten, als ich feststellen musste, wie viele der grünen Spitzen sich in Giersch verwandelten. Vom Giersch sagt man: „*Einmal da – immer da.*“ Sprich: Man wird ihn nie wieder los.

Nun habe ich grundsätzlich nichts gegen ihn. Aber wenn er dann mit seinem dichten und unausrottbaren Wurzelwerk alle meine geliebten Blumenbeete zu beherrschen beginnt, dann mag ich ihn nimmermehr.

Giersch ist ein wunderbares Frühjahrsgemüse. Man kann ihn für die Neun-Kräuter-Suppe verwenden, Salat daraus machen, Aufstriche herstellen die jungen Blättern werden auch als Spinat verkocht. Aber: So viel Giersch, wie bei mir im Garten wächst, würde eine ganze Kompanie hungriger Mäuler stopfen können – und es wäre immer noch genug da. Ich habe beschlossen, ihn einfach gewähren zu lassen. Ausrotten geht ja sowieso nicht. Wenn eine Pflanze rund ums Haus verbreitet ist und noch dazu in solch üppigem Ausmaß, dann will mir das auch etwas sagen. Fragt sich also, was mir der Giersch mitteilen möchte. Ich hab’s noch nicht herausgefunden.

Der Giersch – er hat noch andere Namen, wie z. B. *Geißfuß, Zipperleinskraut, Erdholler, Dreiblatt* und *Podagrakraut* – gehört zu den Doldenblütlern (*Umbelliferae*) und er kann eine Höhe von ca. 100 cm erreichen. Seine Stängel sind dreikantig, die Blüten lichte, weiße Doldenwolken. Seine Früchte sehen ähnlich aus wie Kümmel und schmecken auch so (in meinem Garten hat er allerdings keine Gelegenheit dazu, Früchte zu tragen, denn ich pflücke die Blüten spätestens dann, wenn sie erscheinen, für meinen Wildblumenstrauß). Die Wurzeln sind lange, dünne, weiße Rhizome, die sehr leicht abbrechen und sich so immer weiter vermehren, denn aus jedem Wurzelstückchen werden neue Pflanzen ...

Eigentlich mag der Giersch ja den Schatten – in unserem Garten liebt er aber auch die sonnigen Beete. Ursprünglich war er ein reiner Waldbewohner, wo man ihn ja auch heute noch finden kann. Er treibt im April aus – da sind seine zarten Blättchen zusammengerollt. Wenn sie gerade beginnen, sich auszurollen, schmecken sie übrigens am besten. Man kann diese jungen Blättchen ähnlich einsetzen wie Petersilie. Sie riechen ein wenig nach Karotte, daran ist der Giersch auch gut erkennbar.

Der Giersch wurde im Mittelalter als Nutz- und Heilpflanze verwendet.

Bei Tabernaemontanus steht:

„Wiewol der Geyßfuß ein veracht unnd unachtsam Kraut ist/ so hat es doch auch seinen gebrauch in der Artzeney uberkommen/ und wird insonderheit höchlich gelobt zu dem Zipperlein/ Gliedsucht und Hüfftwehe."

Auch Culpeper erwähnte in seinem Kräuterbuch, dass der Giersch *DAS Zipperleinskraut* schlechthin ist und die Schmerzen, die durch die Gicht entstehen, allein durch das Tragen eines Amuletts aus Giersch bereits gemindert würden.

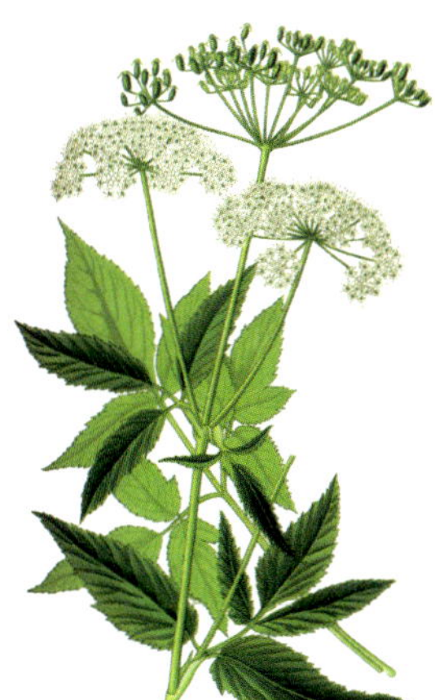

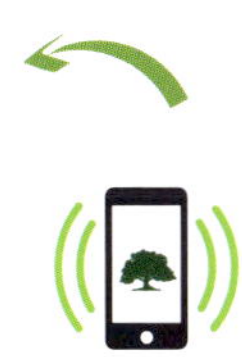

**» VIDEO
Wie mache ich ein Amulett aus Giersch?**

Kräuterpfarrer Künzle setzte ihn bei **Rheumatismus und Gicht** ein und er empfahl Giersch auch gegen Krampfadern, Husten und Verstopfung.

Aus der Geschichte ist auch bekannt, dass der Giersch bereits im Römischen Reich als wichtige Nahrung für das Volk und die Soldaten diente.

Seine Inhaltsstoffe sind für unseren **Zellstoffwechsel** wichtig und vor allem auch für ein **schwächliches Immunsystem**, das nach dem Winter sowieso einen Schubs verträgt.

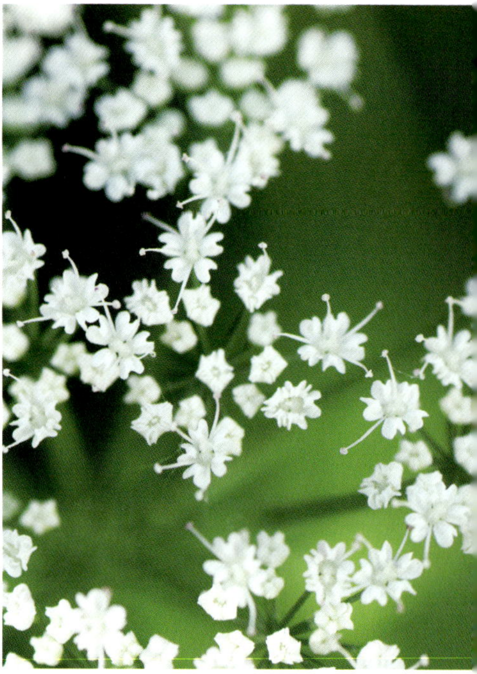

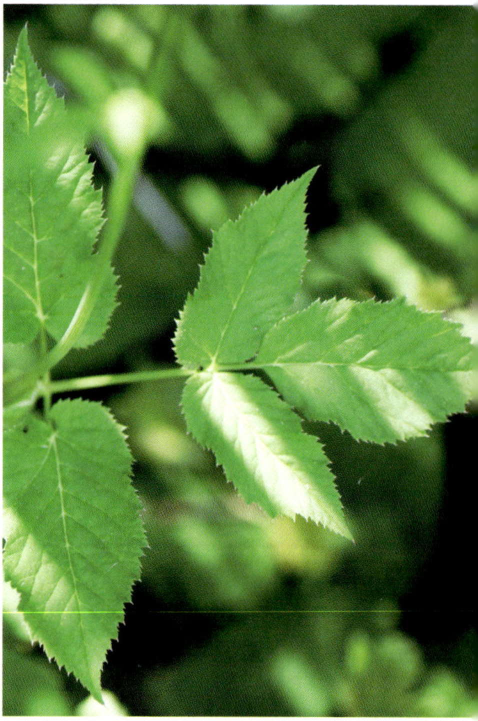

VORSICHT:

Achten Sie bei Wildsammlungen darauf, dass es Verwechslungsmöglichkeiten mit giftigen Doldenblütlern geben könnte. Wichtig ist, dass der Blattstiel im Querschnitt dreikantig sein muss, die giftigen Doldenblütler haben keinen solchen Stängel.

Zusammengefasst kann man den Code also so interpretieren:

Der Giersch ist eine Pflanze des **Elements Erde**. Sein Wurzelsystem unterminiert jedes Beet. Durch seine aggressive Verbreitungsart hat er Affinität zum **Mars**, der immer darauf aus ist, neue Gebiete für sich zu erobern. Daneben gehört der Giersch – besonders im Frühling – zum **Merkur**, denken wir nur an die luftige, weiße Doldenblüte. Giersch möchte kommunizieren, nur hören wir ihm viel zu wenig zu. Er trägt auch ein wenig vom **Element Luft** in sich.

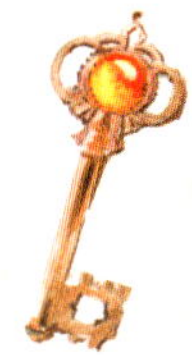

PFLANZENCODE
GIERSCH

Aegopodium podagraria

Gestalt:	krautig
Konsistenz:	fest, kantiger Stängel, Doldenblüte
Farbe:	sattgrün mit weißer Blüte
Duft:	würzig-krautig
Geschmack:	würzig, leicht nach Petersilie und Karotte
Standort:	lichter Schatten, Garten, Wald, stickstoffreicher Boden
Lebensdauer:	langlebig
Planetarische Zuordnung:	Merkur, Mars
Körperliche Wirkung:	stoffwechselaktivierend, entschlackend, Hilfe bei Rheumatismus, Gicht, Ischias, Entgiftung, vitaminreiche Nahrungsergänzung
Verwendung:	Tee, Umschläge, Küche, Homöopathie
Element:	Erde (Yin) und Luft (Yang)
TEM:	Entgiftung (durch den Kaliumgehalt)
TCM:	–
Inhaltsstoffe:	Ätherisches Öl, Provitamin A, Vitamin C, Eisen, Kupfer, Mangan, Titan, Bor, Kalium, Magnesium, Calcium, Zink, Saponine, Harz, Isoquercitrin, Kaffeesäure, Flavonolglycoside, Cumarine, Phenolcarbonsäuren, Chlorogensäure

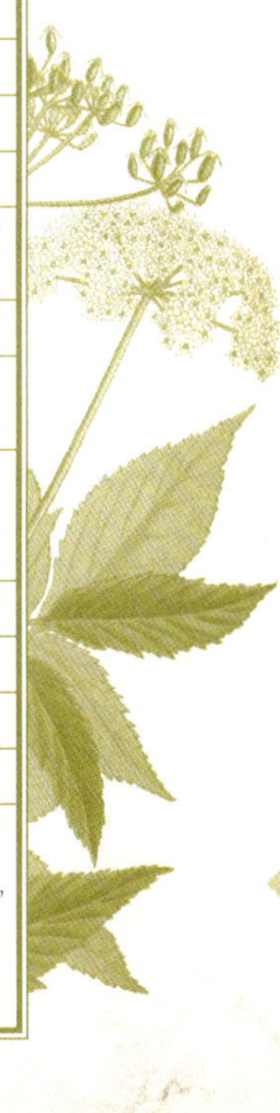

14

Hirtentäschel – Amors Briefkästlein

Capsella bursa pastoris

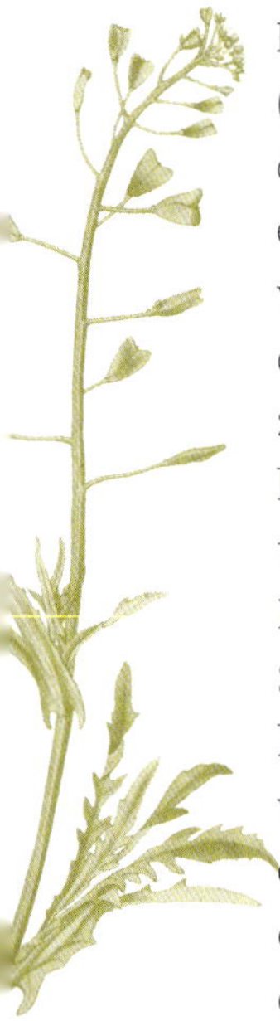

Woran erkennen wir unsere Pflanze? Hirtentäschel ist ein Kreuzblütler (*Brassicaceae*). Sein Name kommt von den säckchenartigen Schötchen, die es nach der Blüte ausbildet. Es wächst vor allem auf nährstoffreichem Boden, also meist auch am Feldrain. Das zarte Pflänzchen wird bis zu 40 cm hoch, seine ledrigen, gezackten Blätter bilden eine Rosette am Boden. Die Blüten sind weiß und klein, stehen in Scheindolden am oberen Ende und kommen zwischen Mai und Juli hervor. Während seiner Blütenzeit hat es bereits die ersten Früchte am gleichen Stängel. Die Samenkörnchen in den Schötchen sind gelb und wirklich winzig. Der Name *capsella* geht auf das Wort *capere* (= halten) zurück. Gemeint ist damit die Ähnlichkeit seiner Früchte mit kleinen Täschchen.

Ich hab dieses Kraut als Kind schon recht gern gemocht und sammelte es, wie auch den Ackersenf, für einen kleinen Wiesenblumenstrauß. Leider welken diese Blüten schnell und das Sträußchen wurde bald wieder von meiner Mutter entsorgt.

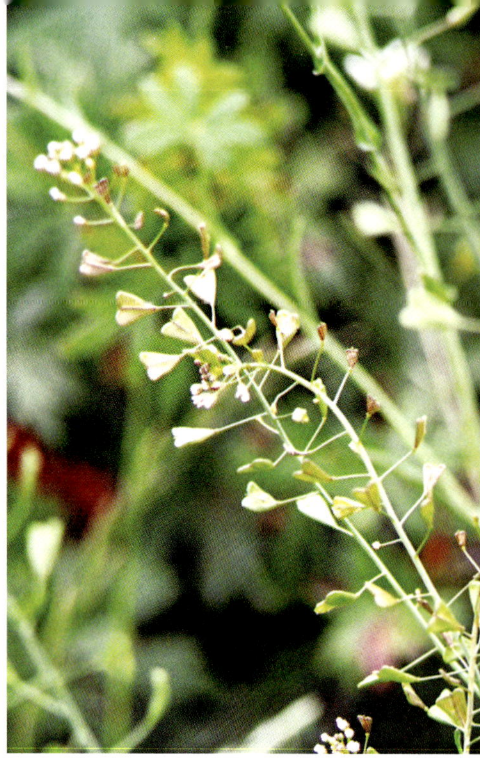

Die kleinen Schötchen, die mit ihrer Form an ein Herz erinnern – oder auch an die Taschen der mittelalterlichen Hirten – wurden von uns oft auch zerquetscht und auf einen Gelsenstich gerieben, um den Juckreiz zu stillen.

Man glaubt kaum, dass in dieser zarten Pflanze eine so große Heilkraft steckt. Aber aufgrund der Inhaltsstoffe ist das Hirtentäschel **adstringierend** und **blutstillend**.
„Diß krut in der hant gehalten stoppet fast sere die bludenden nasen" – so steht es im „Gart der Gesundheit"[30] aus dem Jahr 1485.

Das machte man sich früher auch gerne zunutze, wenn die Monatsblutungen zu stark waren. Entsprechende Bemerkungen findet man bei Pfarrer Kneipp (der es in der Wirkung wie das Zinnkraut lobt) und Hieronymus Bock. In der Antike verwertete man lediglich die Samen des Hirtentäschels, die ein bisschen nach Senf schmecken.

Bei **Dioskurides** findet man folgenden Text:
„Der Same ist scharf erwärmend, er führt die Galle nach unten und oben ab, wenn ein Essignäpfchen voll davon genommen wird. Er wird aber auch bei Ischiasschmerzen im Klistier angewandt, führt das Blut ab und öffnet die innerlichen Abszesse. Er befördert die Katamenien und tötet die Leibesfrucht.[31]*"*

Während der beiden großen Weltkriege wurde Hirtentäschel als Blutgerinnungsmittel eingesetzt. In der Volksheilkunde wird es als örtlich wirkendes Mittel bei oberflächlichen und nur leicht blutenden Verletzungen gerne verwendet.

Tee aus Hirtentäschelkraut hilft bei **Leber-Galle-Beschwerden** und kann auch bei **Nierengrieß** durchaus Erleichterung bringen, wie ich selbst feststellen konnte. Der Nierengrieß kann besser abgehen. Hirtentäschel-Tee hilft aber auch bei rheumatischen Beschwerden und gegen Darmträgheit.

Bei einer **Muskelzerrung** nimmt man eine alkoholische **Tinktur** aus Hirtentäschel zum Einreiben, eventuell in Kombination mit ätherischem Rosmarinöl. Durch die dabei entstehende Erwärmung werden Schmerzen rasch gebannt.

Die Pflanze enthält relativ viel Säure – verreibt man Hirtentäschelkraut und bestreicht damit einen Streifen Lackmuspapier (= Anzeigepapier für den pH-Wert), so färbt sich dieser rot (Rotfärbung bedeutet in diesem Zusammenhang *sauer*, Blaufärbung bedeutet *basisch*).

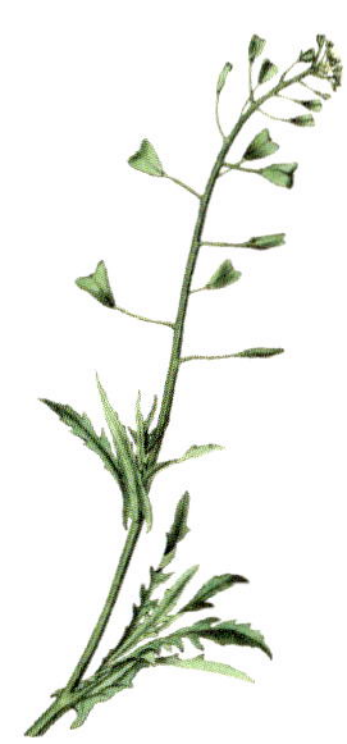

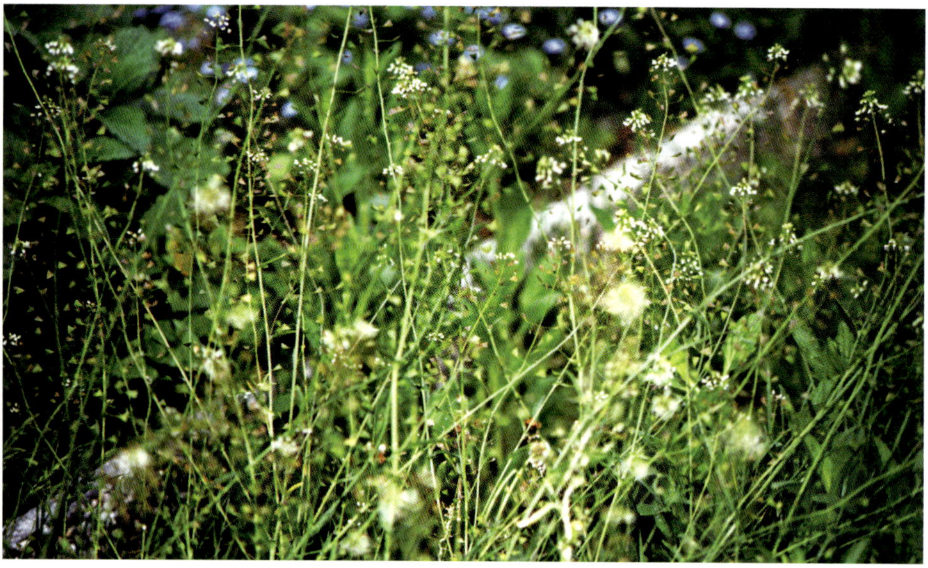

Man verräucherte früher Hirtentäschelkraut zusammen mit Beifuß, Wacholder und duftenden Harzen im Herbst zu Allerseelen, um die Vorfahren zu ehren und Vergangenes abzulegen. Gleichzeitig sollte die Hellsichtigkeit gefördert werden. Und – besonders wichtig in unserer hektischen Zeit – es fördert die körperliche und gefühlsmäßige Entspannung! Und auf diese Weise hilft es uns, stressige Situationen besser zu verkraften.

Das Hirtentäschel ist das Kraut der Hekate (= Schutzgöttin der Kreuzwege und Hüterin der Tore zwischen den Welten).[32]

Der Volksglaube schreibt dem Hirtentäschel auch so manches Magische zu: In Irland wird die Pflanze als Kränzchen um den Hals eines Schafes gehängt. Auf diese Weise – so glaubt man – kann der Wolf das Schaf nicht sehen.

In Bayern hängt man zahnenden Kindern die Samen, in ein rotseidenes Tuch gewickelt, um den Hals.

In nicht allzu ferner Vergangenheit wurde der Hirtentäscheltee, gesüßt mit Honig, jungen Mädchen zu trinken gegeben, um das *Wurligwerden* (also den Geschlechtstrieb) zu dämpfen.

ACHTUNG:

Bitte nehmen Sie Hirtentäschelkraut nicht in der Schwangerschaft. Es hat eine kontrahierende Wirkung auf die Gebärmutter!

Was erzählt uns der Pflanzencode?

Hirtentäschelkraut gehört wegen seiner weißen Blüten zum **Mond**, wegen seiner Wuchsform aber auch zum **Merkur**. Das Wesen der Kommunikation symbolisiert die Taschenform der Samenstände, die wie kleine Herz-Briefchen an den Liebsten erscheinen. Wegen der zusammenziehenden und austrocknenden Wirkung sind dem Hirtentäschel auch **Saturn-Qualitäten** zugeordnet. Das Hirtentäschel hat etwas Luftiges, Leichtes an sich, es gehört zum **Element Luft.** Andererseits ordne ich es aber wegen seiner Kraft, uns dabei zu helfen, die Vergangenheit abzulegen und sich neu zu strukturieren, auch dem **Erd-Element** zu.

PFLANZENCODE HIRTENTÄSCHEL	
Capsella bursa pastoris	
Gestalt:	Kraut, zart stängelig
Konsistenz:	luftig, leicht
Farbe:	grün, Blüte weiß
Duft:	zart krautig, schwach
Geschmack:	würzig, scharf, etwas bitter
Standort:	nährstoffreiche Böden, Äcker, Schuttplätze, Gärten
Lebensdauer:	einjährig
Planetarische Zuordnung:	Mond, Merkur, Saturn
Körperliche Wirkung:	adstringierend, blutstillend, juckreizstillend, schmerzlindernd, Leber, Galle, entspannend (beim Räuchern)
Verwendung:	Tee, Tinktur, Küche
Element:	Luft (Yang) und Erde (Yin)
TEM:	Frauenheilkunde
TCM:	kühlend
Inhaltsstoffe:	Flavonoide (Kämpferol, Luteolin, Quercetin, Rutin), Gerbstoffe, Kalzium, Peptide, Acetylcholin, Tyramin, Saponine, Kalium, Aminosäuren, Proteine, Vitamin C, ätherisches Öl, organische Säuren, Alkaloide (Nortropanalkaloide)

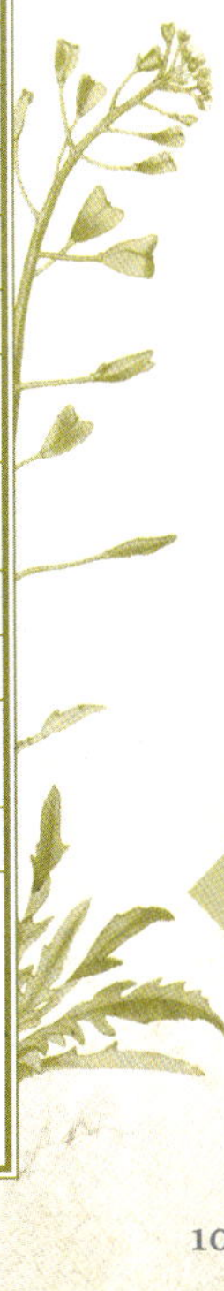

15

Hauswurz – Schutz vor Donner und Blitz

Sempervivum tectorum

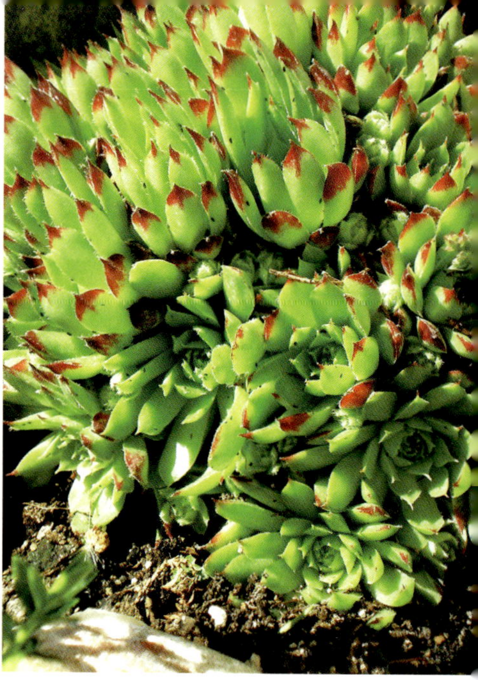

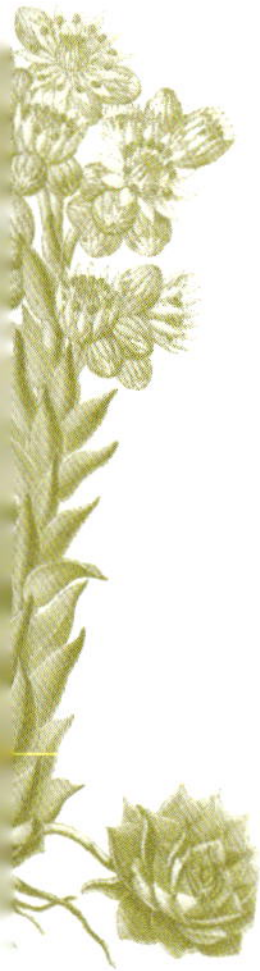

„Wer edle Hauswurz hält in Ehren, der kann wohl manchem Übel wehren!" *Alräunchen's Kräuterbuch, 1883*

Die Hauswurz gehörte zu den ersten Pflanzen, von denen ich mir schon als Kind den botanischen Namen gemerkt habe. *Sempervivum* – die Pflanze überlebt immer, so erklärte mir meine Tante, auch wenn die Mutterpflanze meist bald stirbt, nachdem sie ihre *Kindln* produziert hat. Das zweite Wort *tectorium* kommt vom lat. *tectum* = Dach.

Hauswurzen gehörten lange Jahre zu meinem *Balkongärtlein* – in Ermangelung eines eigenen Gartens in Wien wuchsen sie dort eben im Blumentopf. Als Kind habe ich sie selbst gesammelt und nach Hause getragen. Heute haben die Hauswurzen ihren Platz in meinem kleinen Steingarten.

Die Hauswurz gehört zu den Sukkulenten, den Dickblattgewächsen (*Crassulaceae*). Sie bildet Rosettenpolster, die bis zu 25 cm groß werden können. In ihren Blättern kann sie Wasser speichern, was ihr auch ein Überleben in Trockenzeiten sichert. Wenn die Hauswurz zu blühen beginnt, erscheint meist ein langer, blättriger Trieb aus der Mitte der Rosette heraus, an dessen oberem Ende sich die Blüten öffnen. Dieser Trieb ist behaart, die sternförmigen Blüten sind rosa und stehen in einer Trugdolde.

Die Rosettenblätter treiben im Frühling aus der Wurzel, sie sind fleischig und grün, manchmal auch mit einem braunroten Rand oder einer dunkler gefärbten Blattspitze versehen. An den Blatträndern findet man kurze *Wimpern*.

Besonders gut wächst die Hauswurz in gebirgigen Gegenden.

Ich staunte nicht schlecht, als ich auf der kanarischen Insel La Palma auf nahezu allen Hausdächern Unmengen von Hauswurzen sah. Dort wird die Hauswurz als Schutzpflanze angebaut. Da wurde mir die Bedeutung des Namens *Hauswurz* erst so richtig bewusst.

Otto Brunfels meinte:
„Ein sonderlich mirakel der natur, das es uff den dächern und aller trückensten Orten wechst, und doch so feucht ist [...].

Legenden ranken sich um die Hauswurz: Wenn sie unerwartet zu blühen begann, dachte man in einigen Gegenden, vor allem in der Schweiz und in den alpinen Regionen, dass ein Todesfall eintreten könnte (das gilt für weiß blühende Pflanzen). Blüht allerdings eine Hauswurz plötzlich rot auf, so bedeutet es Glück.

Bei einem Blick in die Geschichte der Pflanzenheilkunde findet man die Landgüterverordnung von Karl dem Großen, das *Capitulare de villis*, in der vermerkt steht, dass jeder Gärtner auf seinem Dach die Hauswurz haben sollte (es steht in dem Text allerdings *Jovis barbam*– das heißt Jupiters Bart – der damalige Name für die Hauswurz). Das Haus sollte auf diese Weise vor Blitzschlag und Unheil geschützt sein. Jupiter ist dem Donar gleichzusetzen, dem *Donnergott*.

Aus dem Jahr 1465 ist ein Hexensalbenrezept überliefert. Hier wird auch die Hauswurz genannt wird.[33]

Bereits in der Antike wurde die Hauswurz eingesetzt:

Volksheilkundlich wird ihr Saft vor allem bei **Brandwunden** als kühlendes Mittel verwendet. Aber auch bei Gürtelrose hilft dieser etwas klebrige **Saft** der fleischigen Blätter – ähnlich wie jener der Aloe Vera. Die gute Wirkung der Hauswurz bei **Gürtelrose und Rotlauf** wurde im *New Kreuterbuch* von Matthiolus ebenfalls genannt. In den Gegenden, in denen sie wächst, wird sie als Erste-Hilfe-Kraut bezeichnet.

Das hat sich auch als richtig herausgestellt, als mein Mann die ersten Tüpfelchen an seiner Hüfte entdeckte, die sich später als Gürtelrose herausstellten. Als diese stark zu jucken und zu schmerzen begannen, empfahl mir eine alte Nachbarin, das Blatt einer Hauswurz abzuschneiden und den Saft auf die schmerzende Stelle aufzutragen. Das Jucken war im Nu verschwunden.

Im Kräuterbuch von Leonhart Fuchs aus dem Jahr 1543 habe ich diesen Hinweis auch gefunden:
„Haußwurtz beyde groß und klein külen seer / und ziehen zusamen zimlicher weiß. Derhalben seind sie gut zu dem rotlauff / entzündung der augen / brandt / podagra / und geschwär die umb sich fressen / so man jre bletter allein / oder mit gerstenmaltz überlegt."

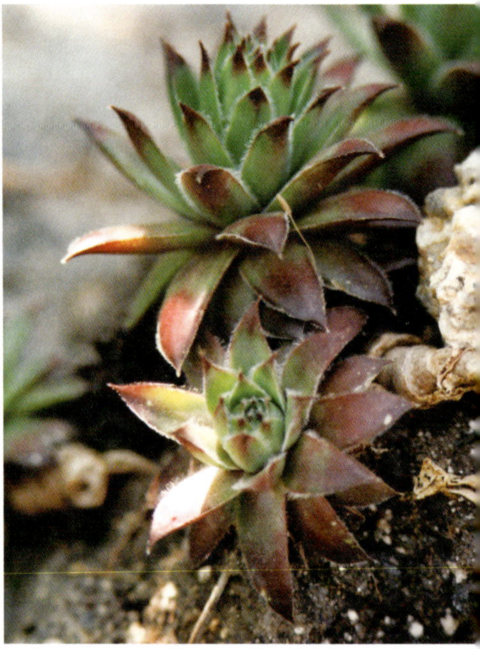

Bei **Fieber** und **Verschleimungen der Atemwege** empfahl Pfarrer Kneipp, ein Blatt der Hauswurz in einem Glas kaltem Wasser ziehen zu lassen, danach abzuseihen und dieses kühlende Getränk zu sich zu nehmen. Allerdings: Zu viel davon sollte man nicht trinken, denn das könnte zu Erbrechen führen.

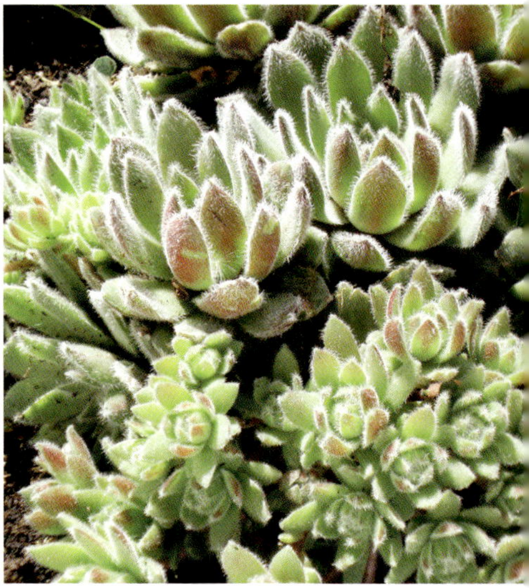

Hauswurzen sollen auch bei starken Ohrenschmerzen helfen: Man zupfte einfach ein Blatt aus der Rosette, drückte es aus und träufelte einen Tropfen des Saftes in das schmerzende Ohr.

Zusammengefasst:

Mit ihrer flachen Form, ähnlich der einer Scheibe, und den silbergrau-grünen Blättern hat die Hauswurz **Saturn-Signatur**. Einer ihrer Namen nennt den **Jupiter** (Bart des Jupiter). Die Hauswurz symbolisiert unverwechselbar das **Erd-Element**. Und den **Mond** findet man in der fleischigen, saftigen Konsistenz der Blätter.

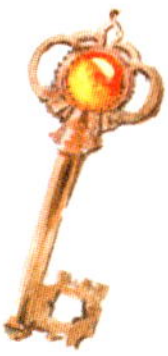

PFLANZENCODE HAUSWURZ	
Semperviuum tectorum	
Gestalt:	flache Rosette, Blätter spitz-endig
Konsistenz:	fleischig, saftig
Farbe:	grün, Blüte weißlich-gelb, orange bis rot
Duft:	frisch
Geschmack:	„grün"-schleimig
Standort:	kalkarme sonnige Steinböden, Alpengärten
Lebensdauer:	mehrjährig
Planetarische Zuordnung:	Saturn, Jupiter, Mond
Körperliche Wirkung:	juckreizstillend, kühlend
Verwendung:	Blatt (Saft) äußerlich
Element:	Erde (Yin)
TEM:	heimische Aloe Vera
TCM:	–
Inhaltsstoffe:	Gerbstoffe, Schleimstoffe, Bitterstoffe, Harze, Kalzium, Ameisensäure, Apfelsäure, Vitamin C

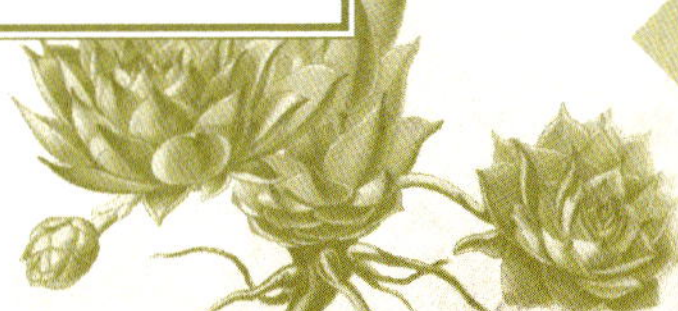

16

Holunder – Mondmädchen

Sambucus nigra

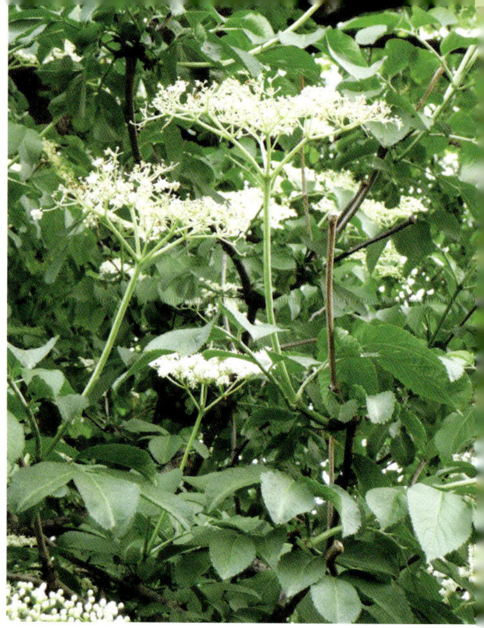

„Ringel ringel reia, samma unser dreia, sitz ma unterm Hollerbusch, mach ma alle husch husch husch …“

Alter Kinderreim

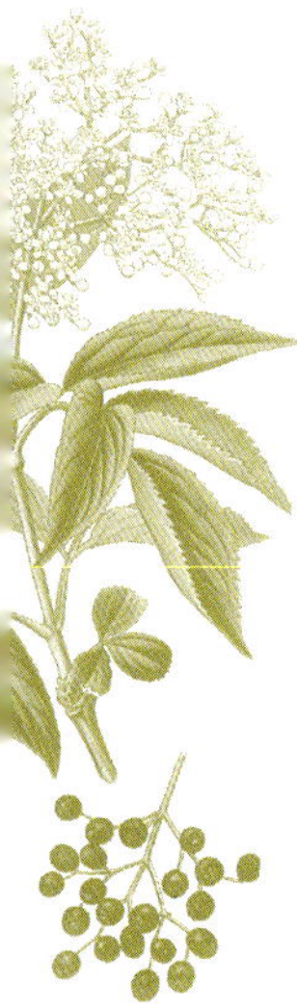

Vom Holunder werden volksmedizinisch fast alle Teile verwendet: Rinde, Wurzeln, Blätter, Knospen und Blüten werden zu **Tees, Tinkturen, Mazeraten und Hydrolaten** verarbeitet. Für das Holunder-Hydrolat werden vor allem die Blüten genommen, man könnte aber zum Destillieren sogar Blätter oder Rinde (in kleinen Teilen) zu den Blüten geben, wenn man das Hydrolat bei Atemwegsproblemen einsetzen möchte. Aus den Früchten kann Likör oder Wein hergestellt werden. Holunderbeeren fanden bereits in der Steinzeit Verwendung.

Der Holunder wird bis zu 7 m hoch und blüht zwischen Mai und Juli mit weißen, schirmförmig angeordneten Blütentrugdolden. Im Herbst können wir seine schwarzvioletten Beeren ernten (wenn sie nicht schon von der Vogelschar abgepickt wurden, die ihn zu dieser Zeit gerne heimsucht). Sein Inneres ist mit einem weichen Mark ausgefüllt (seine Zweige eignen sich aus diesem Grund auch sehr gut, um Pfeifchen daraus zu schnitzen).

Wir haben einen kräftigen Hollerbusch im Garten. Er schmiegt sich an unseren großen, alten Lindenbaum. Dort reichen seine Wurzeln bis zu einer unterirdischen Wasserader, die unseren Brunnen versorgt. Jedes Jahr im Frühsommer leuchten seine Blüten aus dem Dunkel hervor, das unter dem grünen Dach der Linde herrscht, die Bienen haben es dann immer sehr eilig. Wir ernten nur gerade so viele Blüten, dass es für Saft, Tee und Räucherwerk reicht. Den Rest sollten uns im Herbst die Beeren schenken. Das funktioniert aber meist nicht, weil … siehe oben.

Holunder gehört zu den Moschuskrautgewächsen (*Adoxaceae*) und hier wiederum zur Familie der Geißblattgewächse (*Caprifoliaceae*). Seine Blüten duften unnachahmlich süß, die Blätter sind im Gegensatz zu den Blüten giftig.

Dennoch wird das hergestellte Wasser, also das Hydrolat der Blätter, zum Waschen von *„heyssen beinen und faulen brüchen"* empfohlen.[34] Umgesetzt auf die heutigen Anwendungen könnte man daraus ableiten, dass die Blätter in Form eines Absuds auch bei **Verbrennungen** eine Linderung schenken, möglicherweise auch bei Frostbeulen. Der **Tee** der Blätter soll **blutreinigend** wirken.

Trinkt man den **Tee** aus den Blüten, so wird die **Sekretion der Schweißdrüsen** angeregt, er wird besonders gerne als **Fiebertee** oder **schleimlösender Erkältungstee** verwendet.

Die **Beeren hingegen**, es handelt sich um kleine Steinfrüchte, regen die **Nierenfunktionen** an. Der (eingekochte) **Saft** aus den Hollerbeeren kann gegen die Schmerzen bei **Trigeminusneuralgie** verwendet werden.[35] In rohem Zustand sind die Beeren ungenießbar.

Die Holunderbeeren selbst sind nicht giftig, aber die darin enthaltenen Samenkörnchen sehr wohl: In ihnen findet man zyanogene Glykoside.

„Nimm holter blie wasser, das weisß von ay, unnd ein wenig essig, misch untereinder, legs also uber die Stirn unnd schläffe. Ist guet."[36]

Mein **Holunderblütenhydrolat** verwende ich bei **unreiner Haut**. Man kann es auch zum Aromatisieren von Süßspeisen einsetzen.

Jedes Jahr werden die duftenden Blüten unseres Hollerbuschs zu **Holundersirup** verarbeitet. Dazu gibt es unzählige Anleitungen.

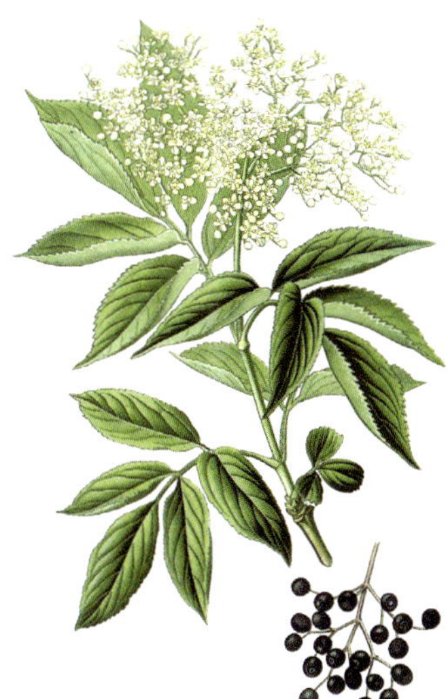

Unser Familienrezept

10 Holunderblütendolden werden in einen großen Topf gegeben und mit ca. 3 Liter Wasser übergossen. Dann schneidet man noch zwei Bio-Zitronen in Scheiben und gibt diese dazu. 24 Stunden stehen lassen, danach abseihen. Den Saft mit ca. 1 kg Zucker aufkochen (wer's gerne süß mag, darf auch mehr Zucker verwenden), noch heiß in Flaschen füllen und verschließen. Zum alsbaldigen Verbrauch gedacht. Dieser Sirup passt übrigens auch sehr gut in ein Glas Prosecco.

Wurzeln und die innere **Rinde** des Strauchs ergeben ein **Abführmittel**, das bei Überdosierung Durchfall und Erbrechen hervorruft.

Der Holunder gilt in unseren Breiten als Schutzbaum. Er wehrt alles Böse ab. Die Holunderstauden sind auch Wohnstatt der Frau Holle (die germanische Gottheit Holla, auch Holda oder Hulda – die Huldvolle). Im Märchen schüttet sie das Gold (die Blüten) und das Pech (die Beeren) über den Menschen aus. Sie hütet das Tor zur Unterwelt, deren Herrscherin sie ist. Im Mittelalter glaubten die Menschen daran, dass der Holunder Krankheiten *wenden* könnte, wenn man sie zum Baum hinbrachte. Einer seiner Namen aus der Volksheilkunde lautet *Unseres Herrgotts Hausapotheke*.

Da man auch annahm, der Holler würde niemals von einem Blitz getroffen, wurde er oftmals ganz nah beim Haus gepflanzt – quasi als ein pflanzlicher Blitzschutz. Er sollte aber auch Segen und Gesundheit für die Hausbewohner bringen. Man soll einen Holunderstrauch auch niemals mutwillig verstümmeln oder gar fällen, denn das bringt Unglück, so sagt man.

In Schweden und Norwegen bringt man dem Baum und seiner Holundermutter *Hyldemoer* Milchopfer dar, damit er die Familie beschütze. Hier wurden die Verstorbenen auch – bis vor gar nicht allzu langer Zeit – auf Holunderzweige gebettet.

Die Verwendung des Holunders kann bis in die Steinzeit rückwirkend nachgewiesen werden. Er wurde als Frauenmittel in vielen alten Schriften genannt, beispielsweise bei Albertus Magnus und sogar bereits bei Hippokrates.

„Die ersten Schösslinge des Holunders im Mai, sollen, weil sie weich und jung sind, im Schatten getrocknet und aufbewahrt werden. Jenes Laxativum purgiert und laxiert nicht, sondern es hält die Natur dazu an, dass sie ihre natürlichen Stühle liefert.“

So steht es bei Paracelsus.

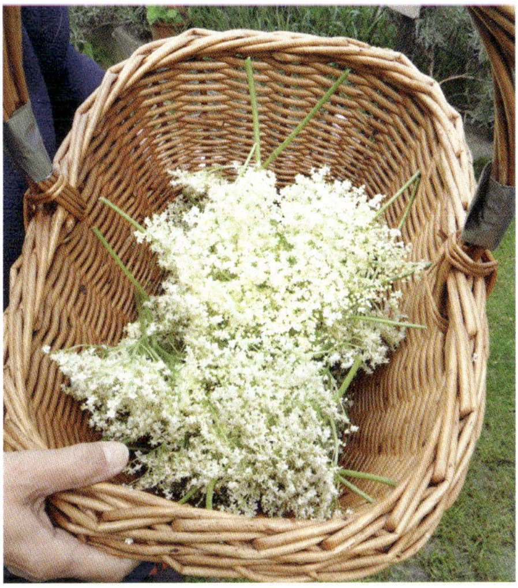

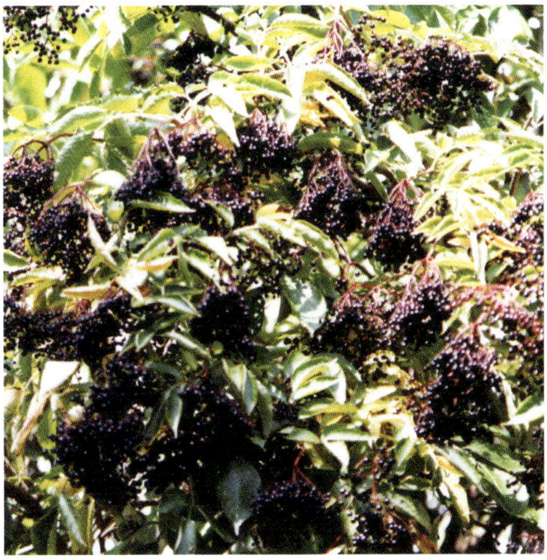

Und ich schenke Ihnen gerne noch ein altes Kochrezept für Hollerküchlein

Dazu benötigen Sie:

- 2 Eier
- 4 Esslöffel Zucker
- ¼ l Weißwein
- 1 Prise Salz
- 150 g Universal-Mehl
- 8 frische Holunderblütendolden

Diese Zutaten gut miteinander zu einem Teig vermischen und ungefähr ½ Stunde rasten lassen. Die Holunderblütendolden werden vorsichtig abgewaschen und abgetropft. In einer tiefen Pfanne ausreichend Öl auf ca. 180 °C erhitzen. Die Blütendolden werden nun in den Teig getaucht und gleich ins heiße Fett gegeben. Goldgelb ausbacken und auf einem Stück Küchenpapier das Fett etwas abtropfen lassen.

Wer mag, bestäubt die gebackenen Dolden noch mit Puderzucker. Gut schmecken die Hollerküchlein mit Vanilleeis und einem Klecks Preiselbeermarmelade.

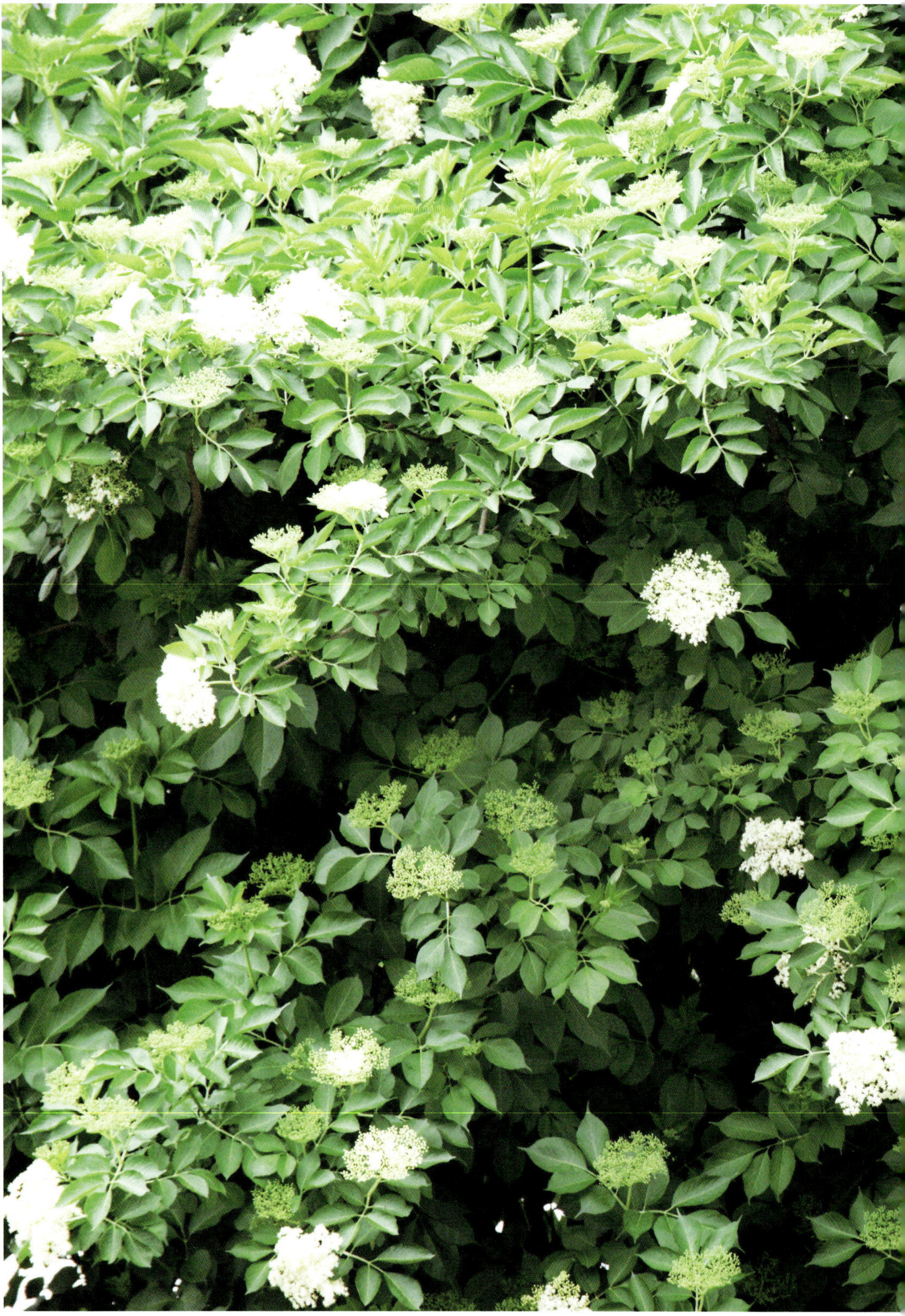

Der Code ist geknackt:

Die zarten weißen Blüten – eine typische **Mond-Signatur**. Die beinahe schwarzen Beeren sind Symbol für den Tod oder die Transformation, also für den **Saturn**. Der Holunder ist eine Zeigerpflanze für Wasseradern und für starke Strahlenbelastung, er gehört zu den starken Pflanzen des **Elements Wasser**.

PFLANZENCODE SCHWARZER HOLUNDER	
Sambucus nigra	
Gestalt:	Strauch, mehrstämmig
Konsistenz:	holzig, Blüte und Früchte doldig
Farbe:	Blattwerk grün, Blüte weiß, Früchte schwarz
Duft:	süß, balsamisch
Geschmack:	süß
Standort:	Laub- und Mischwälder, Garten, liebt feuchte Böden (unterirdisches Wasser)
Lebensdauer:	mehrjährig
Planetarische Zuordnung:	Mond, Saturn
Körperliche Wirkung:	Fieber, Abführmittel
Verwendung:	Blüten: Tee, Hydrolat, Küche (Saft) Beeren: (Küche)
Element:	Wasser (Yin)
TEM:	schweißtreibend und fiebersenkend
TCM:	kühlend
Inhaltsstoffe:	**Blüten:** ätherisches Öl, Palmitinsäure, Flavonoide, Säuren, Sterole, Schleimstoffe, Gerbstoffe, Kalium **Früchte:** Flavonoidglykoside (Rutin, Isoqercitrin, Hyperosid), Anthocyane (Sambucin, Sambucyanin), ätherisches Öl, Zucker, Glucose, Fructose, Fruchtsäuren, Vitamin B2, Vitamin C, Folsäure **Samen:** Cyanogene Glykoside

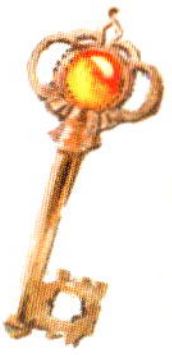

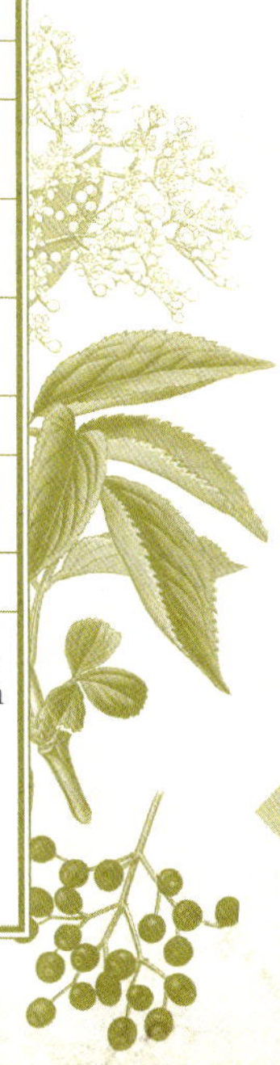

17

Huflattich –
eine „Wasserpflanze“?
Tussilago farfara

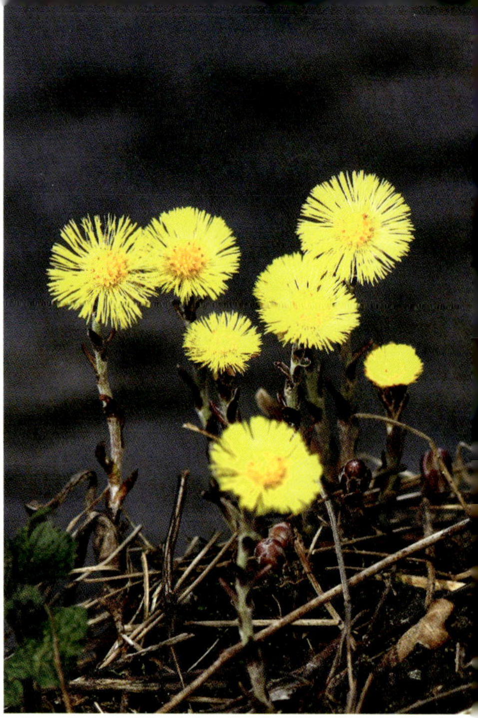

Der Huflattich ist in Europa weit verbreitet. Er wächst an Böschungen, am Waldesrand, an Wegrändern und im Bergland sowie sehr gerne auch an Flussufern. Der von ihm bevorzugte Boden ist lehmhaltig, darum gehört er auch zu den sogenannten *Zeigerpflanzen* für Staunässe. Der Standort sollte aber sehr sonnig sein, damit er seine Heilkraft gut entwickeln kann.

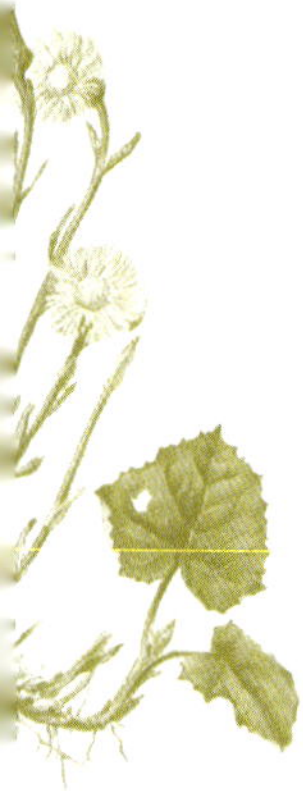

Huflattich ist eine mehrjährige Pflanze, die ihre leuchtend gelben Korbblüten im zeitigen Frühjahr – zwischen März und April – der Sonne entgegenstreckt. Die Blätter kommen erst später. Die Blüten stehen auf weißlich oder rötlich schuppigen Stängeln. Huflattich wächst *nestartig*: Meist sind mehrere Blüten in einer Gruppe vereint.

Die Blätter des Huflattichs erscheinen erst im späteren Frühjahr. Sie sind eckig-herzförmig und erinnern ein wenig an die Hufe von Pferden, daher auch der Name. Die Blätter sind auf der Oberseite hellgrün, auf der Unterseite filzig behaart und grau-weiß.

Der botanische Name kommt von lat. *tussis* = Husten und von *agere* = vertreiben. Auch der Begriff *farfara* entstammt ursprünglich dem lateinischen Sprachgebrauch, kommt von *farina* = Mehl und weist auf die Blattunterseite hin, welche wie mit Mehl bestäubt aussieht.[37]

Huflattich ist ein Korbblütler (Familie der *Asteraceae*). Seine Samen sind Schirmflieger und erinnern uns an die Fruchtstände des Löwenzahns. Er wird zwischen 10 und 30 cm hoch. Die Blätter besitzen einen leicht bitteren Geschmack, der zusammenziehend wirkt. Sie riechen nur schwach. Verwechslungen mit den Blättern der

Weißen Pestwurz (*Petasites albus*) sind möglich, diese sehen ähnlich aus, sind aber meist größer.

Die Blätter enthalten Pyrrolizidin-Alkoloide (*Senkirkin und Senecionin*)[38] weshalb die Einnahme eines Tees immer nur für kurze Zeit empfohlen wird, in der Schwangerschaft und der Stillzeit sollte man überhaupt darauf verzichten.

Huflattich hilft bei **trockenem Husten** und anderen **Erkrankungen** der **Atmungsorgane**. Huflattichblüten sammelt man im März und April. Die Blätter, solange sie noch jung sind, im Mai. (Bitte nicht neben einer stark befahrenen Straße sammeln, auch wenn der Huflattich dort ganz besonders üppig stehen sollte!)

Huflattich-Tee wird aus Blüten und Blättern zubereitet. Soll nicht gekocht, sondern nur überbrüht werden. Am besten mit Honig gesüßt trinken.

Man kann die Blüten und Blätter des Huflattichs auch essen, zum Beispiel mit Brennnesseln als Frühlingsspinat.

In den alten Kräuterbüchern wird Huflattich selten erwähnt. Gefunden habe ich die Pflanze in der *Physica* von Hildegard von Bingen. Sie empfiehlt ihn bei **Hautentzündungen**, aber auch bei **geschwächter Leber**.

Im *Distillierbuoch* des Hieronymus Brunschwig aus dem Jahr 1500 findet sich ein Hinweis auf die Verwendung von Huflattich-Wasser zu Heilzwecken: Das Hydrolat wirkt auf jeden Fall **adstringierend, antibakteriell, entzündungshemmend und blutstillend**.

Das **Hydrolat** aus Huflattichblättern hilft auch bei **Hautproblemen**. Ich habe die Blätter dafür im späten Frühling gesammelt, zerzupft und destilliert. Eine Einnahme des Hydrolats würde ich nicht empfehlen, es schmeckt grausig bitter.

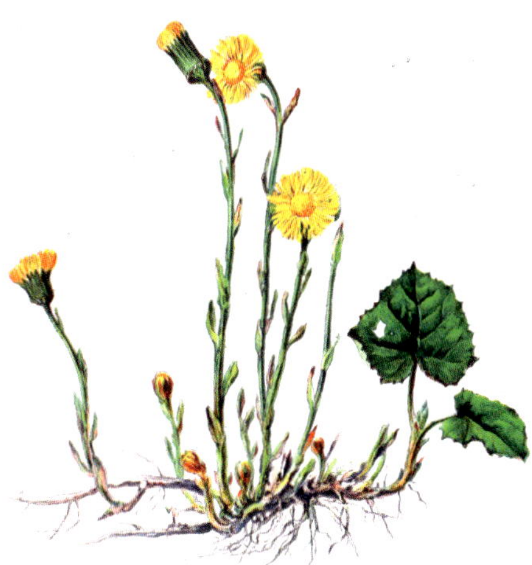

Neben der Anwendung des **Tees bei Husten** (empfehlenswert in Kombination mit Königskerze und Süßholz) gibt es auch noch die Möglichkeit, eine **Tinktur** aus Huflattich herzustellen. Beides hilft bei **trockenem und hartnäckigem Reizhusten** und löst zähen Schleim. Auch Asthmatiker sollten den Tee trinken, da er die Bronchien erweitert und das freiere Atmen ermöglicht.

VORSICHT:[34]

Verwechslungsmöglichkeit mit den Blättern der Pestwurz (Petasites hybridus), die aber um einiges größer werden (bis zu 50 cm) und an der Blattunterseite wie bemehlt aussehen. Die Blütenstände können nicht verwechselt werden.

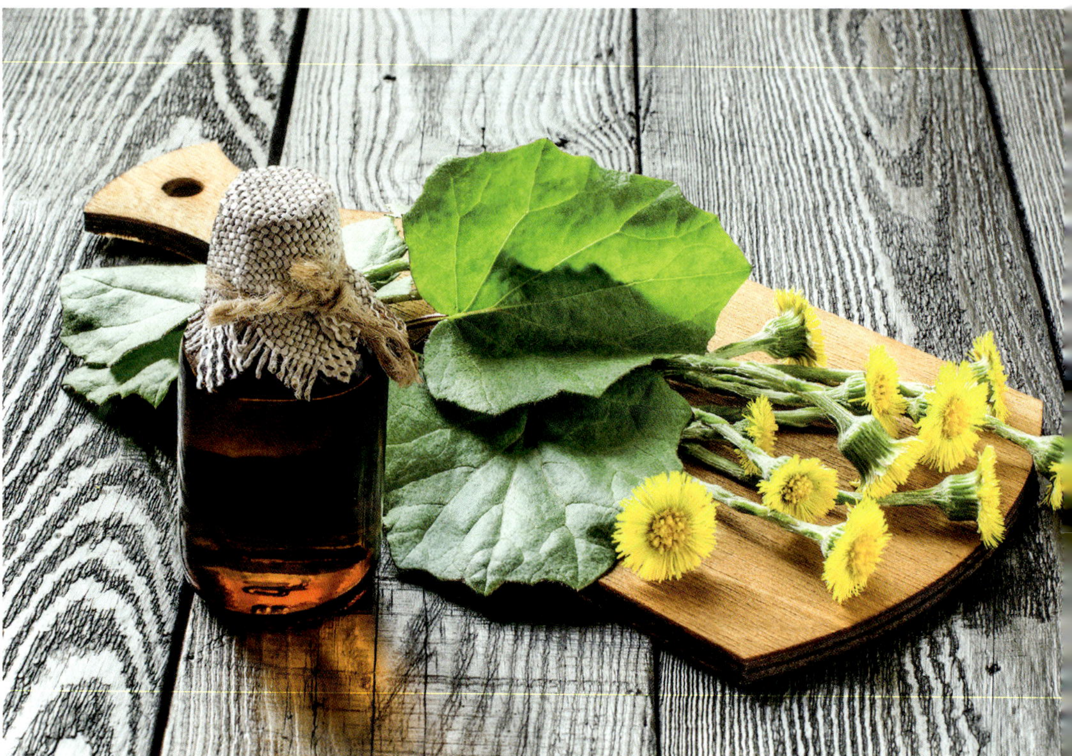

Wie ist das nun mit dem Entschlüsseln der Informationen?

Das silbrige Blattwerk, der fade Geschmack und der milde Geruch sind Hinweise auf die **Mond-Signatur**. So haben wir es beim Huflattich mit dem Element Wasser zu tun, der **Wassersymbolik**, noch dazu wo die Pflanze bevorzugt auf Staunässe wächst. Doch halt! Da gibt es noch die knallgelbe Blüte – sie ist ein eindeutiges **Sonnensymbol** und damit dem Element Feuer zugeordnet. Huflattich vereint beides. **Wasser in Kombination mit Feuer** – da dampft es gehörig und dies findet seinen Widerhall in den Heilanzeigen der Pflanze.

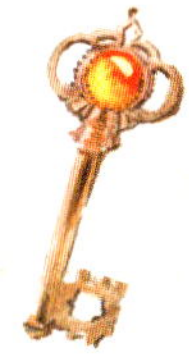

PFLANZENCODE HUFLATTICH

Tussilago farfara

Gestalt:	krautige Blume
Konsistenz:	weicher Stängel, behaart
Farbe:	Blattwerk silbrig-grün, Blüte gelb
Duft:	krautig
Geschmack:	leicht herb, fad
Standort:	feuchte Wegränder, bevorzugt leicht sonnig
Lebensdauer:	ausdauernd (mehrjährig)
Planetarische Zuordnung:	Sonne, Mond
Körperliche Wirkung:	schleimlösend, antibakteriell, Einsatz vor allem bei Erkältungen, Entzündungen, für Lunge und Dickdarm
Verwendung:	Tee, Tinktur, Hydrolat, Küche
Element:	Wasser (Yin) und Feuer (Yang)
TEM:	Hustenkraut
TCM:	wärmend
Inhaltsstoffe:	Blätter: Polysaccharide bis zu 10 % (davon ca. 30 % Inulin und ca. 70 % saure Schleimpolysaccharide), bis zu 0,015 % Pyrrolizidin-Alkaloide: Senkirkin, Senecionin, Tussilagin (das ist noch nicht toxisch, dennoch bitte mit Maß einsetzen!), Flavonoide, Sterole (Campesterol und β-Sitosterol), Triterpene (β-Amyrin), ca. 0,05 % Bitterstoffe, Gerbstoffe, ca. 0,05 % ätherisches Öl Blüten: ca. 7 % Schleimstoffe, Pyrrolizidin-Alkaloide, Monoterpene (Tussilagon), Sterole (β-Sitosterol, Taraxasterol), Triterpene (β-Amyrin), Flavonoide (Kämpferol, Quercetin), Glykoside, Phenolcarbonsäuren (Kaffeesäure, Ferulasäure, p-Hydroxybenzoesäure

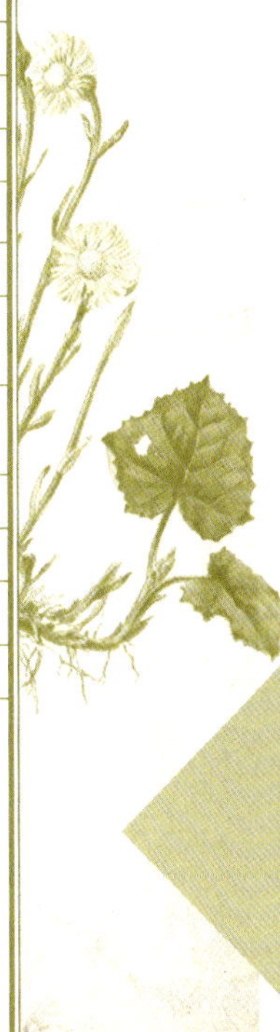

18 Japanischer Staudenknöterich – Erde und Luft

Fallopia japonica,
auch Reynoutria japonica

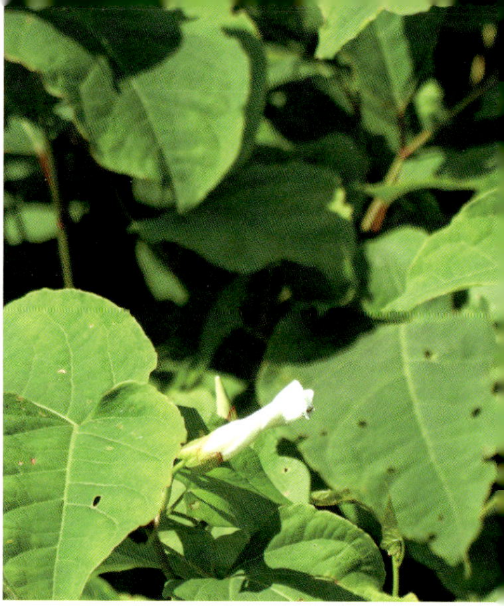

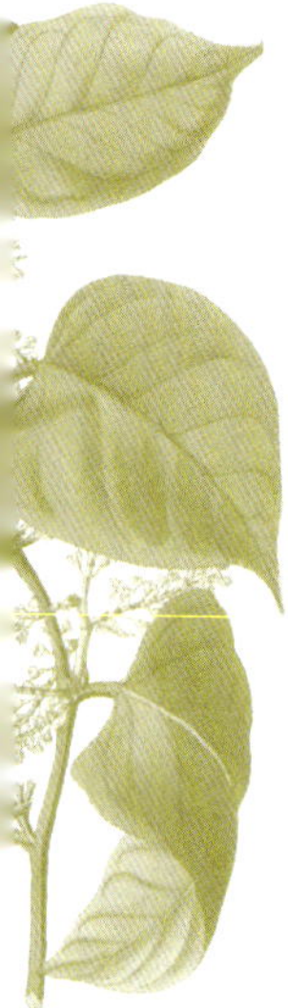

Über den Japanischen Staudenknöterich wusste ich lange Zeit wenig bis gar nichts, außer, dass er als ungeliebter Einwanderer (als *Neophyt*) gilt. Er blüht relativ spät im Herbst, mit weißen Blütenrispen an seinen langen, knotigen Stängeln. Der Staudenknöterich kann bis zu drei Meter hoch werden. Seine Stängel sind fast immer leicht rot angelaufen, kräftig und hohl. Die Blätter sind breit, lederartig und oval, wechselständig angeordnet, und können bis zu 20 cm lang werden, am Ende sind sie schmal zugespitzt. Die Pflanze gehört zu den *Polygonaceae*, den Knöterichgewächsen.

Der Japanische Staudenknöterich bevorzugt feuchte Böden, es stört ihn auch nicht, wenn er zeitweise von Wasser überflutet wird. Er wächst bis in Höhenlagen von ca. 1 000 m. In Hochwassergebieten werden oft Teile seiner Rhizome mitgerissen und können sich an einer anderen Stelle wieder einwurzeln.

Die Pflanze ist zweihäusig, das bedeutet, dass die männlichen und die weiblichen Fortpflanzungsorgane auf unterschiedlichen Pflanzen zu finden sind. Die Blüten sind weiß und erscheinen im August. Daraus entstehen die dreikantigen Nüsschen, sie sind ca. 4 mm lang.

Mit seinen dicken, starken Rhizomen gehört der Japanische Staudenknöterich leider auch zu jenen Pflanzen, die sogar Mauern und Gebäude durchdringen können. Vor allem Schäden an Fundamenten können auf diese Weise vorkommen.

Um 1823 kam Fallopia als Zier- und Futterpflanze aus Ostasien zu uns, seither hat er sich stark ausgebreitet und verdrängt viele unserer einheimischen Gewächse, da er leicht verwildern kann. Seine dicken Rhizome werden bis zu 8 Meter lang und reichen oftmals bis zu 2 Meter in die Tiefe. Sie wachsen in mehreren Lagen übereinanderliegend! Die Stängel können täglich bis zu 30 cm wachsen (und über 3 Meter lang werden). Eigentlich erschreckend! Die Samen sind unfruchtbar, der Japanische Staudenknöterich vermehrt sich vegetativ. Seine oberirdischen Teile sehen ähnlich aus wie Bambus, sterben im Winter ab und treiben im Frühling neu aus.

Vom Aussehen dieser Stängel hat der Knöterich auch seinen Namen: Er besitzt viele *Knie*, die wie Ausbuchtungen aussehen und im Inneren den Stängel mit einer Zwischenmembran abteilen, seine *Knoten*. (Ideal für all jene, die sich mit Floristik beschäftigen: Die Zwischenmembrane sind quasi wasserdicht, in Stücke geschnitten können die Stängel auch als Blumenvasen verwendet werden.)

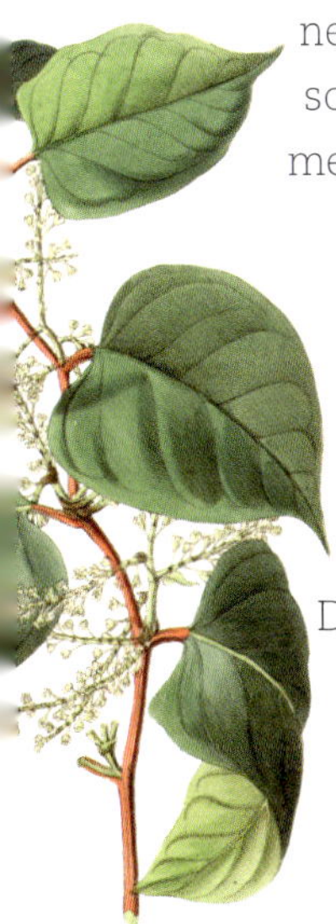

Der Japanische Staudenknöterich ist übrigens eine sehr gute Bienenweide und verwandt mit Rhabarber und Sauerampfer. Und man kann ihn auch essen, wenn er noch jung ist.

In der traditionellen europäischen Volksheilkunde findet sich der Japanische Staudenknöterich naturgemäß nicht. In Amerika beschäftigt man sich bereits längere Zeit mit ihm. Aufgrund seiner Inhaltsstoffe vermutet man, dass ein **Extrakt** bzw. eine **Tinktur** als **Antioxidans** und **Anti-Aging-Mittel** wirkt. Dieser Extrakt wird aus den Wurzeln hergestellt.

In seiner Heimat Japan stellt man aus dem Knöterich Heiltees her, aber auch (aus Blättern und Wurzeln) eine heilsame Wundauflage bei Hauterkrankungen, ebenso wie ein Extrakt aus der pulverisierten Wurzel.

Bei Gicht und Arthritis sollte man möglichst keine Tees oder Gemüse aus dem Japanischen Staudenknöterich zu sich nehmen.

Zum Verzehr werden die jungen Triebe im Frühling gepflückt. Sie schmecken wie Rhabarber und man bereitet sie auch so zu, also in Form von Kompott beispielsweise. Junge Blätter und frische Wurzelsprossen kann man auch wie Gemüse kochen und verspeisen.

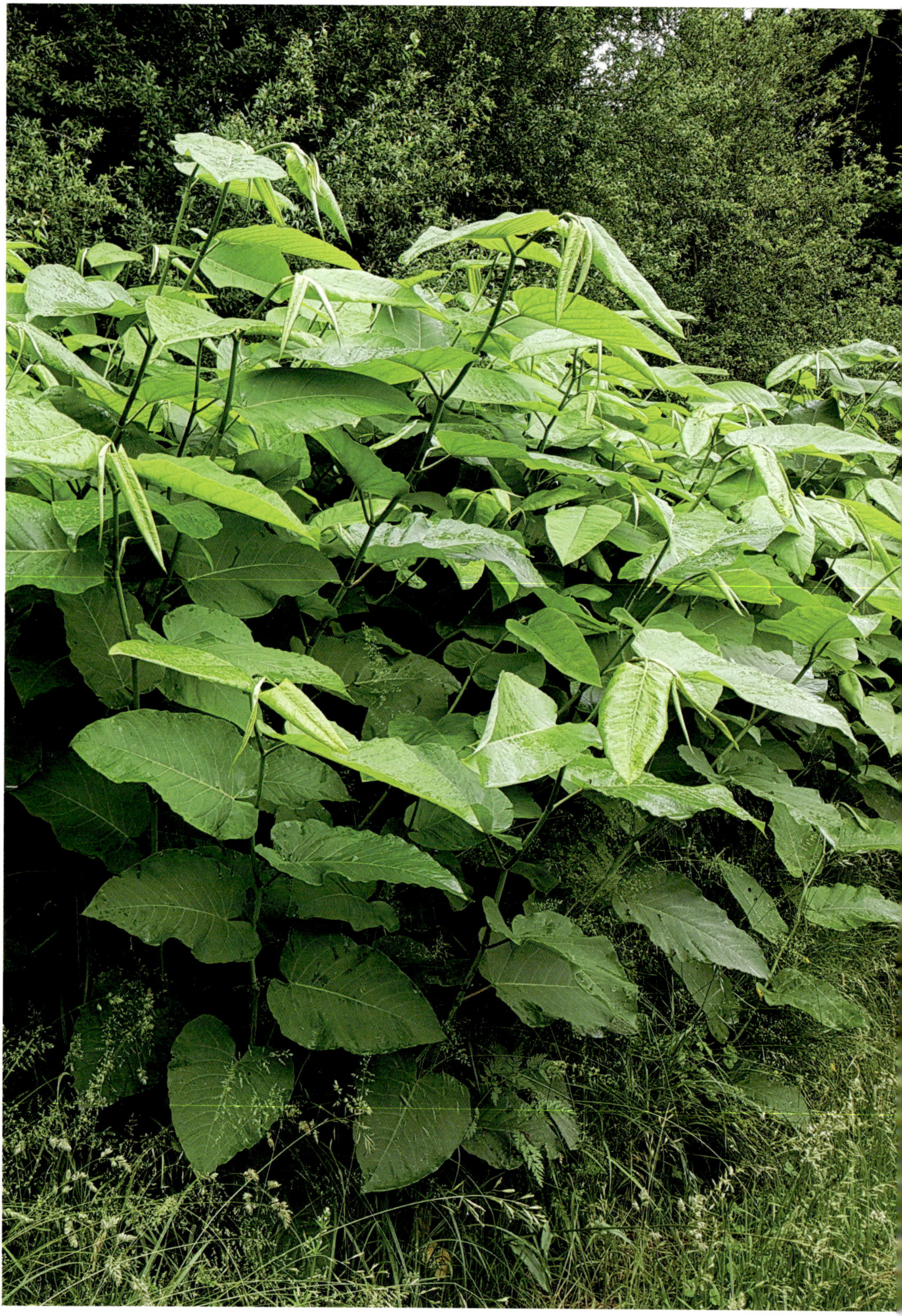

Fallopia japonica ist eine unbeugsame, starke, widerspenstige und invasive Knöterichart.

Er hat dadurch eine gewisse Affinität zum **Saturn**, aber auch zu **Merkur**, denn er möchte mit uns kommunizieren. Wegen seiner Stärke und seiner schier unausrottbaren Rhizome gehört er zu den **Erdpflanzen**. Aufgrund seines merkurischen Gehabes hat er jedoch – das ist nicht zu leugnen – auch einiges vom **Luft-Element**. Bedingt durch seine Vorliebe für feuchte Standorte sowie die Fleischigkeit der Rhizome könnte man ihn auch als **Wasserpflanze** betrachten. Er ist nicht auszurotten, aber vielleicht gerade deshalb eine Pflanze, mit der wir uns beschäftigen sollten.

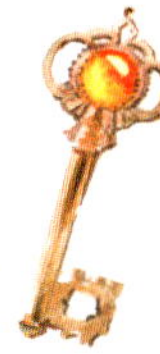

PFLANZENCODE
JAPANISCHER STAUDENKNÖTERICH

Fallopia japonica

Gestalt:	Staude, bambusartig, hochwüchsig
Konsistenz:	hartstängelig
Farbe:	grün, Blüte weiß
Duft:	herb krautig
Geschmack:	süßlich
Standort:	verwildert an Böschungen, liebt Feuchtgebiete
Lebensdauer:	mehrjährig
Planetarische Zuordnung:	Saturn, Merkur
Körperliche Wirkung:	möglicherweise Anti-Aging-Mittel, anti-oxidativ, entzündungshemmend, harntreibend, leicht abführend, wundheilend, menstruationsregulierend
Verwendung:	Küche, Tinktur
Element:	Erde (Yin) und Luft (Yang) sowie Wasser (Yin)
TEM:	–
TCM:	bei Herz- und Gefäßerkrankungen
Inhaltsstoffe:	Emodin, Trans-Resveratrol (Phytoöstrogen), Anthraquinon, Gerbsäuren, Mineralstoffe, Oxalsäure, Proteine, Polyphenole, Rutin, Vitamine

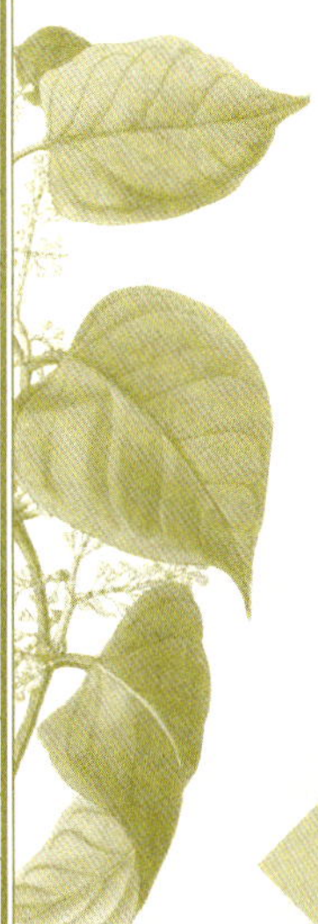

19

Johanniskraut – Sonne für die Seele

Hypericum perforatum

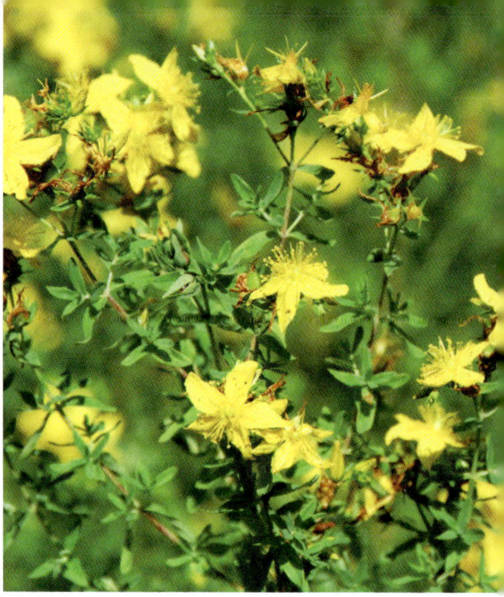

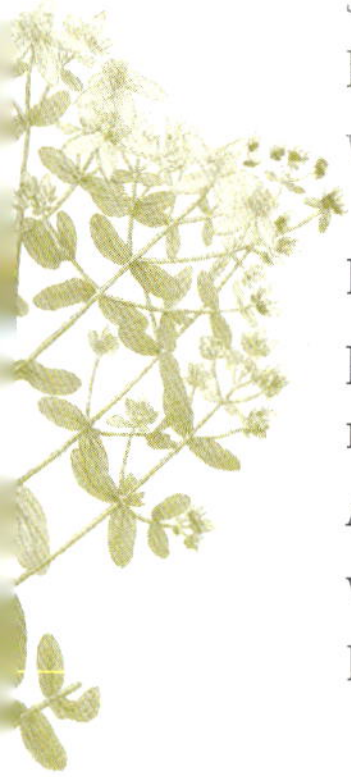

„Oh, große Kräfte sind's, weiß man sie recht zu pflegen, die Pflanzen, Kräuter, in ihrem Innern hegen."

William Shakespeare, „Romeo und Julia"

Der Code der Pflanze wäre wohl in ein paar wenigen Worten geklärt, wenn man alleine von der Blüte ausgeht. Aber wir wollen natürlich wissen, wie wir diese wunderbare Heilpflanze im Detail betrachten sollten:

Johanniskraut war schon im Mittelalter als Zauber- und Heilpflanze gut bekannt. Es gehört zu den Hartheugewächsen (*Hypericaceae*), ist in Europa weit verbreitet, kommt aber beispielsweise auch in Sibirien vor.

Johanniskraut kann bis zu 100 cm hoch werden, es besitzt verzweigte Stängel, seine Blätter sind nahezu eiförmig. Die sonnengelben Blüten haben fünf Blütenblätter und stehen in Trugdolden am oberen Ende der Stängel. Es blüht zur Sommersonnenwende ab Juni, in Bergregionen noch bis in den späten August hinein. Für gutes Wachstum benötigt es trockenen Kalk- oder Urgesteinsboden. Im Herbst bilden sich die Kapselfrüchte, in denen kleine schwarze, manchmal auch dunkelbraune Samen enthalten sind.

Es gehört zu den lichtbringenden Kräutern – kein Wunder, sind doch seine Blüten mit ihrem leuchtenden Gelb und den strahlenförmig angeordneten Staubgefäßen ein Sinnbild für die Sonne!

Diese Sonnen-Signatur wirkt sich vor allem auch auf die Psyche aus. Man hat schon früh erkannt, dass Johanniskraut bei **Depressionen** ein wirksames Gegenmittel darstellt. Dafür verantwortlich ist der Inhaltsstoff Hyperforin. Ihn finden wir vor allem im Stempel und in den Früchten der Pflanze. Dort hat es hauptsächlich eine Wirkung als Verteidigungsmittel für die Pflanze.

Schon Hippokrates, Plinius und Dioskurides kannten das Johanniskraut als wirksames Heilmittel zur Behandlung von **Lungenkrankheiten, Ischias und Brandwunden**.[39]

Paracelsus meinte begeistert:

„Seine Tugend kann gar nicht beschrieben werden, wie groß sie eigentlich ist und gemacht werden kann […] Es ist nicht möglich, daß eine bessere Arznei für Wunden in allen Ländern gefunden wird."

Johanniskraut gehört zu den Hartheugewächsen (*Hypericaceae*) und ist in Europa weit verbreitet. Reibt man die Blütenblättchen zwischen den Fingern, so färben sich die Finger rotviolett. Das ist das Erkennungszeichen vom echten Johanniskraut. Die Färbung entsteht durch das in Blättern und Blütenblättern enthaltene Hypericin, das durch den Sauerstoff der Luft sichtbar gemacht wird. Dieses Hypericin färbt auch das Johanniskraut-Mazerat: So entstand dafür der Name Rotöl. Man kann die kleinen Öldrüsen mit freiem Auge erkennen, wenn man ein Blatt gegen die Sonne hält: viele kleine Pünktchen. Sie enthalten das ätherische Öl der Pflanze und etwas Harz.

Diese wundersame Rotfärbung hat rund um das Johanniskraut Legenden gewoben. Der Teufel ärgerte sich an einem Sonnentag (er konnte die Sonne sowieso nicht ausstehen) über die gelben Blüten. Zufällig hatte er ein paar Dornen bei sich. Voller Zorn ob des sonnigen Leuchtens stach er damit so oft auf die Pflanze ein, bis er dachte, sie würde verbluten und endlich sterben. Denn aus der Pflanze tropfte es rot wie Blut.

Eine andere Legende erzählt, das Johanniskraut habe das Blut von Johannes dem Täufer aufgefangen, als dieser enthauptet wurde.

In seiner *Phytanthoza iconographia*, das wunderschöne Stiche der besprochenen Pflanzen enthält, schreibt Johann Wilhelm Weinmann über das Johanniskraut bereits *„stärcket es das sämtliche Nerven-Werck"*[40].

Wer Johanniskraut bei sich trug, war praktisch unverwundbar, sogar gegen Kugeln und Hieb- oder Stichwaffen, so meinte man.

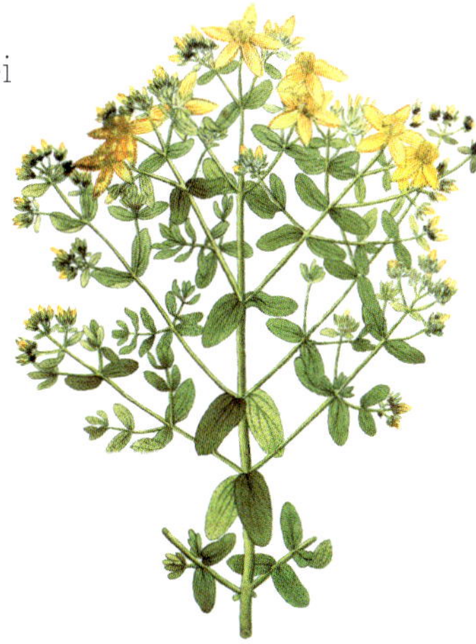

Pfarrer Kneipp empfiehlt das **Rotöl** bei **Hexenschuss, Gicht und Verrenkungen** und den **Tee** aus Johanniskraut bei **Leberproblemen**, aber auch bei **Verschleimungen** in Folge von **Erkältungskrankheiten** und bei **Bettnässen**. Johanniskraut regt die Blutzirkulation an, es ist **beruhigend**, **schmerzlindernd** und **wundheilend**.

Das Johanniskraut wirkt also nahezu als ein universelles Mittel – zumindest das **Mazerat** (Ölauszug) sollte meiner Meinung nach in keiner Hausapotheke fehlen. Ich selbst habe in meiner Praxis im Lauf der Jahre sehr gute Erfahrungen damit machen dürfen.

ACHTUNG:

Vorsicht ist geboten, wenn man eine empfindliche Haut hat. Dann sollte man nicht unbedingt nach dem Auftragen in die Sonne gehen. Die Inhaltsstoffe könnten eine Sonnenallergie oder ähnliche Erscheinungen wie bei Sonnenbrand hervorrufen. Das kann vor allem auch nach der Einnahme von Johanniskraut-Präparaten geschehen. Hat man allerdings bereits einen Sonnenbrand, so kann das Öl heilsam eingesetzt werden!

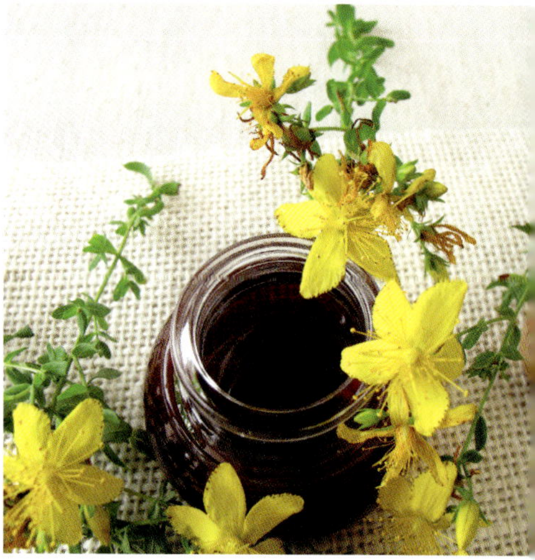

Johanniskrautöl

Man pflückt die oberen Stängel und Blüten des Johanniskrauts. In ein Glas füllen und mit Sonnenblumenöl bedecken. Alle Blüten sollen unter der Öloberfläche sein. Verschließen und an einem warmen, möglichst sonnigen Ort für 4–6 Wochen stehen lassen. Bewegen Sie die Mischung von Zeit zu Zeit. Das Öl färbt sich sehr bald rot. Schließlich abseihen und in dunkle Flaschen umfüllen.

Johanniskraut wird auch zum Räuchern verwendet:
In meiner eigenen Räuchermischung zur Sommer- und zur Winter-Sonnenwende darf Johanniskraut nicht fehlen, aber auch immer dann, wenn es darum geht, Licht in die Räume oder die Herzen zu bringen, kommt es in die Räucherschale.

Fassen wir dieses einfache Puzzle zusammen, so sollte unser Code wie folgt lauten:

Johanniskraut ist die Pflanze des **Lichts** und der Kraft. Ich ordne sie dem **Element des Feuers** zu. Die eindeutige Yang-Pflanze trägt **Sonnen-Signatur** mit ein wenig **Jupiter-Bezug**, vor allem auch wegen ihrer Wirkung auf die Psyche.

PFLANZENCODE JOHANNISKRAUT	
Hypericum perforatum	
Gestalt:	blühendes Kraut
Konsistenz:	weich, beinhaltet farbigen Saft in der Blüte
Farbe:	grün, Blüte gelb
Duft:	krautig
Geschmack:	leicht bitter
Standort:	trockener Kalk- und Urgesteinsboden
Lebensdauer:	mehrjährig
Planetarische Zuordnung:	Jupiter, Sonne
Körperliche Wirkung:	entzündungshemmend, beruhigend, psychisch erhellend, Muskelkater, Ischias, für Niere, Herz, Leber
Verwendung:	Mazerat, Tinktur, Tee
Element:	Feuer (Yang)
TEM:	psychische Probleme (Antidepressivum)
TCM:	kalt
Inhaltsstoffe:	Hypericin, Hyperforin (wirkt antibiotisch), Pseudohypericin, Flavonoide (Hyperosid, Rutosid), ätherisches Öl (beinhaltet Sesquiterpene und Sesquiterpenole), Xanthone, Procyanidine, Gerbstoffe, Phenolcarbonsäuren

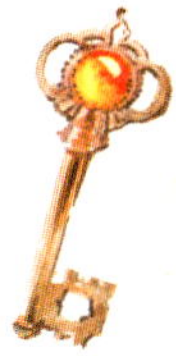

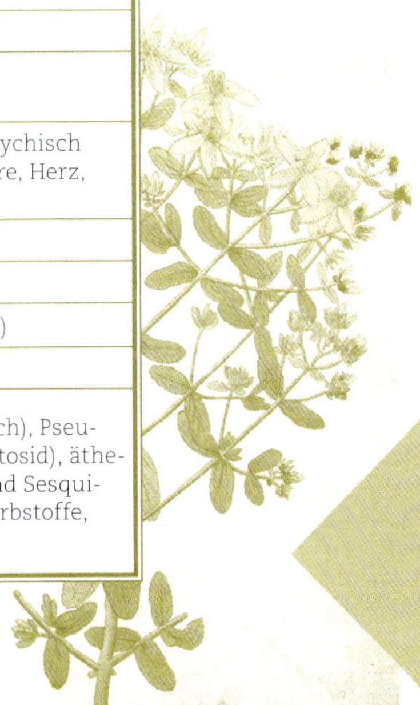

20

Karde – stachelig und erdig

Dipsacus sylvestris Huds.

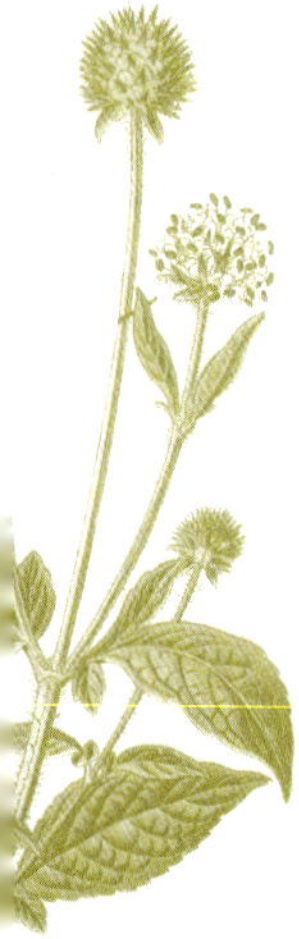

Die Karde sieht aus wie eine Distel mit länglichem Köpfchen, gehört aber nicht zu dieser Pflanzengattung. Die Disteln sind Korbblütler, die Karde gehört zu den Geißblattgewächsen (*Caprifoliaceae*).

Früher wurden Karden zum Vorbereiten der Wolle, zum *Kartätschen*, verwendet. Mit den Köpfchen wurde die Wolle sozusagen *gekämmt*. Danach konnte sie erst versponnen werden. Auch die Weber bedienten sich der Karde, um die Oberfläche von Wollgeweben aufzurauen und auf diese Weise flauschig zu machen. So wurde die Karde das Innungszeichen der Tuchmacher. Allerdings handelte es sich dabei um die sogenannte *Weber-Karde*, die zwar ähnlich aussieht wie die *Wilde Karde*, aber seitlich abstehende Hüllblätter besitzt.

Bei uns wächst die Karde vor allem auf steinigen Böden, auf Brachland, Bahndämmen und *G'stätt'n*. Sie ist eine zweijährige Pflanze, krautig und kann bis zu gut 1,50 m hoch werden. Die kantigen Stängel und die spitzen Blätter sind ziemlich stachelig – es empfiehlt sich daher, beim Ausgraben der Wurzel Handschuhe zu tragen. Denn die Unterseite der Blätter (hier sitzen die Stacheln) können dabei richtig lästige Verletzungen hervorrufen.

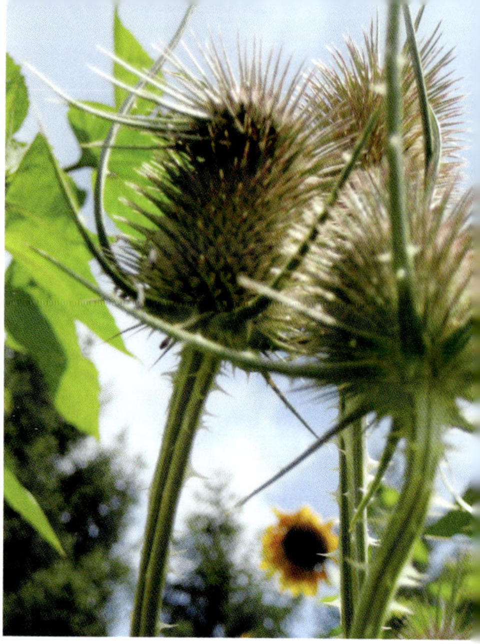

Karden blühen im Hochsommer, bei uns im Juli und im August, mit zarten violetten Blüten, die zwischen den borstigen Stacheln der Köpfchen erscheinen. Die nussartigen Früchte sind winzig klein.

Der botanische Name *Dipsacus* ist zwar lateinisch, stammt aber aus dem griechischen Wortschatz (*dipsáo*) und bedeutet *mich dürstet*. Warum?

Nun: In den großen, verwachsenen und gegenständigen Blättern sammeln sich Tau und Regenwasser, man nennt das im Volksmund *Waschbecken der Venus*.

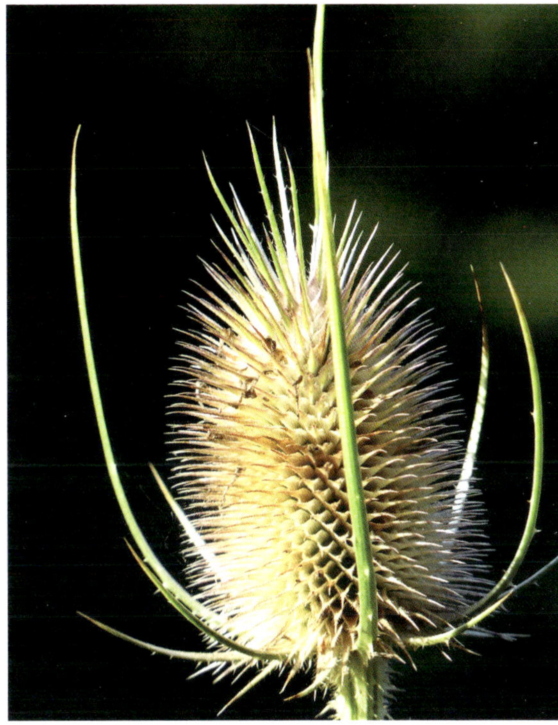

Schmetterlinge lieben Karden, aber sie wird auch gerne von Hummeln und Vögeln besucht. Sie alle trinken aus den *Schalen* der Karde. Im Mittelalter hat man dieses *Schönheitswässerchen* für die Gesichtspflege verwendet. Das gesammelte Wasser in der Blattrosette wurde sogar als Augenwasser benutzt.[41]

Für die Volksheilkunde grub man häufig die **Wurzeln** aus. Man gebrauchte sie äußerlich bei **Warzen** und innerlich als **Tinktur**, vor allem bei **Gelbsucht** und **Lebererkrankungen**, aber auch bei **Magengeschwüren**.

Aus der Wurzel der Karde stellte man in der Antike eine **Salbe** her, mit der **Schrunden** und **Fisteln** versorgt wurden.

Man nutzte aber auch die Blüten und Blätter.

Bei Wolf-Dieter Storl und Miriam Wiegele habe ich viel über die Wirkung der Kardenwurzel-**Tinktur** bei **Borreliose** gelesen. Da man vor Borreliose letztlich nie gefeit ist, habe auch ich eine Tinktur angesetzt. Die Wurzel wird im Herbst des ersten Vegetationsjahres gegraben. Also dann wenn nur die Blattrosette vorhanden ist. Hat die Karde erst einmal geblüht, so ist die Wurzel nicht mehr so heilkräftig! Eine Behandlung der Borreliose ist immer mit der Einnahme von Antibiotika verbunden. Aber zur weiterführenden Behandlung dieser langwierigen Erkrankung kann die Tinktur als Unterstützung dienen. Dies wird mit der Signatur der Karden – mit den um den Kopf in Ringform laufenden Blüten – erklärt, die dem Symptom der Wanderröte bei Borreliose ähnlich zu sein scheint.[42]

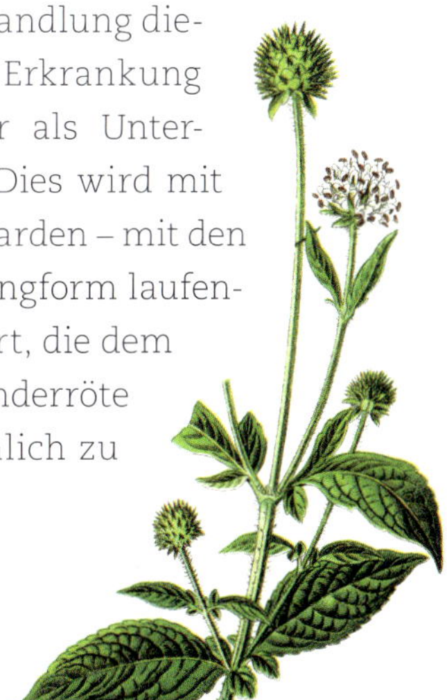

Bei den alten Rezepten meiner Großmutter habe ich eines gegen Akne gefunden:

Die getrockneten Wurzeln der Karde werden in reichlich Wasser 10 Minuten lang gekocht und dann abgefiltert. Dieser Tee wird morgens und abends vor dem Essen getrunken, jeweils 1 Tasse voll.

Umschläge mit Karden-Tee helfen bei **Verletzungen der Haut**. Und sie wirken **harntreibend**.

Wenn man die Kardenwurzel trocknet, kann sie zu einem Farbstoff vermahlen werden, der sehr schön blau färbt.

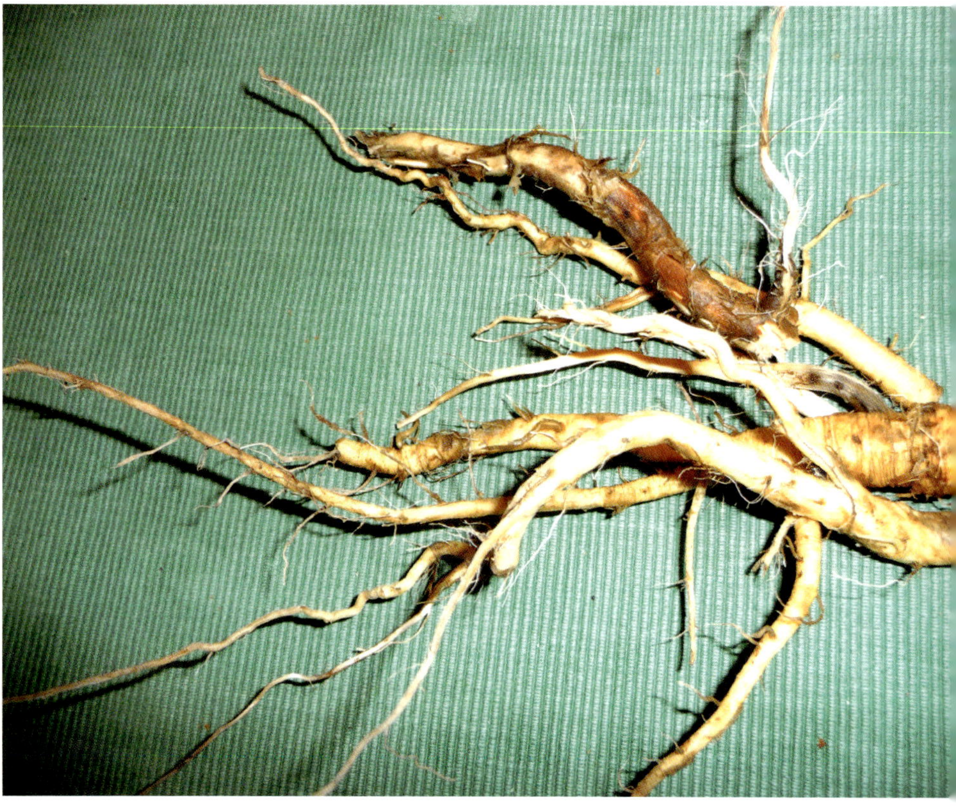

Kommen Sie mit Ihren Puzzlesteinen nun ebenso zu folgendem Schluss?:

Die stachelige, wehrhafte Karde hat **Mars-Charakter** mit einem starken **Jupiter-Anteil**. Auch die **Venus-Signatur** wird in der Karde gesehen, diese steckt sogar in ihrem alten Namen *Venusbecken*. Nach den Elementen des Feng-Shui wird sie dem **Holz-Element** zugeordnet. Nach der westlichen Elemente-Ordnung gehört die Wilde Karde dem **Feuer-Element** an. Wegen ihrer ausleitenden Eigenschaften – bei Gicht beispielsweise wird Harnsäure abgeleitet – gestehe ich ihr auch einen Anteil am **Wasser-Element** zu.

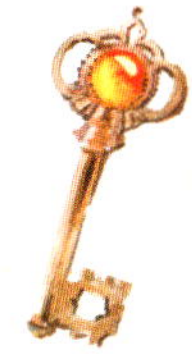

PFLANZENCODE
WILDE KARDE

Dipsacus sylvestris Huds.

Gestalt:	distelähnliche Staude, stachelig, gerade und aufrecht
Konsistenz:	fest
Farbe:	Blattwerk grün, Blüte lila-rosa
Duft:	krautig
Geschmack:	bitter
Standort:	Wegränder, Bahndämme, steinige Böden
Lebensdauer:	zweijährig
Planetarische Zuordnung:	Mars, Jupiter, Venus
Körperliche Wirkung:	Haut, reinigend, antiviral
Verwendung:	Tee, Tinktur, Homöopathie (bei Gicht)
Element:	Feuer (Yang) und Wasser (Yin)
TEM:	Borreliose
TCM:	–
Inhaltsstoffe:	Glykoside (hier vor allem Scabiosid, Saponin), Glucoside, Inulin, Iridoide, Kalisalze, Terpene, Kaffeesäureverbindungen, organische Säuren, Bitterstoffe, Gerbstoffe (Tannin)

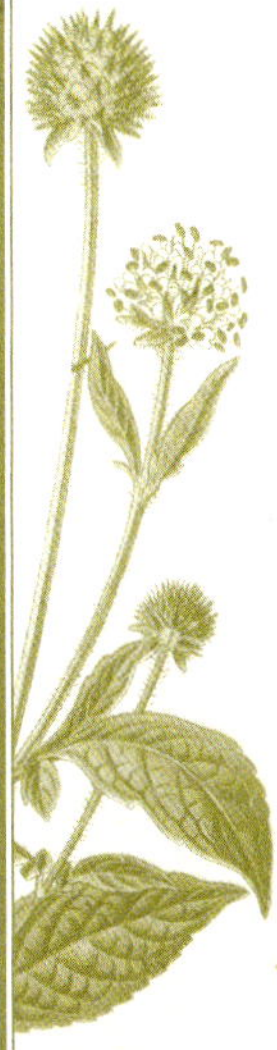

21

Lärche – Verletzlich und dennoch stark!

Larix decidua

Auch die Lärche kann man über ihr Aussehen, ihr Wachstum, ihren Duft den Elementen, Planeten und damit ihrem ganz eigenen Pflanzencode zuordnen!

Die Lärche ist ein Kraftbaum. Sie symbolisiert das Leben schlechthin in seiner Ganzheit.

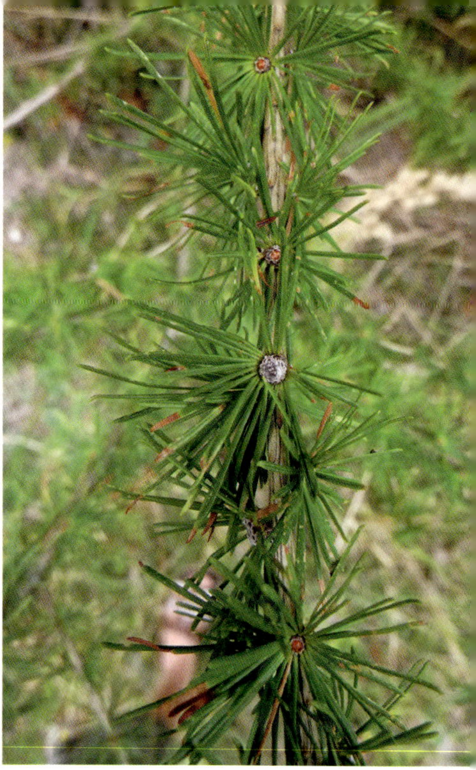

Lärchenbäume haben mich schon immer angezogen. Das zarte Grün im Frühling, das Saftige des Sommers und das leuchtende Gelb der Herbstfärbung erfreuen mich Jahr für Jahr. Wer hat sich noch nie darüber gewundert, dass ein Nadelbaum im Winter kahle Äste besitzt? Als kleines Mädchen konnte ich das nicht verstehen. Im zeitigen Frühjahr, wenn die ersten zarten Nadeln an den langen biegsamen Ästen erschienen, da konnte ich sie gar nicht genug anfassen, so weich und angenehm fühlte sich das an! Wenn Ostern zeitig im Jahr war, dann durften meine Schwestern und ich aus den Zweiglein der Lärche unsere Osterkörbchen flechten. Die wurden dann vom Osterhasen versteckt – und sie waren gar nicht so leicht zu finden, unter den Büschen im frisch-grünen Gras.

Lärchen wachsen bis hoch ins Gebirge. Sie können bis über die Baumgrenze hinauf, etwa bis 2300 m Seehöhe, auch auf kargen Böden leben. Sie sind die einzigen Vertreter der Kieferngewächse (*Pinaceae*), welche im Winter ihre Nadeln abwerfen. Diese Nadeln stehen in Büscheln, rosettenförmig (zu je 20 bis 40 Nadeln), sind schmal und weich und färben sich im Herbst goldgelb. Die Basis dieser Rosetten bleibt auch im Winter an den Ästen und Zweigen. Die weiblichen Blüten der Lärche sind rosa bis dunkelrot, die männlichen eiförmig und schwefelgelb. Beide sind gemeinsam an einem Baum zu finden – die Lärche ist einhäusig. Die Zapfen der Lärche werden nicht sehr groß, meist lediglich ca. 2 cm lang, und bleiben gerne an den Zweigen sitzen, bis der Zweig nach Jahren abbricht.

Im Ultental (Südtirol) findet man Lärchen, die zwischen 800 und 1000 Jahre alt sind. Sie werden bis zu 50 m hoch und können einen Stammdurchmesser von bis zu 150 cm erreichen. Vor allem frei stehende Lärchen können – wenn sie den Bergstürmen ausgesetzt sind – sehr verschnörkelte Stammformen entwickeln, aber auch weit ausladende Kronen, die sich dann oftmals mit dem Wind (bzw. nach der Hauptwindrichtung) neigen. Ihre Herzwurzeln reichen bis zu 4 m in den Boden hinein. Aber Lärchen benötigen viel Licht, daher wird man sie eben nur in lichten Wäldern oder als Solitärpflanzen im Gebirge finden.

Heute weiß man, dass die Lärchen während der letzten größeren Eiszeit in unseren alpinen Raum einwanderten. Das Wort *Larix* stammt vermutlich aus dem gallischen Sprachraum und *decidua* bedeutet *laubabwerfend*. Sie war immer schon ein Schutzbaum gegen böse Geister, in manchen Gegenden wurden Lärchen als heilige Bäume verehrt.

Ein Lärchenzweig über der Türe sollte das Haus schützen und kleine Kinder bekamen einen Lärchenzapfen als Amulett gegen den bösen Blick umgehängt.

Lärchen sind besonders in den Alpen als Sagenbäume tief im Gedächtnis verwurzelt. Vor allem die Saligen[43] Fräulein wohnen in und unter den Lärchen. Sie helfen den guten Menschen, aber wenn so manche der Gaben nicht würdig sind, dann werden sie auch bestraft. Und das Leuchten der Saligen geben auch die Lärchen wieder, vor allem im Herbst, wenn sich ihre Nadeln verfärben.

Tja, immer rätselhaft war es mir als Kind, warum die Lärche im Herbst ihre Nadeln golden verfärbt und sich wie ein Laubbaum benimmt, indem sie die Nadeln dann im Herbststurm zu Boden fallen lässt. Und als ich später die Geschichte von Josef Guggenmos, *Warum es keine Weihnachtslärche gibt*[44] gefunden hatte, da war mir alles klar.

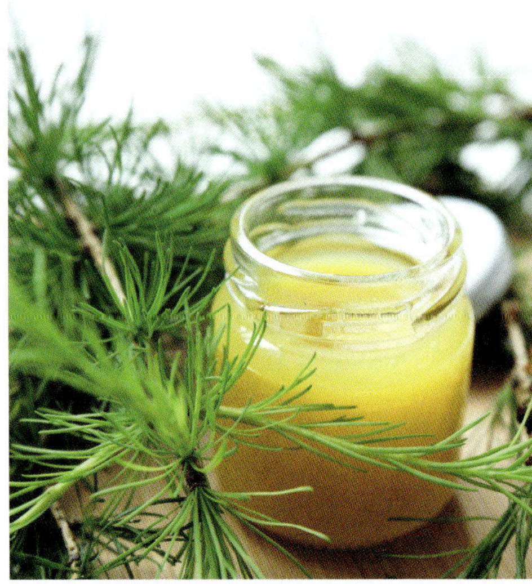

Das gelbe Harz der Lärche wird für die Terpentinproduktion verwendet, das sogenannte *Venezianische Terpentin*, das *Terebinthina laricina*.

Schon bei Dioskurides findet sich der Begriff *Larix* für das Harz. Lärchenharz enthält bis zu 25 % Terpentin.

Venezianisch wird es deshalb genannt, weil Venedig der wichtigste Umschlagplatz für so manche Spezerei aus dem Alpenraum war. Das Harz wird vor allem in den Sommermonaten geerntet.

Man kann daraus eine gute Lärchensalbe, wie sie schon in den mittelalterlichen Klosterrezepturen angegeben ist, rühren:

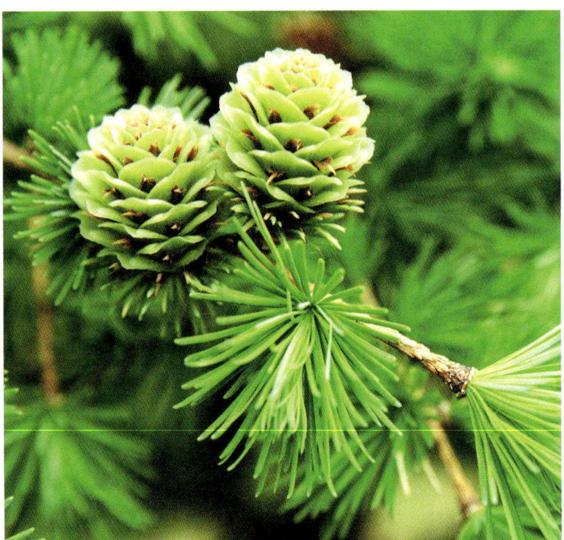

Lärchensalbe

Ein Stück Lärchenharz (15–20 g) wird in einen alten Topf gegeben und mit ca. 30 ml Mandel- oder Olivenöl bedeckt. Bei niedriger Temperatur das Harz langsam schmelzen lassen, dann durch ein Mulltuch abseihen.

3–4 g Bienenwachs schmelzen und mit dem Lärchenöl vermischen. Wenn man möchte, kann man noch bis zu 10 Tropfen ätherische Öle dazugeben (dafür eignen sich ganz besonders Thymianöl – ich nehme Thymian ct. linalool –, wenn man einen Erkältungsbalsam herstellen möchte, oder auch Lavendelöl, wenn man eine einfache Heilsalbe haben will). Diese fein duftende Salbe wurde früher mit Schmalz hergestellt und war aus keinem bäuerlichen Haushalt wegzudenken. Die Lärchensalbe ist keimtötend und desinfizierend und wirkt hervorragend bei **Erkältungen**. Lärchensalbe verhält sich ähnlich wie eine Zugsalbe, wenn man eine kleine **eitrige Wunde** hat. Man sollte sie allerdings immer mit Bedacht einsetzen, da sie eine sehr starke zehrende Wirkung hat.

Die kleinen Kristalle, die sehr oft an den Nadeln zu finden sind, nannte man *Lärchen-Manna*. Sie wurden früher gerne als **Abführmittel** eingenommen. Die **schmerzlindernden** Eigenschaften des Lärchen-Terpentins waren besonders bei **Hexenschuss** geschätzt.

Das Terpentin wird teilweise auch wasserdampfdestilliert. Dabei erhält man einerseits gereinigtes Terpentinöl (*Oleum Terebinthinae*), Kolophonium und Hydrolat.

Im Kräuterbuch des Leonhart Fuchs (1543) findet sich unter „*Die krafft und würckung*" Folgendes zu lesen:

„Seine bletter zerstossen und übergelegt / lindern und miltern die entzündten wunden. Dieselbigen zerstossen unn in essig gesotten / und warm im mund gehalten / stillen das zanwee. Sein hartz weycht / wermt / zerteylt und seubert. So es geleutert ist / und würt wie ein latwerg jngenommen für sich selbs / oder mit hönig / ist es gut unn nützlich denen so husten / unn den schwindsüchtigen / seubert die brust / treibt den harn / zeitiget / und macht einen linden stulgang […]"[45]

Heute verwendet man das Lärchenterpentin auch bei Atemwegsinfektionen. Bei Furunkeln und Abszessen schätzt man die Wirkung ebenso.

Auch Lärchennadelbäder sind in der Volksheilkunde zu finden. Sie wurden bei schmerzenden Gelenken ebenso empfohlen wie die Lärchenharz-Salbe. Und räuchert man mit dem Harz, so duftet der Raum balsamisch – gleichzeitig lindert der Rauch Bronchitis und Hustenreiz! Man sieht also, dass die Lärche schon immer als heilender Baum geschätzt wurde!

Lärchenholz ist hart – es eignet sich hervorragend für Möbel und Wasserleitungen, aber auch für Fußböden – wir haben in unserem Haus in einigen Räumen Lärchenholz verwendet und es geht sich barfuß wunderbar über diese samtigen unbehandelten Bretter …

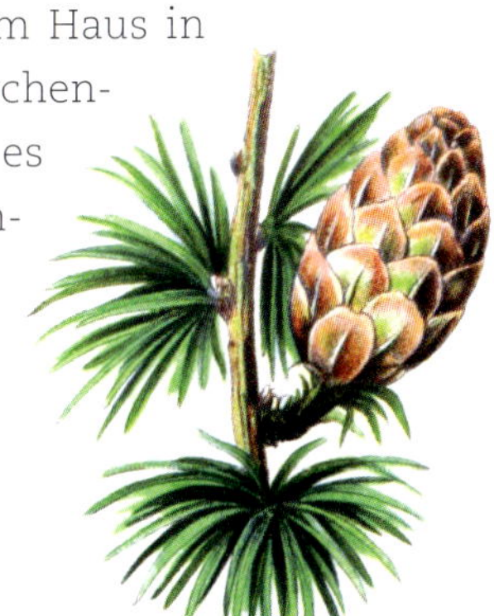

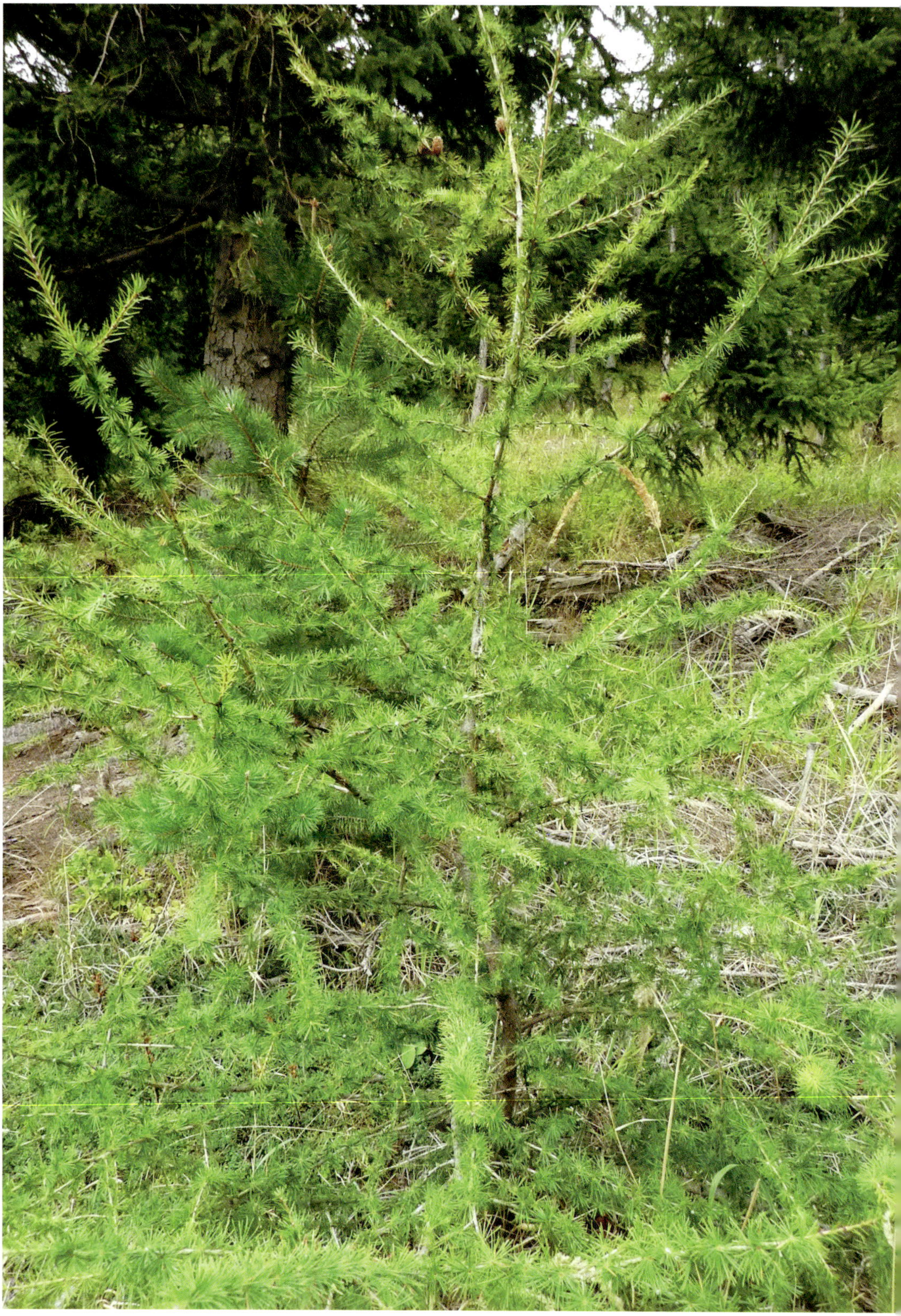

Das ist der Pflanzencode:

Das hellgrüne, weiche Nadelkleid der Lärche besitzt die Signatur der **Venus**. Der knorrige Stamm symbolisiert den **Jupiter** mit seiner Stärke und Kraft, er scheint allem zu trotzen, auch den Naturgewalten. Die weichen und biegsamen jungen Zweige sind für mich eine Botschaft des **Merkur**. Dass die Lärche als einziger Nadelbaum im Winter seine Kräfte in die Erde zurücknimmt, hat etwas beeindruckend **Saturnisches**. Sie ist ein Baum aller Elemente. Des **Elements Erde**, weil sie die Kraft besitzt, sich festzuhalten, auch wenn Stürme sie umbrausen. Des **Elements Luft**, weil sie mit ihren weichen, biegsamen Ästen den Wind nicht hindert. Zum **Element Feuer** gehört die Lärche wegen der Form ihrer Krone. Letztlich gehört sie auch zum **Element Wasser**, weil sie weich und anschmiegsam ist, zärtlich wie die laue Quelle.

PFLANZENCODE LÄRCHE	
Larix decidua	
Gestalt:	Baum, lichte Krone
Konsistenz:	Holz langlebig, harzig
Farbe:	Nadelkleid lichtgrün, Borke graubraun und schuppig
Duft:	würzig
Geschmack:	herb-würzig
Standort:	Wald, Almboden, karge Böden, bis 2300 m
Lebensdauer:	sehr lange, bis zu 1000 Jahre
Planetarische Zuordnung:	Venus, Jupiter, Saturn, Merkur
Körperliche Wirkung:	Erkältungen, hautpflegend, entzündungshemmend
Verwendung:	Balsam, Tinktur, ätherisches Öl, Hydrolat, Harz
Element:	Erde (Yin), Feuer (Yang), Wasser (Yin) und Luft (Yang)
TEM:	–
TCM:	–
Inhaltsstoffe:	bis zu 20 % ätherisches Öl (mit Pinen, Limonen u. a.), ca. 50 % Harzsäuren (Laricinolsäure), Bernsteinsäure, Bitterstoffe, Farbstoffe, Larixylacetat, Wasser

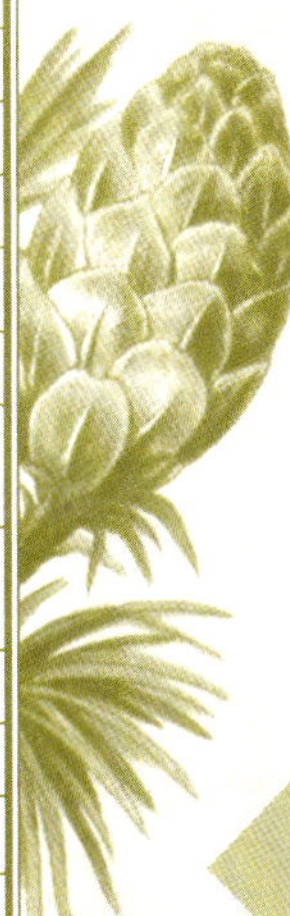

22

Linde – Schicksalsbaum

Tilia platyphyllos

„Der Lindenbaum ist warm / zeücht ein wenig zusamen / und seubert."

Das Kräuterbuch des Leonhart Fuchs, 1543

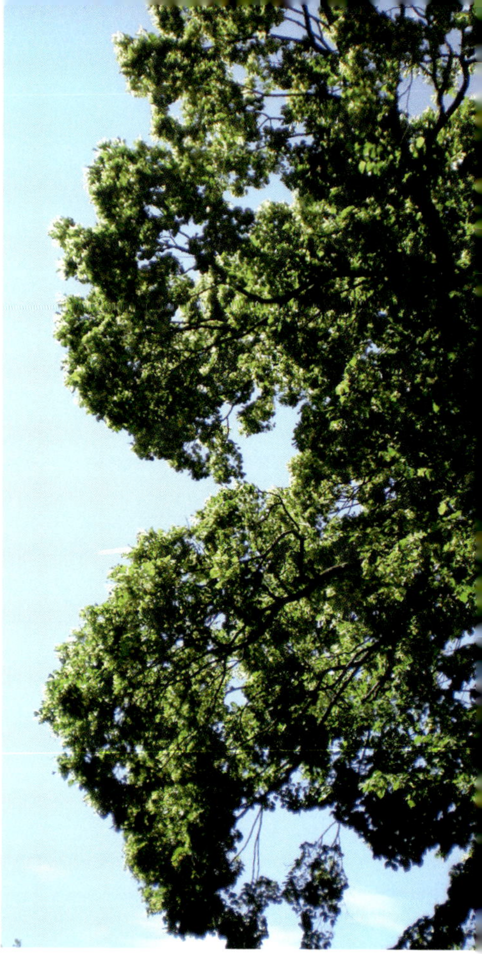

Unser Hausbaum ist eine mächtige Linde, ca. 180 Jahre alt, gut 30 m hoch und weithin sichtbar. Wenn ich von einer Reise heimkomme, müde und ausgelaugt von langer Fahrt, lehne ich mich an den breiten Stamm, atme durch und fühle mich geborgen.

Linden galten in vielen Kulturen als Schicksals- und Familienbäume. Geborgenheit, Wärme, Herzlichkeit und ein Sinnbild für unser Zuhause, das symbolisiert eine Linde. Bei den Germanen wurden sie als Bäume der Liebe und Fruchtbarkeit und des häuslichen Wohlstands geehrt. In der Linde sah man vor allem die ewige Liebe und Treue und auch das *Eins-Werden*. Linden können ein Alter von bis zu 1 000 Jahren erreichen (das werden wir bei unserer Linde zwar nicht mehr selbst erleben, aber trotzdem!).

Eine Linde stand in früheren Zeiten meist im Mittelpunkt eines Dorfes. Unter der Dorflinde wurde getanzt, gefeiert, aber auch Gericht gehalten. Man findet Linden oftmals auch als Schutzbaum bei Wegkreuzen und Marterln.

„Denn unter der Linde pflegen wir zu trinken, tanzen, fröhlich sein, denn die Linde ist unser Friede- und Freudebaum."

(Martin Luther, 1483–1546)

Und bei Walther von der Vogelweide[46] heißt es in einem meiner Lieblingslieder:

„Under der linden an der heide, dâ unser zweier bette was, dâ muget ir vinden schône beide gebrochen bluomen unde gras. Vor dem walde in einem tal, tandaradei, schône sanc diu nahtegal."

Die Linde gehört zur übergeordneten Pflanzenfamilie der *Malvaceae* (Malvengewächse). Sie besitzt eine stämmige Pfahlwurzel, die von starken Seitenwurzeln gestützt wird. Man findet Linden vor allem in Mitteleuropa und da oft auch bis zu einer Seehöhe von 1 000 m. Eine Sommerlinde braucht Platz. Daher steht sie meist alleine, manchmal findet man Sommerlinden in Form einer Allee, sehr selten mitten im Laubwald. (Dort sind eher die kleineren Winterlinden beheimatet.)

Die Bäume haben herzförmige, am Rand leicht gesägte Blätter, die an der Unterseite in den Achseln weißlich behaart sind. Linden sind einhäusig. Sie benötigt Insekten zur Bestäubung. Die nach Honig duftenden kleinen Blüten sind in Trugdolden zusammengefasst, die bis zu acht Blüten enthalten. Unzählige Bienen ergötzen sich an ihrem Nektar, eine wahre Insektenweide! Allerdings: der Blütenstaub! In der Umgebung einer Linde wird wirklich alles damit überzogen! (Nicht zu vergessen die armen Allergiker.) Die Früchte der Linde sind kleine Nüsse, die an ihren langen Stängeln im Herbst zu Boden fallen und für viele kleine Nagetiere als Nahrung dienen.

Unter der Rinde der Linde verbergen sich zähe Fasern, die früher noch zu Geweben und Schnüren verarbeitet wurden.

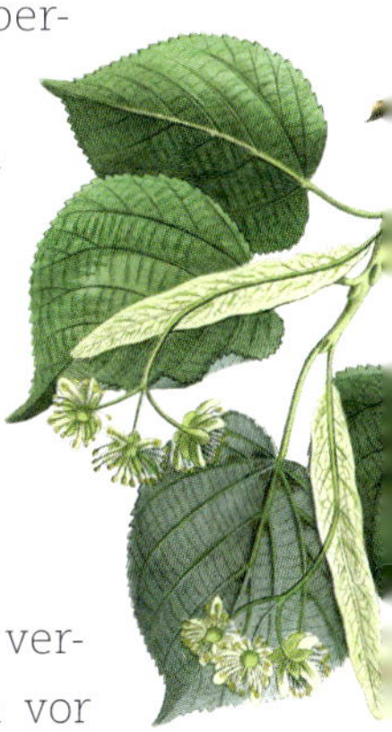

Man verwendete den Lindenbast auch fürs Blumenbinden. Das nordgermanische Wort *linda* bedeutet *Binde*.

In der traditionellen Heilkunde verwendet man seit dem Altertum vor allem die Lindenblüten, aber auch das Splintholz. Lindenblüten sind **schweißtreibend, entzündungshemmend, hustenstillend, krampflösend** und **harntreibend**. In erster Linie werden sie als **Tee** oder **Glühwein** verarbeitet. Als **Badezusatz** kann der starke Tee bei **Hexenschuss**, **Rheuma** oder **Gicht** Linderung bringen.

Das Splintholz der Linde wurde früher eingesetzt, um die **Gallenpro-**

duktion anzuregen, aber es wurde damit auch der **Blutdruck gesenkt**.

Pfarrer Kneipp empfiehlt den Tee aus Lindenblüten besonders bei **Verschleimungen** der Lunge und der **Luftröhre**, aber auch bei **Unterleibsbeschwerden**, *„die ihren Ursprung in der Verschleimung der Niere haben"*.[47]

Und bei Tabernaemontanus findet man:
„Das Wasser aus der Blüet gebrennt/ wird hoch gerühmet wider die Fallende sucht der jungen Kinder: wil man aber diesen Tranck etwas stärcker haben/ soll man ein drittheil Päonienwasser darzu vermischen. Es wird auch sonst gebraucht wider den Schlag/ den Schwindel und andere kalte Gebresten dess Hirns. Wen der Schlag getroffen hat/ der nimm Lindenblüetwasser/ Mayenblumenwasser/ unnd schwartz Kirschenwasser/ vermische sie durch einander/ und trincke jederzeit ein Untz darvon. Diss Wasser getruncken/ ist gut den versehrten Därmen/ von der rohten Ruhr/ [wird von etlichen auch für das Bauchgrimmen geben. Das Wasser von Lindenblüet/ vertilget die Flecken im Angesicht."

Lindenblüten-Glühwein

Ein altes Familienrezept, das eine Erkältung gleich im Keim ersticken kann:

1 Glas Weißwein, 1 Stück Würfelzucker, ein bisschen Zimt und 2 Gewürznelken zusammen erhitzen und über 1 Esslöffel Lindenblüten gießen. Alles 5–10 Minuten ziehen lassen, abseihen, warm trinken und anschließend ins Bett gehen. Der Wärmehaushalt im Körper wird rasch reguliert und die verschwindet im Nu.

Die Rinde der Linde wurde ebenfalls medizinisch eingesetzt. Bei Galenus findet man einen Hinweis, dass die Rinde vor allem auch bei Aussatz (= Lepra) ihre Wirkung zeigte. Damals setzte man die Blätter auch bei Geschwüren ein und gegen Haarausfall einen Saft, den man aus der Rinde und den Blättern gewann.

Das Holz der Linde ist klassisch für Schnitzarbeiten. Es ist weich und hell, ein *lignum sacrum* (heiliges Holz), aus dem unzählige Heiligenfiguren entstanden und entstehen.

Manche Künstler verwenden für ihre Zeichnungen heute noch Lindenkohle. Sie ist auch eine medizinische

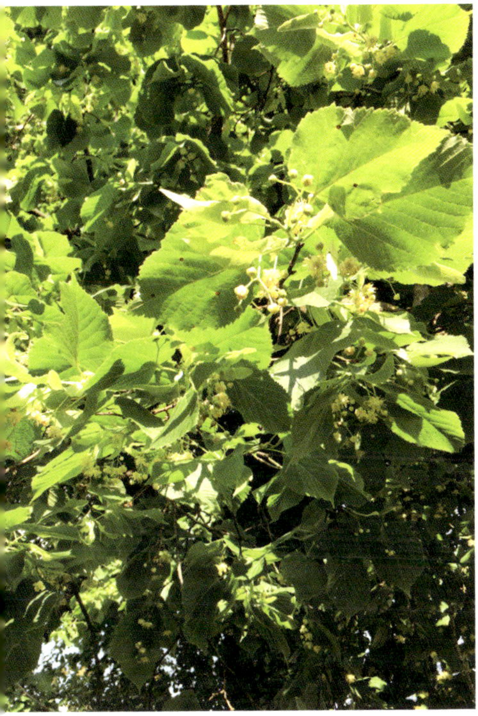

Aktivkohle, die im **Magen-Darm-Trakt** gewisse Giftstoffe gut aufsaugt, die dann mit dem Stuhl ausgeschieden werden.[48]

Wir haben vorhin gehört, dass Linden sehr alt werden können – ihr Holz selbst ist aber gar nicht so stabil. Von unserer Linde fallen bei starkem Sturm immer wieder scheinbar ganz gesunde Äste zu Boden. Betrachtet man das Holz dieser Äste, so kann man oftmals erkennen, dass es stark brüchig ist.

Der Stammdurchmesser einer alten Linde ist meist sehr groß. Aber sieht man genauer hin, so findet man oftmals einen großen Hohlraum im Zentrum des Stammes. Dieser Hohlraum entsteht dadurch, dass sich das Holz im Laufe der Zeit zersetzt. Durch diesen Hohlraum wachsen allerdings von den noch gesunden dicken Ästen der Kronen *Innenwurzeln* hinunter durch das vermodernde Holz bis zum Erdboden.[49] Diese können dann die Kronenäste *ernähren*. Durch diese Wuchsformen ganz alter Linden erscheinen sie uns ewig jung zu bleiben.

Die Linde soll blitzabweisend sein, so heißt es zumindest in alten Geschichten. Und liest man die Nibelungensage, so erfährt man, dass Siegfried (seine Mutter heißt Sieg*linde*) den *Lind*wurm besiegt hat. Und Siegfried erlangt durch das Bad im Blut des *Lind*wurms Unsterblichkeit, nur ein herabfallendes *Lindenblatt* ist daran schuld, dass er dennoch getötet werden kann. Der Phantasie sind hier kaum Grenzen gesetzt, beginnt man erst einmal, sich mit diesen alten Geschichten zu beschäftigen!

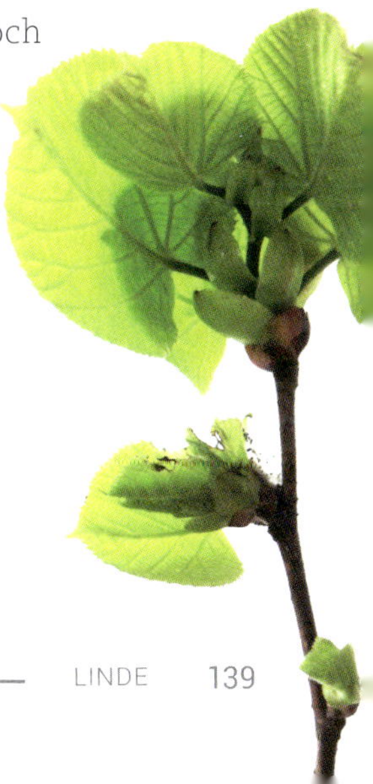

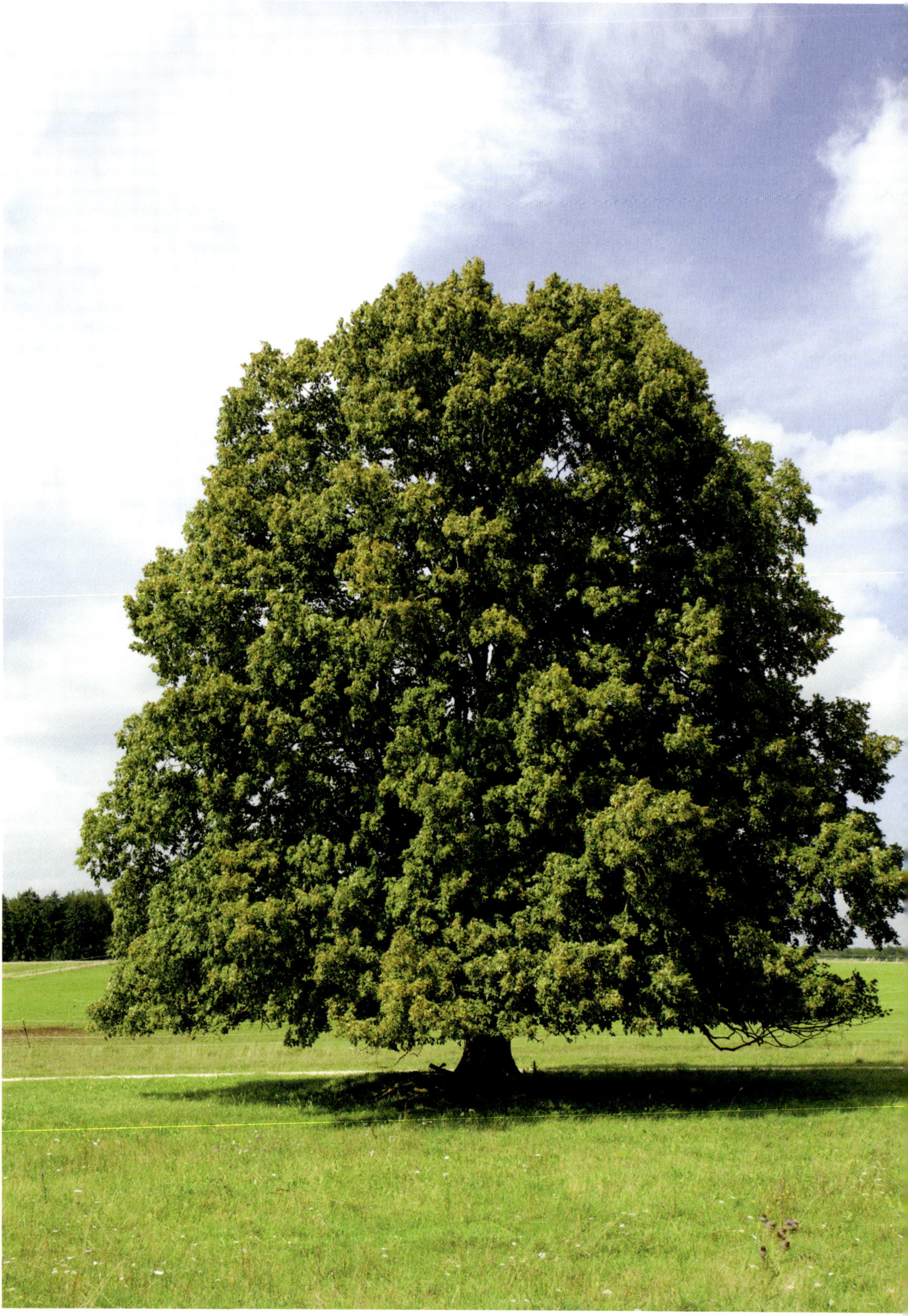

Und unser Pflanzencode?

Die Planeten-Signatur der Linde ist der **Mond**, das Mütterliche, Bewahrende. Das Blattwerk in Herzform deutet auf ihre **Venusqualitäten**, die Liebe. Wir finden aber auch den **Mars**, und zwar in den gesägten Blättern und ebenso in der Tatsache, dass unter den Linden Gericht gehalten wurde. Die Linde schenkt Kraft, Stärke, Mut und Ausdauer, sie ist für mich Heimat – das **Element Erde**. Sie gehört auch zum **Element Luft**, weil sie den Gedanken Höhenflüge erlaubt, wenn ich in ihre Krone hinaufschaue. Ein wenig gehört sie wohl auch zum **Feuer**, denn sie wärmt und schenkt sonnige Freude. Und schließlich findet man – bedingt durch ihre Heilkräfte vor allem bei Problemen mit Erkältungen, Lunge und Nieren auch einen Anteil an **Wasser** in ihrer Signatur.

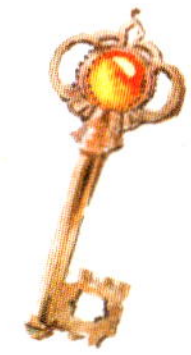

PFLANZENCODE LINDE	
Tilia platyphyllos	
Gestalt:	Baum, hochwüchsig, ausladend
Konsistenz:	Holz weich, trotzdem stabil
Farbe:	Blätter grün, Blüte gelb
Duft:	honigsüß
Geschmack:	süß
Standort:	Solitärbaum
Lebensdauer:	kann bis zu 1 000 Jahre alt werden
Planetarische Zuordnung:	Mond, Venus, Mars
Körperliche Wirkung:	wirksam bei Erkältungen, krampflösend, Lunge, Herz, Niere
Verwendung:	Tee, Tinktur, Küche
Element:	Erde (Yin), Luft (Yang), Feuer (Yang) und Wasser (Yin)
TEM:	Erkältungen, Atemwegserkrankungen
TCM:	kühlend
Inhaltsstoffe:	Schleimstoffe, Saponine, Flavonoide, Gerbstoffe, Procyanidine, Cumarine, ätherisches Öl (in den Bluten mit Linalool, Germacren, Farnesen; in den Blättern mit Aldehyden; im Splintholz mit Phenolcarbonsäuren und Polyphenolen)

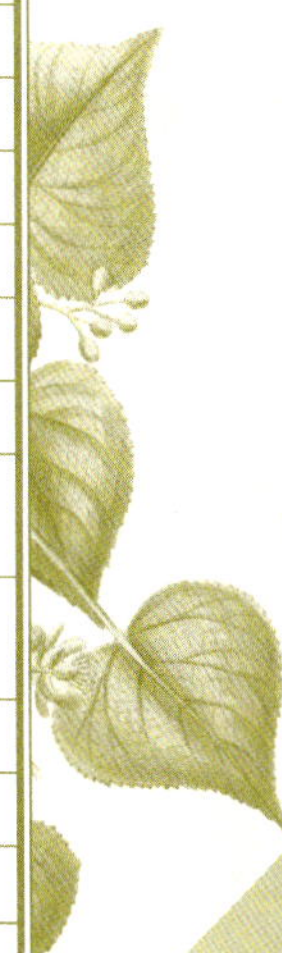

23

Löwenzahn – gezähmtes Feuer

Taraxacum officinale

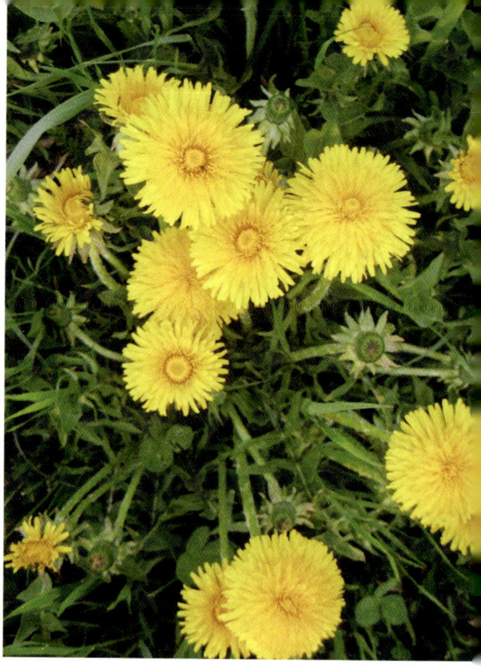

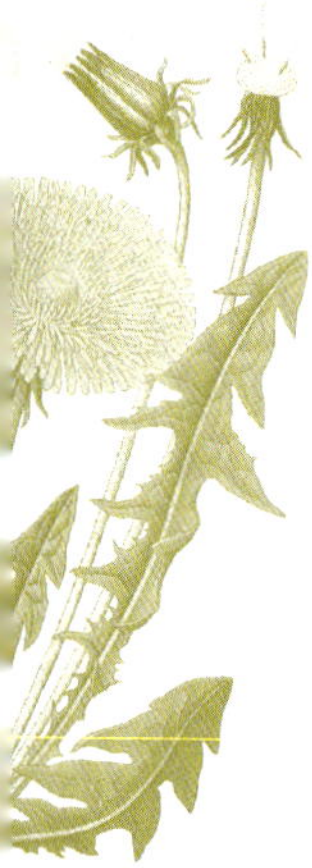

Der Löwenzahn ist wohl auf fast allen Wiesen, die ich kenne, zu finden. Diese Pflanze liebt vor allem nährstoffreichen Boden, auf dem sie ab dem März ihre frohen Blütenköpfchen in die Sonne reckt. Bald danach finden sich an ihrer Stelle die ersten Pusteblumen mit den fallschirmähnlichen Samen. Und von dieser Zeit an bis zum Ende des Sommers geht es so weiter …

Der Löwenzahn gehört zu den Korbblütlern (*Asteraceae*) und besitzt viele Namen. Er heißt im bayerisch-österreichischen Raum *Milchstöck*, im Bergischen Land *Pißblom*, im Elsass *Brunzer* und in Schwaben *Bettschisser*. Man nahm schon früh an, dass der Löwenzahn eine **harntreibende** Wirkung besitzt, wie man aus diesen Namen ersehen kann. Die Namen, in denen die Milch angesprochen wird, beziehen sich allesamt eindeutig auf den Milchsaft im Stängel des Löwenzahns.

Die mehrjährige Pflanze hat (zum Leidwesen vieler Gartenbesitzer) einen bis zu 50 cm tief reichenden Wurzelstock, der oftmals sogar mehrköpfig ist. Das macht es beinahe unmöglich, den einmal Eingewanderten wieder auszusiedeln. Und dann erst die rasche Verbreitung, man glaubt gar nicht, wie schnell aus einem gepflegten Rasen eine Löwenzahnwiese werden kann!

Die Blätter unseres Löwenzahns sind stark eingeschnitten, man nennt das lanzettlich gezähnt, und sie wachsen in Rosetten. Die daraus emporragenden hohlen Stängel tragen jeweils eine Blüte, die aus unzähligen Zungenblüten besteht. Sie dienen als Schlechtwetteranzeiger: Wenn Regen ins Haus steht, sind sie geschlossen. Löwenzahn ist ein stark anpassungsfähiger Überlebenskünstler.

Seinen Milchsaft finden wir nicht nur im Stängel, sondern auch in der Wurzel. Eine besonders reich mit Löwenzahn übersäte Wiese ist meist stark überdüngt.

Und auch uns hilft er beim Überleben, beim **Stärken unseres Immunsystems**. Ich kann nur allen, die unter der *Last* des Löwenzahns in ihrem Garten stöhnen, den Tipp geben: Aufessen! Denn der Löwenzahn erhöht die **Aktivität der Nieren und der Leber** – er ist ein idealer Helfer, wenn es um die **Entschlackung** und eine **Aktivierungskur** im Frühling oder Herbst geht. Seine Blätter eignen sich hervorragend für Salat. Er wirkt beruhigend und ausgleichend auf die **Galle**. Bei Neigung zu **Gallensteinen** arbeitet Löwenzahn der Neubildung entgegen. Bedingt durch diese Wirkung auf Leber und Galle hilft er – zum Beispiel in Form von **Tee** – wunderbar bei **Rheuma** und **Gicht**. Also genau genommen ein Kräutlein Wundersam.

Achtung:

Bitte keine Löwenzahntees, -tinkturen etc. anwenden, wenn Sie unter einem Verschluss der Gallenwege leiden, in diesem Fall empfiehlt sich vor der Anwendung unbedingt eine Rücksprache mit Ihrem Arzt!

Die botanische Bezeichnung *Taraxacum* stammt vermutlich aus dem arabischen Sprachraum. Das Wort wird aus *tarak* und *sahha* zusammengesetzt, was so viel wie *pissen lassen* heißt. Eine Beschreibung der Pflanze und ihrer Anwendungen findet man bei den arabischen Ärzten des frühen Mittelalters (Avicenna, 11. Jh.).[50] Danach erst wieder in der Renaissance (15. Jh.). Hieronymus Bock beschrieb dann im 16. Jh. die Wirkung des Löwenzahns gegen Fieber, Blattern, Gliederschmerzen und Erkrankungen von Leber und Galle.

Bei Tabernaemontanus steht geschrieben: „*[…] wider die Brunst des Magens und der Leber, eröffnet die Verstopfung derselben […]*“.

In historischen Kräuterbüchern findet man viel über die verschiedenen Löwenzahn-Arten.

Man schrieb ihm eine sehr gute Wirkung auch als Schönheitsmittel zu. Dafür wurde das *geprannte Wasser* benutzt, das aus dem Kraut und den Wurzeln des Löwenzahns destilliert wurde.[51] Vor allem wollte man damit Sommersprossen vertreiben. Heute weiß man, dass die Wirkstoffe des Löwenzahns tatsächlich gut für die

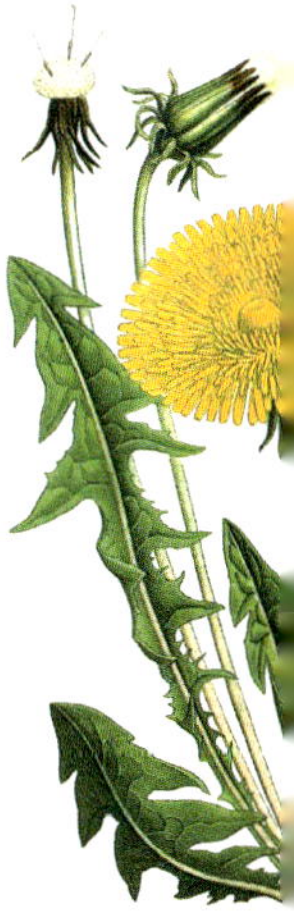

Leber sind und ganz besonders wirksam bei **Hepatitis** eingesetzt werden können. Auch bei **Diabetes mellitus** machte man mit Löwenzahn-Präparaten gute Erfahrungen.

Löwenzahn wurde auch *Krötenkraut* genannt. In den alten Kräuterbüchern findet man Hinweise auf die Behandlung von Gebärmutterleiden.

Ich verwende den frischen Löwenzahn in Form von **Salat**. Das getrocknete Kraut und die getrocknete Wurzel 1:1 gemischt als **Entschlackungstee** im Frühling und immer dann, wenn mich meine Galle zwickt.

Wollen Sie die Wurzeln des Löwenzahns verarbeiten, so stechen Sie diese entweder im Frühling oder im Herbst aus, zusammen mit der Blattrosette werden sie dann getrocknet.

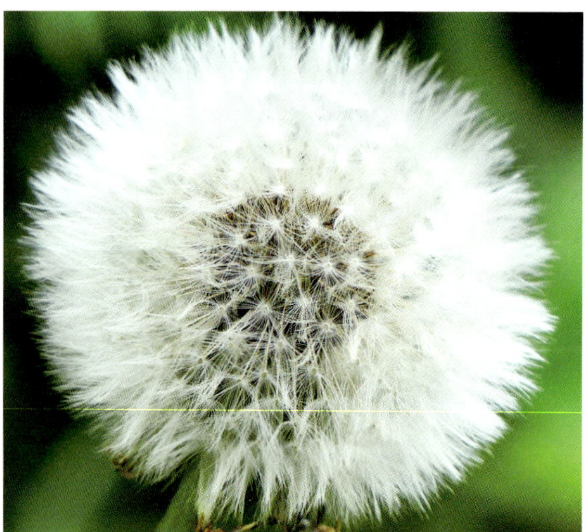

Aus den frischen Blüten wird schnell ein **Sirup**, der sich auch als Brotaufstrich eignet!

Löwenzahn-Sirup

2–3 Handvoll Löwenzahnblüten (nicht waschen, nur von etwaigen kleinen Tierchen befreien) in einen Topf geben und mit ca. ½ l Wasser bei schwacher Hitze eine Viertelstunde sieden lassen. Abseihen und 400 g Zucker dazumischen. Nochmals aufkochen und 1 Teelöffel Zitronensäure einrühren. In Gläser füllen und verschließen. Der Sirup wirkt **blutreinigend**.

Der Löwenzahn wurde auch als Orakelpflanze eingesetzt: Dazu wurden die Samen weggeblasen. Man stellte eine Frage und blies auf die *Fallschirmchen*. Waren alle auf einmal weg, so ging der Wunsch in Erfüllung oder die Antwort auf die gestellte Frage lautete *Ja*.

Man konnte damit auch feststellen, wie viele Sünden jemand begangen hatte – je nachdem, wie viele der kleinen Schirmchen auf der Kleidung hängen blieben, so groß war die Anzahl der Sünden.

Gab eine Kuh keine Milch, mischte man ihr Löwenzahn mit Salz und Kleie, um die Milchproduktion wieder anzuregen.

Von seiner Signatur her ist der Löwenzahn ...

... eine **Sonnenpflanze** und damit dem **Element Feuer** verbunden. Das Innere aber, der Milchsaft, zeigt seine **Mond-Signatur**. Die vielen kleinen *Fallschirmchen*, an denen die Samen der Pflanze transportiert werden, weisen sie als Kommunikationspflanze aus. Die **Merkur-Signatur** ist nicht zu übersehen. Die Wurzel des Löwenzahns ist stark in Wachstum und Wirkung, sie wird dem **Jupiter** zugeordnet. Luft unterstützt das Feuer, Wasser – der Milchsaft – löscht es. Je nach Erscheinungsform tritt uns der Löwenzahn verschieden entgegen. Er wechselt sein Element mit jenem Teil, den wir gerade brauchen. Für mich ist er gleichermaßen **Luft- und Feuer-Element**. Und wenn's zu viel wird, dann *löscht* seine **Wasser-Qualität** den Überschuss an Energie. Der Löwenzahn ist für den harmonischen Ausgleich im Körper überlebensnotwendig!

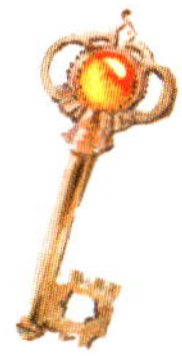

PFLANZENCODE LÖWENZAHN	
Taraxacum officinale	
Gestalt:	krautig
Konsistenz:	weich, milchig
Farbe:	Blüte gelb
Duft:	krautig
Geschmack:	bitter
Standort:	Wiesen, Brachen, überdüngte Böden
Lebensdauer:	mehrjährig
Planetarische Zuordnung:	Sonne, Jupiter, Mond, Merkur
Körperliche Wirkung:	entgiftend, entschlackend, hustenwirksam, Leber, Galle, Magen
Verwendung:	Sirup, Tee (Kraut und Wurzel), Küche
Element:	Luft (Yang), Feuer (Yang) und Wasser (Yin)
TEM:	Entschlackung, Entgiftung
TCM:	kalt
Inhaltsstoffe:	Bitterstoffe (Taraxacin), Schleimstoffe, Saponine, bis zu 40 % Inulin (in der Wurzel), Flavonoide, Carotinoide, Milchsaft mit Kautschuk, Cholin, Inosit, Vitamin D, Sesquiterpenlactone, Taraxacosid (Phenolcarbonsäurederivat), Stärke, Eiweiß, Zucker, Kieselerde, bis zu 4,5 % Kalium, Mangan, Eisen, Calcium

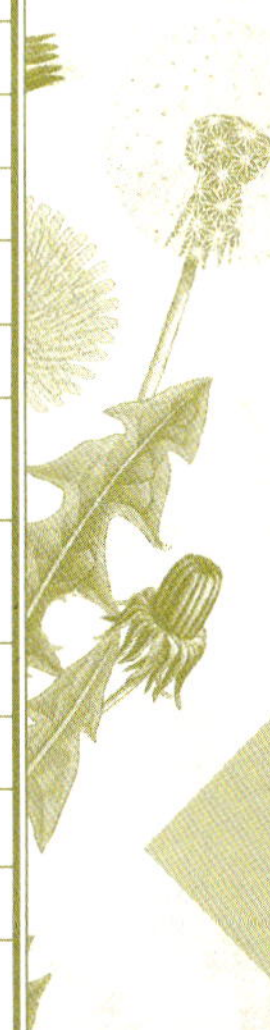

24

Lungenkraut –

Luft zum Atmen

Pulmonaria officinalis

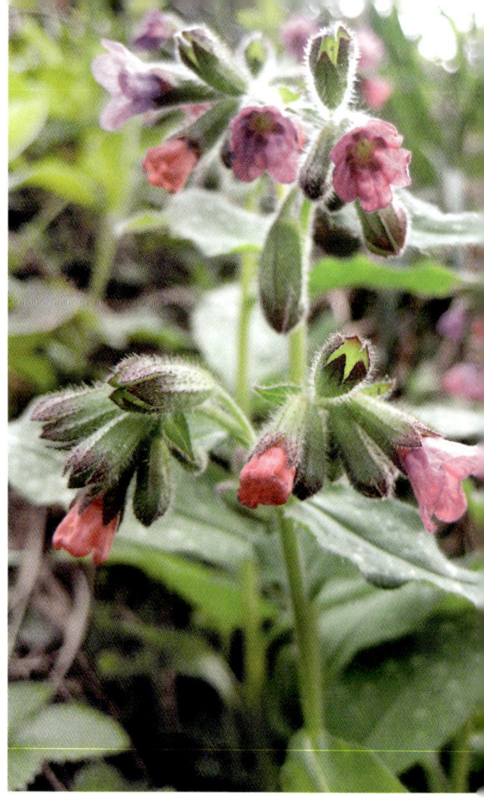

Wenn wir einen genaueren Blick auf die Pflanze werfen, können wir ihren Code eigentlich gut nachvollziehen:

Das gefleckte Lungenkraut besitzt eiförmige Blätter mit Herzcharakter, die derb und behaart sind. Kein Wunder, gehört es doch zu den Raublattgewächsen (*Boraginaceae*), zu denen auch der Borretsch und das Vergissmeinnicht zuzuordnen sind. Seine Blüten gleichen in der Form den Blüten der Himmelschlüssel. Der volkstümliche Name *Hänsel und Gretel* erinnert uns an die beiden Blütenfarben Rosa und Blau, die an einem Stängel der gleichen Pflanze vorkommen.

Botanisch gesehen entsteht dieses Farbspiel durch eine Änderung des pH-Werts innerhalb der Blütenblätter: Zuerst ist die Blüte rosa (da ist das Milieu in der Blüte sauer), dann wandelt sich die Farbe durch eine Zellsaftreaktion nach der Bestäubung in ein Violettblau um (dann ist das Milieu in der Blüte basisch). Die Früchte des Lungenkrauts sind vierteilige Klausenfrüchte, das bedeutet, der Fruchtknoten wird durch eine falsche Scheidewand in vier Fächer geteilt und sieht wie eine Mini-Semmel aus.

Das Lungenkraut blüht vom zeitigen Frühjahr bis in den Mai hinein. Sein weißfleckiges Blattwerk findet man aber auch im Winter. Die Blätter wachsen als Halbrosette. Man findet das Lungenkraut beinahe im gesamten Mittel- bis Nordeuropäischen Raum bis auf Höhen von ca. 1 300 m. Und am liebsten ist ihm ein frischer nährstoffreicher Boden, gerne in Laubwäldern und Mischwaldgebieten.

Man sagt ja, dass einem jenes Kraut zuwächst, das man gerade besonders benötigt. Und im vergangenen Jahr, als mich eine hartnäckige Bronchitis monatelang immer wieder quälte, fand ich es plötzlich in meinem Garten. Zuerst ganz bescheiden und unauffällig unter meiner weißen Rose, kurz darauf auch unter einer rosa blühenden Rose in einem anderen, halbschattigen Teil des Gartens.

Der Name *Pulmonaria* weist auf den Bezug zur Lunge hin, *pulmo* ist die lateinische Bezeichnung für die Lunge. Man sieht in den Blättern die Form der Lungenflügel. Und in den beiden Farben der Blüte kann man den Farbwechsel des Blutes in den Kapillaren der Lunge sehen (Wechsel von arteriellem zu venösem Blut).

Dieser Bezug zur Lunge kommt nicht von ungefähr! Das Gefleckte Lungenkraut wird bereits seit dem Mittelalter bei Lungenleiden verwendet. Bei Hildegard von Bingen heißt das Kraut *Lungwurz*. Sie kochte die Pflanze in Wein (wie so vieles). Dieser Wein sollte nüchtern getrunken werden.

» VIDEO Pflanzencode des Lungenkrauts

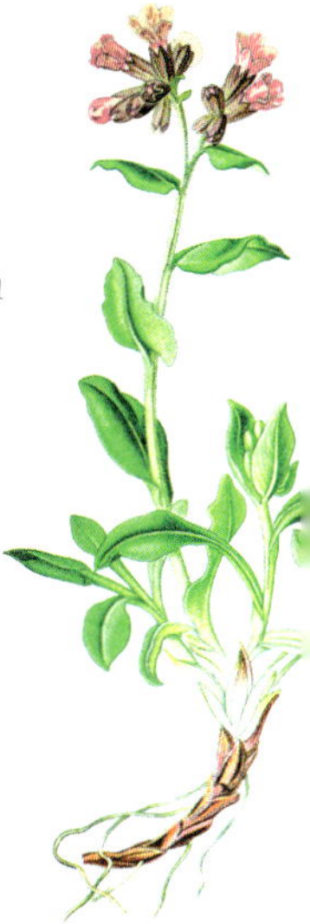

Bei Leonhart Fuchs[52] heißt es: *„Lungenkraut hat seinen namen von der lungen / welcher es gleich sicht / oder welches gebresten es seer hilfflich ist. Zu unsern zeiten würts in Lateinischer spraach Pulmonaria geheyssen.“* Und weiter: *„Das Lungenkraut gedörrt und ein pulver darauß gemacht jngenommen / heylet die geschwär der Lungen krefftiglich.“*

Und bei Matthiolus steht: *„...hülfreich ist das Kraut allzumal wider die Schwindsucht.“*

Sie können das Lungenkraut im zeitigen Frühjahr für die **Kräutersuppe** verwenden, auch im Salat schmeckt es gut. Und in dieser Form kann es ebenso vorbeugend wirksam sein.

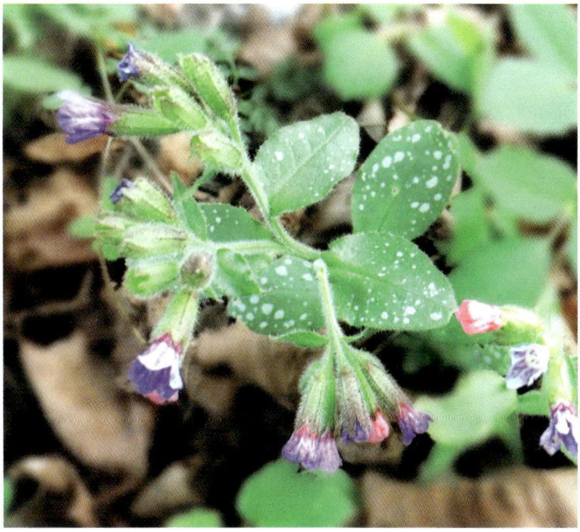

Hustensirup nach einem Rezept meiner Urgroßmutter:

Einige Blüten vom Duftveilchen, einige von der Schlüsselblume, Blüten und Blätter vom Gefleckten Lungenkraut, einige Huflattichblüten.

Alles in ein Glas schichten (immer die frisch gepflückten Pflanzenteile) und jeweils mit Honig bedecken.

Nach und nach die einzelnen Blüten dazugeben und wenn nötig Honig nachfüllen. Am sonnigen Fensterbrett stehen lassen und für ca. 4 Wochen ausziehen lassen. Dann abfiltern und bei Bedarf damit Tee süßen oder löffelweise einnehmen.

Schmeckt köstlich!

Ein anderes Rezept mit Lungenkraut für die Anwendung bei Atemwegsbeschwerden kommt aus dem Bayerischen Wald:

Lungenkraut-Bier

Eine kleine Handvoll Lungenkraut in ¼ Liter Bier erhitzen (nicht zu heiß werden lassen), vom Feuer nehmen, abkühlen lassen und danach abseihen. Man nimmt das Lungenkrautbier löffelweise zu sich.

Warum sowohl Lungenkraut-Tee als auch Lungenkraut-Bier helfen, liegt vor allem an der immunstärkenden Wirkung der enthaltenen Kieselsäure. Die im Tee und im Bier gelösten Schleimstoffe legen sich schützend über Bronchien und Schleimhäute, befeuchten sanft und beruhigen die entzündeten Stellen im Hals. Dadurch können Schleimhäute und Bronchien besser abheilen.

Das Lungenkraut nährt das Lungen-Yin, sagen die TCM-Kundigen, und es beruhigt (*kühlt*) das Herz-Feuer.

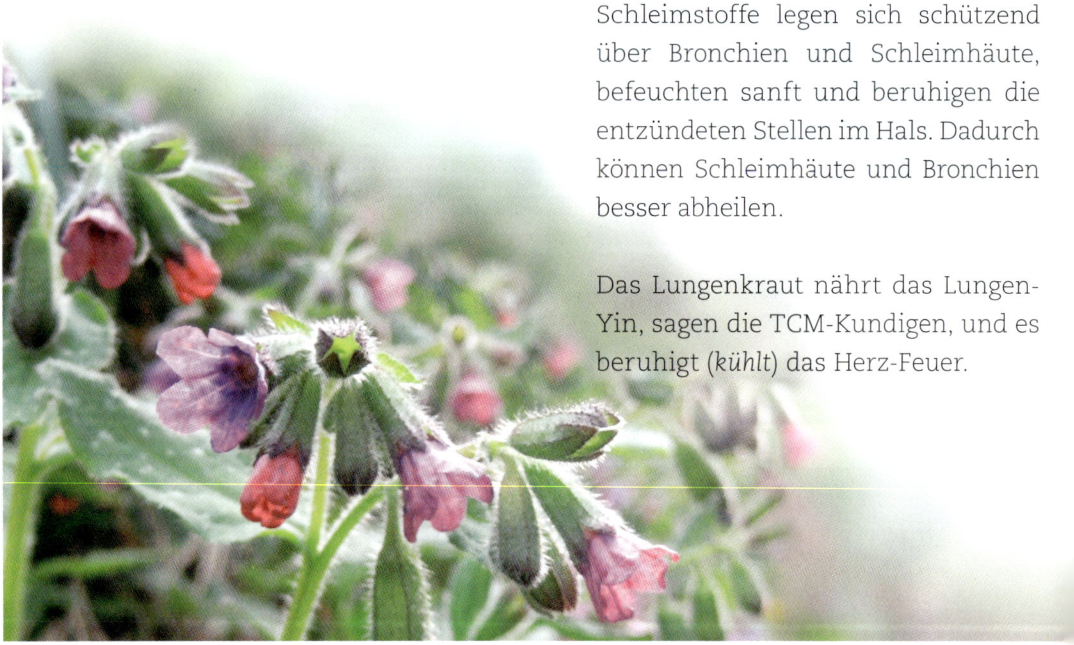

Wie sieht der Code des Lungenkrauts aus?

Die Signatur des Lungenkrauts ist einerseits dem **Saturn** zugeordnet (da wir es mit einem Raublattgewächs zu tun haben), andererseits dem **Merkur** mit seiner Luftigkeit und der Möglichkeit zu raschem Wandel. Für mich symbolisiert es besonders wegen seiner Fähigkeit zur Veränderung und der Lungenwirksamkeit vor allem das **Element Luft**, aber auch das **Element Erde**, das ja ebenfalls einen starken Bezug zur Lunge darstellt.

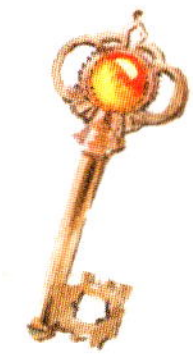

PFLANZENCODE
LUNGENKRAUT

Pulmonaria officinalis

Gestalt:	Kraut
Konsistenz:	weich, behaart
Farbe:	Blätter grün mit weißen Flecken, Blüte zweifärbig (rosa und violett)
Duft:	leicht krautig
Geschmack:	bitter-süß
Standort:	halbschattig, feuchter, humoser Boden
Lebensdauer:	mehrjährig
Planetarische Zuordnung:	Saturn, Merkur
Körperliche Wirkung:	lungenwirksam, Bronchitis, Dickdarm
Verwendung:	Tee, Sirup, Küche
Element:	Luft (Yang) und Erde (Yin)
TEM:	Erkältungskrankheiten
TCM:	kühlend
Inhaltsstoffe:	Kieselsäure, Schleimstoffe, Saponine, Gerbstoffe, Mineralien, Flavonoide, Anthocyane, Phytosterine, Allantoin, Harz

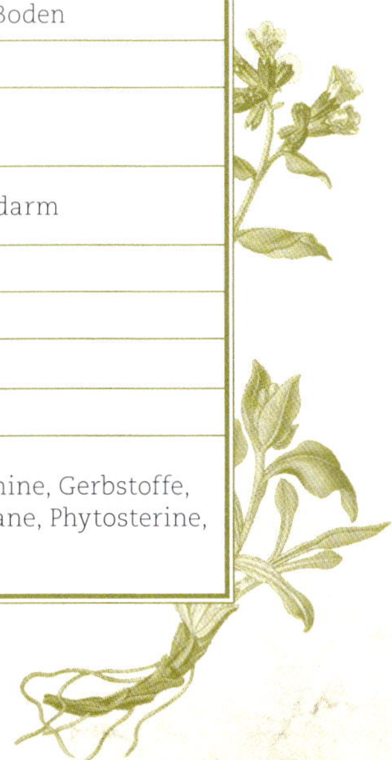

25

Madonnenlilie – die Reine

Lilium candidum

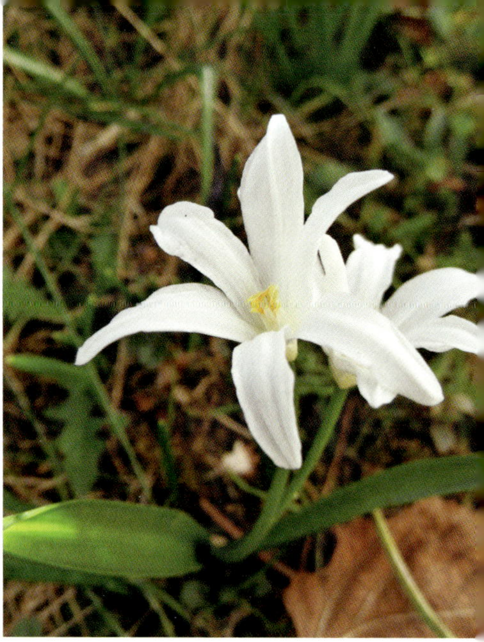

Ich mag Lilien – aber nur, wenn sie im Garten blühen oder wenn ich ihre Blüten essen oder anderweitig verwenden kann. Im Haus mag ich sie nicht, da duften sie mir viel zu intensiv. Die weißen, strahlenden Blüten der Madonnenlilie können uns wirklich in ihren Bann ziehen.

Im Kräuterbuch des Tabernaemontanus habe ich folgendes Zitat dazu gefunden:

„MATTHIOLUS und FUCHSIUS schreiben/ die Lilienblumen haben ein vermischte Natur/[zimlicher Wärm unnd Feuchte.] Jhre Substantz sey zum Theil zart und subtiel/ zum Theil auch grob und jrrdisch/ unnd zum Theil wässerig. Die Bletter unnd Wurtzeln haben ein Art zu säubern/ doch die Wurtzeln mehr dann die Bletter/ seyndt trucken im ersten Gradt.

Werden nicht jnnerlich gebraucht/ oder gar langsam/ also das Kraut unnd Wurtzel wol zerstossen/ trucknen/ lösen/ erweichen und zertheilen mäsiglichen.“[53]

Als Zierpflanze findet man die Madonnenlilie in vielen mitteleuropäischen Gärten, so auch in meinem.

In Kärnten gibt es den meines Wissens einzigen Wildwuchs auf einigen höher gelegenen Almen (auf der Mussen im Gailtal, Mauthner Alm). Ansonsten kommt sie heute wildwachsend nur auf Kreta, in Makedonien und auch in Syrien und Galiläa vor. Grundsätzlich gehört sie zu den ältesten kultivierten Zierpflanzen, denn Abbildungen von Madonnenlilien finden sich bereits auf Vasen, die 1500 v. Chr. auf Santorin entstanden. Eine andere frühe Darstellung stammt von den Assyrern aus dem 7. Jh. v. Chr. Man kann also annehmen, dass die Madonnenlilie seit ungefähr 4 000 Jahren Kulturpflanze ist. Im alten Ägypten stellte die Lilie das Sinnbild für Würde und Freiheit dar.

Eine griechische Legende erzählt von Herakles, der unsterblich werden wollte. Die Milch der Göttin Hera sollte ihm diese Unsterblichkeit ermöglichen. So suchte er sie eines Nachts auf, als Hera schlief, und trank an ihrer Brust. Dabei fielen einige der Milchtropfen zu Boden und verwandelten sich in Lilien.

Auch in den alten germanischen Sagen kommt die Madonnenlilie immer wieder vor. So trug auch Thor (= Donnergott) in der rechten Hand Donner und Blitz und in der linken Hand ein Zepter aus Lilien.

In der Bibel wird die Madonnenlilie mehrfach erwähnt – sie ist als Symbol der Reinheit und Unschuld der Jungfrau Maria zugeordnet. Nicht nur aus diesem Grund wurde sie zu einer wichtigen Frauenheilpflanze und einem Symbol für die reine Seele.

Als Standort bevorzugt die Lilie einen kalkhaltigen Boden, keine Staunässe, viel Sonne (als ehemalige Halbwüstenpflanze), am liebsten geschützt durch ein Strauchwerk (der Stängel könnte sonst recht leicht brechen).

Madonnenlilien sind krautige Pflanzen, die im Garten bis zu 130 cm hoch werden können. Sie besitzen eine schuppige Zwiebel, die in ihren Schuppen die benötigten Nährstoffe sammelt und aus der ein relativ dicker Stängel emporwächst. An seinem oberen Ende trägt dieser Stängel zwei bis zwölf duftende, strahlend weiße Blüten. Im Herbst bildet die Pflanze eine bodenständige Rosette aus. Der Name *candidum* bedeutet *rein, weiß*. Die Bezeichnung *Lilie* geht vermutlich auf das Wort *leirion* (= glatt, zart) aus dem Persischen zurück, könnte sich aber auch auf die keltische Bezeichnung *li* für *weiß* zurückverfolgen lassen. In Friaul wird die Madonnenlilie auch *Lilie des heiligen Johannes* (*Lili-di-san-Zua'n*) genannt.

Die Madonnenlilie wurde bereits früh als Heilpflanze genutzt. Schon bei Plinius und Dioskurides finden sich entsprechende Hinweise: Man verwendete die zerriebene Zwiebel (die extrem schleimhaltig ist) bei **Entzündungen**, **Verbrennungen** und auch bei **Tumoren** als Umschlag. Ein **Lilienöl** (wohl ein Mazerat) kam bei **Verbrennungen** und zur **Pflege der Füße** zum Einsatz.

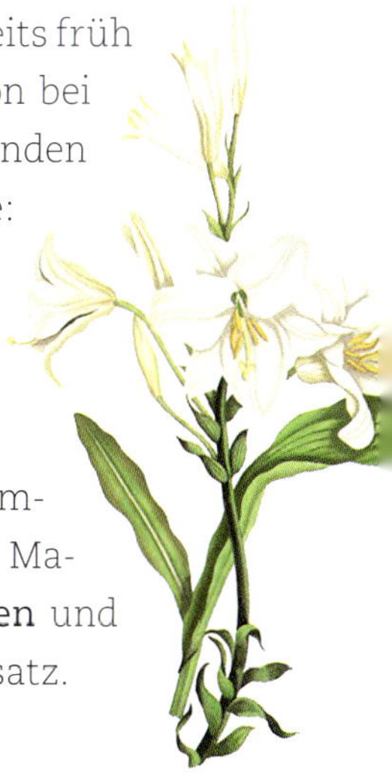

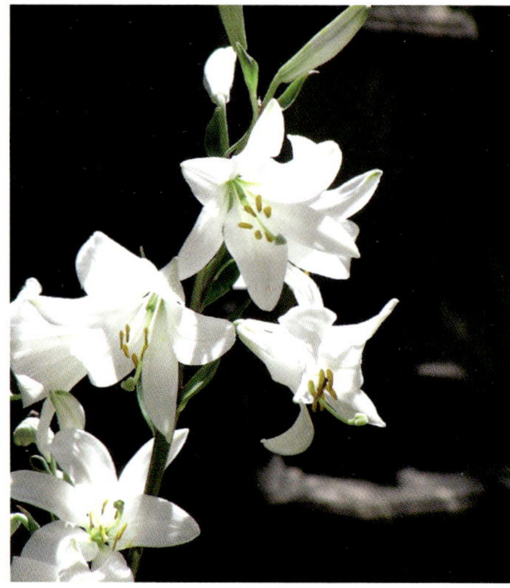

Hildegard von Bingen schreibt von **Lilienwasser** und **-salben** bei **Hautausschlägen** und **unreiner Haut**, sie empfahl die Madonnenlilie auch bei **Depressionen**. Karl der Große[54] erwähnt die Madonnenlilie als wichtiges Heilkraut im *Capitulare de villis vel curtis imperii*, der Landgüterverordnung.

Wickel mit der zerriebenen Zwiebel sind sehr hilfreich bei entzündeten Mandeln. Die Blüten der Madonnenlilie schmecken recht gut, würzig und ein wenig herb.

Bei Leonhart Fuchs findet man in seinem Buch über *Krafft und Würckung: „… bey geschwer un wunden, rauden, schwindsucht“ als Anwendungshinweis.*

Und Walahfrid Strabo schreibt über die Madonnenlilie in seinem Meisterwerk *De cultura hortorum* (entstanden vermutlich im Jahre 842):
„… Und wenn die tückische Schlange / Listiger Art gesammeltes Gift aus verderblichem Munde / Spritzt und grausam Tod durch kaum erkennbare Wunde / Sendet ins innerste Herz, dann zerreibe Lilien im Mörser / Trinke den Saft, dies erweist sich als nützlich […].“

Madonnenlilien sind Zauberpflanzen. Die Zwiebel schützt vor Verwundung und Spuk. Man kann aus der Madonnenlilie – natürlich! – auch Zaubertränke für den Liebeszauber herstellen. Und wäscht man sich mit einer Mischung aus Liliensaft und einem Extrakt aus Andorn, so bleibt man ewig jung und schön.

Das wollen wir uns natürlich auch zunutze machen. Aus zwei oder drei Blüten lässt sich mit Sesam- oder Mandelöl ein wunderbares **Mazerat** herstellen, das eine Wohltat bei **trockener Haut** ist. Gerade im Wechsel, wenn die Hautfeuchtigkeit nachzulassen beginnt, weil der Östrogenspiegel absinkt, kann das Madonnenlilien-Öl ein frisches Hautgefühl schenken. Dieses Mazerat können Sie natürlich auch zu einer Hautcreme weiterverarbeiten.

Der Code der Madonnenlilie:

Sie ist eine Pflanze mit typischer **Mond-Signatur**, ihre Farbe ist dafür ein deutliches Anzeichen. Eine logische Konsequenz daraus ist die Zugehörigkeit zum **Element Wasser**. Daraus ergibt sich auch die Yin-ernährende, also kühlende und beruhigende Qualität der Madonnenlilie, die wir vor allem in ihrer Wirkung auf die Haut finden, aber auch auf die verunsicherte Psyche, die zu Depressionen neigt.

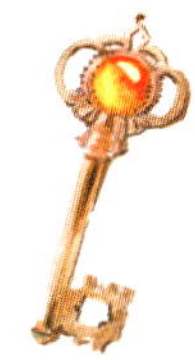

PFLANZENCODE MADONNENLILIE	
Lilium candidum	
Gestalt:	aufrecht, mit starkem Stängel und stolz
Konsistenz:	milchig-schleimige Zwiebel
Farbe:	Blüten strahlend weiß
Duft:	nach Lilie
Geschmack:	–
Standort:	Garten, selten Wildwuchs
Lebensdauer:	mehrjährig
Planetarische Zuordnung:	Mond
Körperliche Wirkung:	Hautpflege, entzündungshemmend
Verwendung:	Blüten-Mazerat, Blüten-Tinktur, Zwiebel zerrieben für Wickel, Küche
Element:	Wasser (Yin)
TEM:	Hautpflege
TCM:	kühlend
Inhaltsstoffe:	ätherisches Öl, Flavonoide, Schleimstoffe, Saponine

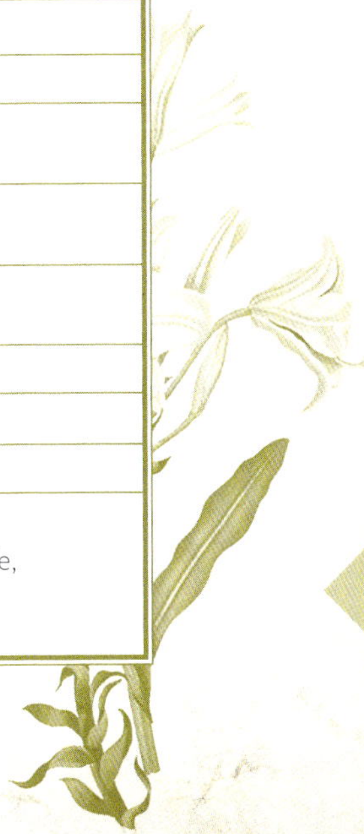

26

Mädesüß –

Königin der Feuchtwiesen

Filipendula ulmaria

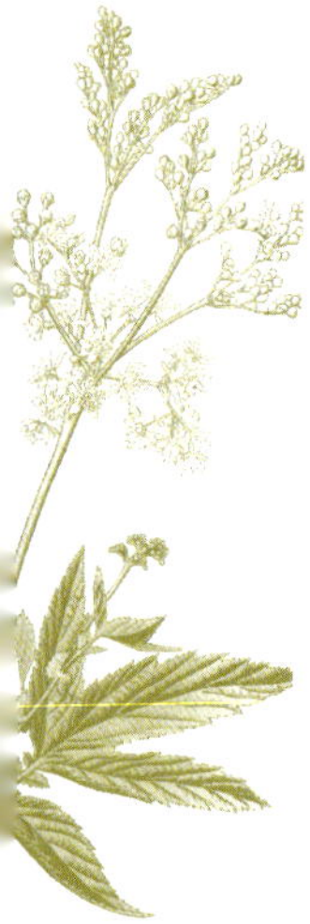

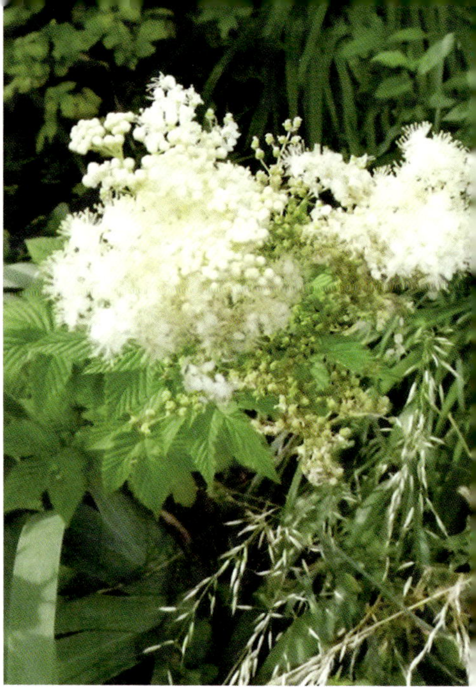

Die Wiesenkönigin (und das Mädesüß ist wirklich königlich, denn es überragt meist alle anderen Pflanzen!) ist von Mitte Juli bis in den September hinein der Star der Feuchtwiesen, Bachränder und Hohlwege. Ihr Geruch ist unverkennbar: Ein Hauch von Süße umweht die Pflanze in ihrer Vollblüte.

Der Name *Filipendula* bedeutet *hängender Faden* (*filis* = Faden), *ulmaria* soll die Ähnlichkeit der Blätter mit jenen der Ulme anzeigen. Das Mädesüß hat viele weitere Namen: Wiesengeißbart, Wilder Flieder, falscher Holler oder Federblume. *Mädesüß* soll angeblich daher stammen, weil es früher zum Aromatisieren von Wein und Met verwendet wurde, also ist eigentlich *Metsüß* gemeint.

Das Rosengewächs (*Rosaceae*) kann bis zu 1 ½ m hoch werden und besitzt am oberen Ende seines kantigen Stängels wie eine Wolke kleine, cremeweiße Blüten, die in vielstrahligen Trugdolden gebündelt sind. Diese Blüten verströmen den süßlichen Duft (ein wenig nach Marzipan), der Bienen und Hummeln anlockt. Die Stängel sind im oberen Drittel verzweigt und rötlich überlaufen. Die gefiederten Blätter mit deutlich ausgebildeten Blattadern besitzen eine silbrig behaarte Unterseite. Wie alle Rosengewächse haben auch die Blüten des Mädesüß die Zahl 5 in sich: Wir finden 5 Kronblätter und 5 Kelchblätter.

Die Früchte der Wiesenkönigin sehen aus wie jene kleinen Kugeln, die man aus einem Spritzbeutel dressieren kann – sie besitzen an ihrer Oberfläche ein spiralförmiges Muster. Der Wurzelstock hat die Form einer Kette, er setzt sich aus mehreren Trieben zusammen. Die Pflanze enthält in all ihren Teilen Salicylsäure und ihr Geschmack ist in frisch gepflücktem

Zustand ziemlich bitter. Wenn man die Blätter zerdrückt, riechen sie nach Acetylsalicylsäure (diese wurde übrigens im Jahr 1839 das erste Mal aus den Blüten gewonnen).

In der Volksmedizin hat man sich die Inhaltsstoffe des Mädesüß stets zunutze gemacht. Die **Blüten** gelten als **schweißtreibend** und **krampfstillend**. Die Wurzeln sind vor allem bei **Hämorrhoiden** beliebt. Auch einen Hinweis auf Hilfe bei akutem **Gelenksrheumatismus**[55] gibt es.

Da das Mädesüß die Produktion der Magensäure vermindern kann, wird es bei **Magen- und Zwölffingerdarmgeschwüren** eingesetzt.

Die **antirheumatische** Wirkung wird auf den Gehalt an Salicylsäure zurückgeführt, auch die **schmerzlindernde** Eigenschaft beispielsweise bei Kopfschmerzen. Durch die Schleimstoffe der Pflanze wird der Magen nicht angegriffen.

Bei **Grippe** und **rheumatischen** Beschwerden wirkt ein Tee **fiebersenkend** und **schmerzlindernd**. Auch bei **Nierenproblemen** kann Mädesüß-Tee helfen. Man verwendet dafür die jungen Blätter und die Blüten der Pflanze. Die Wiesenkönigin war eine der heiligen Pflanzen der Kelten. Mit ihr hoffte man, das Böse abzuwehren und das Vieh und die Menschen vor Krankheiten zu bewahren. Wir haben es mit einer Ritualpflanze zu tun, die das Träumen und die Intuition unterstützen soll. Räuchern mit Mädesüß unterstützt einen Neubeginn und hilft, wenn Gefühle ins Stocken geraten sind.

In der Antike und im Mittelalter wurden Salben aus Mädesüß hergestellt. Mit diesen Salben behandelte man Schwellungen.

Ein ausgezeichnetes Rezept für die Heilung von Schwellungen schenkt uns Tabernaemontanus:
„Filipendelwurtzkraut: Wider den Schmertzen der Feigblattern oder Güldenader: Nimm ein feißten Aal/ haue ihm den Kopff und Schwantz ab/ zu schneide den stücken/ seude den wol in Wasser/ und samle das schmaltz oder Fettigkeit davon/ und thue dann rein gepülvert Filipendelwurtz darzu/ temperiers zu einem Sälblein/ und salbe die Güldenader damit/ es stillet den Schmertzen wunderbarlich."

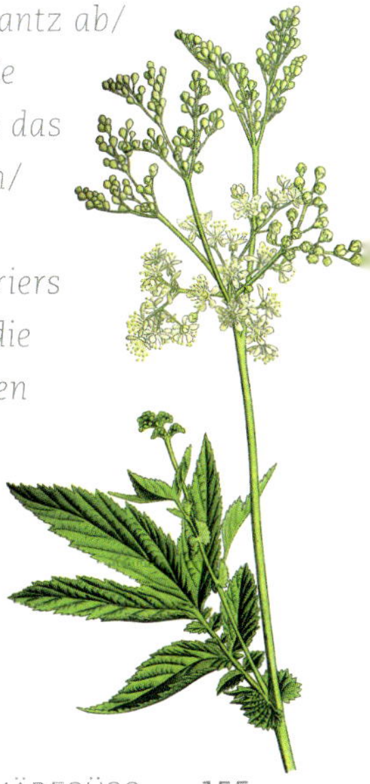

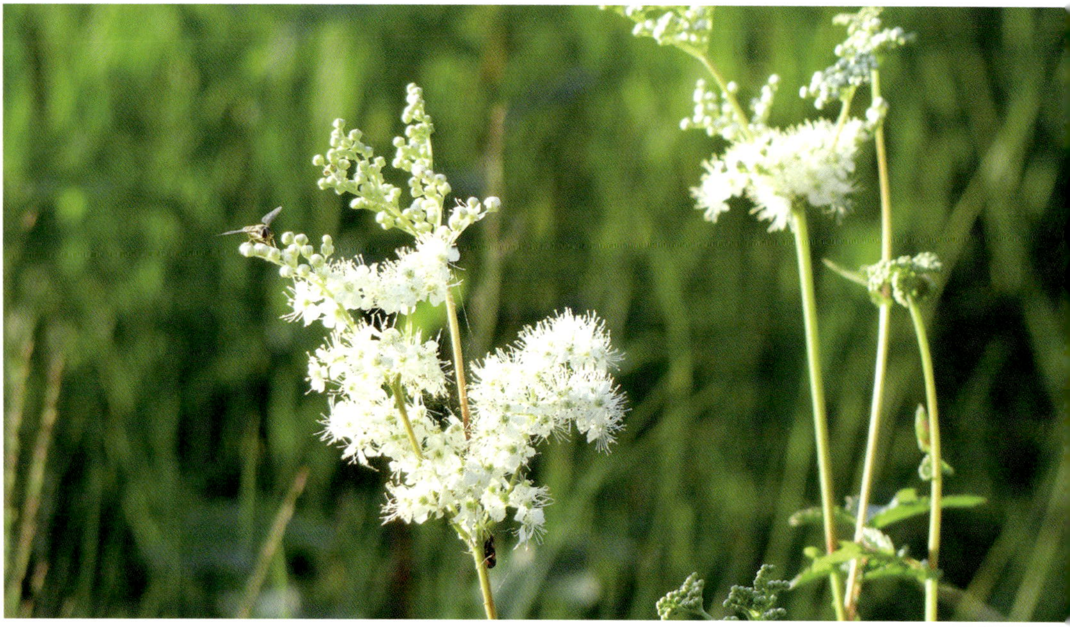

Manche Imker reiben die Bienenstöcke mit Mädesüß ab, damit ihre Bienen nicht nur gesund bleiben, sondern auch mehr Honig produzieren.

Wenn Sie Probleme mit der **Galle** haben, können Sie sich auch eine **Tinktur** aus den Mädesüßblüten mit Korn ansetzen. Diese Tinktur wirkt reinigend und kann, in Kombination mit Leberwickel, zur Linderung Ihrer Beschwerden führen. Achten Sie aber bitte unbedingt darauf, dass diese Selbstbehandlung keineswegs einen Besuch bei Ihrem Arzt ersetzen kann!

Das **Hydrolat** duftet **krautig-grün** und **süß** – es ist gut einsetzbar für Waschungen und Bäder zur Besserung bei **Rheuma** und **Gicht**, aber auch bei **Akne**.[56]

Aus den Blüten und jungen Blättern kann man auch einen **Sirup** herstellen, der gegen **Erkältungen** wirksam ist.

Sirup

Man gibt die Blüten und jungen Blätter des Mädesüß für 5 bis 10 Minuten in heißes Wasser, dann werden sie abgeseiht. Das Mädesüß-Wasser wird mit Zucker gesüßt, mit ein bisschen Zitronensaft gewürzt, nochmals aufgekocht und abgefüllt.

Achtung:

Das Mädesüß nicht verwenden, wenn Sie blutverdünnende Mittel einnehmen bzw. wenn Sie Problem mit der Blutgerinnung haben! Vorsicht bitte auch bei Salicylat-Überempfindlichkeit!

Zusammengefasst: Der Pflanzencode

In den auffallenden weißen Blüten des Mädesüß finden wir die **Signatur des Mondes**. In der Süße des Duftes erkennt man den **Venus-Einfluss** und im bitter-würzigen Geschmack die **Signatur des Jupiter**. Der Bezug zum **Element Wasser** ist groß. Der rot angelaufene Stängel zeigt die **entzündungshemmende** Wirkung und der feuchte Standort weist auf die Hilfe bei **rheumatischen** Beschwerden hin – ebenfalls ein Indiz für das Element Wasser. Wegen der Leichtigkeit und Luftigkeit der Blüten, die sich im Wind sanft bewegen und dabei ihren Duft verströmen, gehört sie aber auch zu einem guten Teil dem **Element Luft** an. Das Mädesüß ist eine ausgewogene Pflanze, in der sich Yin und Yang *glückhaft* begegnen.

PFLANZENCODE MÄDESÜSS

Filipendula ulmaria, Spirea ulmaria

Gestalt:	hohe Staude, fiedrige Blätter und doldige Blüten
Konsistenz:	leicht verholzend
Farbe:	Blüte weiß
Duft:	süßlich
Geschmack:	süß-medizinisch
Standort:	nährstoffreiche feuchte Wiesen, Ränder von Gewässern
Lebensdauer:	mehrjährig
Planetarische Zuordnung:	Mond, Venus, Jupiter
Körperliche Wirkung:	entzündungshemmend, kopfwirksam, Rheuma, Gicht
Verwendung:	Tee, Tinktur, Mazerat, Hydrolat, Küche
Element:	Wasser (Yin) und Luft (Yang)
TEM:	rheumatische Beschwerden
TCM:	wärmend bis neutral
Inhaltsstoffe:	ätherisches Öl (enthält Salicylaldehyd, Vanillin), Salicylsäuremethylester, Zitronensäure, Gerbstoffe, Wachse, Fette, Flavonoide (Spiraein), Bitterstoffe, Schleimstoffe **in der Wurzel:** ätherisches Öl (enthält Methylsalicylat), Glykoside (Gaultherin)

27 Ringelblume –

Kind von Feuer und Erde

Calendula officinalis

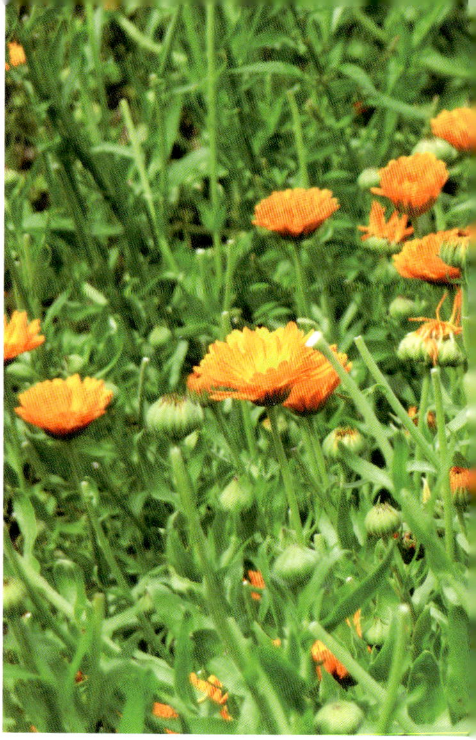

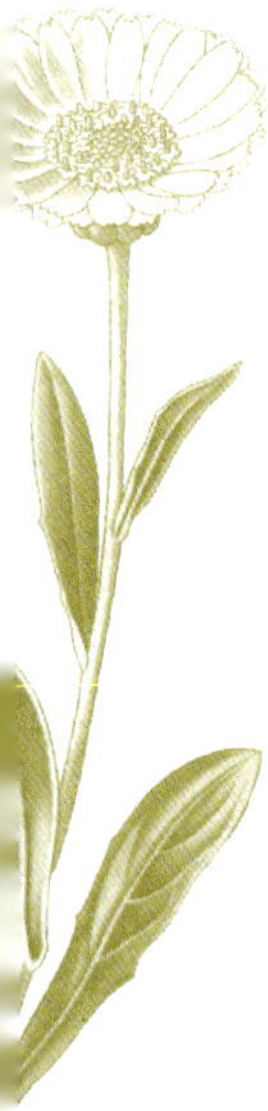

Die Ringelblumen meiner Kindheit wuchsen auf Schotterhalden am Küniglberg in Hietzing. Unser Spielplatz waren die aufgelassenen Kleingärten – dort, wo wenige Jahre später das ORF-Zentrum und eine Wohnhausanlage herauswachsen sollten.

Aber davor, in meiner Volksschulzeit, fanden wir auf dieser *G'stättn* Ringelblumen, Kokardenblumen, verwilderte Bartnelken, Margeriten und Erdbeeren (die wir naschten, bevor sie Gelegenheit hatten, rot zu werden). Viele dieser für mich eigenartig duftenden Blumen wanderten in meinen kleinen Blumensträußchen mit mir über die Straße heim.

Später dann, als ich die Bedeutung der Ringelblumen für Heilsalben von meiner Großmutter erfahren durfte, wuchsen sie erst in meinen Blumenkästen am Fensterbrett, später dann in meinem Garten in Mödling und heute im Garten in Buchbach.

Wenn wir versuchen, die Pflanze zu *lesen*, finden wir sehr viele Hinweise, die zu ihrer Verwendung als Heilpflanze hinführen.

Die Ringelblume gehört zu den Korbblütlern (*Asteraceae*). Ihren Namen hat sie von den ringförmig gebogenen Samen, die sich nach der Blüte bilden und wie in einem Kränzchen angeordnet sind (*eingeringelt*). Wir haben es mit einer einjährigen Pflanze zu tun, die bis zu 60 cm hoch werden kann. (In Ausnahmefällen wächst sie auch überwinternd zweijährig.) Die Stängel sind leicht kantig, verzweigen sich und besitzen an jedem Ende ein Blütenköpfchen mit gelben bzw. orangefarbenen Blütenblättern (Zungenblüten). Die Blütenköpfchen können einen Durchmesser von 5 cm erreichen! Die Röhrenblüten in der Mitte des Körbchens variieren von gelb bis dunkelbraun. Die Farbe der Zungenblüten hängt jeweils vom Gehalt an Carotinoiden in der Pflanze ab. Die länglichen, oft leicht lanzettlichen Blätter und Stängel sind filzig behaart und leicht klebrig. Wenn es ihr gefällt, wächst sie jahrelang am gleichen Standort, sie sät sich selbst aus, kommt immer wieder. Und blüht an einem sonnigen Standort unermüdlich von Juni bis Oktober. Die Samen sind Lichtkeimer und benötigen eine Sonneneinstrahlung von ca. 4 Stunden pro Tag, um sich gut entwickeln zu können. Ringelblumen bilden eine Pfahlwurzel mit dünnen Nebenwurzeln aus.

Der Arzt Nicholas Culpeper (1616–1654) nannte die Ringelblume *Marigold*, sie heißt auch Butterblume, Ringelrose, Goldblume oder Regenblume.

Die Bezeichnung *Calendula* leitet sich vermutlich vom lateinischen *calendae* ab, das ist der erste Tag des Monats, da die Ringelblume ja über mehrere Monate (*calendis*) blüht. Es gibt wohl kaum ein Kräuterbuch, in dem die Ringelblume nicht erwähnt und abgebildet wurde. Auch in vielen Stillleben berühmter Maler findet man sie.

Bei Mattioli steht geschrieben:
„Ein Wasser von Ringelblumen gebrannt / ist ein bewehrt Stück zu den hitzigen roten Augen / darein getropfft / Abends und Morgens / oder Leine Thüchlen dareyn genetzt / und obergelegt.“

Sie wurde also auch bei Augenleiden als Kompresse eingesetzt.

Die Blume ist ein guter Wetteranzeiger. Wenn die Blüten der Ringelblumen am Morgen bei Sonnenaufgang geschlossen bleiben, dann kann man mit Regen rechnen. Sind sie offen, wird das Wetter gut bleiben.

Es gibt ja immer wieder viele Menschen, die auf Partnersuche sind. Vielleicht helfen die alten Bräuche? Männer, die gerne eine Frau haben wollen, sollten eine Ringelblumenwurzel in einem violetten Tüchlein bei sich tragen, dann haben sie besseren Erfolg bei der Angebeteten. Will ein Mädchen einen Freund fester an sich binden, so soll es Ringelblumensamen (die *Niewelkblume*) in seine Fußspuren säen, er muss dann – ob er es will oder nicht – immer wieder zu ihr zurückkehren.

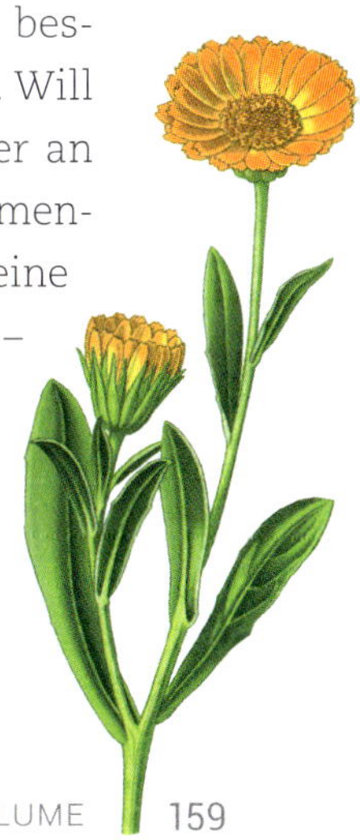

Im alten Ägypten dachte man, dass die Blume Jugend verleiht, und in Spanien trugen die Hexenmeister immer eine Ringelblume als Amulett bei sich.

Die gelben und orangen Zungenblüten werden für Heilanwendungen verwendet. Man kann daraus **Tees** zubereiten, das beliebte **Ringelblumenöl** oder eine **Ringelblumensalbe**.

Ringelblumen sind **wundheilend**, **entzündungshemmend** und **desinfizierend**. Sie wirken **antibakteriell**, **adstringierend** (zusammenziehend) und **abschwellend**.

Die Anwendungsgebiete sind weit gesteckt: von **Quetschungen** über **Verbrennungen**, bis hin zu **schlecht heilenden Wunden** kann man mit **Ringelblumensalbe** oder **Ringelblumentinktur** helfen. Ob bei **Krampfadern, Sonnenbrand, Akne** oder **vaginaler Pilzerkrankungen** – die Liste lässt sich beliebig fortsetzen. Bis zur Mitte des 19. Jhs. spielte die Ringelblume auch in der **Krebstherapie** eine Rolle.

Mit einem **alkoholischen Auszug** aus Ringelblumen kann man **Warzen** bekämpfen. Das **Hydrolat** aus der Ringelblume ist bei problematischer und **trockener Haut** ein gutes Gesichtswasser

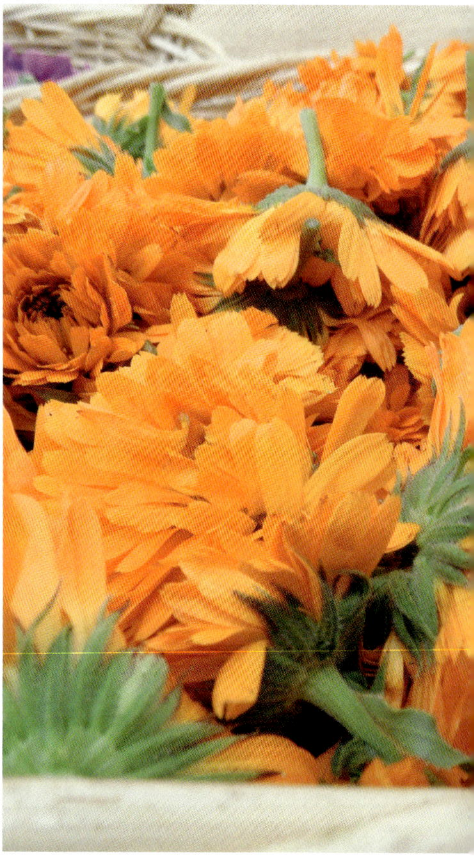

mit feinem aromatischem, leicht herbem Duft.

Ringelblumen-Tinktur

Man gibt 1 Handvoll Ringelblumenblüten (nur die Zungenblüten) in ein Glas mit Schraubverschlussund gießt etwa ¼ l Wodka darüber. Das Glas verschließen und 10 bis 14 Tage in der Sonne oder im warmen Zimmer stehen lassen. Danach wird abgefiltert und in dunkle Flaschen abgezogen.

Der Code ist geknackt!

Die Bestimmung der Signatur ist nicht schwer, denn die Blüte verheißt Licht und **Sonne**, das strahlende Gelb schafft den Bezug zur Leber.

Die Ringelblume ist wegen ihrer leuchtenden Farbkraft einerseits ein Geschöpf des **Elements Feuer** (Yin), wegen ihrer Unermüdlichkeit auch ein Kind des **Elements Erde** (Yang). In der TCM schreibt man ihr daher vor allem eine neutrale, ausgleichende Wirkung zu.

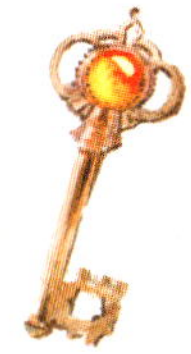

PFLANZENCODE RINGELBLUME	
Calendula officinalis	
Gestalt:	krautig
Konsistenz:	weich, behaart
Farbe:	Blüte gelb bis orange
Duft:	krautig, leicht herb
Geschmack:	herb
Standort:	Garten, Ruderalpflanze
Lebensdauer:	einjährig
Planetarische Zuordnung:	Sonne
Körperliche Wirkung:	entzündungshemmend, desinfizierend, antibakteriell, Bezug zu Haut, Schleimhaut, Leber und Herz
Verwendung:	Tee, Öl-Mazerat, Salben, Tinktur, Küche, Homöopathie
Element:	Feuer (Yang) und Erde (Yin)
TEM:	hautpflegend
TCM:	neutral, ausgleichend
Inhaltsstoffe:	Saponine, Flavonoide (Quercetin), Bitterstoffe, ätherisches Öl, Beta-Carotin, Gerbsäure, Vanillinsäure und andere Cumarine, Schleimstoffe, Xanthophylle, Triterpenalkohole, Sterole, Triterpenglykoside

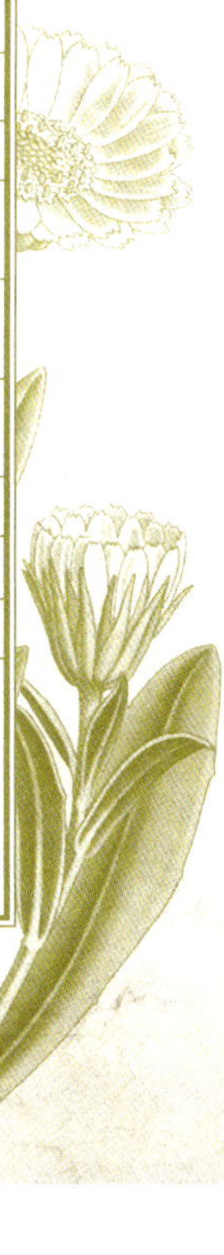

28

Rosmarin

Rosmarinus officinalis

„... und da ist Rosmarin,
das ist für die Treue"

Ophelia in „Hamlet" von Shakespeare

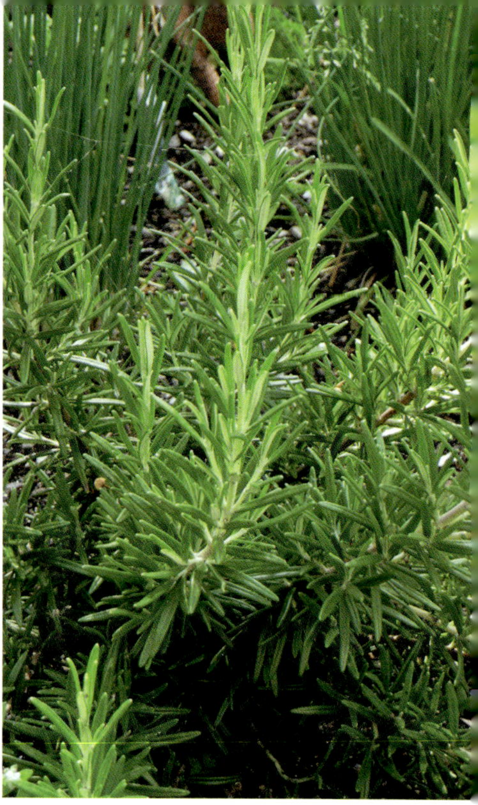

Rosmarin ist eine Pflanze aus der Familie der Lippenblütler (*Lamiaceae*), die Wärme auf der Haut und im Körper erzeugt. Ich habe den Rosmarin erst sehr spät für mich entdeckt. Als ich Kind war, hatten wir noch keinen im Kräutergärtlein stehen. Erst nach meinem Auszug von zu Hause, als ich die Welt der Gewürze und Kräuter für mich und meine eigene Familie zu entdecken begann, fand ich ihn in Form der *Kräutermischung aus der Provence*. Heute ist der Rosmarin aus unserer Küche und unserem Kräuterbeet nicht mehr wegzudenken!

Seinen Namen verdankt er vermutlich den Römern, die ihn als *ros maris* (= Meerestau) bezeichneten. Sie glaubten, dass der Tau, der sich nachts auf den Pflanzen niederschlägt, den würzigen Duft hervorrufe. Er war Aphrodite, der Göttin der Schönheit und Liebe, geweiht. Auch heute noch spielt der Rosmarin in Hochzeitsbräuchen eine Rolle, ebenso wie zur Zeit Karls des Großen, da durfte er in keinem Hochzeitskranz fehlen. Daher kommen auch die Namen *Hochzeitsbleaml* und *Kranzkraut*. Rosmarin gilt – ebenso wie die Myrte – als Sinnbild der Jungfräulichkeit. Und als Helfer für eine glückliche Ehe.

Ophelia gibt Hamlet bei Shakespeare neben anderen Kräutern auch Rosmarin mit den Worten:
„Da ist Vergißmeinnicht, das ist zum Andenken: Ich bitte euch, liebes Herz, gedenkt meiner! Und da ist Rosmarin, das ist für die Treue ..."

Rosmarin gilt seit Jahrtausenden als wirkvolles Heilmittel, als magisches Kraut. Im alten Griechenland wurde Rosmarin *Libanotis* (= Weihrauch) genannt. Man verbrannte seine Zweige anstelle von echtem Weihrauch, der nur für die Oberschicht erschwinglich war. Rosmarin war demzufolge auch der *Weihrauch der Armen*.

Seit 1700 wird Rosmarin als Bestandteil von vielen Duftwässern eingesetzt, vor allem gemeinsam mit Zitrusdüften. Das ätherische Öl stärkt und belebt den Organismus und gilt als sehr wirksames Anregungsmittel für Nerven und Gehirn.

Die an Gicht leidende, gelähmte Königin Isabella von Ungarn soll durch ein Destillat aus Rosmarinblüten und Alkohol so verjüngt worden sein, dass ein polnischer König die damals 72-Jährige doch glattwegs ehelichen wollte! Es wurde nach zuverlässigen Quellen bereits 1370 im *Ungarischen Wasser* verwendet. Auch im berühmten Kölnisch Wasser ist Rosmarinöl als Duftkomponente drinnen.

„*Roßmarin stercket das Hirn und allerley Sinn/ ist gut wider alle kalte Flüß und Kranckheyten deß Hirns und der Glieder/ als da ist die fallende Sucht/ Schlaffsucht/ Tropff/ Läme/ Zittern und unempfindlichkeit*“, heißt es bei Tabernaemontanus.

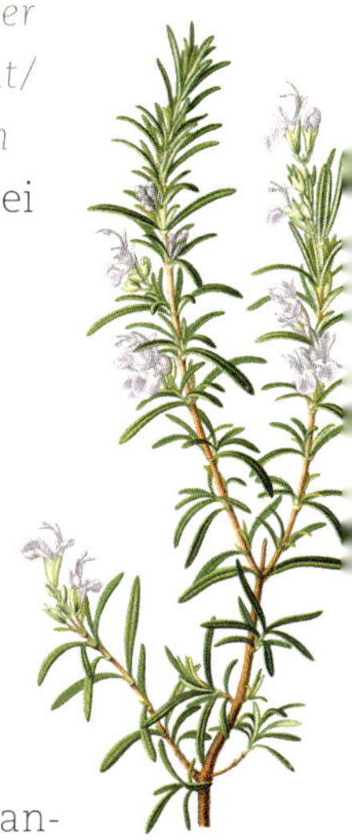

Und außerdem schreibt er:
„*[...] gehöret in die Küchen / Keller und Apothecen / darum dass alle Speiß und Tranck / mit Roßmarin bereitet / lieblich und wol schmecken [...]*“

Zur Verbesserung der Luft in Krankenzimmern wurde Rosmarin (oftmals gemeinsam mit Wacholder oder Thymian) geräuchert – zu Zeiten der Pest soll in manchen Gegenden der Preis für ein Sträußchen Rosmarin so hoch gewesen sein wie ein Pfund Fleisch.

Und in südlichen Ländern breiten Frauen oftmals ihre Wäsche über einen Rosmarinstrauch in der Sonne zum Trocknen aus – das Aroma soll Motten vertreiben.

Nach neuen Forschungskenntnissen ist der Rosmarin ein **Frauenmittel**; er hat eine **hormonartige Wirkung** und wird bei **Zyklusstörungen** verordnet.

Äußerlich, als **Salbe** oder **alkoholischer Auszug** angewendet, ist Rosmarin wegen seiner **durchblutungsfördernden** und **entzündungshemmenden** Eigenschaften ein gutes Mittel gegen **Rheumatismus** und **Nervenschmerzen**. Auch bei **Kopfschmerzen** hilft er. In Präparaten für Mund- und Zahnpflege wird die **keimtötende** und **desinfizierende** Wirkung der ätherischen Öle geschätzt.

Das ätherische Öl des Rosmarins hilft auch beim Abbau von **Lymphstauungen** und bei **Ödemen**, weil es stark **durchblutungsfördernd** auf Kreislauf und Herz wirkt. Wegen seiner durchwärmenden Eigenschaft gilt es als gutes Massageöl im Sport und als linderndes Einreibemittel bei **Rheuma**, **Gicht** und **Muskelschmerzen**. Es unterstützt die **Konzentrationsfähigkeit** und das Gedächtnis und kann bei **Grippe**, **Erkältungskrankheiten**, **Leber- und Gallebeschwerden** helfen.

Achtung:

Bei der Anwendung des ätherischen Öls: Es wirkt leicht blutdruckerhöhend!

Rosmarin-Bad

Für ein belebendes Rosmarinbad (*wie es schon Pfarrer Kneipp verordnete*) nimmt man 50 g der Blätter, die in einem Liter Wasser zum Sieden gebracht werden. Dann lässt man 30 Minuten ziehen, seiht ab und gibt die Flüssigkeit ins Badewasser (keine Seife verwenden).

Rosmarin-Tee

Für einen **Tee** – der **Herzkraft** und **Durchblutung** fördert – nimmt man einen Teelöffel Rosmarinblätter auf eine Tasse Wasser, erhitzt bis zum Sieden und lässt einige Minuten ziehen. Von diesem Tee sollte man täglich zwei Tassen trinken.

Der Rosmarin aktiviert unsere ICH-Kräfte, stärkt unseren Willen und unsere Durchsetzungskraft. Besondere Anwendungsbereiche des Krauts, aber auch des **ätherischen Öls**, sind somit **mangelndes Selbstbewusstsein** und **fehlende Antriebskraft**, **Schwäche**, **Konzentrationsstörungen**, **Erschöpfung**, **Kopfschmerz** und **Migräne**.

» VIDEO Pflanzencode des Rosmarins

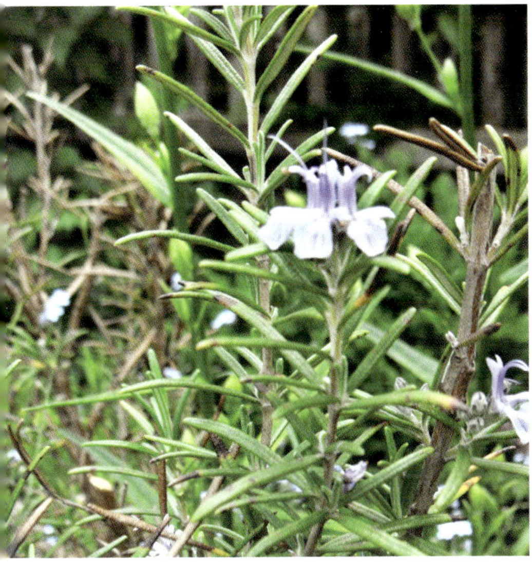

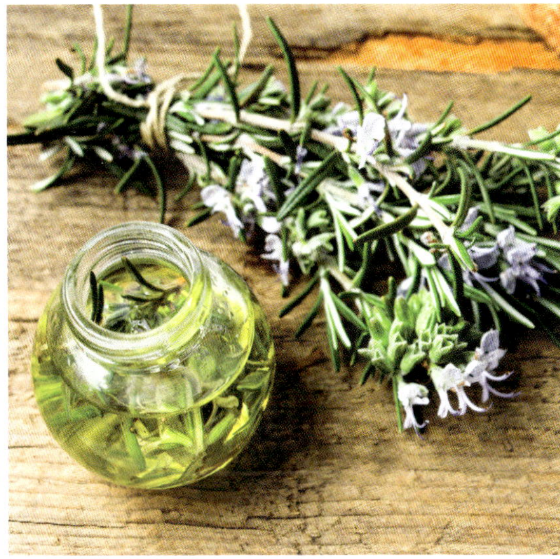

Rosmarin-Tinktur

5 g Rosmarin-Blättchen werden mit 100 ml Wodka übergossen und gut verschlossen. Warm und dunkel ca. 4 Wochen stehen lassen. Dann abfiltern. Wird zum Einreiben bei **Muskelschmerzen** oder bei **kalten Füßen** verwendet.

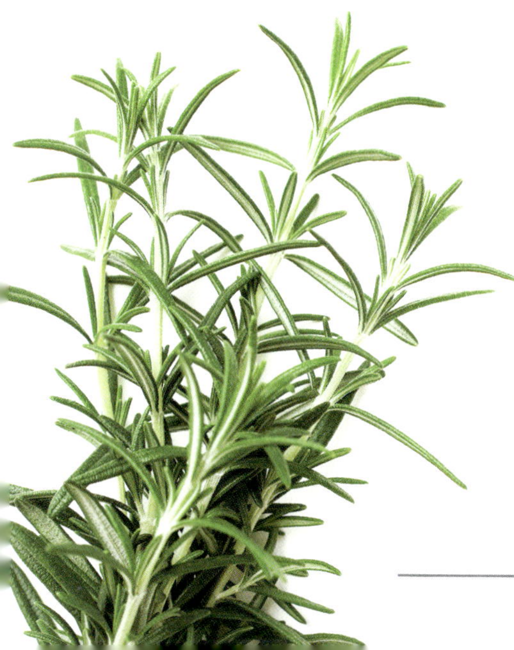

Und weil wir Rosmarin sehr gerne zum Kochen verwenden: Haben Sie schon mal ein **Rosmarin-Würzöl** angesetzt? Das geht wirklich einfach!

Rosmarin-Würzöl

Dazu nehmen Sie eine nicht zu große Glasflasche, geben ein Zweiglein Rosmarin hinein und übergießen es mit Sonnenblumen- oder Rapsöl. Gut verschließen. Nach etwa 1 Monat ist das Öl gebrauchsfertig und passt hervorragend zu Fleischgerichten und zu Gemüse.

Auch **Rosmarin-Hydrolat** benutze ich sehr gerne zum Aromatisieren, wenn der Rosmarin im Winter mal zugeschneit ist.

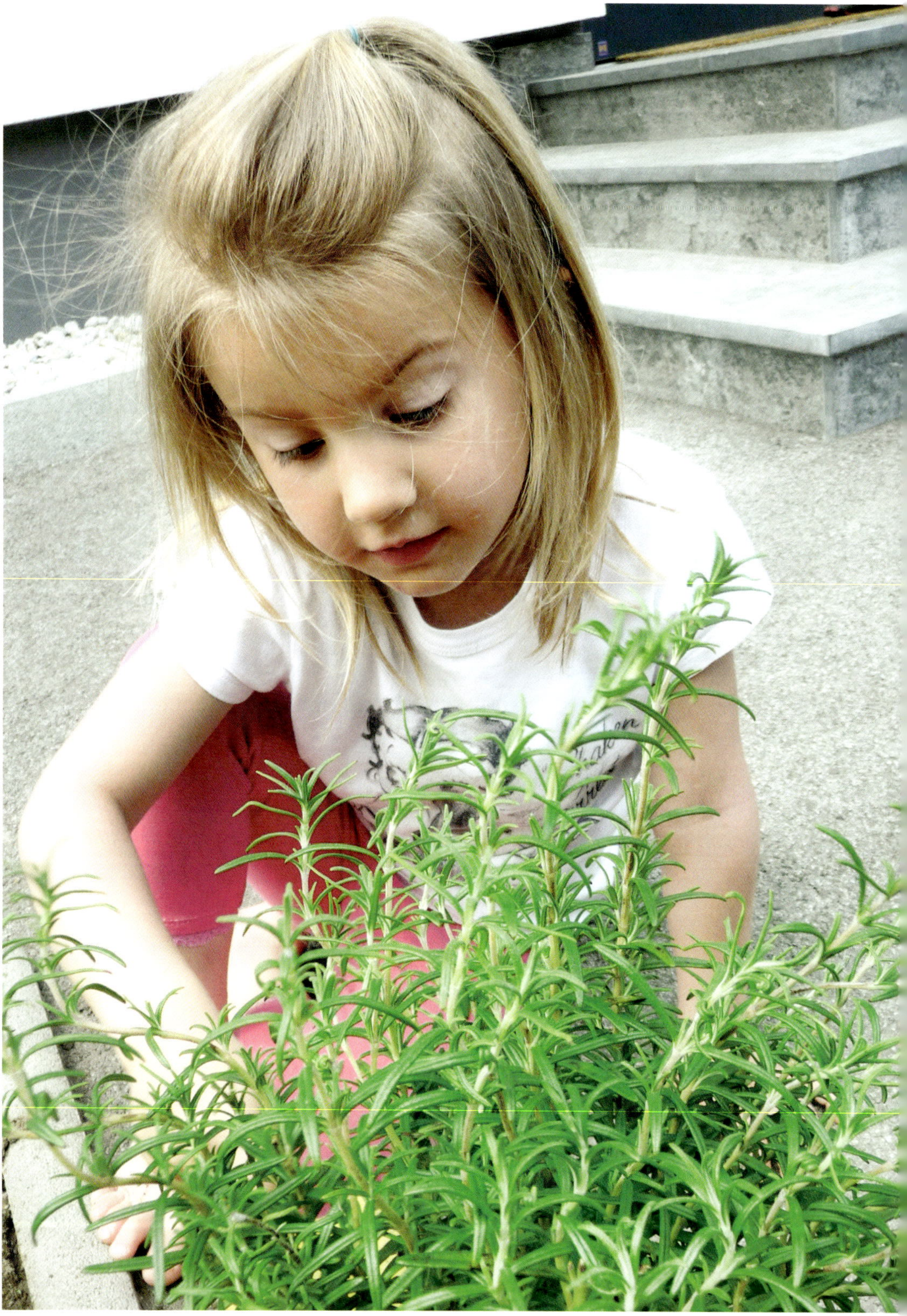

Der Pflanzencode:

Beim Rosmarin ist es wohl eindeutig: Er ist von seiner Signatur her dem **Mars** geweiht (stachelig und wehrhaft), mit den holzigen, geraden Zweigen gehört er dem **Element Feuer** (Yang) an. Die TCM sagt, dass der Geschmack des Rosmarins bitter und scharf ist und schreibt ihm eine starke Wirkung auf Niere, Milz und Galle zu. Doch halt: Was sagen seine lieblich duftenden Blüten, die er im Spätsommer so reichlich trägt? Sie bringen den Ausgleich, die **Venus-Signatur**, den Hinweis auf ein Frauenmittel. Und damit kommt uns auch seine Bedeutung als Zeichen der Liebe, als *Hochzeitskraut* wieder in Erinnerung.

PFLANZENCODE ROSMARIN	
Rosmarinus officinalis	
Gestalt:	kleinwüchsig, strauchartig
Konsistenz:	hart und stechend
Farbe:	Blätter silbrig-grün, Blüten weiß bis rosa
Duft:	würzig
Geschmack:	würzig
Standort:	Garten, Kräuterbeet
Lebensdauer:	mehrjährig
Planetarische Zuordnung:	Mars, Venus
Körperliche Wirkung:	durchblutungsfördernd, Gedächtnis stärkend, herzwirksam, Niere, Milz, Galle
Verwendung:	Tee, Tinktur, ätherisches Öl, Hydrolat, Küche
Element:	Feuer (Yang)
TEM:	wärmend für den Melancholiker
TCM:	warm
Inhaltsstoffe:	ätherisches Öl (Oxide, Monoterpene, Monoterpenketone, Monoterpenole, Sesquiterpene, Ester), Harze, Gerbstoffe, Flavonoide, Bitterstoffe

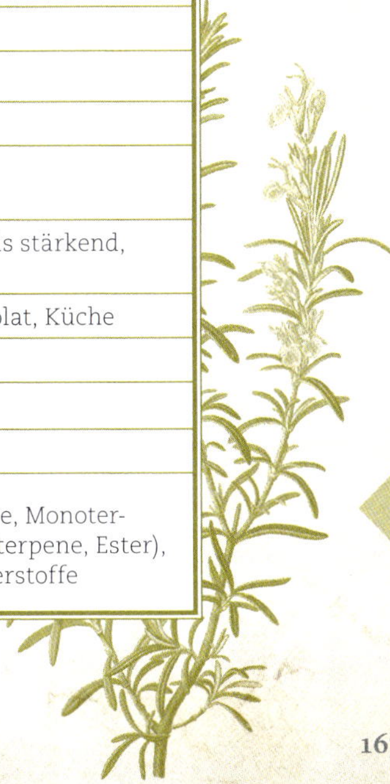

29 Rotklee – der Wechselhafte

Trifolium pratense

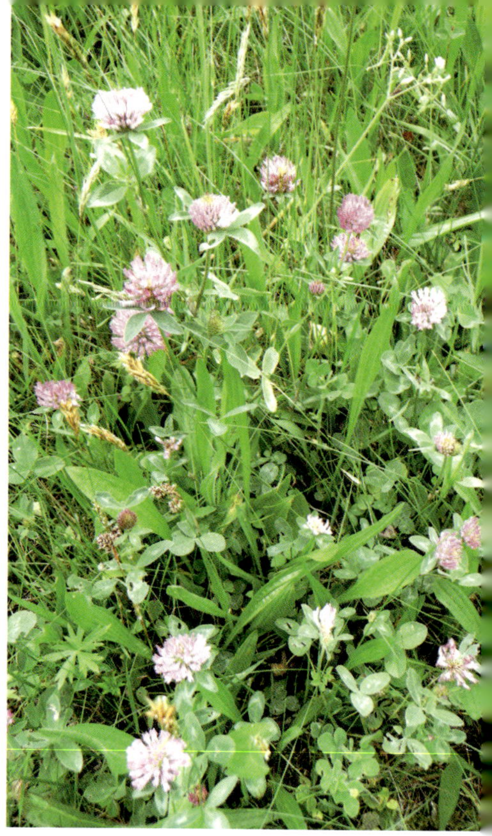

Auch beim Rotklee wollen wir einen Blick darauf werfen, woraus sich sein Pflanzencode zusammensetzt:

Rotklee gehört zu den Hülsenfrüchten (*Fabaceae*), auch wenn er im ersten Moment nicht so aussieht. Er blüht den ganzen Sommer lang, meist ab April oder Mai. Um sich gut zu entwickeln, benötigt er einen nährstoffreichen und auch fetten Boden. Klee mag keine Staunässe. Rotklee – auch Wiesenklee genannt – kann bis hinauf in alpine Regionen gefunden werden. Er besitzt lange Wurzelstöcke, die bis in 2 m Tiefe reichen können.

Die typische Form der Blätter ist dreigliedrig (finden Sie ein vierblättriges Kleeblatt, dann sind Sie ein besonderer Glückspilz), manches Mal mit einem feinen weißen Rand verziert. Aus dem Boden kommt zuerst eine Blattrosette, aus der zur Blütezeit die bis zu 50 cm hohen Stängel erscheinen, an denen die Köpfchen sitzen. Diese Blütenköpfchen sind rosa- bis rotfarbig und setzen sich aus etwa 100 Kronröhren zusammen.

Die Blätter des Rotklees falten sich abends zusammen und schwingen im Dunkeln langsam hin und her, bis sie sich am Morgen wieder entfalten. Rotklee wird meist von Hummeln bestäubt, deren Rüssel lang genug sind, um in die schmalen, langen Blüten eindringen zu können.

Er ist aber auch für einige der heute gefährdeten Schmetterlingsarten wichtig, vor allem für die Raupen von Schwalbenschwanz und Bläuling. Die Früchte sind klein und können sogar durch Ameisen verschleppt werden, um an anderer Stelle zu keimen.

Der botanische Name des Rotklees ist, seiner Wachstumsform entsprechend: *Trifolium* = Dreiblatt, *pratensis* = auf der Wiese wachsend.

Rotklee ist schon lange als **Frauenheilmittel** bekannt, vor allem deswegen, weil er bei **Wechselbeschwerden** hilfreich ist. Er enthält Phytoöstrogene, die vor allem bei **vegetativer Dystonie** und **Hitzewallungen** wirken und dazu noch **Brustkrebs** vorbeugen.

Der Gelehrte Plinius (1.Jh. n. Chr.) trank Wein mit frischem Klee und regte so seine Verdauung an, bei Wassersucht verordnete er die dagegen hilfreiche Kleewurzel. Wiesenklee war übrigens eine der ersten Kleearten, die schon ab dem 4. Jh. n. Chr. gezielt als hochwertiges Viehfutter angebaut wurde, eine alte Tradition also.

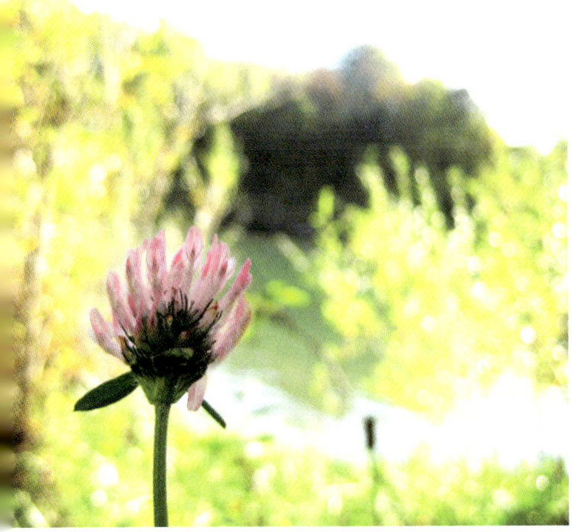

Schon in den Kräuterbüchern des Mittelalters finden sich Hinweise, dass Rotklee ein wirkungsvolles Mittel bei Frauenleiden ist:

„FUCHSIUS schreibet/ dass sie zu dem weissen Fluss der Weiber gar nützlich gebraucht werden/ fürnemlich die mit den purpurbraunen Blumen/ entweder gessen oder darvon getruncken: Aber der ander mit den weissen Blumen sol die verstandene Zeit widerumb flüssig machen“ (so gelesen bei Tabernaemontanus, 1625).

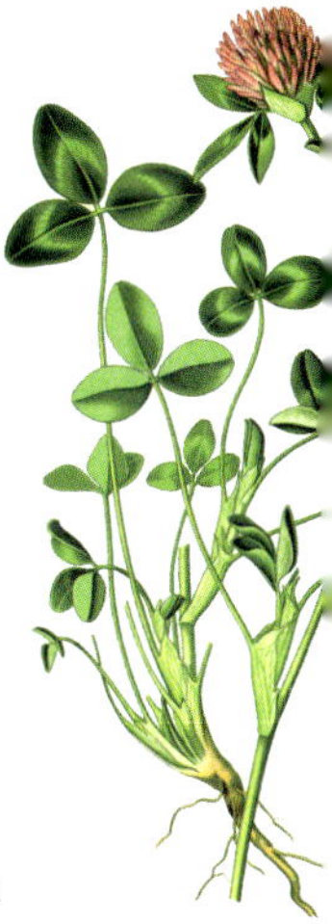

Tee für die Blutreinigung

1 Handvoll Blütenköpfchen mit etwa ½ Liter Wasser überbrühen, 10 Minuten ziehen lassen. Danach abseihen und über den Tag verteilt warm trinken. Ist auch ein Erkältungstee.

In der Traditionellen Chinesischen Medizin heißt es übrigens, dass Rotklee eine kühlende Wirkung besitzt, mit einem Lungen- und Blasenbezug. Das wusste man schon vor langer Zeit auch in Europa: Bei **Rheuma** und bei **Gicht** (Bezug zu den Harnwegen) macht man **Umschläge** mit Rotklee-Absud. Ebenso helfen Umschläge und Waschungen bei **chronischen Hautkrankheiten** und **Schuppenflechte**.

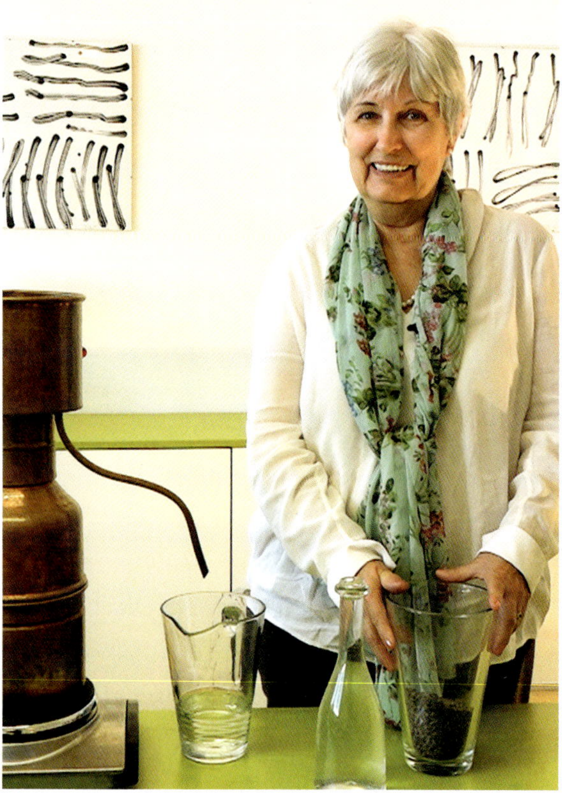

Ich habe Rotklee destilliert und das dabei erhaltene **Hydrolat** eignet sich hervorragend, um **Hitzewallungen** im Zaum zu halten. Täglich ein Glas Wasser mit einem Spritzer Rotklee-Hydrolat am Abend und ich habe keine Probleme mehr damit, dass es mir unter meiner Decke zu heiß wird.

Ein Augenbad mit Rotklee-Hydrolat hilft bei Bindehautentzündung.

Rotklee-Tinktur

Und meine **Rotklee-Tinktur** hat mir die Wechselbeschwerden, die mit der Abnahme des Östrogenspiegels im Körper einhergehen, erleichtert! Setzen Sie die Rotklee-Tinktur bitte nur aus den Blütenköpfchen an, es reicht dafür 38 %iger Alkohol, also Korn oder Wodka. Eine Handvoll Blütenköpfchen gibt man dafür in ein verschließbares Glas, übergießt sie mit dem Alkohol und lässt das verschlossene Glas etwa 4 Wochen bei Raumtemperatur reifen. Täglich einmal vorsichtig schütteln! Nach der Reifezeit wird abgeseiht und die Tropfen werden in eine dunkle Flasche gefüllt.

Täglich zwei Mal je 15–20 Tropfen, eventuell auch verdünnt mit ein bisschen Wasser eingenommen, helfen gegen so manches Unwohlsein.

Das Kleeblatt selbst (ohne Blüte) wurde vor langer Zeit zum Wahrzeichen Irlands, der grünen Insel, und symbolisiert im Christentum die göttliche Dreifaltigkeit.

Der Rotklee-Code:

Welches Mädchen hat nicht schon einmal einen Kranz aus Rotklee geflochten? Und wer hat noch nie die Süße des Honigs aus den kleinen Blüten gesaugt? Diese Süße symbolisiert die **Venus**, ebenso wie die Farbe der Blüten. Da der Rotklee aber auch Hilfe gibt, wenn es in den Wechseljahren darum geht, Trockenheit und Knochenabbau einzudämmen, finde ich auch eine **Mond-Signatur** in ihm. Der Rotklee gehört also einerseits zum **Element Wasser** (Yin), wegen seiner Eigenschaft, weich und weiblich zu machen, zu einem großen Teil aber auch zum **Element des Feuers** (Yang), wegen seiner aktiven Kraft.

PFLANZENCODE ROTKLEE

Trifolium pratense

Gestalt:	Kraut
Konsistenz:	weich, biegsam
Farbe:	Blüte rot, Blätter dunkelgrün
Duft:	leicht nach Honig
Geschmack:	süßlich
Standort:	nährstoffreiche Wiesen, Felder
Lebensdauer:	einjährig
Planetarische Zuordnung:	Venus, Mond
Körperliche Wirkung:	Frauenkraut!, Bindehautentzündung, Rheuma, Gicht, Hauterkrankungen, Blase, Lunge
Verwendung:	Tee, Öl-Mazerat, Hydrolat, Tinktur
Element:	Feuer (Yang) und Wasser (Yin)
TEM:	Frauenleiden
TCM:	kühlend
Inhaltsstoffe:	Phytoöstrogene (Genistein, Daidzin, Formononetin und Biochanin A – alles Isoflavone), Gerbstoffe, ätherisches Öl, cyanogene Glykoside, Nitrate, Eiweiß, Xanthin, Asparagin, Fette, Wachse, Spurenelemente

30 Schafgarbe – Die Augenbrauen der Venus

Achillea millefolium

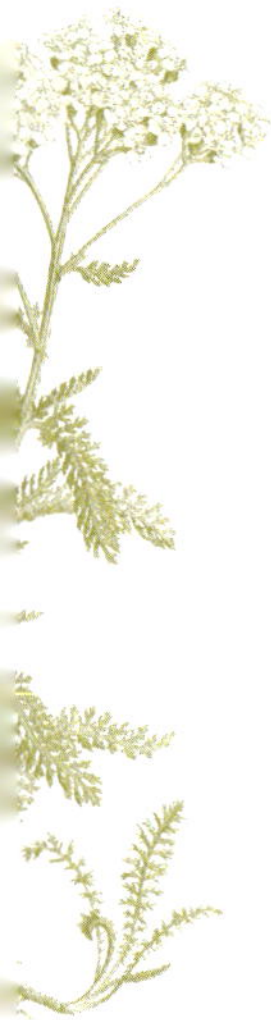

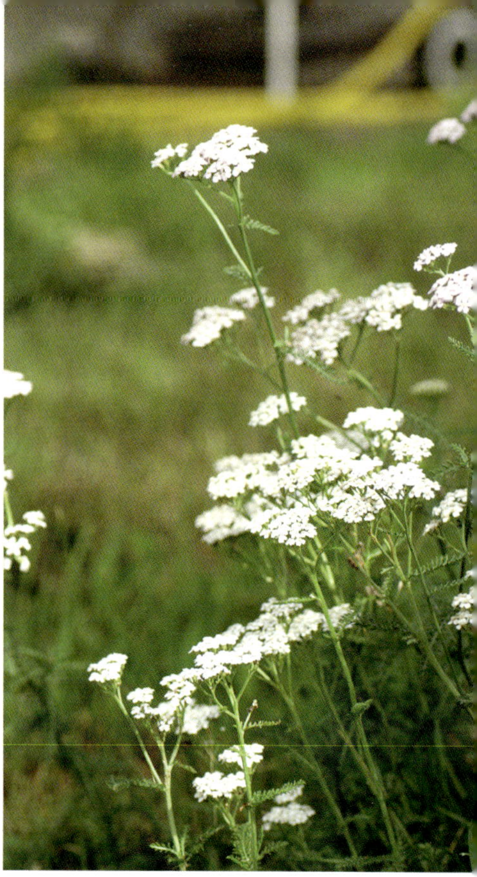

Die Schafgarbe gehört zu den ältesten Heilpflanzen. Die Archäologie hat herausgefunden, dass die Pflanze bereits vor 60 000 Jahren (!) von den Neandertalern verwendet wurde. In der Antike und im Mittelalter wuchs ihre Bedeutung zusehends. Man gebrauchte sie als Wundmittel.

Schauen wir uns doch gemeinsam die einzelnen Puzzlesteine des Codes dieses Wunderkrauts an:

Die Schafgarbe ist ein Korbblütler (*Asteraceae*). Ihre weißen Blüten leuchten fröhlich aus dem Grün der Wiesen. Man findet sie bis auf ca. 1800 m (auf Almwiesen sind die Blüten oftmals rosa angehaucht) an sonnigen und trockenen Standorten. Sie gilt als Nährstoffanzeiger für stickstoffhaltige Böden.

Die krautigen Pflanzen können bis zu 1 m hoch werden. Ihre Stängel sind hart und kantig und lassen sich kaum abbrechen. Sie besitzen fein gefiederte Blättchen und einen doldenartigen Blütenstand. Die einzelnen Blütenköpfchen tragen Zungenblüten und in der Mitte winzige Röhrenblütchen. Das Wurzelsystem der Schafgarbe kann bis zu 50 cm lange Ausläufer bilden. Daher wird sie oftmals auch als bodenfestigende Pflanze angesehen.

Die Schafgarbe duftet sehr aromatisch, vielleicht manchmal auch ein wenig kampferartig. Wegen ihrer fein gefiederten Blättchen erhielt sie im Volksmund auch den Namen *Augenbrauen der Venus* (diesen Namen trägt sie auch in vielen mittelalterlichen Schriften).

Die botanische Bezeichnung *Achillea millefolium* bedeutet *tausendblättriges Kraut des Achill*. Das kommt wohl von der griechischen Legende, derzufolge die Pflanze aus den Rostspänen wuchs, die während des Kampfes im trojanischen Krieg vom Speer des Achilles zu Boden gefallen waren. Achilles verwendete die Schafgarbe danach, um die Wunde von König Telephos damit zu heilen.

Der Wortteil *Garbe* weist auf das althochdeutsche *garwe* hin, was man mit Gesundmacher übersetzen könnte. Im Volksmund sind für die Schafgarbe noch eine Reihe von Bezeichnungen wie *Blutstillkraut*, *Jungfernkraut* oder *Bauchwehkraut* in Gebrauch. Nach einer Legende soll sich der Heilige Josef, seines Zeichens Zimmermann, bei der Arbeit verletzt und diese Wunde mit Hilfe der Schafgarbe geheilt haben. Deshalb wurde sie auch *Zimmermannskraut* genannt. In römischen Aufzeichnungen findet man sie als *Soldatenkraut*, im Mittelalter war sie als „Hieb- und Stichkraut" bekannt. All das weist auf ihre **zusammenziehende** und **blutstillende** Wirkung hin. In den alten Zeiten wurde das Kraut zerquetscht und auf eine offene Wunde aufgelegt. Das Verblüffende dabei: Die Wunden schließen sich wirklich erstaunlich schnell!

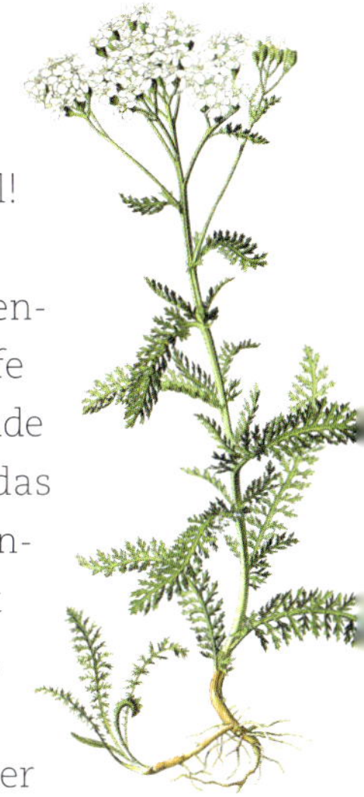

Diese Wirkung ist heute wissenschaftlich belegt. Die Gerbstoffe sind für die zusammenziehende Wirkung verantwortlich und das blaue ätherische Öl (mit dem Inhaltsstoff Chamazulen[57]) wirkt antibakteriell und wundheilend.

Ich wurde von meiner Großmutter immer mit dem bitteren **Tee** aus den Schafgarbenblüten beglückt, wenn ich als Teenager **Krämpfe** hatte. Es hat geholfen.

Auch wenn die **Galle** zwickt, wenn man unter **Durchfall** leidet oder wenn man **Magenprobleme** hat: Der Tee hilft. Die Bitterstoffe der Schafgarbe regen die **Verdauung** an – sie unterstützen die **Sekretion von Magensaft und Galle**, außerdem wirken sie **entgiftend auf die Leber und die Bauchspeicheldrüse**.

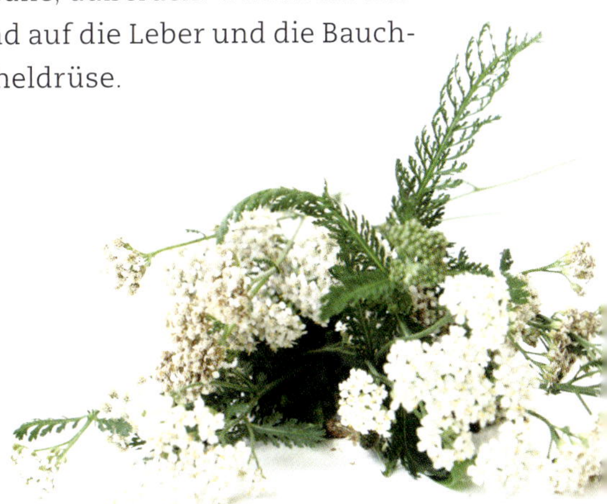

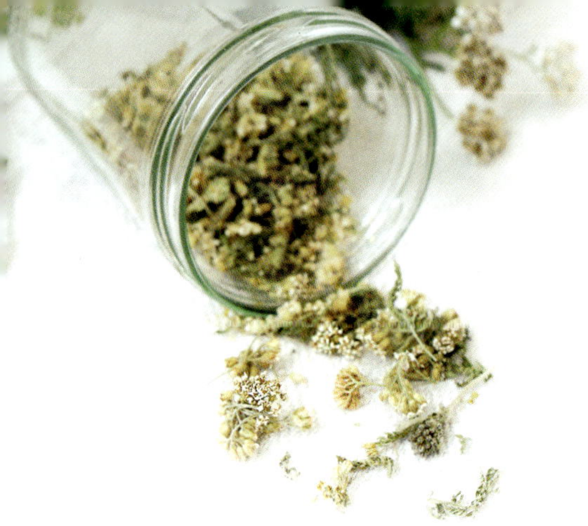

Schafgarben-Tee

2 Teelöffel getrocknete Schafgarbe mit heißem Wasser übergießen. Ich verwende nur die Blüten und Blättchen. Den Tee 10 Minuten ziehen lassen und danach abseihen. Zwischen den Mahlzeiten trinken.

Pfarrer Kneipp empfahl den Tee aus der Schafgarbe vor allem den Frauen, ebenso wie Kräuter-Pfarrer Künzle:

„Schafgarb' im Leib tut wohl jedem Weib."

Hilfreich ist auch ein **Bad mit Schafgarbe**, wenn man unter **Krämpfen** im Becken vor oder während der Regel leidet. Dieses Bad hilft aber auch bei **Rückenschmerzen** (und da nicht nur den Frauen).

Ich selbst verwende die Schafgarbe heute oft für einen **Leberwickel** – auf meine Weise nutze ich ihre Heilkraft gleich doppelt:

Leberwickel

Zum einen mit meinem hautpflegenden **Schafgarben-Mazerat**, das ich auf den empfindlichen Bereich des Oberbauchs sanft auftrage (die Seiten nicht vergessen!) und zum anderen, indem ich einen starken wässrigen Schafgarbenauszug braue (wie starken Tee), in dem das Tuch für den Leberwickel so heiß wie möglich getränkt wird. Gut auswringen und vorsichtig auf den Leberbereich legen. Darüber kommt ein trockenes größeres Tuch, das mit einem Wollschal oder einem Badetuch fixiert wird. Das feuchte Tuch wird nach etwa 20 Minuten entfernt, dann rasch wieder warm zudecken und noch eine halbe Stunde nachruhen. Man könnte auch eine Wärmeflasche auflegen, ich finde das sehr angenehm.

Man macht solche Leberwickel im Rahmen einer Fastenkur oder für die Leberreinigung. Zum einen wird die Leber damit entgiftet, die Galle kann kleine Steine ausschwemmen und Krämpfe können gelöst werden.

Achtung:

Nicht anwenden bei entzündlichen Prozessen!

Mazerat aus Schafgarbe

2 Handvoll Schafgarbenblüten in ca. 250 ml Mandelöl in einem Glas ansetzen. Den Ansatz ca. 4 Wochen stehen lassen und täglich schütteln. Danach abseihen und verwenden.

Das Öl dient der **Hautpflege**, hilft aber auch gegen **Haarausfall** (vor dem Waschen eine Packung und eine Kopfmassage damit machen).

Das **ätherische Öl** der Schafgarbe kann auch für Heilsalben verwendet werden, in der Mischung mit fettem Pflanzenöl natürlich ebenso für eine sanfte Bauchmassage bei schlechter Verdauung oder bei Nagelbettentzündung.

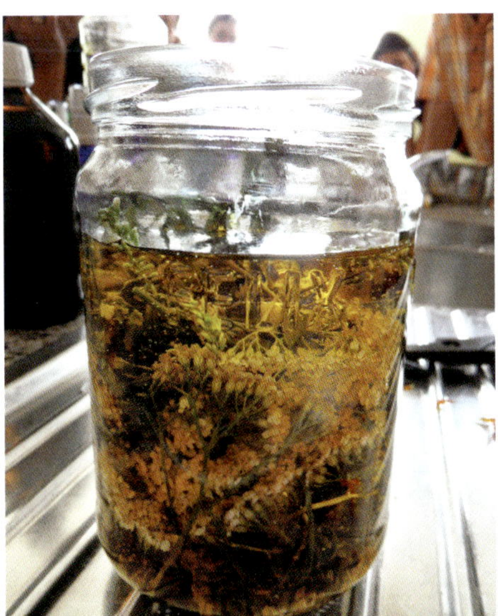

Im chinesischen *I-Ging* (*Das Buch der Wandlungen*) werden die harten, getrockneten Schafgarbenstängel zum Weissagen verwendet. Dazu werden sie auf 20 cm Länge zurechtgeschnitten und auf den Boden geworfen. Aus dem Legemuster wird die Zukunft vorhergesagt. In Europa legte man sich die frisch gepflückte Schafgarbe unter das Kopfkissen und hoffte, auf diese Weise nachts vom Zukünftigen zu träumen. Kleine Büschel mit Schafgarbe wurden Neugeborenen über die Wiege gehängt, um sie vor Bösem zu bewahren.

Die jungen Blättchen der Schafgarbe kommen im Frühling immer auch in meine Kräutersuppe hinein. Sie sind schmackhaft und sehr verdauungsfördernd. Diese Wirkung kann man sich das ganze Jahr über zunutze machen, denn die Schafgarbe treibt immer wieder neu aus.

Achtung:

Die Schafgarbe ist kontraindiziert bei bekannter Korbblütlerallergie!

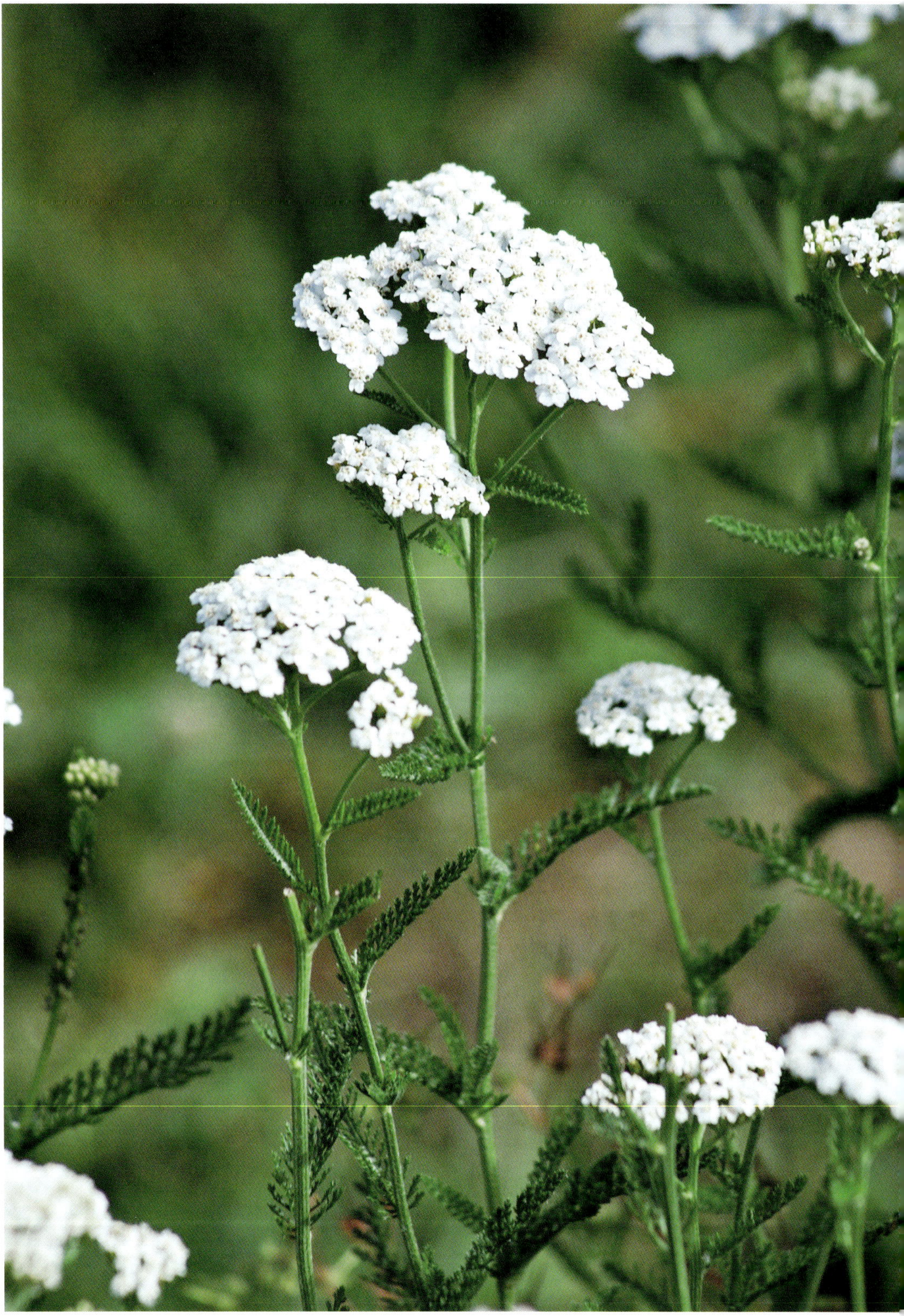

Und wie ist das mit dem Pflanzencode?

Die Schafgarbe besitzt eine silbrige Blattunterseite: Silber steht für den **Mond**. Die Blütenfarbe, Weiß bis Rosa, weist auf die **Venus** hin. Der starke, harte Stängel zeigt uns die **Signatur des Jupiter**. Der Duft ist herb-bitter. Die scheinbaren Gegensätze sind der Hinweis auf die verbindende Qualität der Pflanze. Sie vereint in sich Impulse, die verschiedener nicht sein könnten. Eindeutig ist sie vor allem dem **Wasser-Element** (Yin) zugeordnet, weil sie so viel Lösungskraft (vor allem im Hinblick auf Frauenprobleme) in sich trägt und eine besondere Leberwirksamkeit besitzt. Außerdem gehört sie zum **Erd-Element** (Yin), da sie sich wegen ihrer säurebindenden Eigenschaften als Bodenheilerin bewährt.

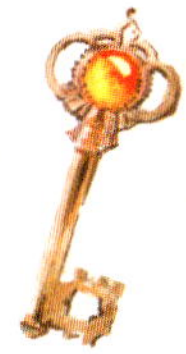

PFLANZENCODE
SCHAFGARBE

Achillea millefolium

Gestalt:	Kraut mit hartem Stängel, Blüten in Scheindolde
Konsistenz:	hart, unbeugsam
Farbe:	Blüten weiß bis rosa, Blätter grün mit silbriger Unterseite
Duft:	herb
Geschmack:	herb-bitter
Standort:	Wiesen, Wegränder, eher trockene Böden
Lebensdauer:	mehrjährig
Planetarische Zuordnung:	Mond, Venus, Jupiter
Körperliche Wirkung:	Frauenkraut!, adstringierend (zusammenziehend), entzündungshemmend, blutstillend, Leber, Milz, Blase und Herz
Verwendung:	Tee, Tinktur, Öl-Auszug, Küche
Element:	Wasser (Yin) und Erde (Yin)
TEM:	Hautprobleme, Frauenprobleme
TCM:	neutral
Inhaltsstoffe:	Bitterstoffe (Achillein), Flavonoide, ätherisches Öl (mit Chamazulen), Inulin, Eiweiß, Essigsäure, Ameisensäure, Phosphate, Kalium, Vitamin C, Cumarin

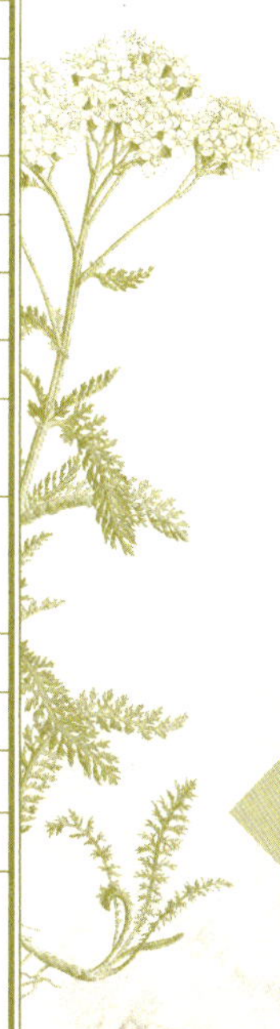

31

Schlehdorn –

Bittere Süße

Prunus spinosa

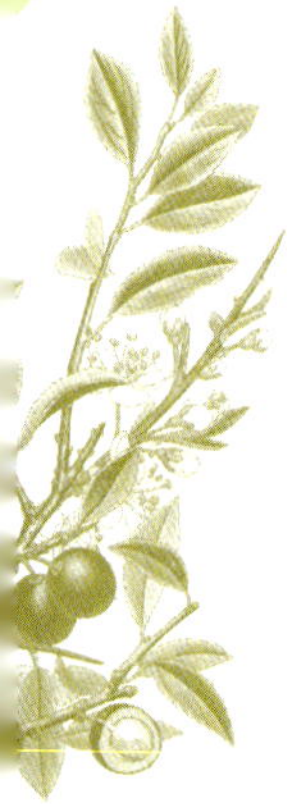

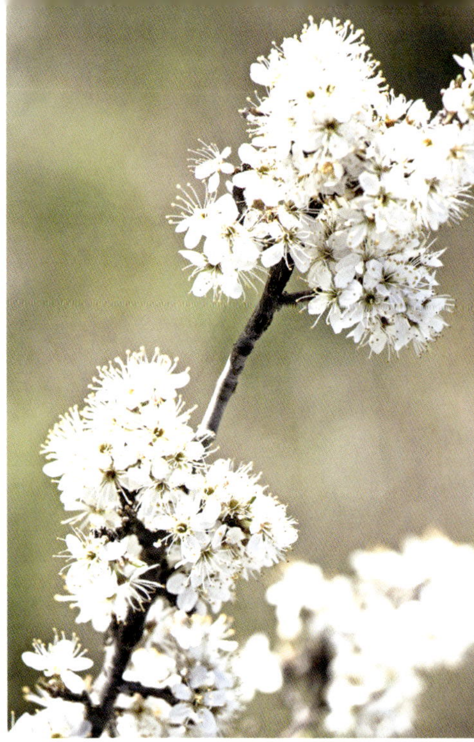

Der Name *Schlehdorn* kommt vermutlich zum Teil aus dem Althochdeutschen. Schleh steht hier für den typischen Geschmack der unreifen Früchte. Aber schon der zweite Teil des Namens, Dorn, sagt uns, dass wir es mit einer wehrhaften Pflanze zu tun haben.

Die botanische Bezeichnung *Prunus spinosa* bedeutet übersetzt *stachelige Pflaume* – sie kommt aus dem lateinischen Sprachgebrauch. Der Schlehdorn gehört zu den Rosengewächsen (*Rosaceae*) und besitzt eine schwarze Rinde (*Schwarzdorn*) sowie sparrige, dornenbewehrte Zweige. Er wird bis zu 3 Meter hoch. Als kleines Mädchen wollte ich mir immer einen solchen Blütenzweig ins Zimmer stellen und war dann enttäuscht, wenn die zarten Blüten im warmen Raum am nächsten Tag bereits abgefallen waren.

Wenn der Blütenzauber vorbei ist, erscheinen die kleinen, gesägten Blätter. Im Spätsommer entwickeln sich dann die schwarzbläulichen Früchte. Sie besitzen einen Steinkern und ein grünliches, saures Fruchtfleisch und sind erst dann genießbar, wenn sie vom ersten Frost *gebrannt* wurden. Der Schlehdorn ist ein naher Verwandter der Zwetschken, Marillen und Mandeln.

Der krasse Gegensatz zwischen den strahlend weißen Blüten und der tiefschwarzen Rinde war für die Menschen ein Zeichen für das Leben (die Blüten) und den Tod (Rinde), für Glück und Unglück. Darum war der Schlehdorn auch immer eine Pflanze, um die sich Mythen und Sagen rankten. Angeblich kann die Schlehe auch vor Hexen schützen. Und wenn man beim Wandern einen Stock aus Schlehenholz benutzte, dann wurden auch die bösen (Wald)Geister ferngehalten.

Bei den Kelten und den Iren wohnen in den Schlehen die *kleinen Leute* und die Feen, auch der Kobold *Leprechaun*.

Wenn jemand in Wales einen Schlehenzweig ins Haus mitnahm, so sollte das Unglück bringen, außer es befand sich daran eine Mistel, dann bedeutete es Glück. Die Asche von Schlehen wurde auf den Feldern verstreut, um eine gute Ernte zu erhalten.

Und natürlich wurde die Schlehe wegen ihres Habitus auch als Grenze zur Anderswelt betrachtet.

Standort für die Schlehen sind kalkhaltige, tiefgründige Böden. Sie benötigen viel Licht, um gut gedeihen zu können. Die Schlehe ist ein typisches Strauchgewächs für einen Hag und wird oftmals auch in Windschutzgürteln eingesetzt. Durch ihr Dornengestrüpp ist sie fast undurchdringlich. Quasi ein lebendiger Stacheldraht! Interessant ist, dass die Dornen eine Reaktion der Pflanze auf Stress sind. Ist der Stress vorbei, können sie als Zweige weiterwachsen!

Die Schlehe wurde früher rund um Häuser gepflanzt, um vor Unheil und Blitz zu schützen. Schnitt man sich einen Wanderstock aus Schlehenholz, so war man im Wald vor Hexen und Trollen geschützt.

Schlehen waren bereits in der Pfahlbauzeit bekannt. Man hat ihre Steine beim Ausgraben der Siedlungen gefunden.

Damals wusste man die Schlehen augenscheinlich als Nahrungsmittel, aber auch als Heilmittel zu nutzen. Sogar Ötzi hatte bei seiner Wanderung über die Alpenpässe Schlehen dabei!

Im Kräuterbuch von Leonhart Fuchs[58] findet sich zur Schlehe:
„Die Schlehen gedörret / ziehen seer zusamen / unnd stellen den bauchfluß. Schlehen gummi in wein jngenommen und getruncken / zermalt den stein. Mit essig angestrichen / heylt es die geflecht / zittern oder rauden der kinder."

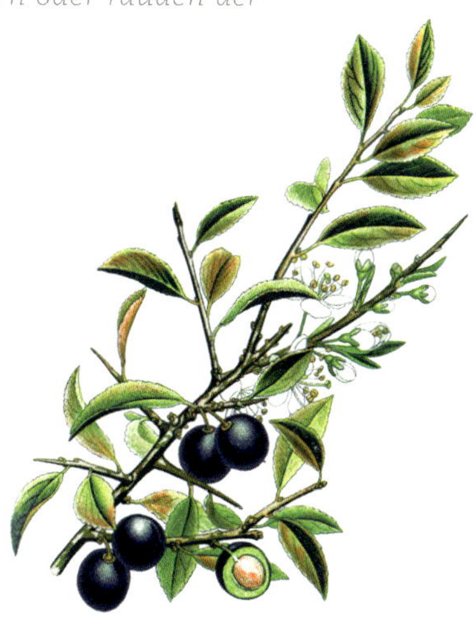

Bei Sebastian Kneipp gibt es den Hinweis: „*Schlehenblüten sind das harmloseste Abführmittel, das es gibt.*“

Dafür macht man einen Absud aus den Schlehenblüten. Dieser hilft auch zur **Blutreinigung**, bei **rheumatischen Beschwerden** und bei **Gicht**. Der **Tee** aus den Blüten, wie auch der aus den Blättern, wirkt **fiebersenkend** und **fördert das Schwitzen**.

Der Tee wird außerdem als **magenstärkend** angesehen und er hat eine **harntreibende Wirkung**. Dieser Tee kann übrigens auch von Kindern ab ca. 6 Jahren getrunken werden, wenn sie unter Verstopfung oder Blähungen leiden.

Die Früchte der Schlehen helfen bei **Blasen- und Nierengrieß**, in Form von **Saft** oder **Gelee** sind sie eine köstliche Medizin. Sie reifen zwischen Oktober und November, am besten, wenn sie bereits vom Reif *gebrannt* wurden.

Auch getrocknet kann man Schlehenfrüchte zu sich nehmen. Sie wirken zusammenziehend und man verwendet sie in dieser Form ebenfalls als Unterstützung bei Harnwegserkrankungen. Sie können sowohl den Appetit anregen, als auch bei Zahnfleischentzündung helfen.

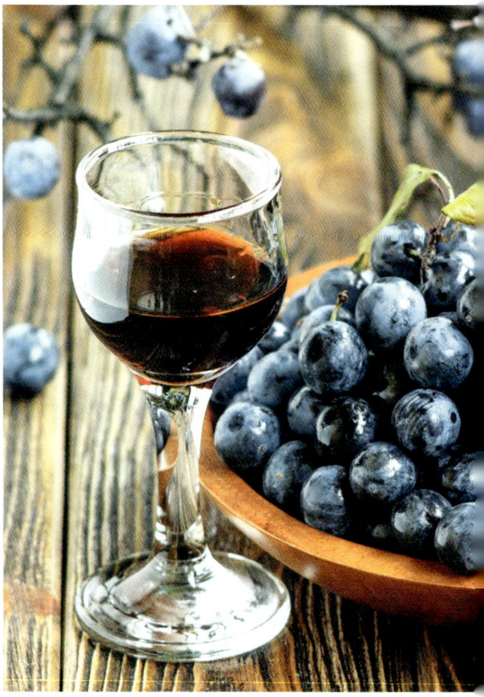

Schlehenlikör

ist sehr schmackhaft! Sie brauchen dazu ½ kg Schlehen (sie sollten vom Frost überlaufen sein), 3–4 Gewürznelken, 1 Vanilleschote.

Die Zutaten in ein großes Glas füllen und mit ¾ Liter Korn oder Wodka übergießen (die Früchte sollen bedeckt sein). Das Glas wird verschlossen, geschüttelt und an einem sonnigen, warmen Platz abgestellt. Der Ansatz sollte 6–8 Wochen ziehen. Dann mit ca. ¼ l Rotwein einen Läuterzucker machen (gleiche Menge Rotwein wie Zucker werden gemeinsam erhitzt, bis der Zucker aufgelöst ist).

Nun werden die Schlehen abgeseiht und der Ansatz wird mit dem gezuckerten Rotwein vermischt. In Flaschen füllen und kühl lagern.

Die getrockneten Blätter wurden früher auch als Tabak-Ersatz verwendet und in der Pfeife geraucht. Gesünder wurde das Rauchen jedoch dadurch nicht wirklich.

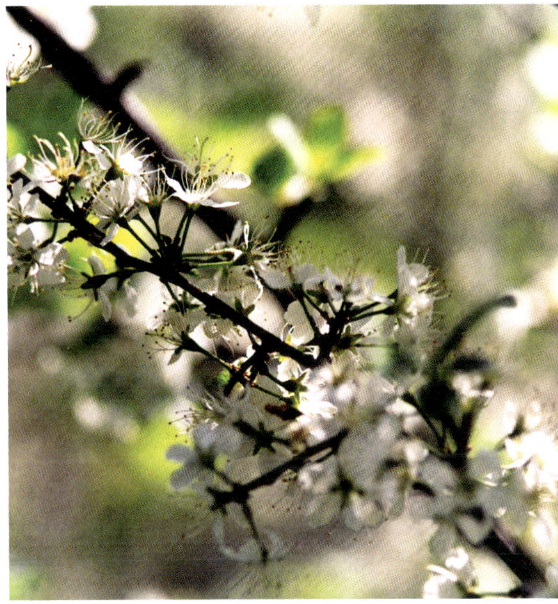

Dornentinte[59]

Für die früher beliebte Dornentinte (sie diente ehemals zum Schreiben) wird Rinde von den Ästen geschält, in Wasser eingelegt und lange ausgekocht. Danach den Absud mit ein wenig Rotwein aufkochen. Rinde und Wurzel färben rot bis braun, getrocknete Beeren färben blau.

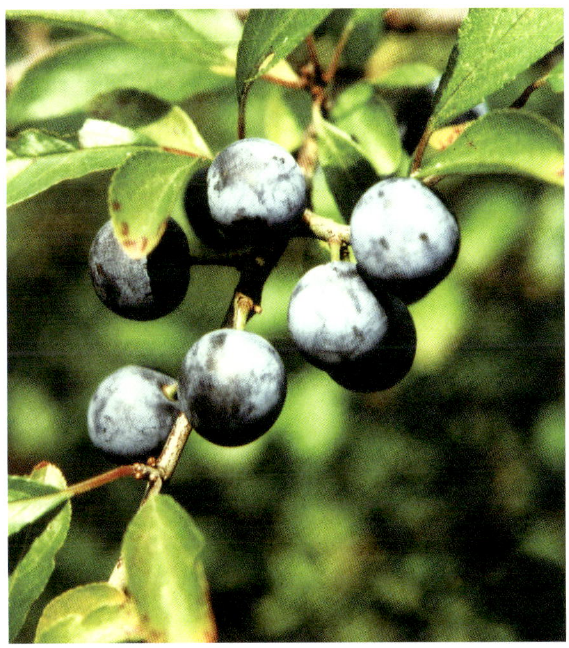

Schlehen dienten auch der Solegewinnung in Gradierwerken:

Die Sole wurde über dichte Wände aus Schlehenzweigen geleitet. So kann sich der Salzgehalt durch die Verdunstung des Wassers konzentrieren.

Gradierwerke findet man heute allerdings meist mit Tannenreisig bestückt. Sie dienen letztlich nur mehr zur Atem-Therapie von Kurgästen.[60]

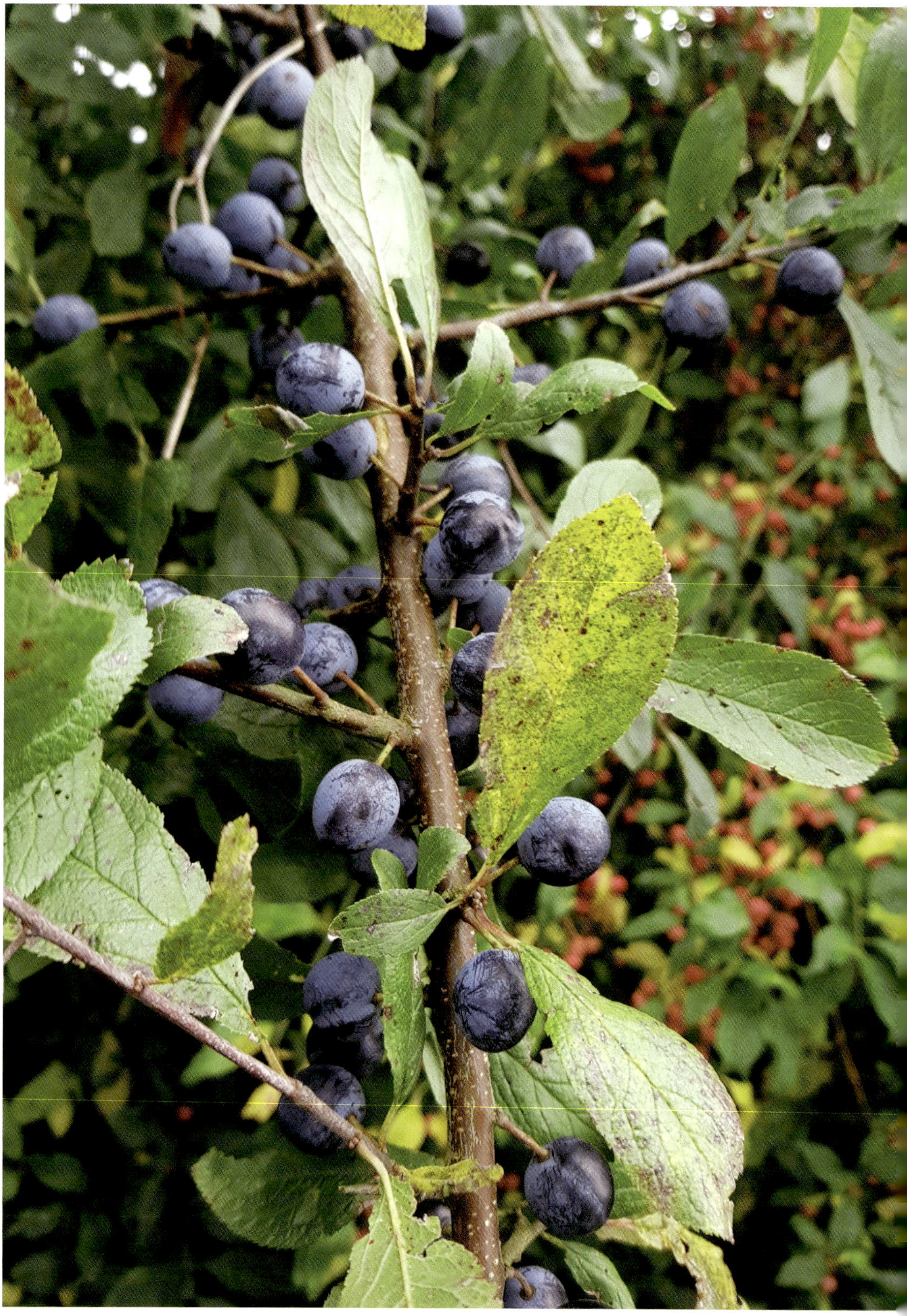

Der Schlehen-Code:

Die Signatur der Schlehe weist sofort auf den **Mars** hin. Die Wehrhaftigkeit und die Dornen sind nicht zu übersehen. Die weißen Blüten, die ersten des Jahres auf einem Strauch, führen zum **Mond** und wegen ihres süßen, marzipanähnlichen Duftes auch zur **Venus**.

Allein wegen der Dornen ist eine Zuordnung zum **Feuer-Element** (Yang) eindeutig, dazu kommt noch der herbe Geschmack der Früchte, ebenfalls ein Feuerthema. Die harntreibende und schweißtreibende Wirkung allerdings passt genau zum Mond und somit zum **Wasser-Element** (Yin).

PFLANZENCODE SCHLEHDORN	
Prunus spinosa	
Gestalt:	Strauch
Konsistenz:	stachelig
Farbe:	Blatt grün, Blüte weiß, Frucht schwarz
Duft:	Blüte: nach Marzipan
Geschmack:	Beeren herb
Standort:	Feldrain, Hecken, Waldrand
Lebensdauer:	mehrjährig
Planetarische Zuordnung:	Mars, Venus, Mond
Körperliche Wirkung:	Blutreinigung, Gicht, Rheuma, Leber, Galle, Milz
Verwendung:	Tee, Beeren: Küche
Element:	Feuer (Yang) und Wasser (Yin)
TEM:	reinigend, abführend
TCM:	kühlend
Inhaltsstoffe:	Flavonglycoside, Cumarinderivate, Gerbstoffe, Bitterstoffe, Säuren, Vitamin C, Spuren von Amygdalin (Blausäureglykosid)

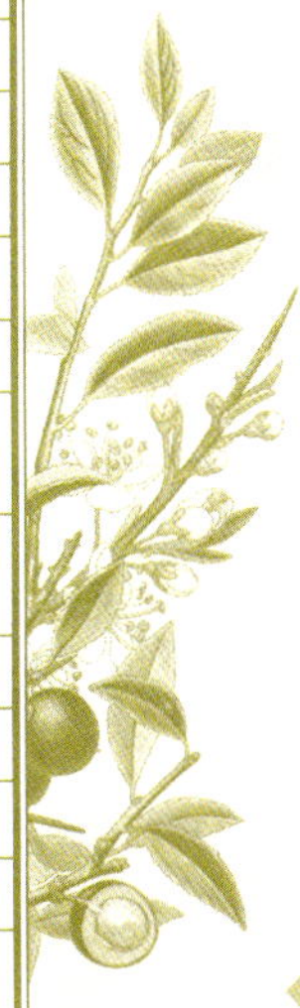

32

Seifenkraut – Milde Kraft

Saponaria officinalis

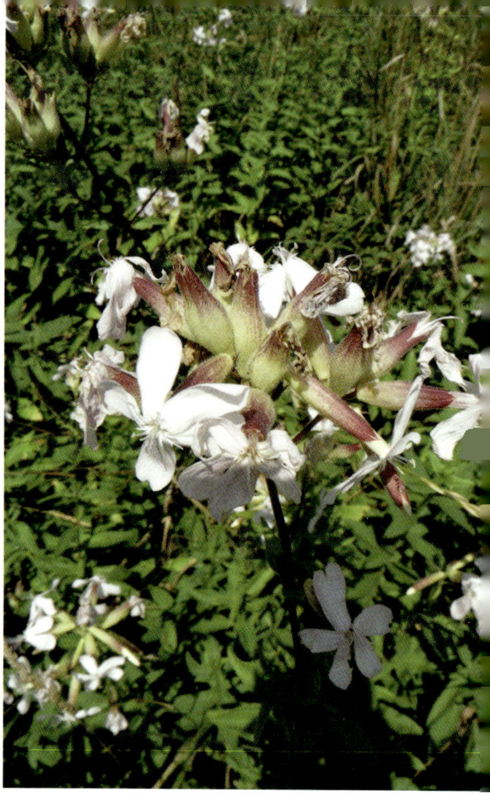

Das meist unauffällig wachsende Seifenkraut gehört zu den Nelkengewächsen (*Caryophyllaceae*) und ist eine mehrjährige Staude. Es wächst vor allem in gemäßigten Zonen und liebt Standorte an Flüssen, auf Kiesbänken, auf Schuttplätzen und in der Au, wo es einen frischen Stein- oder Sandboden mit vielen Nährstoffen vorfindet. Seifenkraut blüht den ganzen Sommer lang, von Juni bis in den Spätherbst hinein.

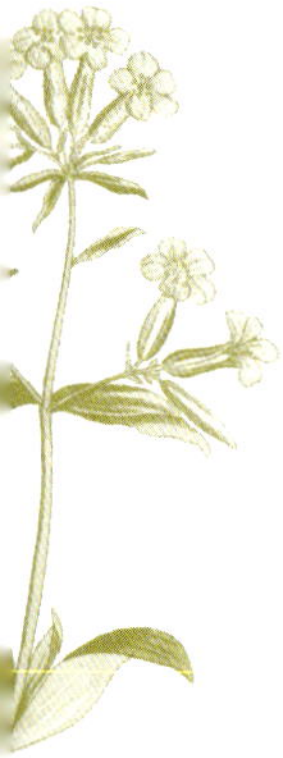

Die weißen bis blassrosa Blüten haben jeweils fünf Blütenblätter und stehen auf einem dicht belaubten, rötlich überlaufenen, weich behaarten Stängel zu mehreren beisammen. Die Blätter sind lanzettlich geformt und ca. 5–10 cm lang. Es duftet sanft blumig, eher gegen Abend, und lockt so die Nachtfalter an. Auch Bienen und Schwebfliegen lieben die Pollen des Seifenkrauts.

Die Pflanze kann bis zu 70 cm hoch werden. Seine Wurzel ist ein Rhizom, gelb bis rotbraun gefärbt, und sieht aus wie eine Rübe, mit vielen fingerdicken Ausläufern. Die Samen des Seifenkrauts befinden sich in länglich-ovalen Kapseln, die etwa 2 cm lang werden. Die Pflanze wächst bis auf ca. 700 m Seehöhe.

Das Seifenkraut hat seinen Namen von den Anwendungsmöglichkeiten: Man hat es früher wegen seines Saponingehalts als Seifenersatz verwendet. Dafür wurde die Pflanze in Europa viele Jahrhunderte lang als Kulturpflanze angebaut. Die Archäologie rechnet die Anwendung von Seifenkraut sogar bereits der Jungsteinzeit zu. Man verwendet eine solche Seifenkrautlösung heute noch für die Reinigung historischer Textilien und

Möbel. Sie eignet sich aber auch ausgezeichnet zur sanften Haarwäsche. *Saponaria* kommt vom Begriff *sapo* – Seife. So hieß es schon bei den Germanen, den Kelten und den Römern. Heute wird Seifenkraut in der Türkei, in China und im Iran kommerziell angebaut und zum Spezialreinigen von Teppichen und alte Textilien eingesetzt.

In der Volksheilkunde hatte das Seifenkraut eine Bedeutung bei der Behandlung von **Husten** und **Bronchitis**. Man setzte die Wurzel über Nacht in lauwarmem Wasser an und trank den seifenartigen **Kaltauszug** am nächsten Tag in kleinen Schlucken. Es schmeckt extrem und manch einer muss danach erbrechen. Besser ist der **Tee** aus den zuvor getrockneten Blättern, die man vor der Blüte sammelt. Er regt die **Lebertätigkeit** an und lindert **hartnäckigen Husten**.

Eine weitere Anwendung ist empfehlenswert: äußerlich als **Waschsubstanz** bei **Akne** und **Ekzemen**. Dazu kann man die Wurzel abkochen.

Ebenso hilfreich ist das Abkochen der Wurzel in Form von Umschlägen bei **Pilzinfektionen**.

In den arabischen Ländern wurde es bei Lepra und Hautgeschwüren eingesetzt.

Traditionell wird die Wurzel in der Volksheilkunde auch bei Gelbsucht angewendet.

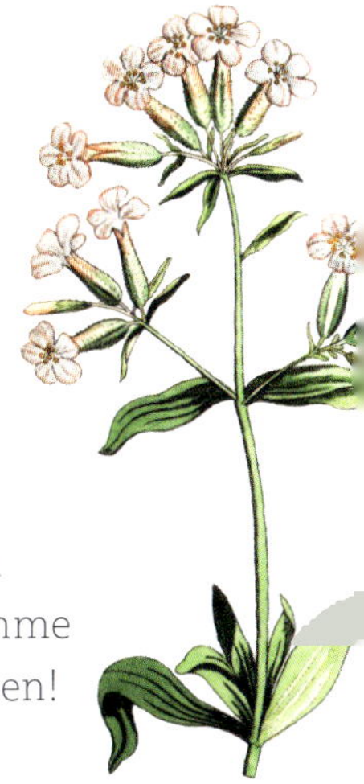

Seifenkraut ist grundsätzlich **schleimlösend**, **harntreibend**, es wirkt **antirheumatisch**, **entzündungshemmend**, **blutreinigend** und **pilzhemmend**.

Da es jedoch bedingt durch den hohen Saponingehalt auch leicht toxisch wirken kann, wird als **maximale** Dosis die Einnahme von 2 Tassen Tee pro Tag empfohlen!

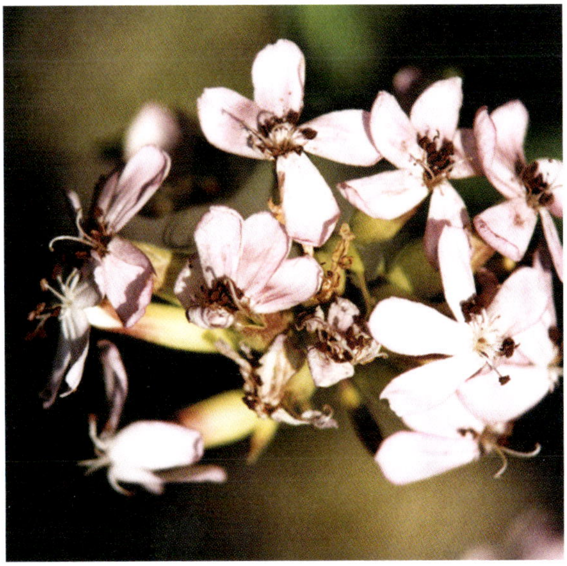

Seifenkraut-Waschsubstanz

Etwa 100 g Seifenkraut-Wurzel (man gräbt sie entweder im Frühling ab April oder im Oktober aus) werden zerrieben und mit ½ Liter Wasser auf die Hälfte eingekocht. Dabei entsteht meist starker Schaum. Auch beim Schütteln der erkalteten Substanz entwickelt sich dichter Schaum, der sich für das Kaltwaschen von Wolle und Teppichen eignet. (Man hat das Seifenkraut früher ja auch zum Reinigen und Entfetten von Schafschurwolle verwendet, bevor diese versponnen wurde.) Wer nur stark kalkhaltiges Wasser zur Verfügung hat, muss mit Essig- oder Zitronenwasser nachspülen.

Bei Leonhart Fuchs findet man über die Wurzel des Seifenkrauts:
„Die wurtzel / welche scharpff ist / mit hönig vermengt unnd wie ein latwerg genossen / treibt den harn / ist nützlich den lebersiechen / dem husten / unnd denen so schwerlich athmen."[61]

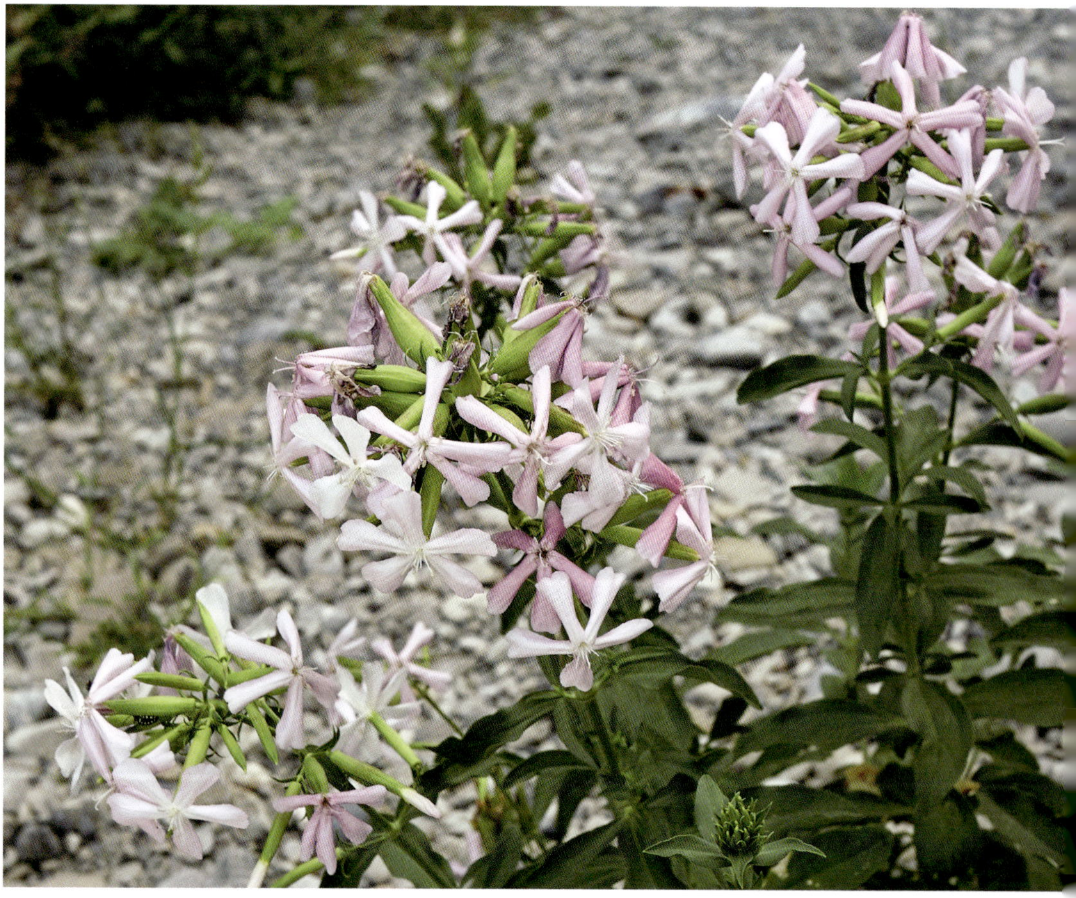

Konnten Sie den Code knacken?

Durch seine wichtigsten Inhaltsstoffe, die Saponine, hat das Seifenkraut einen engen Bezug zum **Mond**. Die Blütenfarbe Rosa signalisiert die Tendenz zur **Venus**. Somit ordnet sich das Seifenkraut unter jene Pflanzen, die in Reinform dem **Element Wasser** angehören. (Seifenkraut ist also eine Yin-Pflanze.)

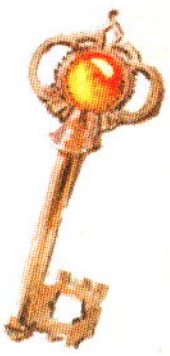

PFLANZENCODE SEIFENKRAUT

Saponaria officinalis

Gestalt:	krautig
Konsistenz:	weich
Farbe:	Blüte rosa, violett, weiß
Duft:	süßlich-fad
Geschmack:	seifig
Standort:	Uferböschungen, Schutthalden
Lebensdauer:	mehrjährig
Planetarische Zuordnung:	Mond, Venus
Körperliche Wirkung:	Akne, Pilze, Ekzeme, Rheuma, Husten, Gicht, Gelbsucht, Hautkrankheiten, blutreinigend, entzündungshemmend, schleimlösend, verdauungsanregend
Verwendung:	Tee, Tinktur, Waschsubstanz (Wurzel)
Element:	Wasser (Yin)
TEM:	–
TCM:	–
Inhaltsstoffe:	Saponine, Kohlenhydrate, Alkaloide, Gerbstoffe, Glykoside, Flavonoide, Harze, Quillajasäure, Vitamin C

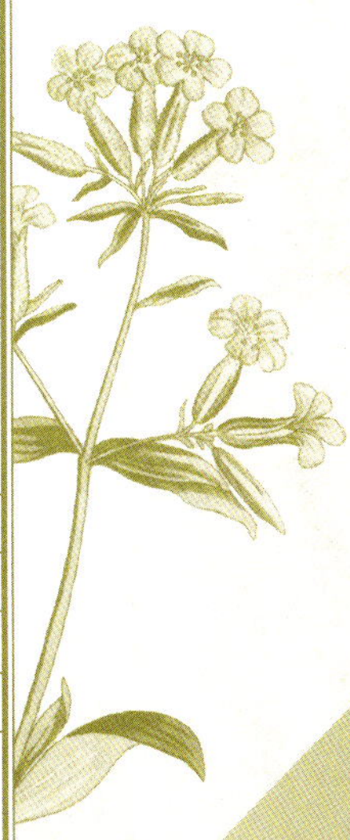

33 Silberdistel – Erdenmutter

Carlina acaulis

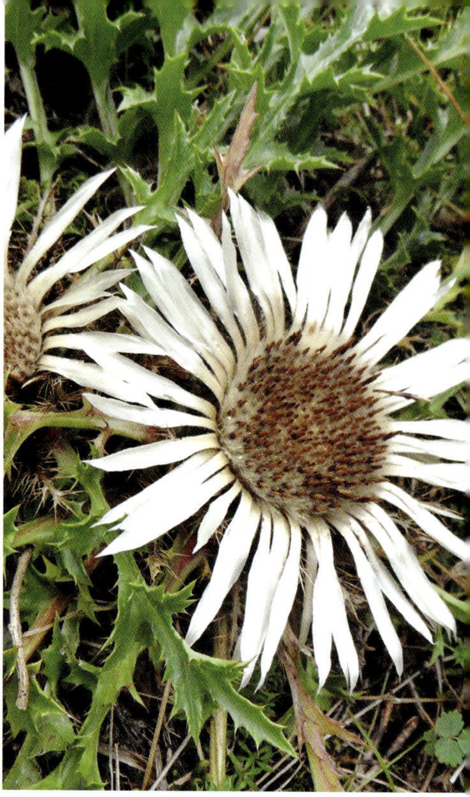

Haben Sie schon einmal den Körbchen-Boden einer Silberdistel gegessen? Man nennt die Silberdistel *Jägerbrot* und als Kinder haben wir, bewaffnet mit kleinen Taschenmessern, hin und wieder ein Stückchen davon verzehrt. Dazu muss man die Stacheln, Zungen- und die Röhrenblüten entfernen (sehr mühsam) und dann kann man den Blütenboden essen. Schmeckt zart nussig und gar nicht schlecht. Heute kann ich das nicht mehr empfehlen, die Silberdistel ist **streng geschützt** und um jede Einzelne ist es schade.

Die Silberdistel ist zumeist stängellos, aber sie besitzt eine sehr lange Pfahlwurzel, die tief in die Erde reicht und die mehrjährige Pflanze gut verankert. Die Laubblätter der Silberdistel sind stachelig, sie bilden eine Rosette und werden max. 8 cm breit. Spinnen lieben die Blattunterseite. Die vermeintlichen Zungenblüten sind bei der Silberdistel eigentlich Hüllblätter, die die UV-Strahlung reflektieren. Das Körbchen kann bis zu 12 cm Durchmesser erreichen.

Silberdisteln gehören zu den *Asteraceae*, den Korbblütlern. Sie gedeihen bis zu einer Höhenlage von etwa 2800 m und lieben es warm und vor allem kalkreich. Die Silberdistel blüht von Juli bis September.

Besonders die Pfahlwurzel enthält die ätherischen Öle der Silberdistel. Sie schmeckt zwar scharf und bitter. Aber dieser aromatische Duft ist herrlich! Leider enthält das ätherische Öl den Giftstoff *Carlinaoxyd*.

In der Volksheilkunde wird die Wurzel als **Tee** bei **Gastritis**, **Erkältungen** und **fiebrigen Erkrankungen** heute noch verwendet. Außerdem dient der Tee zu Waschungen. Er hilft jedenfalls bei **Wunden** und Geschwüren. Menschen, auf deren Grund und Boden die Silberdistel wächst, ernten die Wurzel meist den ganzen Sommer über, von April bis in den Oktober hinein.

Silberdistel-Tee

30 g Silberdistelwurzeln zerschneiden, für 6 Stunden in ½ Liter Wasser legen und danach kurz aufkochen und abseihen.

Den Namen *Carlina* hat die Pflanze von Karl dem Großen. Angeblich ist ihm im Traum ein Engel erschienen, der dem Kaiser die Silberdistel als Heilmittel gegen die Pest gezeigt hat. So konnte er sein Heer vor der Erkrankung bewahren.

Jägerbrot, *Wiesenkas*, *Wilde Artischocke*, *Barometerdistel* und *Wetterdistel* sind nur einige der volkstümlichen Namen. Die Silberdistel wird auch *Eberwurz* genannt, weil sie gegen Schweinekrankheiten eingesetzt wurde. Ein Wetteranzeiger ist sie wirklich: Kommt schlechtes Wetter (Regen), dann schließt sie ihr Körbchen. Probieren Sie es einmal aus: Hauchen Sie die Blüte mehrmals an (damit erhöhen Sie die Luftfeuchtigkeit), sie werden sehen, wie sich die Hüllblätter aufzurichten beginnen.

Die Silberdistel gilt schon lange als Heilpflanze. In den mittelalterlichen Kräuterbüchern wird sie überall erwähnt, auch mit Hinweisen auf Dioskurides, der auch schon ihre Heilwirkung gerühmt hat.

Ihre magischen Kräfte sollten dabei helfen, Krankheiten vom Vieh abzuwenden. Als Amulett getragen, verlieh sie Kraft und Stärke. Alleine die Berührung einer starken Silberdistel linderte Schmerzen und brachte Gesundheit.

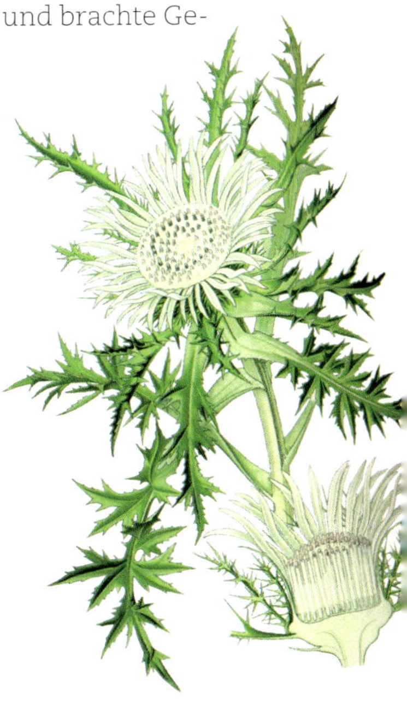

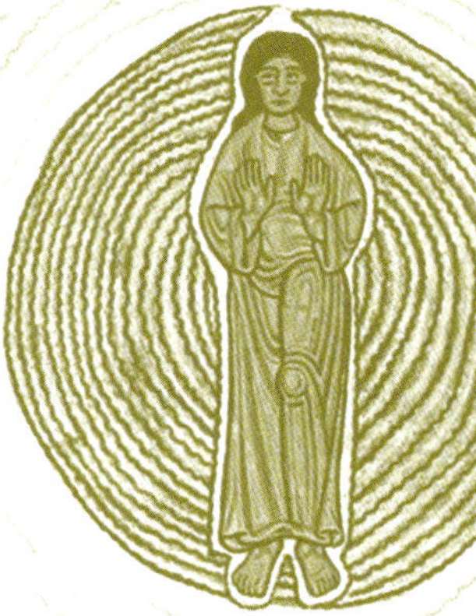

Bei Leonhart Fuchs steht:
„Dise wurtzel in essig gesotten / unn sich darmit gewäschen / vertreibt die rauden / grind und flechten. Im mund gehalten / lindert sie den schmertzen der zän."

Die Bauern verwenden die zu Pulver vermahlene Silberdistel-Wurzel zum Mästen ihrer Schafe, Kühe und Schweine, denn das Pulver ist appetitanregend.

Eine **Silberdistel-Tinktur** kann bei Problemen mit **Magen**, **Nerven** oder einer **Erkältung** hilfreich sein, man nimmt davon bis zu 15 Tropfen zwei Mal täglich. Sie ist **antibiotisch** und **krampflösend**.

Hildegardwein mit Silberdistel

50 g Silberdistel-Wurzeln für 12 bis 14 Tage in 1 Liter trockenen Weißwein einlegen.

Der Wein ist nicht sehr lange haltbar und sollte – bei Magenbeschwerden – immer vor den Mahlzeiten eingenommen werden (ein kleines Glas).

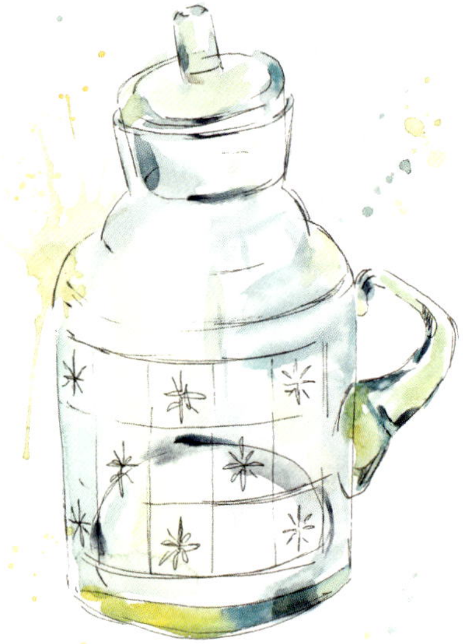

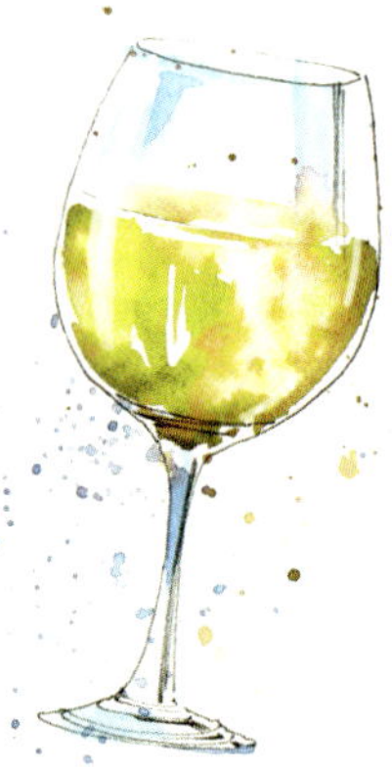

Ein einfaches Puzzle stellt der Code der Silberdistel dar:

Von ihrer Farbe her ist die Silberdistel dem **Saturn** zugeordnet, sie repräsentiert das *Silber des Alters und der Weisheit*. Von ihrer Wuchsform und ihrem Standort aus betrachtet, ist sie die Erdenmutter – eine typische Vertreterin des **Erd-Elements** (Yin).

PFLANZENCODE
SILBERDISTEL

Carlina acaulis

Gestalt:	stachelig gedrungen
Konsistenz:	hart, fest
Farbe:	silbrig
Duft:	–
Geschmack:	grün
Standort:	Magerwiesen, gerne auf Kalkboden bis 2800 m
Lebensdauer:	mehrjährig
Planetarische Zuordnung:	Saturn
Körperliche Wirkung:	Magen, Darm, Nerven, Erkältungen
Verwendung:	Tinktur, Wein, Küche
Element:	Erde (Yin)
TEM:	–
TCM:	–
Inhaltsstoffe:	18–20 % Inulin, 2 % ätherisches Öl (mit Carlinen und Carlinaoxid), Gerbstoffe, Harz, Enzyme

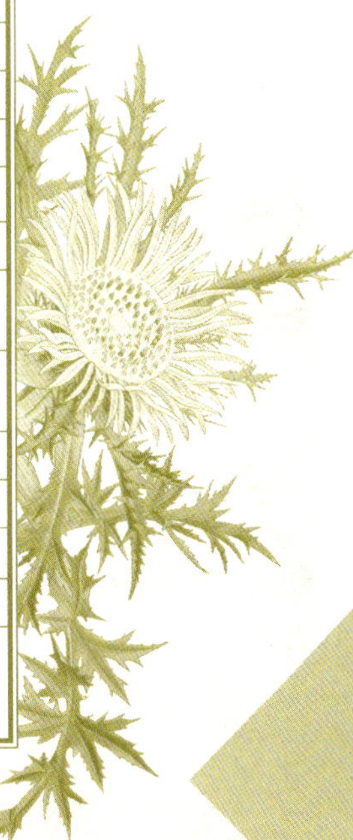

34

Silberweide –
Luftiger Flaum
Salix alba

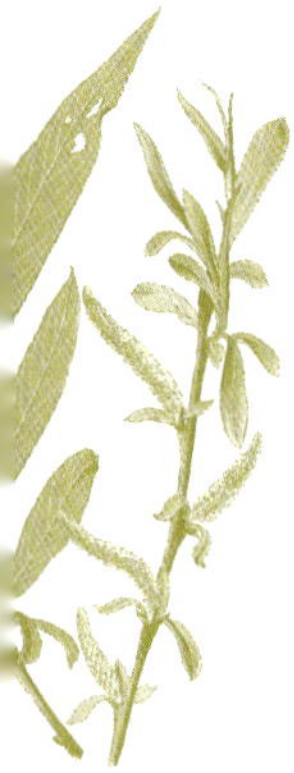

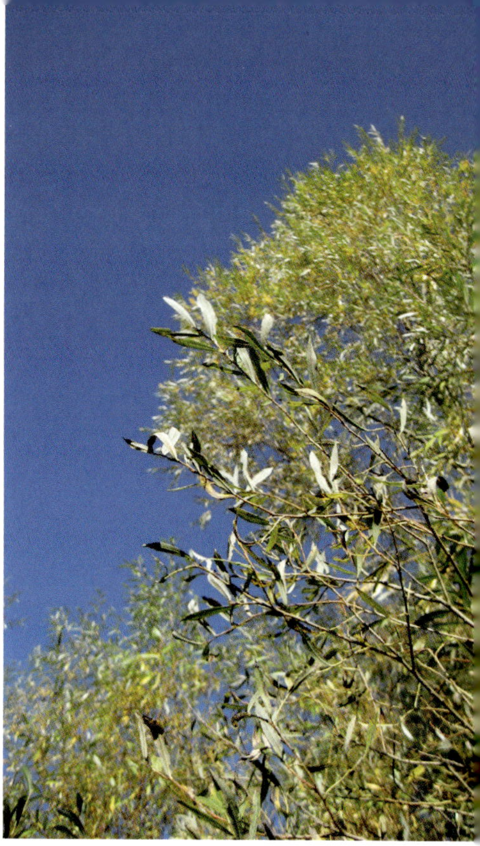

Wer liebt sie nicht, die zarten, weichen, silbrigen Kätzchen, die im Winter bereits an den Weiden erscheinen? Ihren ersten großen Auftritt haben sie bereits lange vor Ostern.

Die Kelten feierten gerne und gerade zur Zeit der Blüte der Silberweide wurde die Wiedergeburt der Natur festlich begangen. Dieses Fest fiel auf die Tagundnachtgleiche des Frühjahrs.

Sie steckten dazu Weidenzweige in den Boden, um seine Fruchtbarkeit zu fördern und zu erhalten. Aus diesem Brauch hat sich unser Palmbuschen entwickelt, der die Kräfte der Fruchtbarkeit in unser Haus tragen soll. Vor Ostern werden die Zweige für die Osterbuschen abgeschnitten und mit bunt bemalten Eiern geschmückt.

Silberweiden wachsen rasch und zumeist auch hoch hinaus. Bis zu 30 m Höhe sind dabei keine Seltenheit. Sie gehören zur großen Gruppe der Weidengewächse (*Salicaceae*).

Ihre Blätter haben kurze Stiele, sie sind länglich geformt und die Ränder sind ganz zart gesägt. An diesen Blatträndern befinden sich Drüsen, die einen aromatischen Duft verströmen. Die Oberseite des Blattwerks ist dunkelgrün und die Unterseite weißlichgrau. Dieses Weißlich-Grau entsteht durch den seidigen Pelz, der auf der Blattunterseite zu finden ist.

Weidenzweige sind generell leicht biegsam und lassen sich nur bei der Bruchweide gut abbrechen (wie der Name schon sagt).

Die Weide ist zweihäusig. Auf einem Baum gibt es nur weibliche Kätzchen, die ca. 5 cm lang werden und verhältnismäßig dünn sind, auf einem anderen Baum die männlichen Kätzchen. Sie stehen aufrecht, werden bis zu 4 cm lang und sind die begehrten Palmkätzchen. Wenn sie aufblühen, dann leuchten sie aus dem frischen jungen Laub heraus und dienen Bienen, Hummeln und Schwebefliegen als Nahrung, wenn es sonst noch kaum etwas anderes gibt.

Die Früchte sind kleine Kapseln, die viele Samen besitzen und von einem Haarkranz umgeben sind. Sie sehen wie ein Wattebäuschchen aus und können weit fliegen: bis zu 50 km, haben Botaniker festgestellt!

Meine Tante besaß an der Alten Donau in Wien einen Garten. Und nah beim Wasser wächst eine große, alte Silberweide mit mächtigem Stammumfang. Wenn wir zu Beginn des Sommers unsere ersten Badetage bei der Tante verbringen durften, dann war das Wasser dort immer mit einem Teppich des weißen Samenflaums bedeckt. Wir mochten das zwar nicht besonders, aber das Wasser lockte uns. Stieg man dann nach dem Schwimmen aus dem Wasser, war man über und über *flaumig*.

Weiden lieben die Feuchtigkeit und gedeihen vor allem in Fluss- und Seenähe. Sie sind Sträucher, die zu beachtlichen Bäumen heranwachsen können und dann prägend für Auwälder sind. Es gibt sie bei uns in Mitteleuropa seit ca. 14000 Jahren. Dennoch: Alt werden die einzelnen Bäume nicht wirklich, sie erreichen etwa 100 Jahre.

Die Silberweide ist eine Weidenart, die Feuchtigkeit liebt, aber keine Staunässe verträgt. Das Wasser, das sie benötigt, soll in Bewegung sein und mit Sauerstoff angereichert.[62]

Die Silberweide besitzt starkes Wurzelwerk, das den Boden der Auwälder befestigt, belüftet und auch für dessen Entwässerung sorgt. Steht eine solche Silberweide ganz nahe an einem Flussufer, so kann es schon vorkommen, dass sich Wurzeln direkt in das Wasser hängen. Möchte man eine Silberweide vermehren, so genügt es oft schon, einen Steckling einzuwässern – er wird recht rasch Wurzeln ausbilden. Stecklinge einfach in die Erde zu stecken funktioniert ebenfalls.

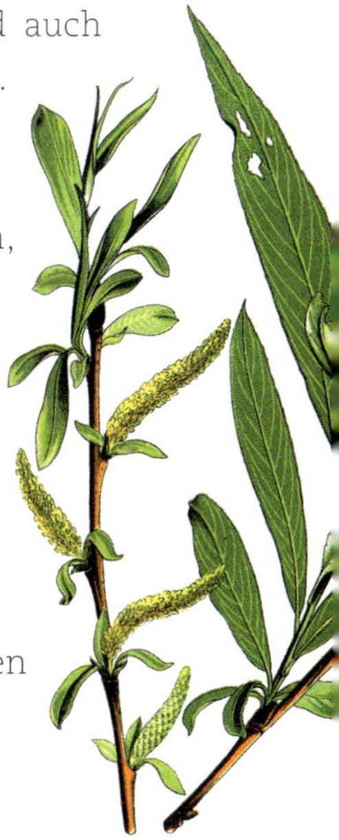

Ich habe in den alten Kräuterbüchern viele Namen für die Weiden gefunden: *Felbern, Maiholz, Weißweide, Katzenbusch* … sind einige davon. *Salix* ist eine Abwandlung vom lateinischen Begriff *salire*, das bedeutet *springen* und soll sich vermutlich auf das schnelle Wachstum der Pflanze beziehen. *Weide* stammt vom althochdeutschen Begriff *wida* (= biegsam, drehbar). Andererseits gibt es auch einen germanischen Gott namens *Widar*, der in der Weide seine Wohnung hat. Er steht für die Bewusstseinserweiterung des Menschen.

Aus der Rinde gewinnt man das Salicin. Und das schon sehr lange. Im Jahr 1763 wurde das erste Mal aus der pulverisierten Rinde ein Medikament zur Bekämpfung der Malaria hergestellt.[63] Im 19. Jh. wurde dann bereits der Wirkstoff Salicin in kristalliner Form isoliert. Das Salicin wird im menschlichen Körper umgewandelt, hier entsteht Salicylsäure. Im Jahr 1897 gelang es dann dem deutschen Apotheker und Chemiker Felix Hoffmann, die Acetylsalicylsäure herzustellen (aus der Salicylsäure in Kombination mit Essigsäure) – das berühmte und noch heute erzeugte Aspirin®.

Bei Leonhart Fuchs[64] findet man zur Anwendung der Weide:

„Die Weiden bletter / same / rinden / und safft / ziehen zusamen. Die bletter zerstossen / und mit ein wenig Pfeffer vermengt unn getruncken / seind gut denen so weetagen der zarten und subtilen därm leiden. Der same ist nützlich denen so blut speien. Gleiche würckung unn krafft hat auch die rind / doch ist sie mehr trücknen. Dieselbig zu äschen gebrent / unn in essig gebeytzt / unn übergelegt / vertreibt die wärtzen und hüneraugen. Der safft von Weiden bletter / oder von der rinden / mit rosenöl in einer Granatöpffel schelen gewermet / unnd in die ohren gethon / stillt den weetagen derselbigen."

Ein interessanter Ansatz steht im Kräuterbuch des Pietro Andrea Matthiolus[65], der vielfach auch bei ayurvedischen Anwendungen, beispielsweise beim Ölziehen, heute noch empfohlen wird (obwohl man heute keine Zungenschaber aus Silberweidenholz mehr verwendet):

„Man macht auch auß den Weidengerten Zungenschaber zu der Breune/ welchs nit ein besondere Kranckheit für sich selbst ist/wie etliche Baldierer meynen/von die gantze curam auff

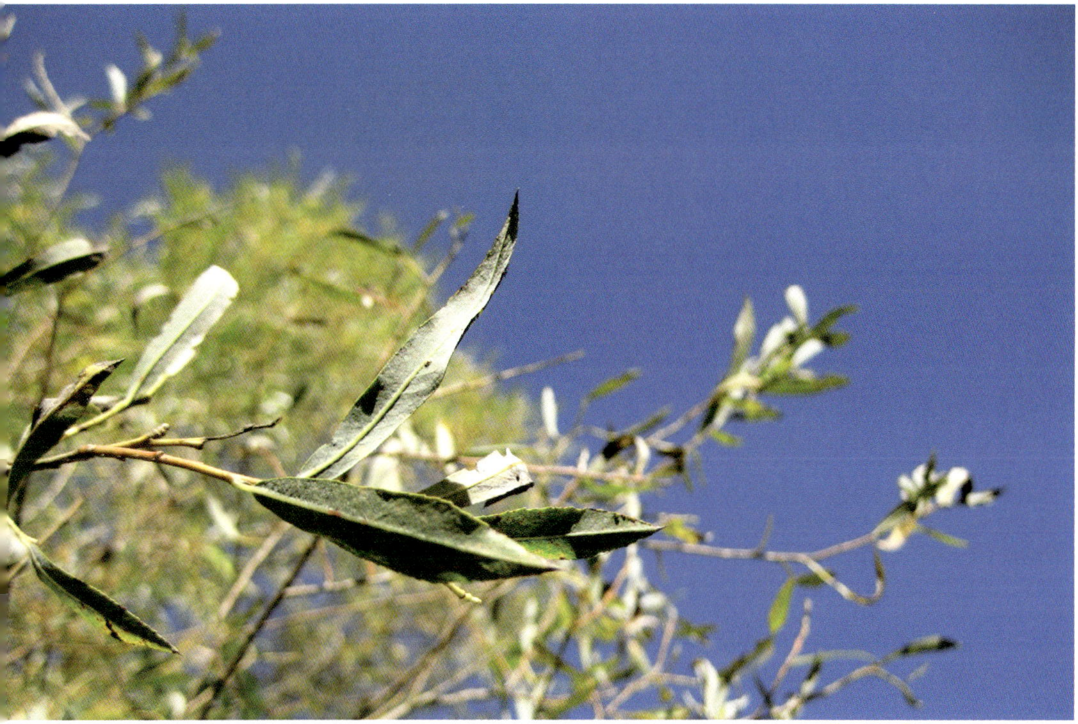

das Zungenschaben stellen. Es ist wol recht/dz man die Zunge mit schaben uund gurgeln rein halte/aber mit dem allein ist es nicht außgericht".

In Naturheilverfahren spielt die Silberweide heute noch eine wichtige Rolle, vor allem als **Schmerzmittel**. Schon bei Hippokrates[66] findet man Hinweise auf ihre Wirkung gegen **Schmerzen** und **Fieber**.

Hildegard von Bingen verwendete den Weidenrinde-Tee bei **Fieber**, **Gicht** und **rheumatischen Beschwerden**. Und das machten, laut archäologischen Funden, sogar schon die Menschen der Steinzeit.

Dioskurides[67] empfiehlt Tee aus geriebenen Weidenblättern, Tinkturen, aber auch den Presssaft aus Blättern und Blüten für verschiedene Erkrankungen.

Die Heilwirkung der Silberweide auf den Stoffwechsel im Körper und auf seelischer Ebene ist lange bekannt. Aber Weiden hatten immer auch mit Zauber und Mythos zu tun. Die Silberweide wurde bei unseren Vorfahren als Sitz der Mondgöttin gesehen, die ursächlich mit dem Wesen der Jungfräulichkeit und der Reinheit in Verbindung gebracht wurde, aber auch mit Naturweisheit und mit den

Körpersäften (also auch mit Ausscheidungen des Körpers). Das alles hat auch einen mythischen Bezug zu Geburt und Tod. Andererseits galt sie auch als Baum der Unfruchtbarkeit, der Ehrlosigkeit und der Trauer.

Oft hielt man die Silberweide für einen Sitz der Hexen. Und in den morschen Überresten alter Silberweiden, vor allem in ihren Strünken, sollte der Teufel hausen. Hier verloren die Jungfrauen ihre Seelen an den Teufel, um die Hexerei erlernen zu können. Man verband die dunkle Seite der Liebe, die sexuelle Leidenschaft und die Begierde, mit der Weide.

„*All around my hat I will wear the green willow...*“, heißt es in einem englischen Volkslied. Die jungen Männer steckten Silberweidenzweige gerne als Mittel gegen Eifersucht an ihre Hüte (fragt sich nur, sollten die Zweige die Mädchen davor schützen, die Burschen mit ihrer Eifersucht zu verfolgen oder die Burschen davor, ihre Liebste?).

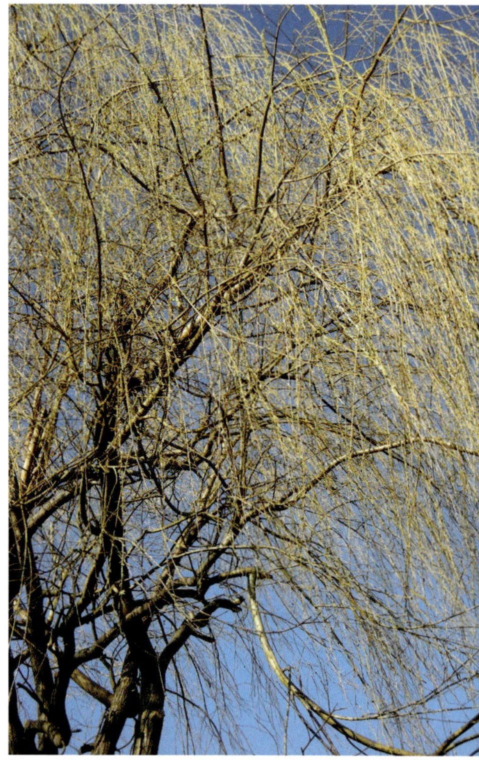

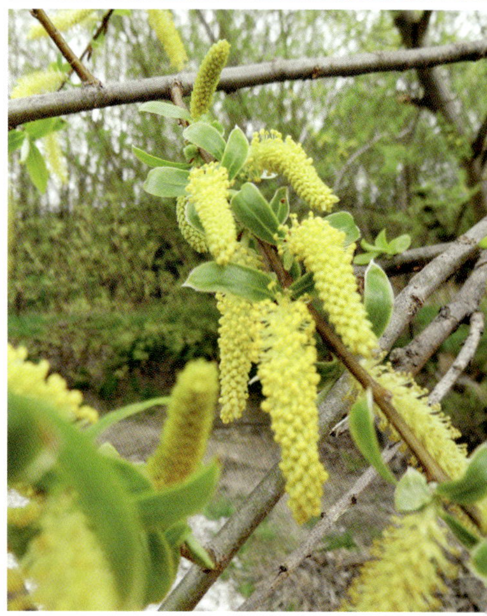

Weibl. Weidenkätzchen (Lavendelweide)

Unser Pflanzencode, geknackt:

Die Silberweide hat einen starken Bezug zum **Mond** und das nicht nur wegen der silbrigen Unterseite ihrer Blätter. Auch all die Mythen, die sich rund um diesen Baum ranken, sprechen für den Mond. Dann sind da aber noch die Leichtigkeit der Blattbewegungen und die weiche Biegsamkeit der Zweige. Dies weist auf Kommunikationsfreudigkeit hin – eine typische Eigenschaft des **Merkurs**.

Mond-Signatur, Standort am Wasser und Hilfe bei Schmerzen (besonders auch bei Gicht und Rheuma, typischen Erkrankungen durch feuchte Kälte), machen die Weide zu einer Vertreterin des **Wasser-Elements**, mit einer gewissen Verwandtschaft zum **Element Luft** (wegen der merkurischen Eigenschaften).

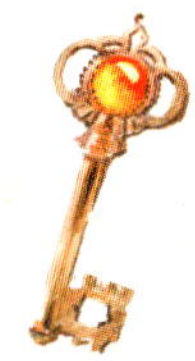

PFLANZENCODE
SILBERWEIDE

Salix alba

Gestalt:	Baum
Konsistenz:	Äste weich und zäh
Farbe:	Kätzchen silbrig, Blätter Oberseite grün, Unterseite silbrig
Duft:	balsamisch-süß
Geschmack:	medizinisch-süß
Standort:	Flussufer, Auen, feuchte Wiesen
Lebensdauer:	ausdauernd
Planetarische Zuordnung:	Mond, Merkur
Körperliche Wirkung:	entzündungshemmend, schmerzstillend, fiebersenkend, Gicht, Rheuma
Verwendung:	Rinde: Absud, Tee, Tinktur, Küche
Element:	Wasser (Yin) und Luft (Yang)
TEM:	Gicht, Rheuma, Schmerzen
TCM:	kühlend
Inhaltsstoffe:	bis zu 1 % Salicin, Phenolglykoside, Salicylsäure, Gerbstoffe, Bitterstoffe, Flavonoide

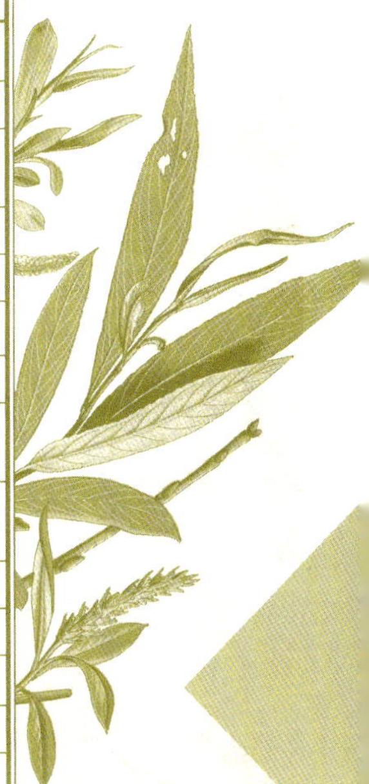

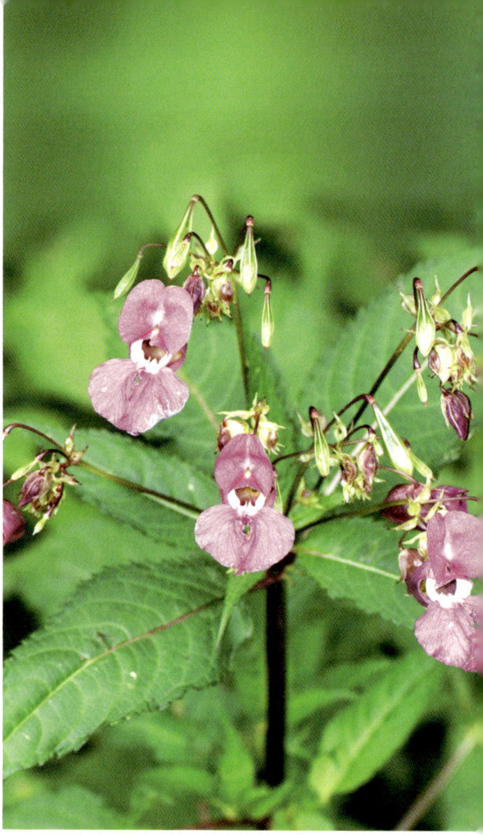

35 Springkraut – Kommunikationsexperte

Impatiens glandulifera

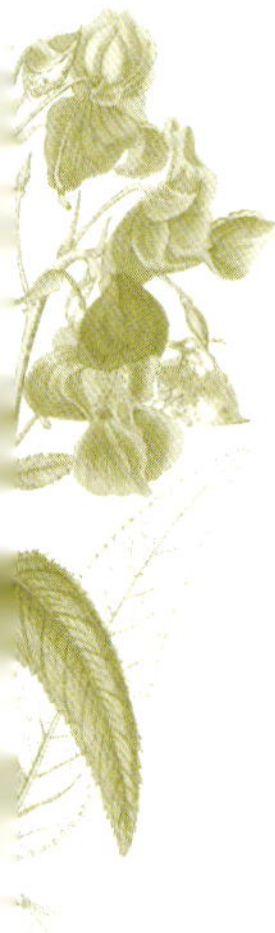

Das *Drüsentragende Springkraut* ist ein sogenannter Neophyt[68]. Die Pflanze ist in den letzten Jahrzehnten bei uns übermächtig geworden, nicht immer zur Freude der Gartenbesitzer oder der Bauern. Sie kam im 19. Jh. vom indischen Subkontinent als Zierpflanze zu uns und verbreitete sich besonders in den letzten Jahren rasend schnell. Das funktioniert vor allem durch die Samen, die beim Berühren der Samenkapsel herausspringen, weit fliegen und große Keimkraft besitzen. Die Pflanze gehört zu den sogenannten *Springkräutern*, die ihrerseits zu den Balsaminengewächsen (*Balsaminaceae*) zu zählen sind.

Der Name *Impatiens* steht für *Ungeduld*, und ungeduldig sind die Springkräuter allemal. Der Begriff *glandulifera* setzt sich aus *glandulosus* (voller Drüsen) und *fera* (tragend) zusammen. Diese Drüsen kann man mit der Lupe erkennen. Wegen der orchideenähnlichen Blüten wird die Pflanze auch *Bauernorchidee* genannt.

Das Springkraut benötigt einen feuchten Boden. Auwald, Ufergebiete und feuchte Wälder sind seine bevorzugten Regionen. Es wächst rasch, bis zu 2 m hoch. Und es überwächst dabei viele zartere heimische Pflanzen, die nicht mehr dagegen aufkommen können. Das Springkraut besitzt dicke Stängel, die sich im oberen Teil verzweigen, mit lanzettenförmigen Laubblättern. Diese Blätter sind an ihren Rändern fein gezähnt.

Viele rosafarbene, auch weiße bis lilafarbene Blüten locken mit ihrem süßen Duft Insekten an. Die Blüten hängen in Trauben von Juni bis Oktober an den Pflanzen und zählen zu

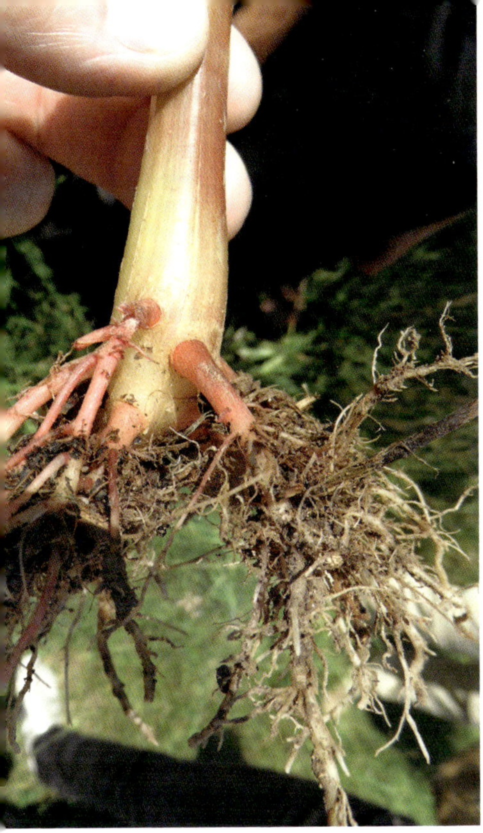

den Rachenblütlern. Das Springkraut ist ein Verwandter des beliebten Fleißigen Lieschens.

Die Wurzeln sind nicht sehr tief verankert – man könnte die Pflanze relativ leicht ausreißen, was in einigen Schriften auch empfohlen wird (eben wegen der raschen Verbreitung). Der Schleudermechanismus der Samenkapseln kann die Samen bis zu 7 m weit katapultieren. Und eine Pflanze erzeugt meist mehr als 4000 Samen!

Die Keimfähigkeit der Samen ist mehrere Jahre lang vorhanden.

Eine entwurzelte Pflanze kann an andereren Stellen leicht wieder weiterwachsen.

Der Saft des Springkrauts besteht aus mehr als 50 % Zucker. Dennoch sollte man den Saft innerlich nicht unbedingt anwenden, obwohl ich schon oft gehört habe, dass die Blüten gegessen werden können.

Äußerlich verwendet man das *Drüsentragende Springkraut* bei **Hämorrhoiden** oder **Hautirritationen**.

Dafür wird aus Blättern und Blüten ein **Ölauszug** oder eine **Tinktur** zubereitet. Mit dem Ölauszug kann man z. B. auch eine **Salbe** gegen **Hämorrhoiden** herstellen.

Aus den Samen könnte man ein schmackhaftes Pesto erzeugen. Sie schmecken leicht nussig. Man kann daraus auch **Öl** pressen. Aber nicht nur die Samen können gegessen werden.

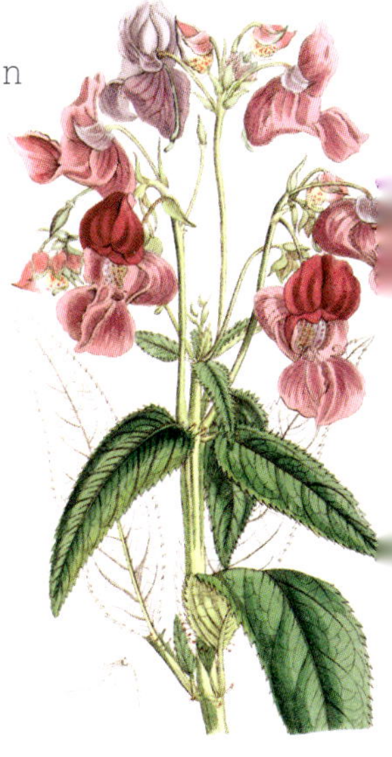

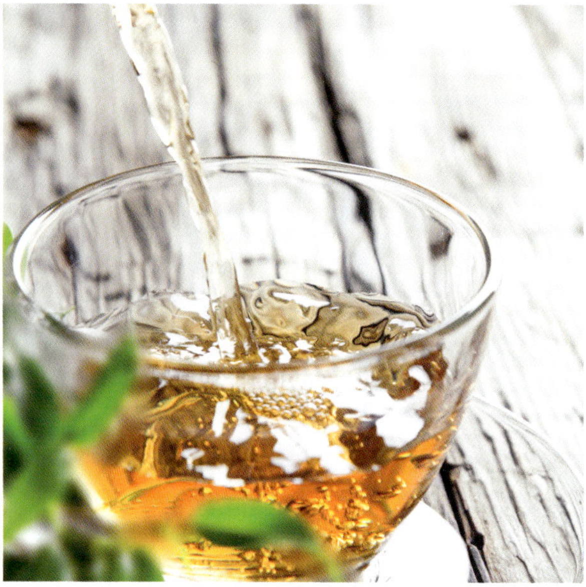

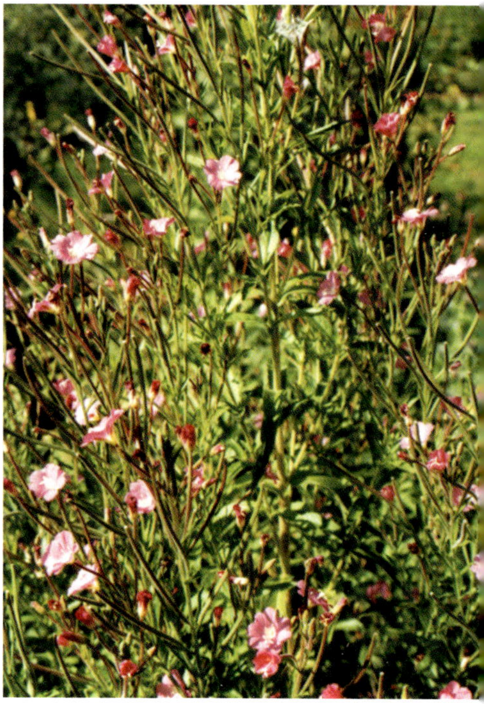

Tee aus den Blättern des Springkrauts

1 gehäufter Teelöffel des getrockneten Krauts wird mit 250 ml Wasser überbrüht, 5 Minuten ziehen lassen, abseihen. Trinkt man (max.) zwei Tassen dieses Tees pro Tag, so kann er bei der der **Blutreinigung** helfen und den Organismus von **Schlacken befreien**.[69]

Roh sollten Sie das Drüsentragende Springkraut möglichst nicht verzehren, da es abführend wirkt (ausgenommen sind hier die Samen). Am besten wird daraus ein Spinat zubereitet. Die jungen Blätter und Triebe können bis Juli zum Kochen verwendet werden (dabei das Kochwasser mehrmals wechseln).[70]

In seiner Heimat Indien werden Extrakte des Springkrauts in lang färbende Lippenstifte gegeben, es ist dort auch eine Alternative zu Henna. Das Springkraut wird dort auch „*Gul-Mehndi*" genannt, was so viel heißt, wie „*Pflanze für Körperbemalung*". Sie wird und wurde dort auch zum Färben von Haut und Nägeln benutzt.

Eine Haarpackung aus den Wurzeln des Springkrauts soll graues Haar wieder gold-blond schimmern lassen.

Die Zusammensetzung des Pflanzencodes:

Das Drüsentragende Springkraut hat für mich einen starken Bezug zum **Merkur**, zur Kommunikation. Irgendwie erinnert es mich immer an die Ausbreitung der Informationen im Internet, diese haben sich in den letzten Jahren auch überdimensional vermehrt.

Durch die Farbe der Blüten gehört die Pflanze zur **Venus**. Von der Vehemenz und der Kraft der Samen zeugt für mich aber auch der **Mars** – er lässt sich einfach nicht davon abhalten, seine Samen zu verteilen. Vom Element her wird Impatiens eindeutig der **Luft** zugeordnet.

PFLANZENCODE DRÜSENTRAGENDES SPRINGKRAUT	
Impatiens glandulifera	
Gestalt:	Kraut mit dickem Stängel
Konsistenz:	zäh
Farbe:	Blüte rosa
Duft:	süß
Geschmack:	süßlich
Standort:	Uferböschungen, Schutthalden
Lebensdauer:	mehrjährig
Planetarische Zuordnung:	Merkur, Venus, Mars
Körperliche Wirkung:	Blutreinigung, Venenprobleme (Hämorrhoiden)
Verwendung:	Tee, Tinktur, Küche
Element:	Luft (Yang)
TEM:	–
TCM:	–
Inhaltsstoffe:	Tannine, Bitterstoffe, Säuren, ätherisches Öl, Flavonoide (Quercetin)

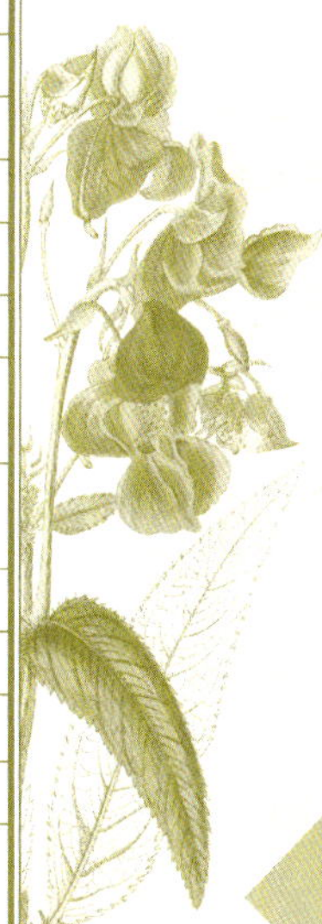

36

Steinklee (Honigklee) –

Süß duftende Verführung

Melilotus officinalis

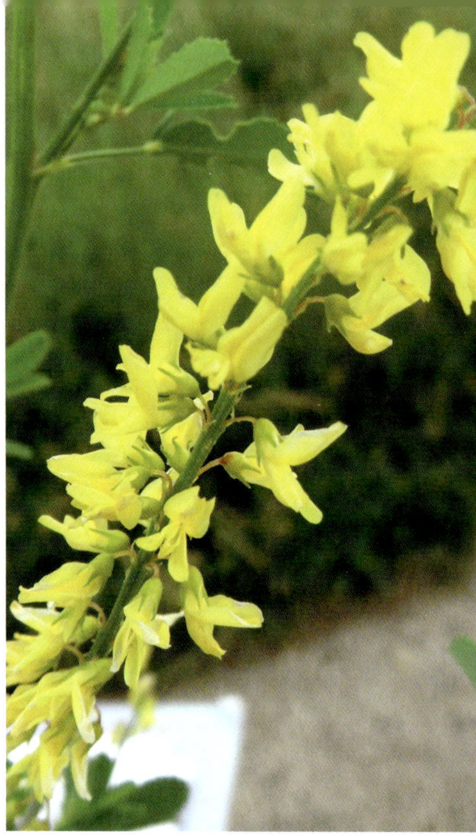

Der Honigklee (auch Steinklee) fasziniert mich immer wieder. Der Duft seiner Blüten ist Honig pur und ich trockne ihn gerne, um ihn danach in Kräuterkissen einzuarbeiten. Es schläft sich gut auf so einem Steinklee-Kräuterkissen.

Der gelbe Steinklee gehört zu den Schmetterlingsblütlern (*Faboideae*) und ist eine zweijährige, krautige Pflanze. Seine Blättchen stehen wechselständig an den langen Stängeln und im oberen Teil findet man seine Blütenköpfchen, süß duftend, dicht an dicht aufgereiht. Er wächst auf Brachen, an Bahndämmen, auf kalkreichen Böden und blüht von Juli bis September. Er bildet kleine Schötchen aus, Hülsenfrüchte mit jeweils bis zu vier Samen darin. Steinklee besitzt ein stark ausgebreitetes Wurzelwerk und befestigt damit Böschungen und Schotterhalden. Seine einzelnen Stängel können bis zu 150 cm hoch werden.

Die Inhaltsstoffe sind für Tiere giftig. Beim Menschen können sie schlimmstenfalls Kopfschmerzen auslösen.

Der botansiche Name stammt aus dem Griechischen „Melilotus“: *méli* heißt Honig und *lotós* ist der Begriff für Klee. (Daher auch der deutsche Name *Honigklee*.)

Steinklee ist eine Heilpflanze und wird vor allem bei **Krampfadern**, **Hämorrhoiden**, aber auch bei **lymphatischen Problemen** verwendet. Dazu sammelt man die blühenden oberirdischen Triebe. Auch bei **Magenbeschwerden** wird der **Tee** aus dem Steinklee in der Volksheilkunde genutzt, ebenso bei **Leberleiden**.

Auch bei **rheumatischen Beschwerden** kann man ein **Kräuterkissen** mit dem Steinklee als wärmende Auflage machen.

Sie können selbst ein **Steinklee-Mazerat** herstellen, wenn Sie unter **Krampfadern** oder **Hämorrhoiden** (das sind ja auch Krampfadern) leiden.

Steinklee-Mazerat

In ein Schraubverschlussglas werden die vom Stängel abgezupften Blüten und Blättchen des Steinklees gefüllt (es empfiehlt sich, die Blüten nach dem Abzupfen noch etwa einen halben Tag antrocknen zu lassen). Dann wird das Glas mit einem guten Olivenöl, Sonnenblumenöl oder eventuell auch Erdnussöl aufgefüllt, gut verschlossen und im Warmen (nicht in der prallen Sonne) für etwa 8 Wochen aufbewahrt. Abfiltern (durch ein Teesieb aus Stoff) und in dunkle Flaschen gießen.

Sie können mit diesem Öl die betroffenen Stellen einreiben, Sie können es aber auch noch mit ätherischen Ölen aufwerten. Dazu empfehle ich Ihnen folgendes Rezept:

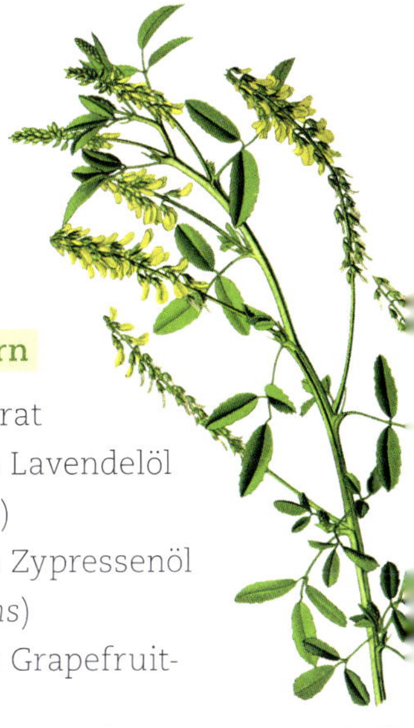

Pflegeöl bei Krampfadern

- 50 ml Steinklee-Mazerat
- 2 Tropfen ätherisches Lavendelöl (*Lavandula angustifolia*)
- 3 Tropfen ätherisches Zypressenöl (*Cupressus sempervirens*)
- 5 Tropfen ätherisches Grapefruitöl (*Citrus paradisi*)

Mischen Sie Ihr Steinklee-Mazerat in einem braunen Fläschchen mit den ätherischen Ölen. Das Pflegeöl sollte zügig verbraucht werden.

Im Kräuterbuch des Dioskurides (in der niedergeschriebenen Version von Peter Uffenbach und Johann Dantz aus dem Jahr 1610)[71] findet man die Verwendung von Steinklee-Wasser bei **Augenproblemen** in Form von Umschlägen. Bei Hippokrates wird die Anwendung von Steinkleeblüten als Pflaster bei **vereiterten Geschwüren** empfohlen.

Später dann, im Mittelalter, wurde er als **schmerzstillendes** und **wundheilendes** Mittel verwendet, aber auch als Zusatz zum Kräuterkäse und für Schnupftabak gebraucht.[72]

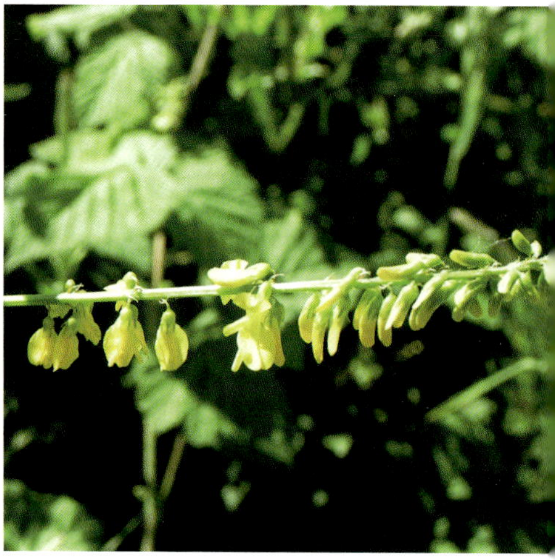

Tee aus Honigklee

1 Teelöffel Kraut mit 1 Tasse kaltem Wasser übergießen. Über Nacht stehen lassen. Man macht üblicherweise den Kaltansatz am Abend und seiht am Morgen ab. Danach kann man den Tee leicht anwärmen und trinkt ihn mit kleinen Schlucken. Der kalt angesetzte Tee schmeckt aromatisch würzig, man vermeint, den Honig auf der Zunge zu spüren. Dieser Tee wirkt beruhigend, empfiehlt sich also vor allem dann, wenn man unter Stress steht.

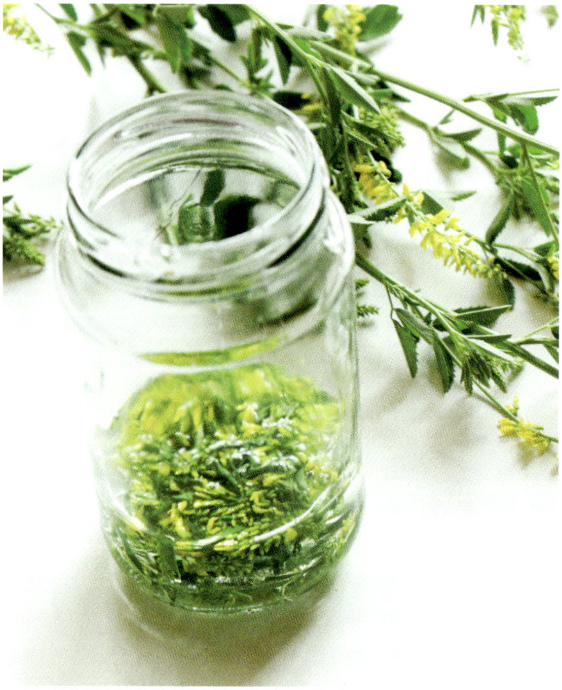

Eine Tinktur aus Honigklee und Tormentill

(Beide Tinkturen sollten gesondert angesetzt und später erst gemischt werden) wurde mir gegen Lymphstau empfohlen. Miriam Wiegele, die große Kräuterkundige unserer Zeit, gab mir den Tipp.

Die Tinktur des Tormentills wird nämlich mit einem 70 %igen Alkohol angesetzt (es handelt sich dabei ja um eine Wurzel) und jene des Steinklees mit 38 %igem Alkohol. Man nimmt von dieser **Lymphtinktur** täglich zwei Mal je 15 Tropfen ein.

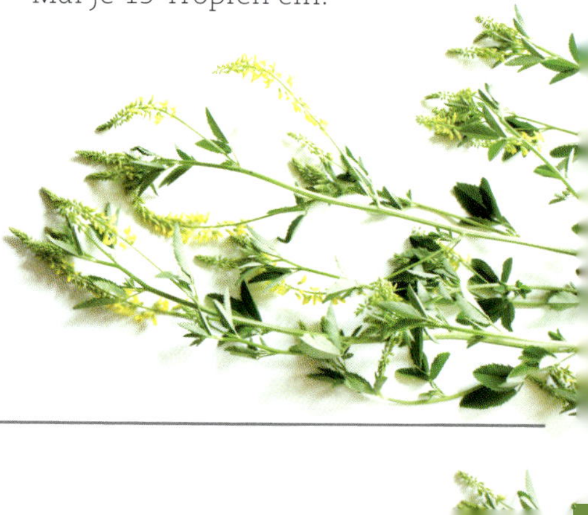

Der Pflanzencode zeigt, dass in einer Pflanze mehrere Signaturen beheimatet sein können:

Durch seine Wuchsform mit den langen, schlanken Stängeln, die sich leicht im Wind biegen, und wegen des raschen Wachstums erkennt man sofort den starken Bezug zum Thema Kommunikation, also zum **Merkur**. Aufgrund des Duftes kann man auch einen Bezug zur **Venus** herstellen. Betrachtet man die gelbe Blütenfarbe, so bringt dies die **Sonne** ins Spiel. Ich kann ihn eindeutig dem **Element Luft** zuordnen, da liegt sein Hauptschwerpunkt. Dennoch: Ein wenig vom **Element Feuer** möchte ich ihm nicht absprechen.

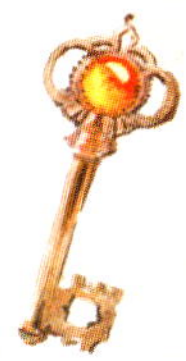

PFLANZENCODE
STEINKLEE (HONIGKLEE)

Melilotus officinalis

Gestalt:	hochwüchsiges Kraut
Konsistenz:	Stängel zäh
Farbe:	Blüte gelb oder weiß
Duft:	süß nach Honig
Geschmack:	süß
Standort:	Uferböschungen, Schutthalden
Lebensdauer:	mehrjährig
Planetarische Zuordnung:	Merkur, Venus, Sonne
Körperliche Wirkung:	Krampfadern, Lymphprobleme, Stress
Verwendung:	Tee, Tinktur, Öl-Auszug, Hydrolat
Element:	Luft (Yang) und Feuer (Yang)
TEM:	lindernd bei Lymphproblemen und Krampfadern
TCM:	kühlend
Inhaltsstoffe:	Glykoside, Melilotin, Cumarin, Flavonoide, Melilotsäure, Benzoesäure, Schleimstoffe, Saponine, ätherische Öle, Harze

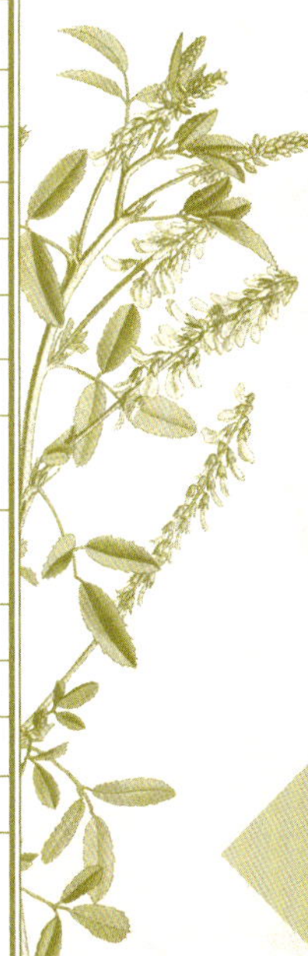

37

Taubnessel, Weiße – Mondkräfte

Lamium album

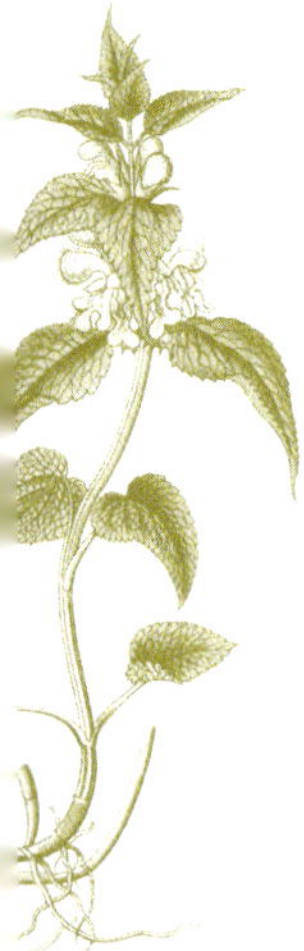

Die unscheinbare Taubnessel hat es mir angetan. Als Kind habe ich mich immer darüber gewundert, warum eine Pflanze *taub* sein kann. Die Erklärung, dass sie deshalb taub ist, weil sie im Gegensatz zur Brennnessel nicht auf der Haut brennt, war für mich nicht wirklich ausreichend.

Die Weiße Taubnessel wächst gerne auf feuchten Wiesen und an Waldrändern. Ihr Stängel ist bis zu 40 cm hoch und leicht behaart, aber diese Haare sind keine Brennhaare. Die Weiße Taubnessel gehört zu den Lippenblütlern (*Lamiaceae*) und ihre Blütenkelche sitzen in Scheinquirlen am Stängel. Sie blüht zwischen April und Oktober. Die großen Blätter sehen ähnlich aus wie die der Brennnessel, daher auch der Name.

Der botanische Name *Lamium* stammt aus der Antike und heißt „Schlund". In anderen Landstrichen gibt es noch die Bezeichnungen *Zuzerler*, aber auch *Bienensaug* oder *Kuckucksnessel*, teilweise wegen der Süße ihres Nektars, der aus den Blüten ausgesaugt wird, was ich als kleines Kind auch gerne getan habe.

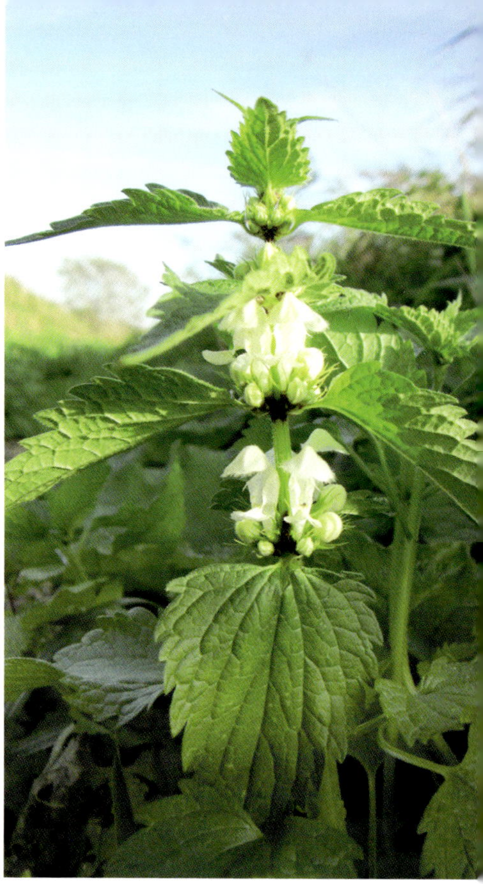

Die dicke, kurzrüsselige Erdhummel kommt zum Beispiel gar nicht an den Nektar im Kelch heran, sie bohrt ein Loch in die Kronenröhre, um den Blütensaft zu ernten.

In meinem Garten sitzt sie bevorzugt im Schattenbeet unter dem Schutz unserer mächtigen Linde. Jedes Jahr finde ich einige der unspektakulären Pflanzen und freue mich über sie.

Die Taubnessel wandert bei mir gelegentlich in die Suppe, solange ihre Triebe noch jung sind. Bewährt hat sie sich vor allem auch bei meiner Frühjahrs-Entschlackungskur. Bis in den Frühsommer hinein pflücke ich die obersten Blätter. Später im Jahr hat sie einen etwas unangenehmen Geruch. Die jungen Blätter und Triebe eignen sich – gemeinsam mit anderen Wildkräutern – für einen köstlichen Frischkäse-Aufstrich.

Bei **Atemwegs-Erkrankungen** passt sie gut in einen **Tee** mit Brennnesseln zur **Schleimlösung**. Aber auch bei **Mittelohrentzündung** ist sie gut für **Dampfbäder**.[73]

Pfarrer Kneipp verwendete für diesen Tee vor allem die Blüten der Weißen Taubnessel. In der Volksmedizin wurde sie gerne in Form von **Sitzbädern** gegen **Weißfluss** verwendet.

Eine **Tinktur** aus frischen Blättern und Blüten kann man selbst ansetzen, man benötigt dazu eine Handvoll Pflanzenmaterial und Wodka oder Korn, lässt das Ganze ein paar Monate reifen und seiht dann ab. Die Tinktur wird in dunkle Flaschen abgefüllt und volksheilkundlich bei **Magendrücken** und **saurem Aufstoßen** verwendet.

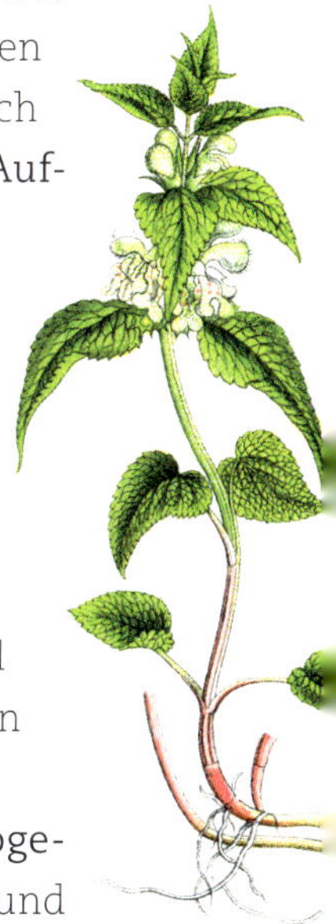

Man kann also sehen, dass die Weiße Taubnessel zu Unrecht als Unkraut angefeindet wird. Sie hat vielfache Heilwirkung auf den gesamten Körper: vom Einsatz als Mittel bei **Husten** und **Erkältungen** bis zur Behebung von **Magen- und Darmbeschwerden** und weiter bei **Problemen des Urogenitaltraktes**, zur **Blutreinigung** und sogar bis hin zur Unterstützung bei **Nervosität** und **Schwindelgefühl**.

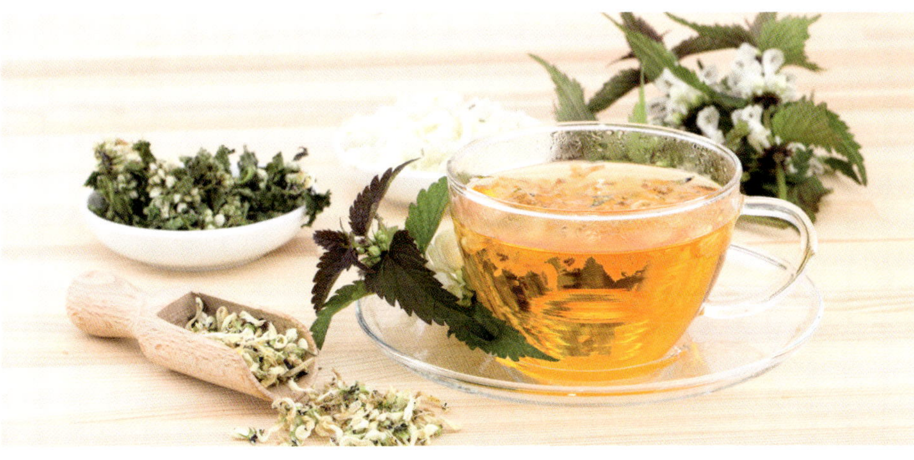

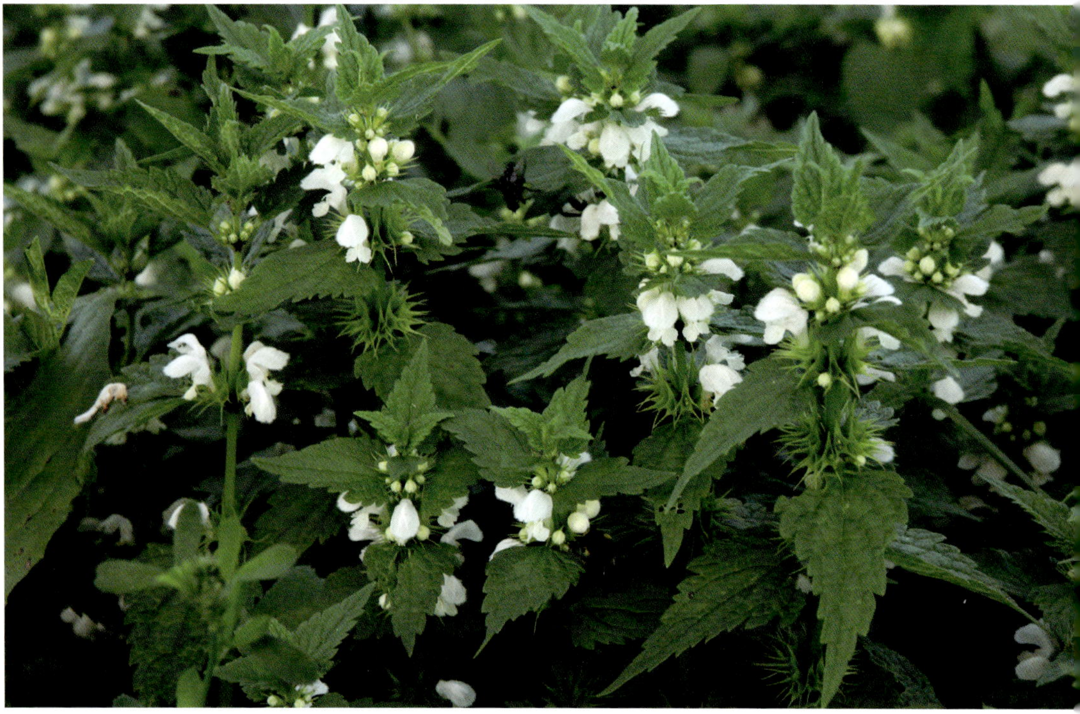

Aus den Blättern der Weißen Taubnessel lässt sich z. B. auch ein Nockerlteig herstellen:

- 50 ml Milch
- 150 g Universalmehl
- 2 Eier
- Salz

1 Handvoll Taubnesselblätter (wenn Sie nicht ausreichend viele finden, nehmen Sie einfach auch Brennnesselblätter dazu), fein gehackt.

Aus den Zutaten macht man einen guten Nockerlteig, der ziemlich zähflüssig sein sollte. Ein wenig rasten lassen. In der Zwischenzeit einen Topf mit Salzwasser zum Kochen bringen, die Nockerln mit einem Kaffeelöffel ausstechen und ins Salzwasser einlegen. Ein paar Minuten leise köcheln lassen (bis sich die Nockerln an die Oberfläche bewegen). Danach abseihen, in ein wenig Butter schwenken und als Beilage oder Hauptspeise servieren.

In der Traditionellen Chinesischen Medizin wird die Weiße Taubnessel übrigens erfolgreich bei Problemen von Milz und Magen eingesetzt.

Die Signaturensprache der Weißen Taubnessel zeigt, dass ihr Code ganz eindeutig ist:

Bei der Weißen Taubnessel finden wir eine wunderschön ausgeprägte **Mond-Signatur** in der Blüte. Sie ist nicht so wehrhaft wie die Brennnessel, daher auch keine Marspflanze.

Sie liebt feuchte Standorte ebenso wie den lichten Schatten. Sie gehört – auch wegen ihrer Heilwirkungen – zum **Element Wasser**.

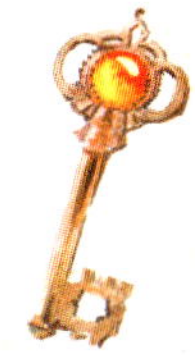

PFLANZENCODE WEISSE TAUBNESSEL	
Lamium album	
Gestalt:	Kraut
Konsistenz:	weich, leicht haarig
Farbe:	dunkelgrün, Blüten weiß
Duft:	krautig
Geschmack:	krautig, leicht bitter
Standort:	Uferböschungen, Schutthalden
Lebensdauer:	mehrjährig
Planetarische Zuordnung:	Mond
Körperliche Wirkung:	entwässernd, lungenwirksam, für Magen, Darm und Milz, blutreinigend, gegen Stress
Verwendung:	Tee, Tinktur, Küche
Element:	Wasser (Yin)
TEM:	Frauenleiden, Prostatabeschwerden
TCM:	wärmend
Inhaltsstoffe:	Saponine, Schleimstoffe, ca. 10 % Gerbstoffe, Cholin, Iridoidglykoside (Lamalbid, Caryoptosid), Phenylpropanderivate, Flavonoide, ätherisches Öl

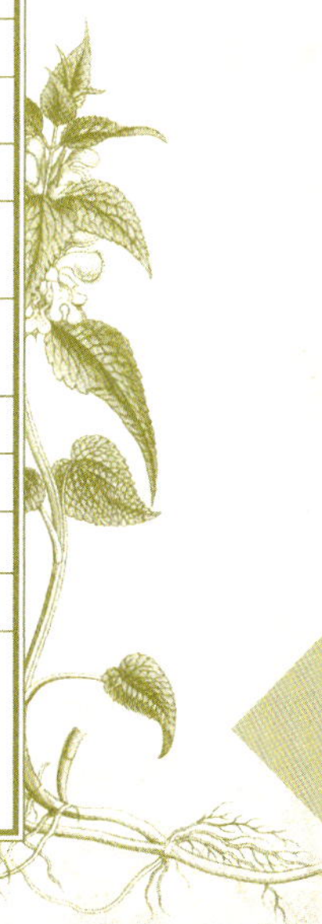

38

Thymian –

Der feurige Wilde

Thymus vulgaris

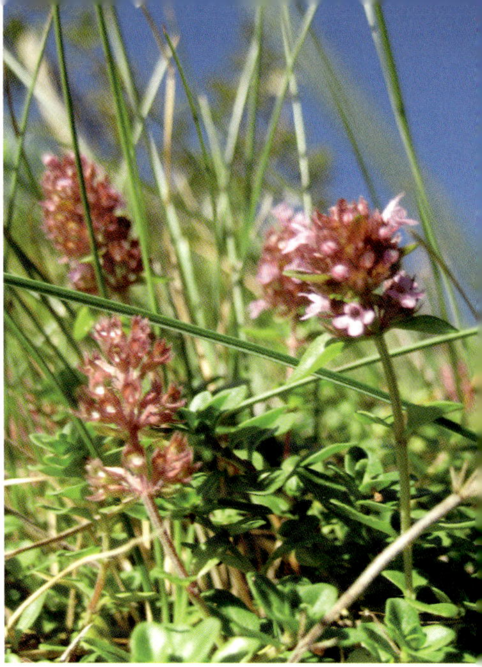

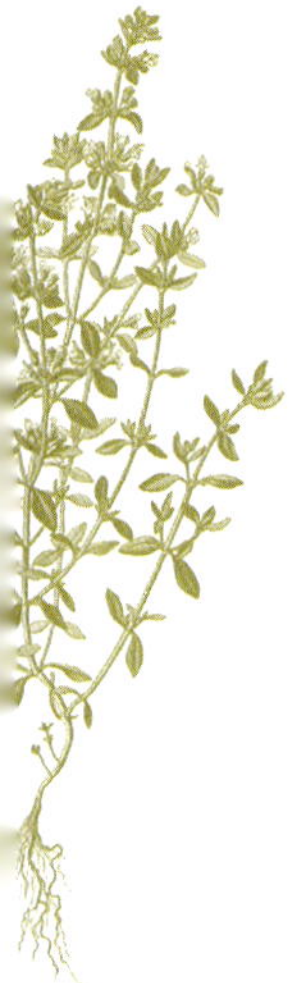

Haben Sie sich schon einmal bäuchlings in eine Wiese gelegt, in der wilder Thymian blühte, und Ihre Nase in die Blütenpolster hineingehalten? Nein? Dann sollten Sie es unbedingt einmal versuchen. Dieser herrliche Duft! Für mich ist es der typische Geruch des Hochsommers, der Ferienfreiheit. Der wilde Thymian (eigentlich müsste man ihn der Ordnung halber ja Quendel nennen) widersetzt sich dem Pflücken kleiner Kinderhände, seine Stängel sind ziemlich hart und zäh. Zum Glück hatte ich schon als kleines Mädchen ein ordentliches Taschenmesser.

Thymian war ursprünglich im Mittelmeerraum zu Hause. Im Mittelalter brachten ihn Mönche über die Alpen zu uns. Man findet die Wildform des Thymians, den Quendel, heute an vielen Wegrändern, an Felsenwänden, auf Wiesen und auf kargen Böden. Die kleine Pflanze verströmt ihren Duft verschwenderisch in der Sonne: Im mediterranen Klima hängt dieser würzige Geruch im Sommer über ganzen Landstrichen.

Wenn wir die Blätter reiben, so entfaltet sich dieser Duft an unseren Fingern.

Schauen wir den Thymian mit der Lupe an, so erinnert er uns an einen Baum im Miniformat.

Thymus vulgaris ist ein Lippenblütler (Pflanzenfamilie *Lamiaceae*) mit typischen vierkantigen Stängeln. Seine Blätter sind nur wenige Millimeter groß. Er besitzt eine kräftige Pfahlwurzel. Der Name *Thymus* ist schon aus dem Altertum bekannt und wurde bereits von Vergil und von Plinius dem Älteren in ihren Schriften erwähnt (ca. um Christi Geburt). Sie beschreiben vor allem die positive Wirkung von Thymian-Blütenhonig.

Das griechische Wort *Thymos* kommt von *thyein* (= räuchern). In der ägyptischen Sprache wird er mit *tham* bezeichnet. Denn die stark duftenden Thymianzweige wurden zum Räuchern genutzt. Außerdem verwendete man Thymian als Insektenabwehrmittel. Bei den Ägyptern und den Etruskern wurden mit Thymian Leichen einbalsamiert. In Rom wurde er vor allem in Bädern verwendet.

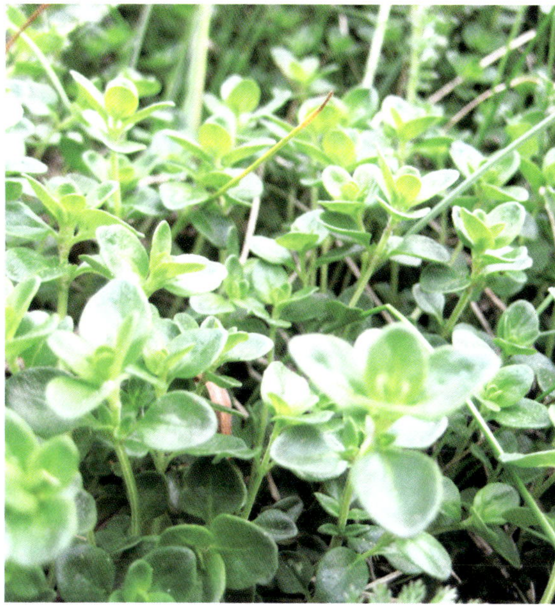

Dioskurides erkannte die Bedeutung des Thymians als Gewürz und auch zu medizinischen Zwecken. Später, im Mittelalter, wurde er selten erwähnt, er war noch nicht überall zu finden, aber Hildegard von Bingen kannte ihn bereits. Sie empfahl Thymian vor allem gegen **Husten**, aber auch zur **Blutreinigung**, gegen **Läuse** und anderes Körperungeziefer, bei **Lähmungen**, **Lepra** und vielen anderen Krankheiten, die wir heute nicht mehr kennen.

1543 wird im *New Kreutterbuch* von Leonhart Fuchs die Wirksamkeit des Thymians gegen **Husten** genannt. Im Jahr 1589 wird das ätherische Thymianöl bereits im Nürnberger Arzneibuch (auch *Dispensatorium Noricum*)[74] erwähnt. 1884 wurden die therapeutischen Eigenschaften des Thymians erstmals wissenschaftlich untersucht, und zwar von einem englischen Gelehrten namens Camperdon. Er stellte fest, dass Thymian direkt auf das **Nervensystem** einwirkt und in Zeiten der **Rekonvaleszenz** sehr hilfreich ist.

Thymian als Würzöl für Ihre Küche stellen Sie her, indem Sie einfach in eine Flasche mit gutem Speiseöl (Olivenöl, Rapsöl, Sonnenblumenöl) einen Zweig Thymian hineinstecken. Fertig. Thymian darf in keiner Küche fehlen, finde ich. Ich verwende ihn zum Würzen für Fleisch-, Fisch- und Gemüsegerichte.

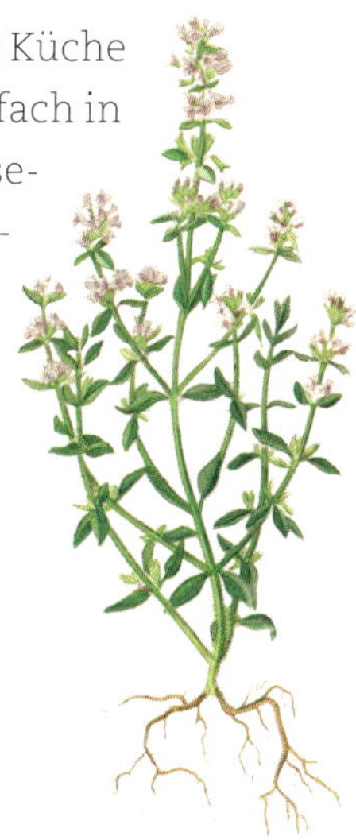

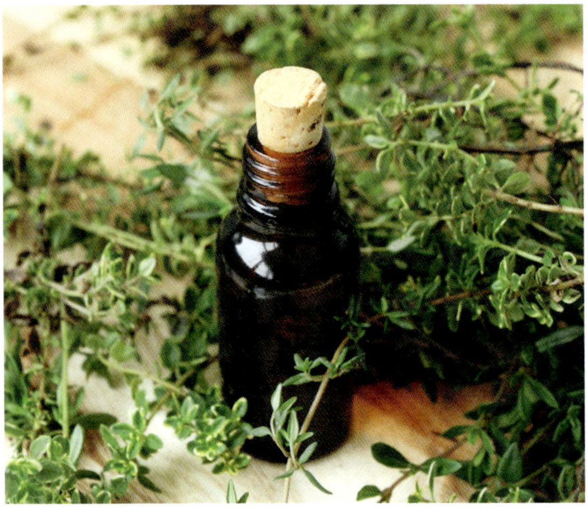

» VIDEO
Herstellung
Erkältungsöl

Erkältungsöl

- 50 ml Thymian-Ölauszug
- 4 Tropfen Thymian linalool (*Thymus vulgaris ct. linalool* – ätherisches Öl)
- 2 Tropfen Cajeput (*Melaleuca leucadendron* – ätherisches Öl)
- 4 Tropfen Orange süß (*Citrus sinensis* – ätherisches Öl)

Thymian-Tee gehört zu meinen Favoriten, wenn mich der Hals vom vielen Reden schmerzt. Ein Löffel Honig dazu – schon ist der **Rachen** wieder beruhigt. Bei **Magen- und Darmbeschwerden** hilft der Tee ebenfalls.

Wenn Sie für eine Massageölmischung das ätherische Öl des Thymians nutzen wollen, so sollten Sie bitte darauf achten, sicherheitshalber Thymian vom Typ Linalool (das ist der Zitronenthymian) zu verwenden, da bei den anderen Thymianölen möglicherweise Kontraindikationen vorliegen könnten.

Wie bei vielen anderen Kräutern können Sie natürlich auch ein **Mazerat** (Ölauszug) mit Thymian machen. Mit diesem Ölauszug kann man ebenso ein **Erkältungsöl** herstellen.

In einem Braunglasfläschchen mischen. Damit können Sie bei Kindern über 4 Jahren Erkältungen lindern. Einfach mit dem Öl die Brust und den oberen Rücken einreiben.

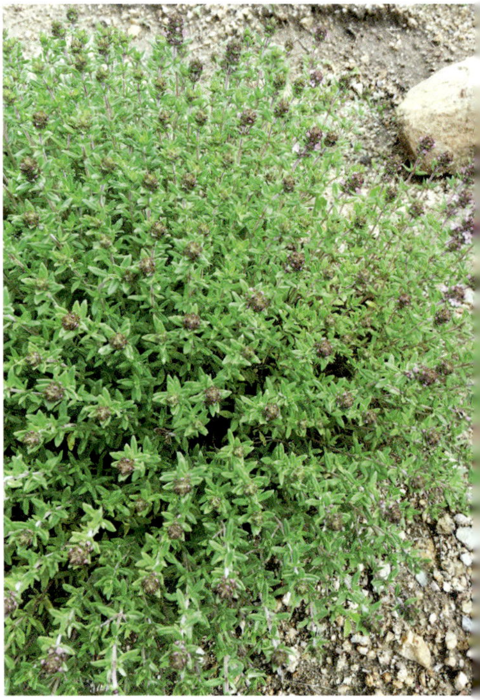

Der Pflanzencode:

Die leicht stachelig wirkenden Zweige und Blättchen des Thymians zeigen uns seine **Mars-Qualität**. Die Blüten mit ihrer zarten Erscheinungsform gehören hingegen zur **Signatur der Venus**.

Der Thymian ist niedrigwüchsig, er wächst mehr in die Breite als in die Höhe. Das ist ein starkes Zeichen für das **Erd-Element**. Aber er wärmt sehr stark und tief, darin finden wir das **Element Feuer**. Seine schleimlösende Kraft schenkt ihm auch einen kleinen Anteil am **Element Wasser**.

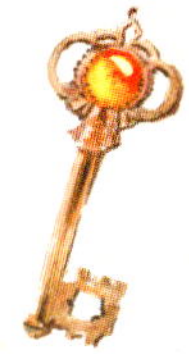

PFLANZENCODE THYMIAN	
Thymus vulgaris	
Gestalt:	krautiger Kleinstrauch
Konsistenz:	trocken und sperrig
Farbe:	Blüte rosa bis violett
Duft:	krautig typisch
Geschmack:	würzig
Standort:	Uferböschungen, Schutthalden
Lebensdauer:	mehrjährig
Planetarische Zuordnung:	Mars, Venus
Körperliche Wirkung:	entzündungshemmend, durchblutungsfördernd, Muskelkater, Erkältungen, Magen, Lunge, Niere
Verwendung:	Tee, Tinktur, Öl-Auszug, ätherisches Öl, Hydrolat, Küche
Element:	Erde (Yin), Wasser (Yin) und Feuer (Yang)
TEM:	Meister der Reinigung
TCM:	wärmend
Inhaltsstoffe:	ätherische Öle (mit Anteilen an Carvacrol, Cineol, Geraniol, Limonen, Linalool, Menthol, Thymol u. a. je nach Sorte), Bitterstoffe, Cumarin, Flavonoide, Gerbstoffe, Harze, Phenole, Saponine

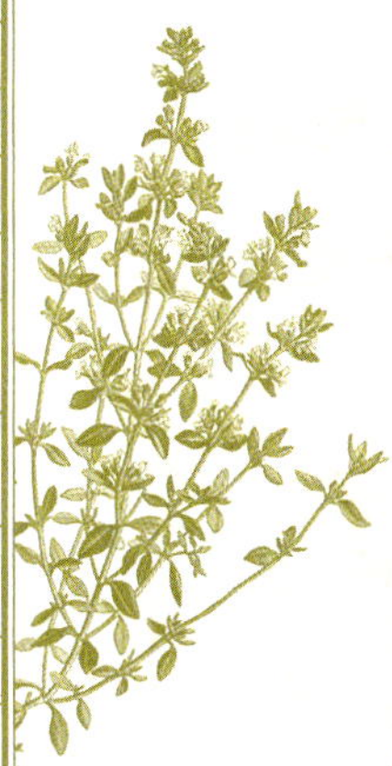

39 Wacholder

Juniperus communis

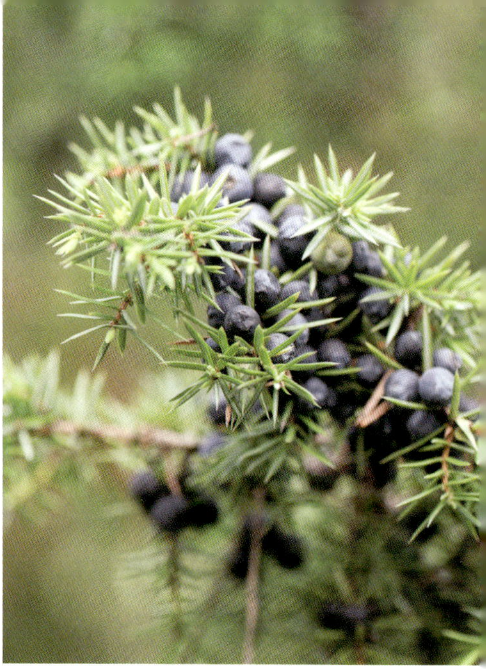

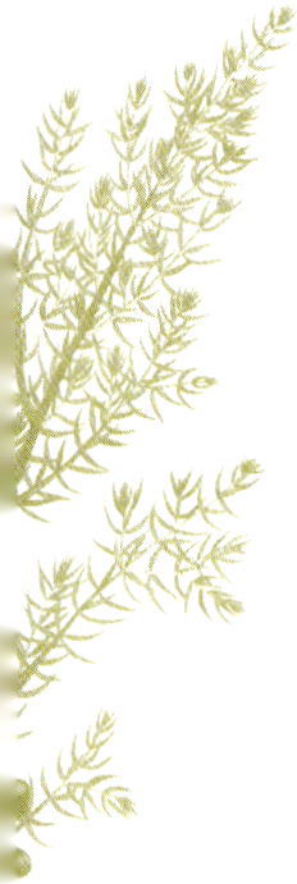

Vorm Holler ziagst den Huat,
vorm Wacholder kniast di nieda.

Altes österreichisches Sprichwort

Der stachelige Wacholder ist mir schon als Kind sehr vertraut gewesen: Ganz in der Nähe des Hauses meiner Tante gab es einige Wachholdersträucher. Und als Kinder wurden wir immer ausgeschickt, die schwarzen Früchte zu ernten. Mit denen hat es eine ganz besondere Bewandtnis. Eigentlich sind es ja kleine Zapfen, die im ersten Jahr als grüne Beeren erscheinen und erst im zweiten oder manchmal auch dritten Jahr dunkelblau bis schwarz werden. Nach der Ernte werden sie getrocknet und finden ihre Verwendung in verschiedener Form: In der Küche, aber auch für Tees, auch ätherisches Öl wird daraus hergestellt.

Der Wacholder gehört zu den **Zypressengewächsen** (*Cupressaceae*), auch wenn er mit spitzigen Nadeln versehen ist. Seine Nadeln sind – je nach Standort – zwischen 1 und 2 cm lang. Er wächst gerne auf offenen Heideflächen, augenscheinlich liebt er auch die Trockenheit (so wie auf dieser Trockenwiese im Wienerwald, eine örtliche Besonderheit im sonst doch eher feuchten Gebiet). Er schätzt aber auch Gebirgsgegenden und ist Kälte, Stürme und Schnee gewohnt. Er ist genau genommen der Einzige aus der Familie der Zypressen, der bei uns heimisch ist.

Der Wacholder ist zweihäusig, das heißt es gibt männliche und weibliche Pflanzen. Auf den weiblichen findet man die kleinen Wacholderbeeren. Sieht man sich eine dieser Beeren näher an, so erkennt man, dass es sich tatsächlich um Zapfen handelt. In der Vergrößerung durch eine Lupe oder unter dem Mikroskop kann man gut die verwachsenen obersten drei

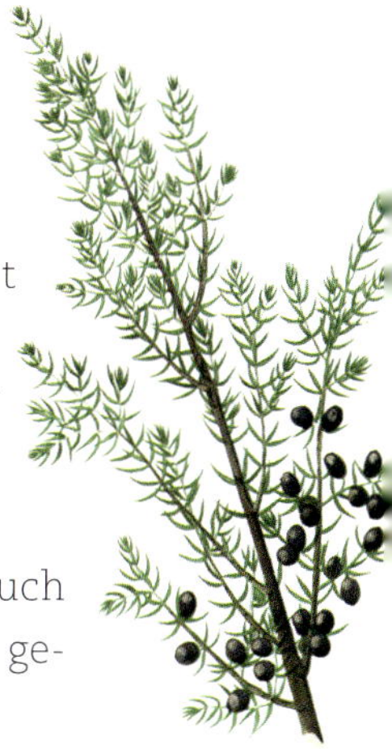

Fruchtblätter erkennen. Das Holz des Wacholders ist weich, sehr elastisch, aber auch zäh und wird vor allem in der Kunsttischlerei eingesetzt. Es ist resistent gegen Insektenbefall und wird auch für Pfeifen und Geschirr verwendet.

Das in den Beeren enthaltene **ätherische Öl** wird besonders bei Muskelkater und Rheumatismus geschätzt. Es wirkt antiseptisch, wärmend und krampflösend und kann auch bei niedrigem Blutdruck eingesetzt werden. Letztlich wird durch den Duft und die Wirkung des ätherischen Öls die Herztätigkeit beschleunigt.

Aber ACHTUNG!

Es kann auch die Nieren reizen! Daher sollte man Wacholderöl (und das gilt auch für andere Wacholderprodukte) bei Nierenentzündung lieber NICHT einsetzen.

Meine Großmutter hat einmal erzählt, dass in den Kriegsjahren die Asche des **Wacholderholzes** mit Wasser angeteigt wurde und die dabei entstehende Paste bei rheumatischen Beschwerden auf die Gelenke geschmiert wurde. Sie meinte, dass diese Wacholderaschenpaste besser gewirkt hätte, als es die meisten der heutigen Mittel tun. Ähnliche Hinweise habe ich auch in den alten Kräuterbüchern gefunden.

Wacholderbeeren findet man auch sehr oft in **Blasentees**, da sie harntreibend und desinfizierend wirken. Diese Anwendung ist aber bei einigen Ärzten heute umstritten, denn in manchen Fällen kann damit auch eine leichte Vergiftung einhergehen.

Ein weiteres Anwendungsgebiet der Beeren ist die **Förderung der Verdauung**. Wacholder hilft bei Völlegefühl und gegen Sodbrennen. Daher wird er auch gerne als **Küchengewürz** eingesetzt. (Z. B. für Sauerkraut oder auch für das Einbeizen von Wild sind die Wacholderbeeren nahezu unentbehrlich!)

„Eßt's Kranawitt und Bibernell, dann sterbt ihr nit so schnell!“ ist ein alter Spruch, der auf die Heilwirkung der Wacholderbeeren (= Kranawitt-Beeren) angeblich gegen Pest hinweist.

Ein Wacholderbad hilft gegen unreine Haut:

Zwei Handvoll Wacholderbeeren werden in einem Liter Wasser 10 Minunten lang gekocht, dann abseihen und das Gebräu ins Badewasser schütten. Eine **Kompresse** mit Wacholderabsud hilft auch bei schlecht heilenden Wunden!

Wacholder wird gerne zur Herstellung von **Schnaps** verwendet. Gin, Genever, Steinhäger sind nur einige der dafür verwendeten Bezeichnungen. Wacholderschnaps wird aus den vergorenen, wässrigen Auszügen der Wacholderbeeren hergestellt, die anschließend gebrannt werden.

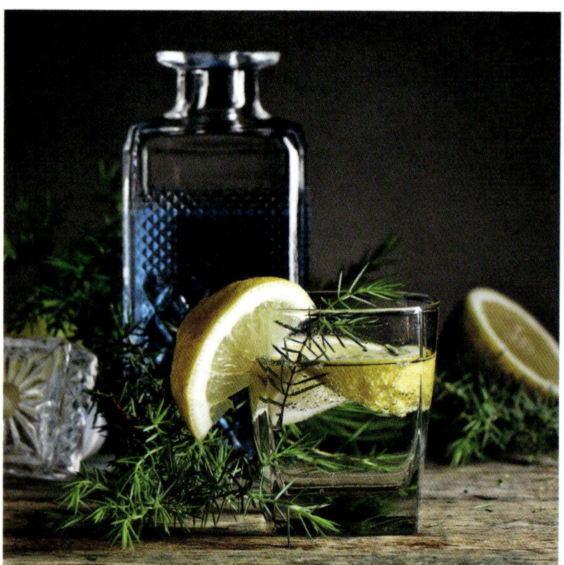

Bei einem Blick in die Geschichte finden wir den Hinweis auf die Verwendung als *Zauberbaum*: Die Zweige sollten böse Dämonen und den Teufel in die Flucht schlagen. Aber nicht nur das! Mit dem Holz konnte man Hexen und Zauberer entlarven und wenn man Butter schlug, sollte das mit einem Wacholderstecken geschehen, damit sie nicht verhext werden konnte.

Und noch etwas Mystisches aus dem 18. Jh.: *„Die Alchymisten sagen, dass die brennenden Kohlen von Weckholder-Holz, mit seiner eigenen Asche bedeckt, über etliche Monat glühen."*

In den Alpentälern wird mit Wacholder geräuchert. Der Rauch soll Stuben und Ställe vor Unbill schützen. Ich finde sowohl Wacholderbeeren (die sollte man anmörsern vor dem **Räuchern**) und Wacholdernadeln dafür gut geeignet, es gibt einen würzigen Duft! Man reinigt den Raum vor allem auch von Krankheitskeimen. Durch das Räuchern reinigt man sich aber auch selbst von negativen Gedanken. Und der Rauch wirkt auch gegen seelische Erschöpfung ...

Bereits in der Antike wurde Wacholder häufig für medizinische Anwendungen eingesetzt. Bei Dioskurides findet man folgenden Hinweis:
„Die Blätter des Wacholder werden... wider der Nattern biß getrunken [...]"
Und bei Plinius heißt es:
„[...] sie (die Samenkörner) bringen Schwellungen und Erkältungen zum Abklingen, lindern die Schärfe des Hustens und bringen Geschwüre zum Stillstand [...]"

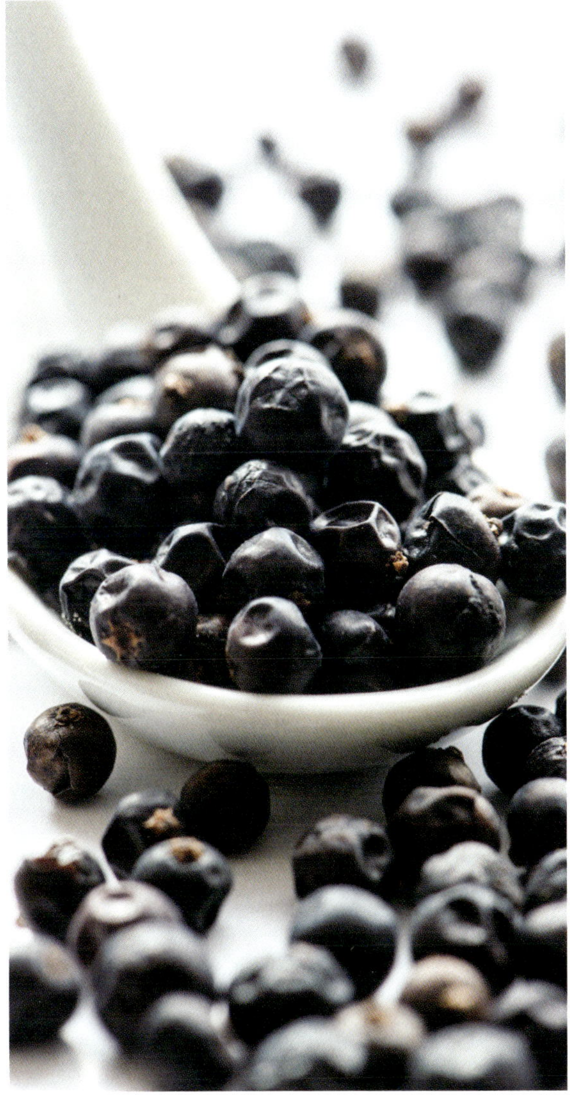

Auch er empfiehlt Wacholderbeeren als Gegenmittel bei Vergiftungen.

Über den Namen des Wacholders findet man einen Hinweis bei Leonhart Fuchs: „*Weckholder, welchen ettliche Kramatsstauden heyßen, würd von den Griechen Arcenthos, von den Lateinischen aber Juniperus genennt. Seine Frücht nennt man Kramatsbees, darumb, daß die Kramatsvögel diese beer gern essen.*"[75]

Der botanische Name *Juniperus* bedeutet *Beeren der Juno*. Der Begriff *Wacholder* stammt aus dem althochdeutschen Sprachgebrauch: Das Wort *wehhal* steht für immergrün, kräftig und lebensfrisch.

Sebastian Kneipp beschreibt die Wirkung der Wacholderbeeren als Schutz vor Ansteckung gegen Krankheiten. Die Beeren wurden lange Jahre sogar gegen Grippe vorbeugend gekaut.

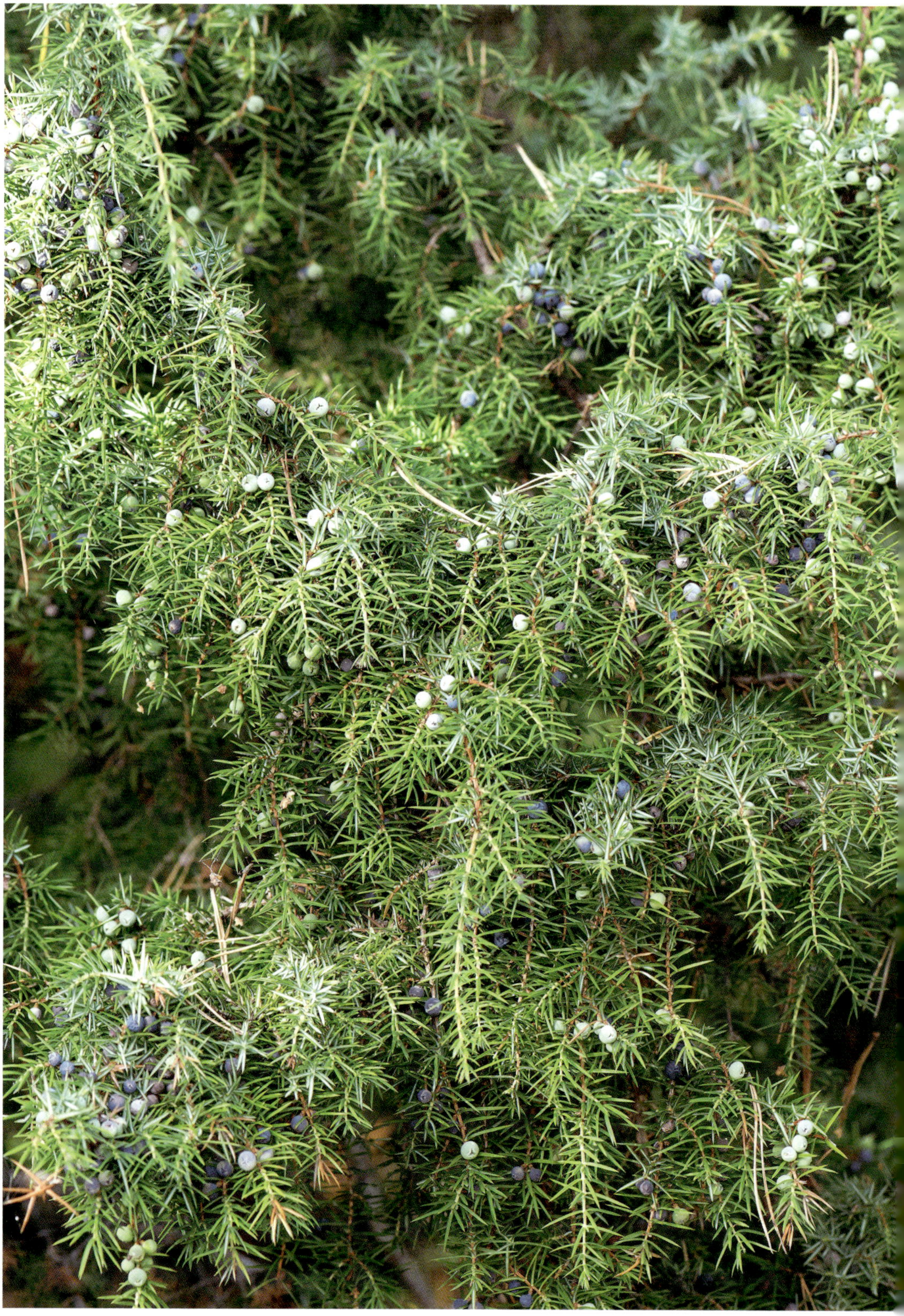

Der Pflanzencode des Wacholders entschüsselt sich wie folgt:

Seine wehrhaften Stacheln sind eindeutig dem **Mars** zuzuordnen, aber auch dem **Element Feuer**. Die schwarzen Beeren (Yin) sind leicht bitter, aber schmackhaft und würzig, wiederum **Mars-Eigenschaften**.

Der Wacholder bevorzugt eher trockene Böden, sandig oder steinig. Das zeigt uns seine **Erde-Qualität**.

PFLANZENCODE WACHOLDER

Juniperus communis

Gestalt:	Strauch, kleiner Baum
Konsistenz:	stachelig
Farbe:	grün, Beeren schwarzblau
Duft:	herb-würzig
Geschmack:	würzig
Standort:	trockene, eher sandige, leicht saure Böden, Heide und Gebirge
Lebensdauer:	langjährig
Planetarische Zuordnung:	Mars
Körperliche Wirkung:	Rheuma, Gicht, Blasenentzündung
Verwendung:	Tee, ätherisches Öl, Hydrolat, Küche
Element:	Erde (Yin), Feuer (Yang)
TEM:	warm-trocken (Entgiftung)
TCM:	warm
Inhaltsstoffe:	**Beeren:** ätherisches Öl, Flavonoide, Cumarine, Harze, Bitterstoffe, Inulin

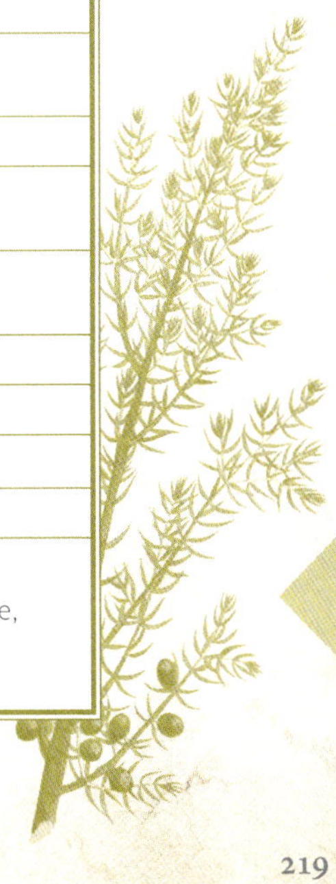

40

Waldrebe –

Erklimm mit mir die luftigen Höhen!

Clematis vitalba

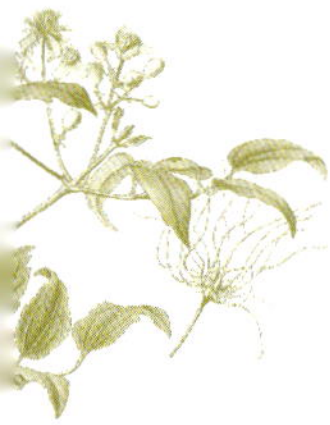

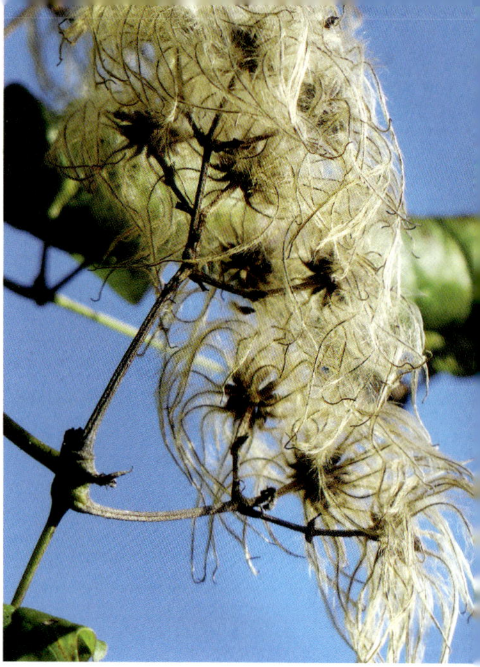

Haben Sie sich nicht auch schon einmal an den wunderschön silbrig glänzenden Überwürfen erfreut, die so manche winterliche Hecke am Waldrand überziehen? Die luftigen Federn, die wie ein zartes Gespinst Schnee und Eis trotzen?

Die wilde Waldrebe – ihre Geschwister wachsen in vielfältigen Züchtungen, einfach oder gefüllt, vielleicht ja auch in Ihrem Garten – ist eine faszinierende Pflanze. Botanisch gehört sie zu den Hahnenfußgewächsen (*Ranunculaceae*). Sie ist eigentlich ein Strauch, der einen kräftigen Wurzelstock besitzt und fest in der Erde verankert wächst. Aber ihre Stängel – sie werden sehr lang: bis zu 5 m und mehr – wachsen nicht aufrecht und stehend, sie benötigen immer einen guten Halt. Und diesen Halt finden sie an niedrigen Bäumen und Sträuchern, in die sie gerne hineinwachsen, die sie auch vielfach überwuchern.

Wir haben es mit einer europäischen Liane zu tun, die sich immer nach links dreht. Ihre Blattstiele, die später verholzen, umklammern nach links gewendet alles, was sich als Stütze anbietet, sei es ein Ästchen, ein Zaun oder ein Baumstamm.

Die Waldrebe blüht in Trugdolden, locker beisammenstehenden weißen Blüten, die einen sanften Duft verströmen. Nicht jeder mag diesen etwas eigenartigen Geruch, das muss ich wohl zugeben. Blütezeit ist im Hochsommer, von Juli bis in den September hinein. Im Herbst verliert sie ihr Blattwerk und dann bleiben nur mehr die Fruchtstände mit ihrem pomponartigen silbrigen Aussehen zurück, die sich hervorragend für herbstliche Gestecke eignen. Diese Fruchtstände bestehen aus einem schwanzartigen

Griffel und einem Nüsschen. Diese verlängerten Griffel dienen der Waldrebe dazu, sich bei gutem Wind weitertragen zu lassen. Interessant ist, dass die Pflanze als Wetterzeiger gilt: Bei feuchtem Wetter und bei bevorstehendem Starkregen biegen sich diese silbrigen *Fahnen* zurück, bei Trockenheit stehen sie bauschig ab. Die Früchte bleiben den ganzen Winter an der Pflanze, erst mit den Frühlingsstürmen werden sie verweht.

Das frische Kraut ist giftig und sollte nicht roh verwendet werden. Interessanterweise verliert es seinen Giftstoff Protoanemonin durch den Trocknungsprozess oder auch beim Kochen.

Die Waldrebe ist in der Volksheilkunde nicht sehr häufig anzutreffen. Heute wird sie in erster Linie homöopathisch angewendet.

Bei **Madaus** habe ich gelesen, dass sie bereits im Altertum zu medizinischen Zwecken eingesetzt wurde.

Bei **Dioskurides** steht:
„Ihre Frucht, fein gestoßen mit Wasser oder Honigwasser getrunken, führt Schleim und Galle nach unten ab. Die Blätter als Umschlag vertreiben Aussatz.“[76]

Das klingt ein bisschen eigenartig, denn die Blätter können auf der Haut Reizungen verursachen, bis hin zur Bläschenbildung.

Auch im Mittelalter wurde die Clematis auf diese Weise verwendet. Im *New Kreuterbuch* von Matthiolus aus dem Jahr 1626 findet man einen Hinweis auf die ätzenden Inhaltsstoffe, er schreibt über die Wirkung:
„[…] der samen zu Pulver gestoßen / treibt den Phlegmatischen Schleim und Gallen durch den Stuhlgang / Die Bletter zerstoßen und aufgelegt / etzet die Haut auff und ziehen auß die böse verdorbene Nägel an den Fingern.“

Das **homöopathische Mittel** aus der Clematis wird vor allem bei **Schwellungen der Lymphknoten**, **Entzündungen der** Prostata und **schlecht heilenden Wunden** eingesetzt. Und natürlich kennen Sie vermutlich die Bachblüte Clematis, die eine **abwehrsteigernde** Wirkung hat und Hilfe bei **Realitätsverlust** gewährt.

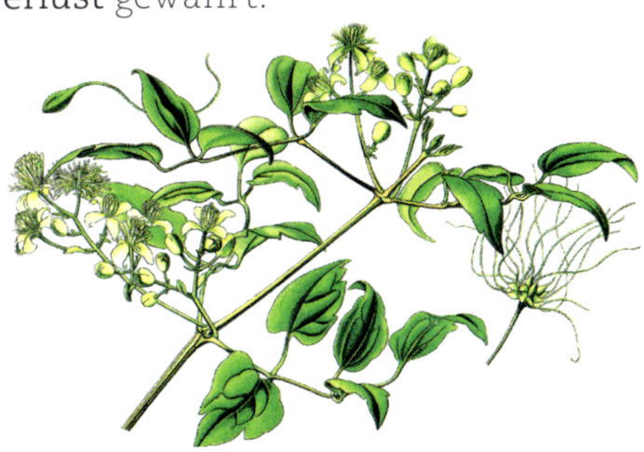

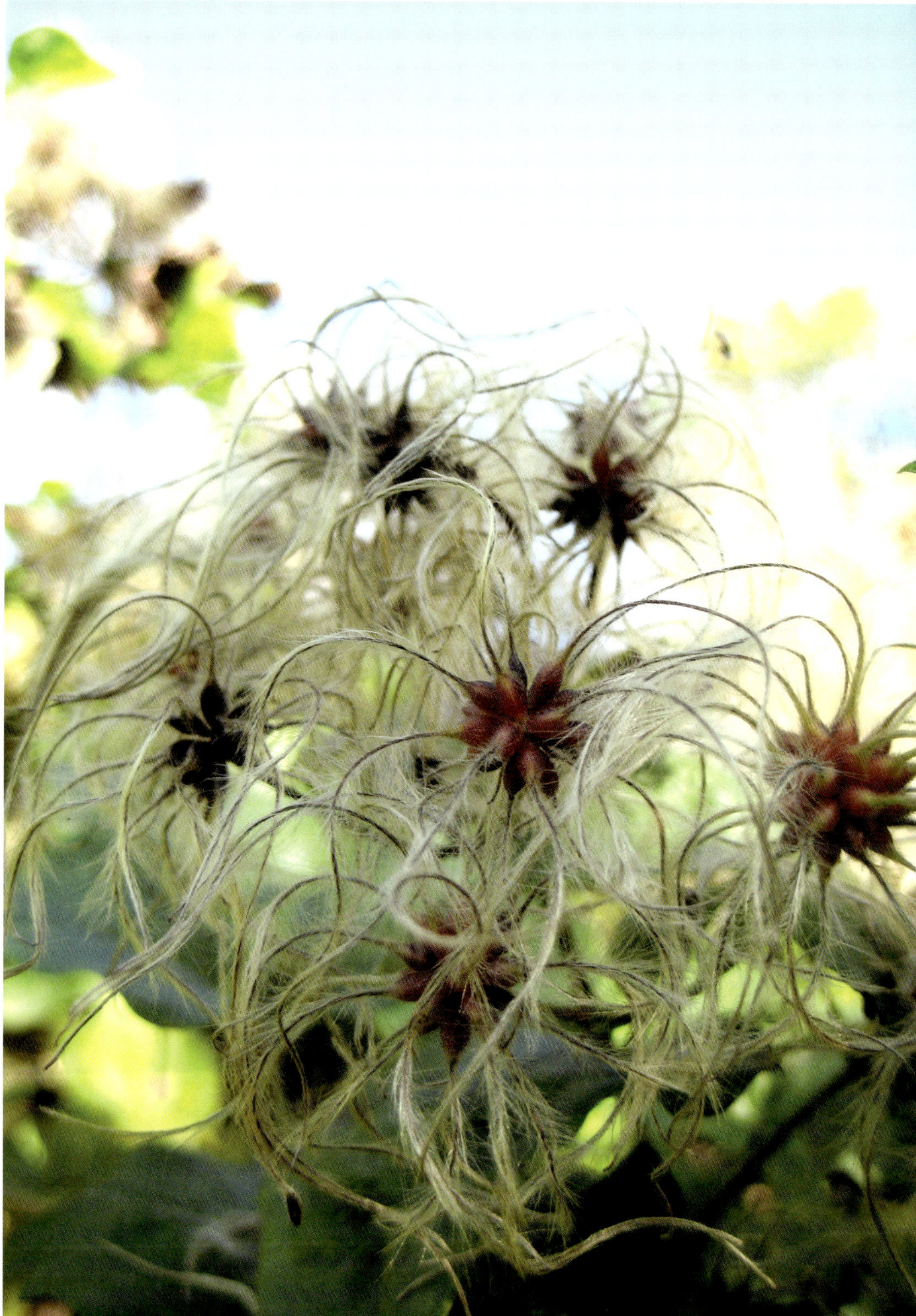

Aus der Betrachtung der Waldrebe ergibt sich ihr Code-Schlüssel:

Die weißen Blüten der Clematis zeigen uns ihre **Mond-Signatur**. Ebenso der bittere Geschmack und die Giftigkeit. Lauter Hinweise auf das **Wasser-Element**. Die Wuchsform mit den langen Ranken und den Samen, die vom Wind vertragen werden müssen, um an einem anderen Platz zum Keimen zu gelangen, macht sie jedoch vor allem auch zu einer Pflanze des **Luft-Elements**.

PFLANZENCODE WALDREBE	
Clematis vitalba	
Gestalt:	Liane
Konsistenz:	weich und schmiegsam, aber zäh
Farbe:	Blüte silberweiß
Duft:	leicht stechend
Geschmack:	–
Standort:	Wald
Lebensdauer:	mehrjährig
Planetarische Zuordnung:	Mond
Körperliche Wirkung:	Lymphe (homöopathisch)
Verwendung:	Kraut
Element:	Wasser (Yin) und Luft (Yang)
TEM:	–
TCM:	–
Inhaltsstoffe:	Protoanemonin (giftig!), Kaffeesäure, Trimethylamin, Campesterol, Saponine, Alkaloide

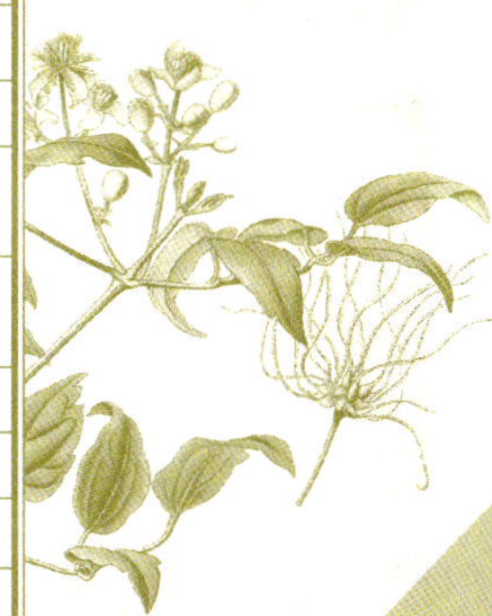

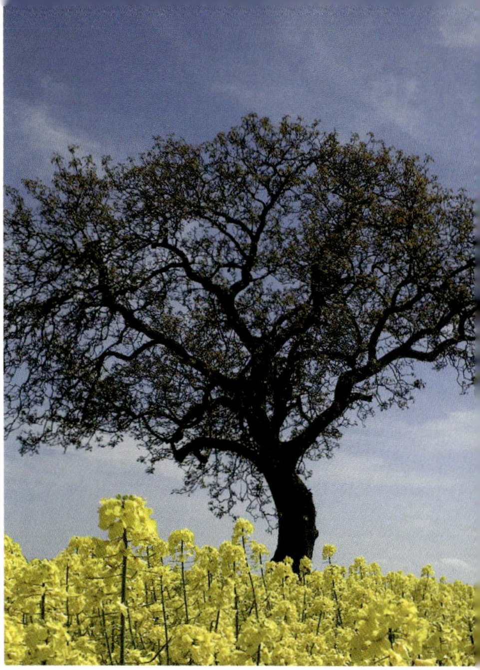

41

Walnuss

Juglans regia

„Gott gibt die Nüsse,
aber er knackt sie nicht auf.“

Johann Wolfgang von Goethe

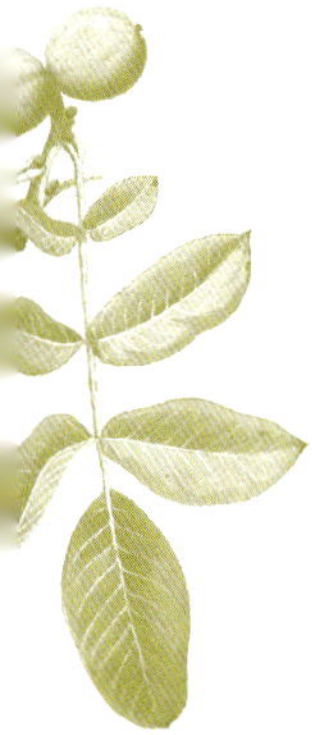

Wenn im Herbst die Nüsse von den Bäumen fallen, dann haben es nicht nur die Eichkätzchen eilig. Um die Walnüsse ist manchmal ein richtiges Gerangel.

Der Walnussbaum gehört zur Familie der *Juglandaceae* und gibt einer ganzen Gruppe von Nussbäumen seinen Namen. Er ist ein wärmeliebender Baum, der schon im Tertiär (geologischer Zeitabschnitt: 65 Mill. Jahre v. Chr. bis ca. 2,6 Mill. Jahre v. Chr.) in unseren Breiten nachweisbar ist, und wanderte während der letzten Eiszeit vorerst aus Europa nach Südwestasien aus. Aber er kam wieder zurück.

Wegen der Landgüterverordnung von Karl dem Großen (*Capitulare de villis*) wurden viele Walnussbäume angepflanzt, die nach und nach auch verwilderten.

Der Name *Juglans* entstand aus der römischen Bezeichnung *Jovis glans* (= Nuss des Jupiter).

Den Beinamen *regia* (königlich) erhielt der Nussbaum erst durch Carl von Linné.

Bei den Griechen der Antike hieß der Baum *Dios balanos*, *göttliche Kugel*, zur Zeit von Karl dem Großen wird er noch als *nux gallica* beschrieben. Die Gallier und Kelten wurden auch als *Welsche* bezeichnet, daraus entstand dann der althochdeutsche Begriff *wählisch nuz*, aus dem im Laufe der Zeit dann unser heute übliches *Walnuss* wurde.

Walnussbäume können bis zu 30 m hoch werden und ein Alter von etwa 160 Jahren erreichen. Sie bilden ein tiefes Pfahl-Herzwurzelsystem aus und, wenn sie Platz haben, eine wunderschöne breite Krone.

Die Blätter sind gefiedert und wechselständig. Sie können bis zu 30 cm lang werden, die einzelnen Blättchen sind eher klein. Zerreibt man sie, so verströmen sie einen aromatischen Duft. Allerdings enthalten sie ein Glykosid, das sich beim Oxidieren am Boden in Juglon zersetzt. Juglon verhindert das Wachstum anderer Pflanzen. Walnussblätter gehören deshalb nicht unbedingt in den Kompost.

Die Walnuss ist einhäusig, sie besitzt an einem Baum sowohl weibliche als auch männliche Blüten. Die männlichen haben die Form von hängenden Kätzchen, die weiblichen sitzen in kleinen Blütenständen zusammen.

Der Baum blüht erst, wenn schon Blätter an den Zweigen erschienen sind, etwa zwischen April und Juni. Die Blüte ist daher normalerweise fast nicht zu bemerken.

Die Früchte, also die Walnüsse, haben eine äußere weiche Schale und eine holzige Hülle. Der Walnusskern wird einerseits als Bezug zum Gehirn (wegen seiner Form) angesehen, andererseits aber auch zur Lunge (nach Rudolf Steiner, der die Walnuss als Lungenheilmittel betrachtete).

Aus Walnüssen lassen sich vielfältige Produkte und Heilmittel herstellen. Etwa das **Walnussöl**, ein fettes Öl mit einem hohen Gehalt an Linolensäure (das ist eine dreifach ungesättigte Fettsäure, die besonders für das Herz und den Kreislauf wichtig und gesund ist). Der bedeutende Gehalt an Tocopherol (Vitamin E) ist so wichtig für unseren Körper.

„Die bletter unn schelfen der Welschnuß ziehen zusamen / deßgleichen auch die nussen / dieweil sie noch frisch seind. Das öl so auß den nussen getruckt würt hat ein verzerende krafft. Der safft der auß den grüne schelfen der Welschnussen getruckt würdt / heylt die geschwäre des munds / mit hönig gesotten. Die schelf so sie dürr würdt / trücknet seer auß / unnd ist einer subtilen substantz. Die Welschennuß werden schwärlich verdewet / seind dem magen schädlich / mehren die gallen / in sonderheyt wo sie in einen hitzigen magen genommen werden / machen weetagen des haupts / unn schaden seer denen so husten“,
steht bei Leonhart Fuchs.[77]

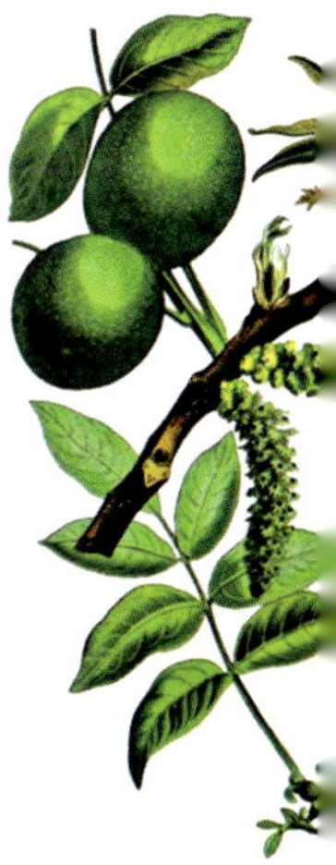

Die **Blätter** werden in der Volksheilkunde auch heute noch bei **Akne**, **Ekzemen** und gegen **starkes Schwitzen** in Form von **Tees** eingesetzt. Dazu erntet man die Blätter zwischen Mai und Juli. Der Tee schmeckt bitter und adstringierend (= zusammenziehend), ist aber dennoch irgendwie würzig.

Der Aufguss aus Walnussblättern ist auch gut für **Sitzbäder** bei **Hämorrhoiden**. Übrigens: Bei der Verwendung der Blätter gibt es keine Nussallergie-Reaktion. Diese Reaktion wird nämlich durch die allergenen Eiweiß-Stoffe der Nüsse ausgelöst, die in den Blättern fehlen.

Eine **Tinktur** aus den Walnussblättern kann bei **Akne** oder **Hautekzemen** (äußerlich) angewendet werden. Ebenso hilfreich ist die verdünnte Tinktur bei **Entzündungen im Mund- und Rachenbereich**.

Die grünen **Fruchtschalen** der Nüsse werden zum **Haarfärben** benutzt, man erhält eine schöne nussbraune Farbe. Sie wurden früher von den Wilderern dazu verwendet, sich das Gesicht zu schwärzen.

Ich setzte sie gerne ein, um einen schönen Braunton auf meine Wolle zu zaubern.

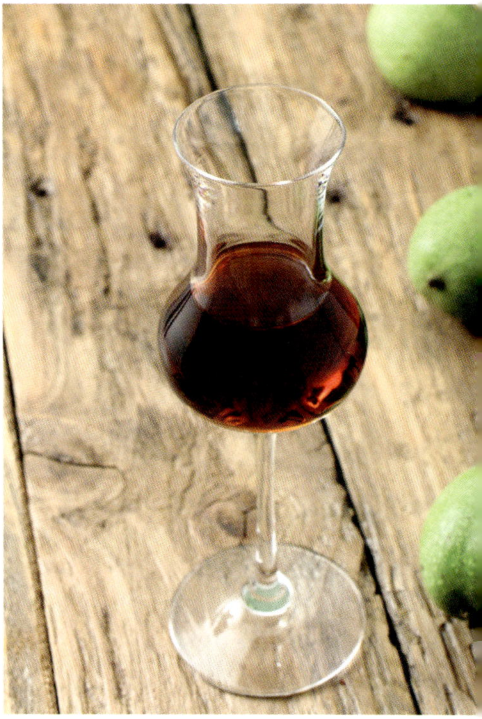

Nuss-Schnaps nach einem Familienrezept

Hilfreicher Extrakt, der bei Magen- und Darmproblemen verdauungsunterstützend wirkt

½ kg grüne Walnüsse (mit der äußeren Schale im Juni sammeln) halbieren oder vierteln (dabei Handschuhe anziehen: Die Nüsse färben stark ab!). Die Früchte in ein großes Glas schichten, mit 1 Liter Korn (oder Zwetschkenschnaps) übergießen (die Früchte sollen bedeckt sein), mit einem Tuch abdecken und an ein sonniges Fenster stellen.

Nach etwa 2 Monaten hat sich der Alkohol braun verfärbt. Man seiht ab und kann nun nach Geschmack mit Zucker, Zitrone oder Nelken abschmecken. Wir geben immer recht wenig Zucker und auch keinen Vanillezucker dazu, weil uns die herbe Süße so besser mundet.

In den alten Volksbräuchen spielte die Walnuss bei Hochzeiten eine Rolle: Nüsse wurden in den Festsaal geworfen, sie galten als Fruchtbarkeitssymbol für die jungen Brautleute. Bei den Germanen galten sie als Erntesegen.

Und dann gibt es noch den Spruch: *„A guats Nussjahr bringt viele Buam."* Will so viel heißen wie: *„Wenn es viele Nüsse gibt, kommen auch viele Buben zur Welt."*

Und der Walnussbaum spielt auch im Volksglauben eine Rolle bei der Abwehr von bösen Geistern und Hexen. Denn wenn man einer Hexe eine Nuss unter den Stuhl legt, so wird sie zur Unbeweglichkeit verdammt.

Frische Walnussblätter in der Einstreu im Kleintierstall (Meerschweinchen, Kaninchen ...) wirken gegen Parasiten wie Flöhe, Wanzen, Läuse und Milben. Mit dem Extrakt aus den Walnussblättern kann man auch einen Fellspray gegen diese Parasiten für unsere Katzen und Hunde herstellen.[78]

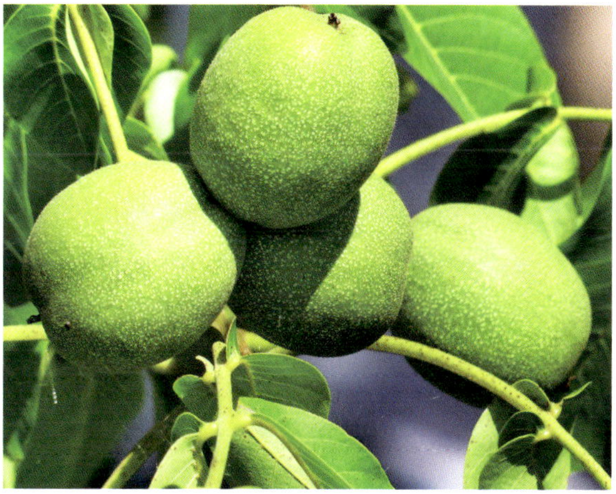

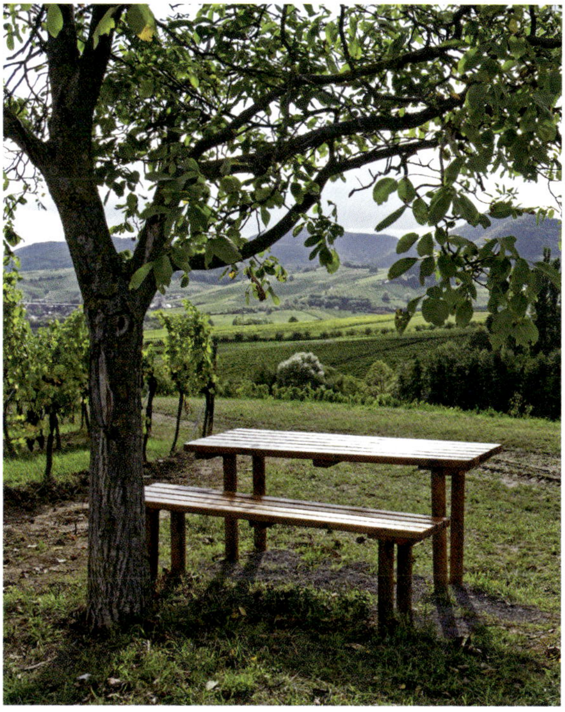

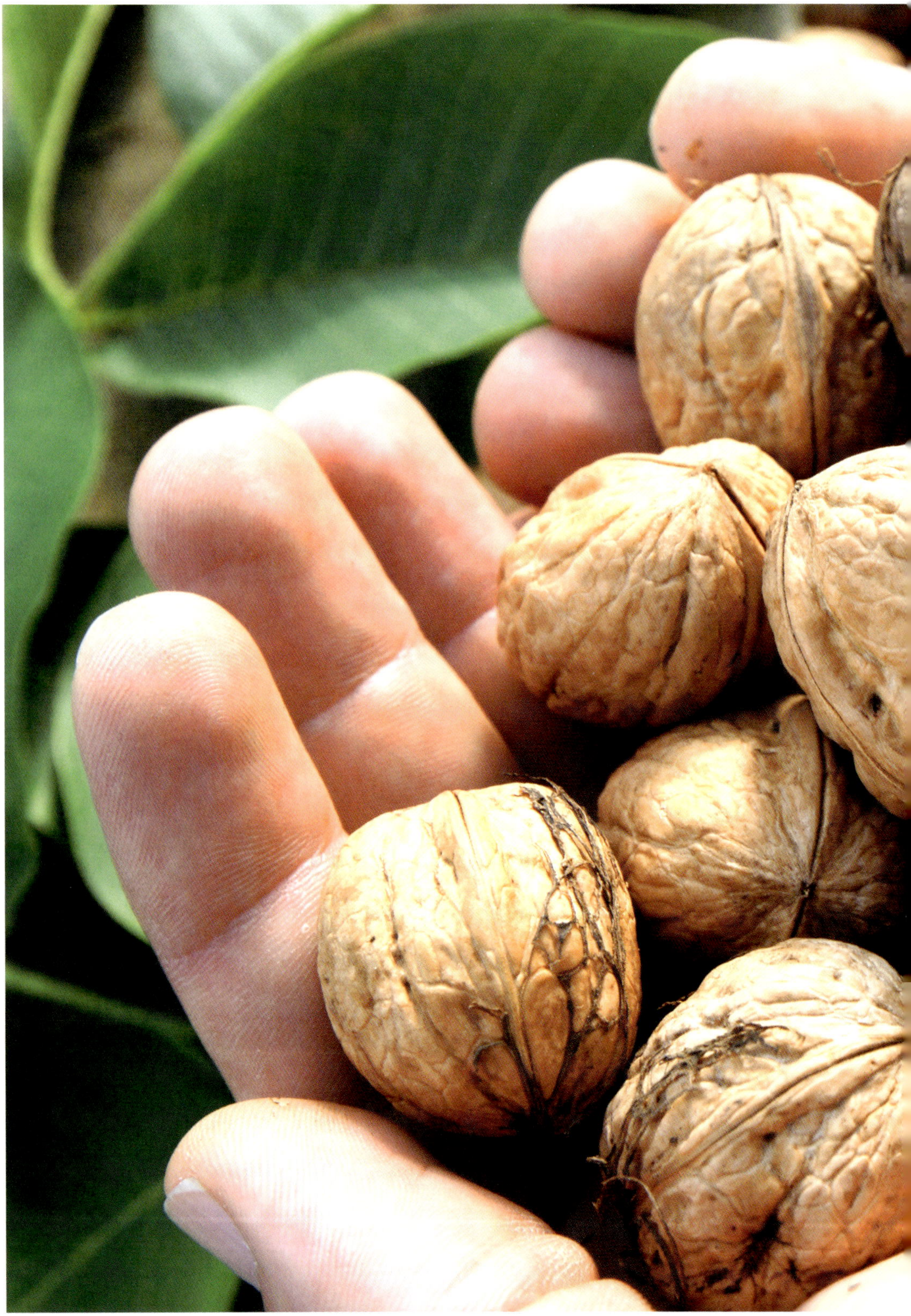

Ein klarer Pflanzencode!

Der Walnussbaum wird in der traditionellen Literatur einerseits der **Sonne** und dem **Saturn** zugeordnet, andererseits aber auch dem **Jupiter**, und das bereits bei den alten Römern. Wenn wir die Frucht betrachten, dann sehen wir den Schutz, der hier versinnbildlicht ist, die raue Schale (Saturn) mit dem guten, schmackhaften Kern (Sonne). Durch seine stattliche Gestalt – sehr herrschaftlich – steht er eben dem Jupiter nahe.

Für mich ist er vor allem ein Vertreter des **Elements Erde**, da er durch seine Pfahlwurzel und das kraftvolle Auftreten eindeutig hier zuzuordnen ist.

PFLANZENCODE WALNUSS	
Juglans regia	
Gestalt:	Baum, hochwüchsig, ausladend
Konsistenz:	holzig, glatte Rinde
Farbe:	grün
Duft:	herb
Geschmack:	herb-bitter, Nüsse süß
Standort:	Garten, Wald
Lebensdauer:	langjährig
Planetarische Zuordnung:	Sonne, Saturn, Jupiter
Körperliche Wirkung:	zusammenziehend, Magen- und Darmprobleme, Haut
Verwendung:	**Rinde, Blätter:** Tinktur, Tee, Küche (Nüsse)
Element:	Erde (Yin)
TEM:	adstringierend
TCM:	wärmend
Inhaltsstoffe:	**Walnüsse:** bis zu 62 % Öle und Fette, bis zu 16 % Eiweiß, bis zu 23 % Kohlenhydrate, Tocopherol, Zink, Kalium, Magnesium, Phosphor, Schwefel, Eisen, Calcium, Vitamin A, B1, B2, B3, C, Pantothensäure, Lecithin **Blätter:** Gerbstoffe (Ellagitannine), Flavonoide, Phenolcarbonsäuren, ätherisches Öl, Vitamin C

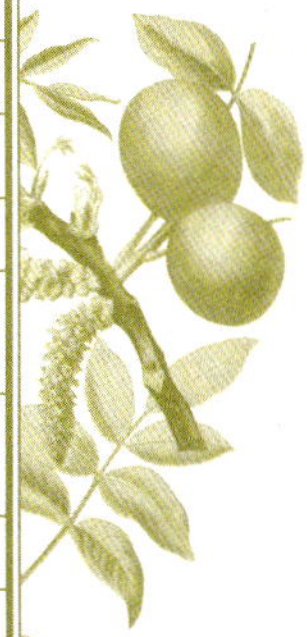

42

Wegerich-Familie – Erd-Element in Reinform

Plantaginaceae

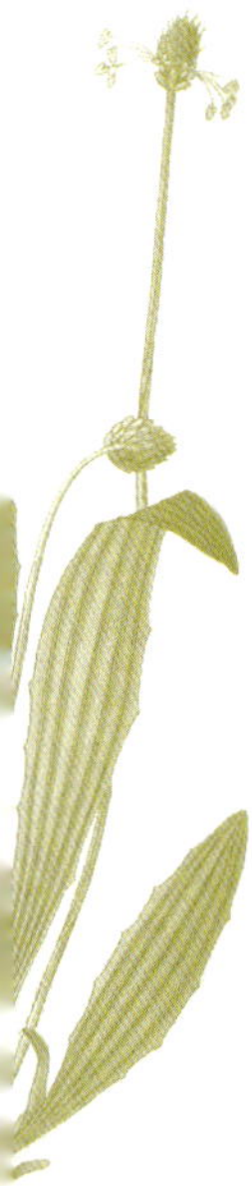

Auch Sie sind sicherlich schon mal draufgestiegen: auf einen Breitwegerich, einen Spitzwegerich oder einen der anderen Wegeriche. Der Spitzwegerich z. B. begleitet mich seit meiner Kindheit, vor allem in Form von Hustensaft. Aber beim Nachdenken über den Wegerich sind in mir weitere Erinnerungen geweckt worden: an müde Füße mit Blasen, an Vogelfutter, an geflochtene Wegerich-Blütenkränze.

Als Kinder haben wir die Köpfe des Spitzwegerichs und des mittleren Wegerichs geknabbert. Wenn man lange genug darauf herumkaut, kommt ein nussartiger Geschmack zum Vorschein. Man könnte auch die Fruchtstände des Breitwegerichs abknabbern, genau genommen haben sie einen sehr hohen Nährgehalt (nicht nur für Wellensittiche und Kanarienvögel).

Alle Wegericharten gehören zu den sogenannten *Trittgesellschaften*, welche sich auf Wegen und Feldrainen finden. Dazu zählen auch der Vogelknöterich und die strahlenlose Kamille.

Die Vielfalt der Pflanzenfamilie *Plantaginaceae* ist sehr groß. Weltweit findet man über 260 Arten. Es handelt sich um einjährige oder ausdauernde Kräuter und Zwergsträucher. Die Blätter sind zumeist einfach und grundständig, in einigen Fällen aber auch fiederspaltig. Die Blütenstängel sind überwiegend aufrecht und unverzweigt (bis auf einige Ausnahmen). Die Blüten selbst erscheinen in der Form von Ähren oder Köpfchen (vielblütig).

Die Familie der Wegerichgewächse (*Plantaginaceae*) gehört zu den Lippenblütlerartigen (*Lamiales*). Die Bezeichnung *planta* kommt aus dem Lateinischen und heißt *Fußsohle*. Das ist auf die dicht an der Erde anliegenden Blätter einiger Wegericharten (Breitwegerich) zurückzuführen. Der zweite Wortteil *agere* (lat.) bedeutet führen.

Im deutschen Namen *Wegerich* steckt die althochdeutsche Bezeichnung für *König* oder *Herrscher*. Die Endung *-rich* steht im indogermanischen Sprachgebrauch für *Herrscher*. Wir haben es bei den Wegerichen also mit den Wegbeherrschern zu tun.

Alle Plantagoarten werden seit Jahrhunderten in der Medizin und Volksmedizin als Heilmittel verwendet. Im Mittelalter wurde der Wegerich gegen **Brandwunden** und **Hundebisse** eingesetzt. Man erzählt sich, dass bereits damals Wegerich in Honig gegen **Mundschleimhautentzündungen** verwendet wurde. Aber vor allem war er DAS Heilmittel gegen **Geschwüre**, **Ausschläge** und **Wunden** in Form von **Extrakten**.

Man träufelte den Saft, wie auch schon im alten Griechenland, gegen **Ohren- und Augenleiden** ein und man verwendete früher auch die Wurzeln gegen Kropf.[79]

Hildegard von Bingen nennt den Wegerich ein Mittel gegen angezauberte Liebe, ein Rezept aus dem 17. Jh. bezeichnet ihn als Aphrodisiakum!

Der Wegerich gehört in der angelsächsischen Heilkunde zu den neun Kräutern des Kräutersegens. Shakespeare zitiert des Öfteren *plantain* als Mittel gegen Hautverletzungen.

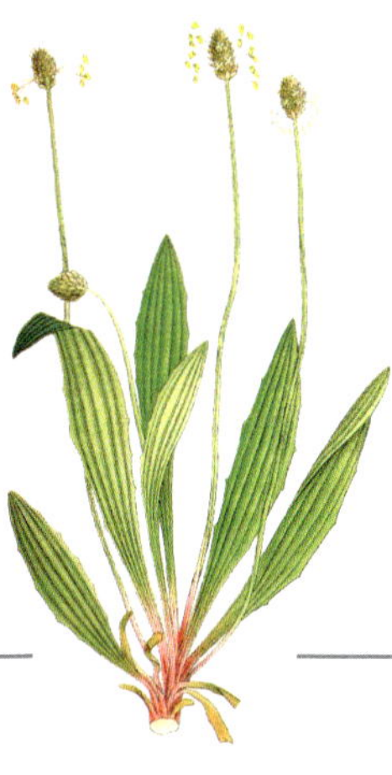

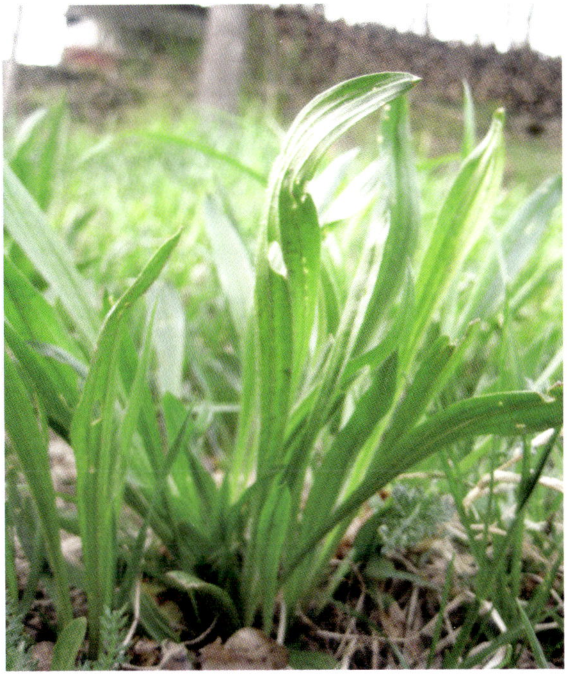

Spitzwegerich

Plantago lanceolata L.

In Nordamerika wurde der Spitzwegerich durch die Europäer eingeschleppt und heißt dort seitdem *Fußtritt des weißen Mannes*. Der Begriff *lancea* (= Spieß) bezieht sich auf die Blattform.

Pfarrer Künzle schreibt:

„Den Wegerich hat der liebe Gott an alle Wege gestreut, in alle Wiesen und Raine gesetzt, damit wir ihn stets bei der Hand haben; denn er ist unstreitig das erste, beste und häufigste aller Heilkräuter."

Der Spitzwegerich sucht sich eher trockene Plätze und kalkarme Böden. Er besitzt einen ausdauernden, tiefreichenden Wurzelstock. Die schmalen, lanzettenförmigen, nach oben zugespitzten Blätter stehen in einer Grundrosette und werden zwischen 20 und 40 cm lang. Sie sind parallelnervig und kaum behaart. Dort, wo Spitzwegerich wächst, kommen meist auch der Mittlere Wegerich und der Breitwegerich vor: In vielen alten Kräuterbüchern wird Spitzwegerich bereits als geschätztes Heilmittel angeführt. Die altgermanische Bezeichnung *Läkeblad* (= Heilblatt) zeugt von seinem hohen Ansehen. Damals war sein Einsatzgebiet sicher vielfältiger als heute.

Im Zweiten Weltkrieg waren Spitzwegerich-Tinkturen **Ersatz für Antibiotika**. Sogar **Keuchhusten** wurde mit **Spitzwegerich-Tee** behandelt.

Spitzwegerich wird auch heute noch gerne zur **Stärkung der Haut** und der **Schleimhäute** eingesetzt, vor allem bei **Erkrankungen der Atemwege** ist er ein gutes Mittel, wenn man stark verschleimt ist, bei **chronischer Bronchitis**, **Bronchialasthma** und sogar bei **Lungentuberkulose**. Erfolge soll die Behandlung mit Spitzwegerich auch bei **Bettnässen**, **Blasenentzündung** und vielen anderen **Blasenerkrankungen** bringen. Man sagt ihm auch gute Wirkung bei **Raucherbeschwerden** (Husten) und bei der **Raucherentwöhnung** nach.

Spitzwegerich wird zur Blütezeit geerntet und getrocknet. Man sammelt Blätter, Stängel und Blütenstände für Tees. Wird der Spitzwegerich nicht gut getrocknet, so verfärben sich seine Blätter. Diese Verfärbung entsteht durch eine Umwandlung des Inhaltsstoffes Aucubin (= ein Iridoid) und dadurch kommt es zu einem Verlust der antibakteriellen Wirkung des Tees.

Spitzwegerich-Sirup

Junge, frische Spitzwegerichblätter in Streifen schneiden, in einen Topf geben und knapp mit Wasser bedecken. 20 Minuten schwach köcheln, dann abkühlen lassen. Danach den lauwarmen Saft filtern und abwiegen. Gleichschwer Rohzucker dazugeben und unter ständigem Rühren so lange einkochen, bis sich auf einem eingetauchten Löffel eine dünne Schicht bildet, die langsam abfließt. In Flaschen abfüllen, kühl lagern.

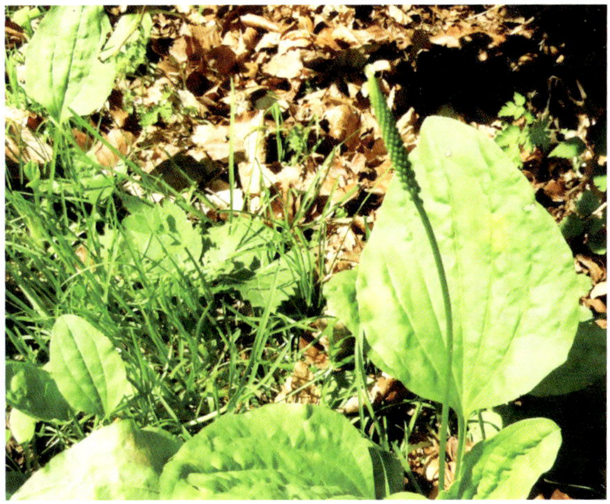

Bei Husten wird der Hustenreiz gemildert. Das funktioniert, weil die großen Moleküle der Spitzwegerich-Schleimstoffe auf den menschlichen Schleimhäuten eine Schutzschicht bilden. Diese Schicht hält Reize ab und hemmt so den Husten. Er hemmt aber nicht das Hustenzentrum im Gehirn, das mit dem Auslösen des Hustenreflexes Fremdstoffe und/oder Schleim aus den Lungen herausbefördert.

Breitwegerich

Plantago major L.

Die großen Blätter des Breitwegerichs unterdrücken in der Wiese die benachbarten Pflanzen (er wird auch *verdämmendes* Unkraut genannt). Der Breitwegerich hat einen langfasrigen Wurzelstock. Die Blätter (5- bis 9-nervig, 1 ½ Mal so lang wie breit) bilden ebenfalls eine grundständige Blattrosette. Die Früchte sind eiförmige Kapseln mit jeweils sechs bis zwölf lichtbraunen Samen. Die Samenaußenschicht quillt bei nassem Wetter zu einer klebrigen, gallertartigen Masse auf. Die Samen selbst sind ein beliebtes Vogelfutter (*Vogelwürstel*).

Breitwegerich wächst gerne auf verdichteten Böden mit hohem Lehmanteil. Und ganz besonders gerne auf viel benutzten Wegen – er ist trittbeständig.

Hauptindikationen für den Breitwegerich sind vor allem **Zahnschmerzen** (auch in Folge von Karies!), **neuralgische Ohrenschmerzen** sowie **Verdauungsstörungen**.

Auch der Breitwegerich wird in der Volksheilkunde auf **Wunden** aufgelegt. Vor allem aber hilft er gegen **Blasen**. Schon in einem Kräuterbuch des 12./13. Jahrhunderts steht folgendes Rezept:

„Swaz siechtuomes du an den füezen hast, so nimm wegerich und mule den mit einem chleinen salze und lege den daruber, so wirt dir baz."

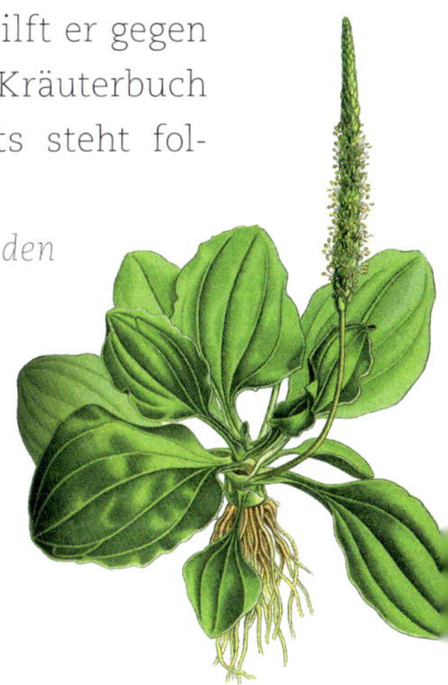

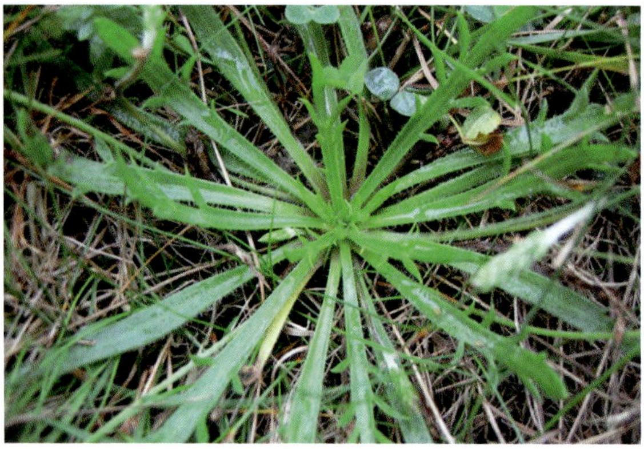

Krähenfuß-Wegerich oder Hirschhorn-Wegerich

Plantago coronopus

Er wächst bis zu einer Seehöhe von ca. 800 m, am liebsten auf salzreichen, etwas feuchteren Böden. Heute wird er oft als Gemüse- oder Salatpflanze kultiviert, so auch in meinem Garten.

Der Krähenfuß-Wegerich ist eine Rosettenpflanze, ca. 5–25 cm groß, mit einem blätterlosen, langen, blütentragenden Stängel. Im Gegensatz zu den anderen Wegerichgewächsen hat der Krähenfuß-Wegerich gezähnte Blätter mit kurzen, zottigen Haaren. Mit seiner Pfahlwurzel kann er den Winter gut überstehen.

Der Krähenfuß-Wegerich (oder auch *Hirschhorn-Wegerich*) wurde bereits im 16. Jh. als Salatpflanze oder als Gemüse verspeist. In der Toskana und der Schweiz (Tessin) sind heute noch die jungen Blätter begehrt, auch die Blütenknospen werden gegessen (*barba die frati – Mönchsbart*).

Der Hirschhornwegerich ist im Mittelalter durch Hieronymus Bock (Mediziner und Botaniker) beschrieben worden:

„Das zehe Rappenfüßlein mit seiner Wurtzel ist derhalben teuglich in der speisen / denen so stäte Bauchflüß haben. Das Kräutlein würd sonst allein zum Salat erwöhlet. Bekompt denjenigen wol / so mit dem Stein behafftet. Dann es sterckt und kühlet die Nieren: und ist gut für das blut harnen."

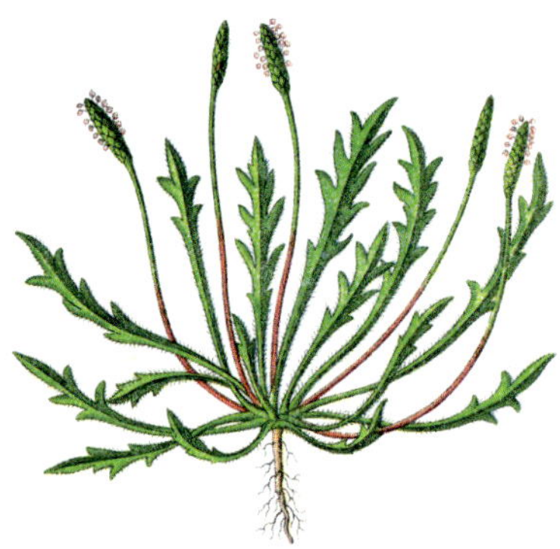

Wegerich-Likör

Blätter von Spitz- und Breitwegerich schneiden, mit Doppelkorn übergießen, ca. 2–4 Tage warm und sonnig stellen, bis sich die Flüssigkeit grün färbt. Abfiltrieren. Mit Läuterzucker süßen. (Nur für medizinische Anwendungen!)

Breitwegerich-Brotaufstrich

- 1 Packerl Frischkäse, natur
- 1 kleine Zwiebel
- 5–6 junge Blätter vom Breitwegerich
- 5–6 junge Blätter vom Löwenzahn
- 5–6 junge Brennnesselblätter
- etwas Salz und Pfeffer nach Geschmack

Zwiebel klein schneiden und mit etwas Öl in der Pfanne andünsten, Breitwegerich-, Löwenzahn- und Brennnesselblätter klein schneiden und kurz mitdünsten. Dann abkühlen lassen. Die Kräuter mit dem Frischkäse vermengen und würzen. Passt gut auf ein kräftiges Bauernbrot, aber auch auf frisches Weißbrot.

Topfenaufstrich mit Hirschhorn-Wegerich

- 10 Blätter vom jungen Hirschhorn-Wegerich, klein gehackt
- 1 kleine Zwiebel
- 2 Zehen Knoblauch
- ¼ kg Speisetopfen
- 2 Esslöffel saurer Rahm
- 1 Spritzer Zitronensaft
- Salz
- 1 Prise Zucker
- Senf
- Pfeffer

Topfen mit saurem Rahm verrühren, die gewaschenen, klein gehackten Wegerichblätter hineinmischen und mit den restlichen Zutaten abschmecken.

Wegerich-Tee

Blätter sammeln und gut trocknen. Der Tee wirkt besonders gut mit Lungenkraut, Salbei und Thymian gegen Husten und Bronchialkatarrh.
Empfehlung: jeweils 3 TL auf eine Tasse Wasser.

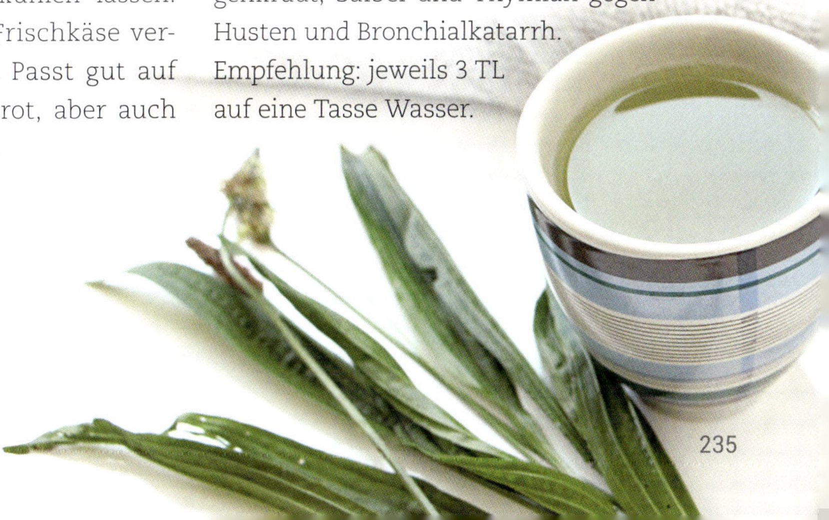

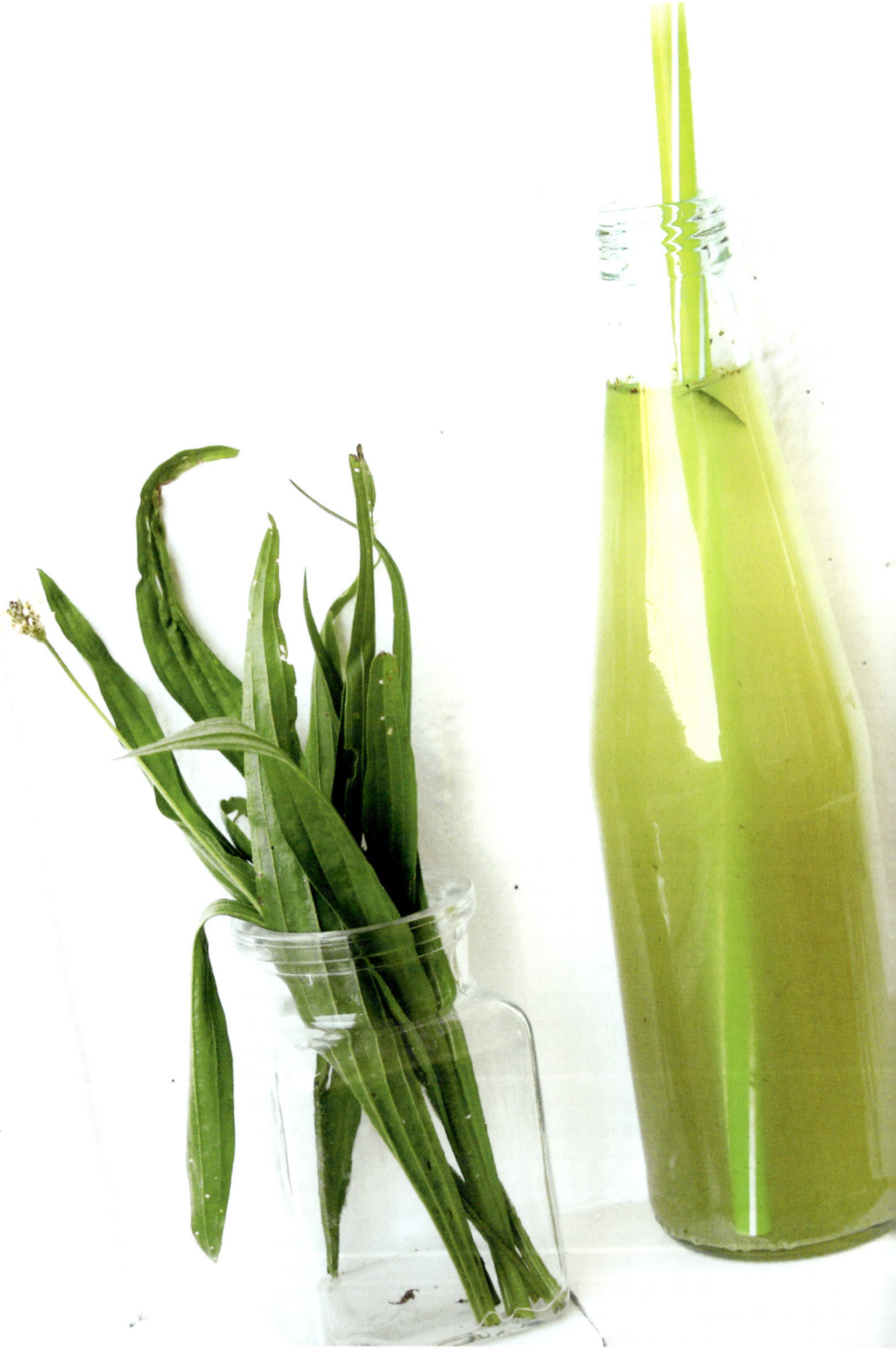

Was erzählt uns der Pflanzencode über die Wegerich-Familie?

Die Wegeriche verfügen über lange, aufragende Stängel, an denen die Blütenköpfchen sitzen – eine **Jupiter-Signatur**. Ihre weißen Blüten weisen, ebenso wie die Inhaltsstoffe, auch auf die **Mond-Signatur** hin. Die Form der Blätter allerdings, beim Spitzwegerich beispielsweise, ist das Zeichen für den **Merkur**, der mit Kommunikation zu tun hat. Wegeriche gehören zum **Erd-Element**. Sie wachsen allesamt aus flachen Blattrosetten heraus – auch wenn man ihnen einen kleinen aszendentalen Anteil am **Element Luft** nicht absprechen kann. Die kommunikativen Blüten- und Samenstände darf man nicht außer Acht lassen.

PFLANZENCODE WEGERICHE

Plantaginaceae

Gestalt:	krautig
Konsistenz:	fest
Farbe:	grün, Blüten weiß, rosa, lila
Duft:	zart
Geschmack:	nussig
Standort:	Wiesen, Wegränder, Ruderalflächen
Lebensdauer:	ausdauernd
Planetarische Zuordnung:	Jupiter, Mond, Merkur
Körperliche Wirkung:	Erkältungen, Entzündungen, Lunge, Dickdarm, Blase, Niere
Verwendung:	Tee, Sirup, Küche
Element:	Erde (Yin) und Luft (Yang)
TEM:	Erkältungen, Entzündungen
TCM:	kühlend
Inhaltsstoffe:	**Spitzwegerich:** 2–6 % Schleimstoffe, ca. 5 % Gerbstoffe, Kieselsäure, Flavonoide, Bitterstoffe, Aucubin (Iridoidglykosid), Catalpol (Iridoidglykosid), Acteosid (Phenylethanoid), Sorbit, Mineralstoffe, Vitamin C **Breitwegerich:** Kaliumsalze, Zitronensäure, Aucubin, Invertin (Enzym), Emulsin (Enzym) **Hirschhorn-Wegerich:** enthält zusätzlich noch einen Anteil an Bitterstoffen

43 Weißdorn – Feuriger Schutz für die Hagesussen

Crataegus oxyacantha L. (Zweigriffeliger Weißdorn) und Crataegus monogyna (Eingriffeliger Weißdorn)

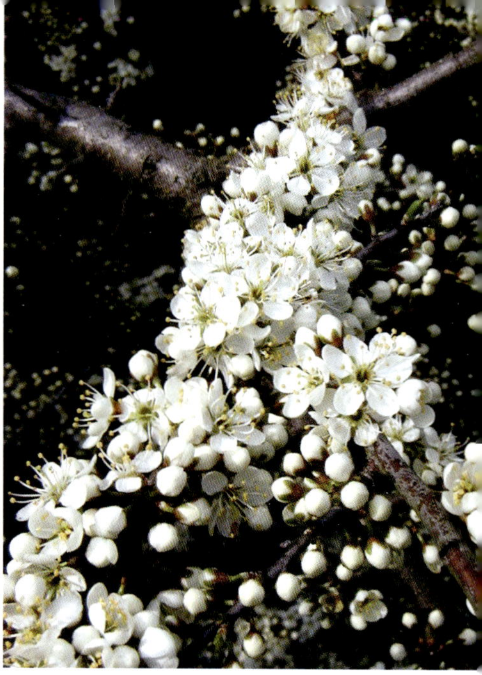

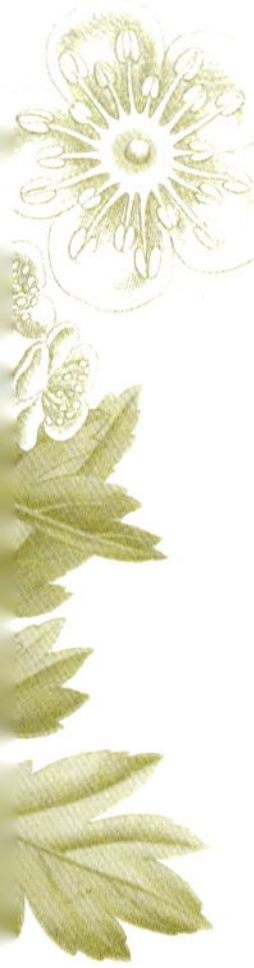

Weißdorn, eine traditionelle Heckenpflanze in bäuerlichen Gebieten, war ein Bestandteil des *Hags*, der die Gärten und fruchtbaren Flächen eines Dorfes von der Wildnis trennte.

Weißdorn braucht einen warmen und lichten Standort und kann an solchen Plätzen schon einmal bis zu 10 m hoch werden, obgleich er eigentlich ein Strauch ist.

Seine Blätter sind unterschiedlich tief gelappt – sehr charakteristisch für diese Pflanze – und sie helfen dabei, ihn eindeutig zu erkennen. Auf knorrigen Ästen sitzen spitze, kurze, bis zu 2 cm lange Dornen. Einer seiner volkstümlichen Namen – *Hagedorn* – weist darauf hin. Weißdorn kann bis zu 500 Jahre alt werden. Er gehört zu den Rosengewächsen (*Rosaceae*). Das Holz ist sehr hart und in der Antike fertigten die Griechen daraus ihre sehr harten und spitzigen Speere.

Im Mai erscheinen die strahlend weißen kleinen Blüten. Sie sitzen in Büscheln an den Ästen und besitzen rosarote Staubgefäße. Ihr Duft ist eigenartig, fast erinnern sie an den Geruch von Wanzen. Die Blüten werden in Form einer **Tinktur** zur besseren Versorgung des **Herzens** verwendet.

Auch die Blätter werden genutzt: in der Tinktur oder getrocknet als **Teekraut**. Man sammelt sie vor allem im Frühling, wenn sie noch weich und zartgrün sind. Sie schmecken leicht nussig – man könnte sie auch in einem Salat verwenden.

Im Herbst leuchten die kleinen roten Früchte aus dem Buschwerk. Genau genommen sehen sie wie winzige Hagebutten aus. Sie besitzen einen einzigen Kern. Diese Früchte wurden bereits in der Steinzeit als Nahrungsmittel verwendet.

In Irland habe ich übrigens viele rot blühende Weißdorn-Bäume gesehen, den Rotdorn (*Crataegus laevigata*), der volksheilkundlich in gleicher Form verwendet wird.

Alle Teile des Weißdorns wirken **stärkend** auf das **Herz** und **harmonisieren** den Kreislauf. Weißdorn ist aber auch ein gutes Mittel bei **Stress** und eine **Vorbeugung gegen zu frühe Abnutzung des Herzmuskels**.

Dioskurides und Plinius, Hieronymus Bock (1498–1554) und Paracelsus vermerkten seine besondere Wirksamkeit und empfahlen den Weißdorn bei vielfältigen Erkrankungen.

Die Kommission E[80] bestätigt eine Anwendungsmöglichkeit von Weißdorn, wenn die **Leistungsfähigkeit des Herzens** nachlässt, der **Kreislauf schwach** ist oder jemand unter **nervösen Herzbeschwerden** leidet. Dies wird mit der erweiternden Wirkung auf die Blutgefäße begründet. Die Durchblutung wird erleichtert und gleichzeitig wird die **Schlagfrequenz des Herzens gesenkt**.

Über den Weißdorn gibt es viele Geschichten. Der Zauberer Merlin soll bis ans Ende aller Zeiten unter einem Weißdornbusch ruhen und der Wanderstab des hl. Josef war aus einem Weißdornast gemacht. In den slawischen Ländern sagt man dem Weißdorn ähnliche Kräfte wie dem Knoblauch nach, wenn es um den Schutz vor Vampiren geht. Hexen, Hagesussen und Feen sollen sich darin aufhalten und vor allem die Hexen ruhen sich im Weißdorn in der Walpurgisnacht aus, wenn sie auf ihrer langen Reise zum Brocken fliegen. So kann man also annehmen, dass der Weißdorn auch ein Zauberbaum ist. Man umgab oftmals heilige Orte mit Weißdornhecken, um sie zu schützen. Reisenden schenkte man einen Weißdornzweig als Schutzamulett. Bei den Kelten diente er dazu, Botschaften aus der Anderswelt zu bekommen.

Im antiken Griechenland galt der Strauch als Symbol für Hoffnung und eine gute Ehe. In Irland soll das Fällen eines Weißdornbaums mit der Bedrohung der eigenen Familie und des Hausstandes einhergehen. Und in der Türkei ist der Weißdorn erotisches Symbol (vor allem wegen des Duftes der Blüten).

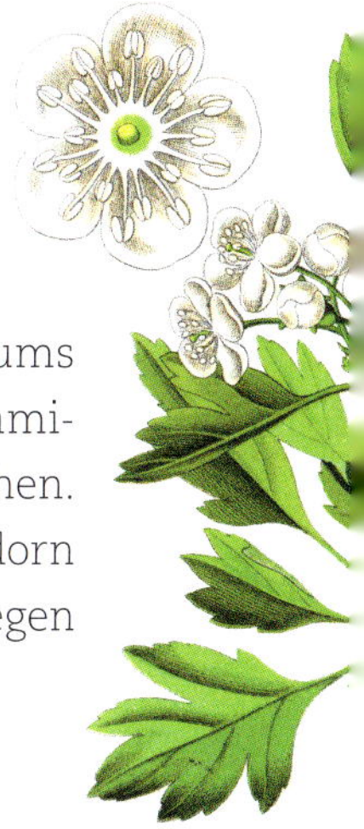

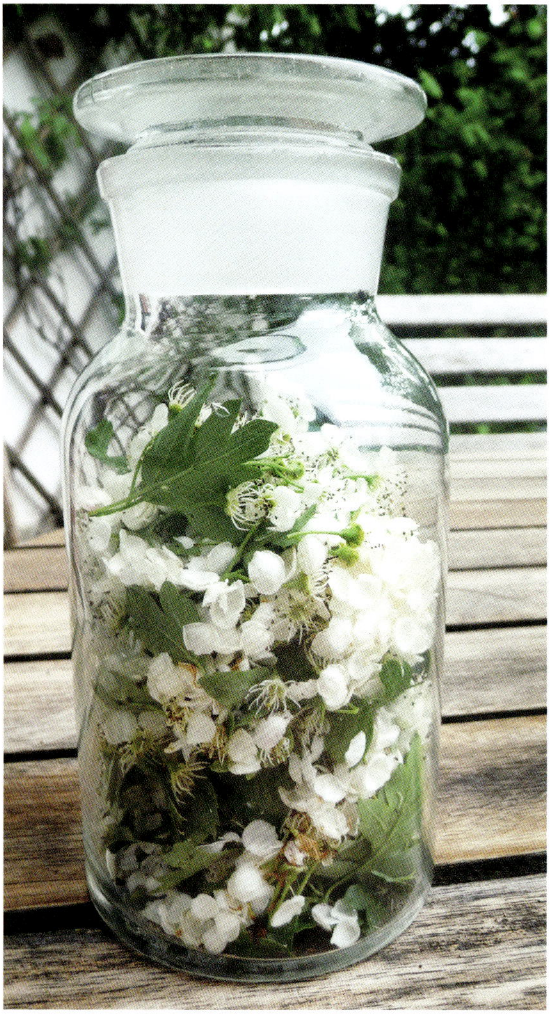

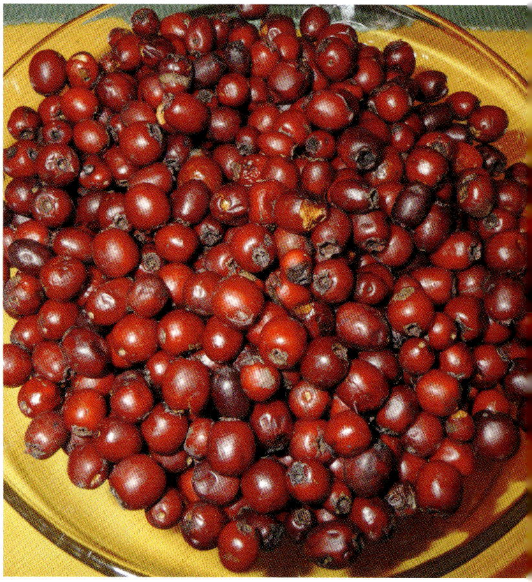

Weißdorn-Mus

Letzen Herbst habe ich erstmals versucht, die kleinen Weißdorn-Früchte zu verarbeiten. Herausgekommen ist ein köstliches Mus!

Hier die Anleitung dazu:

½ kg Früchte mit 3 EL Wasser weich kochen und danach durch ein Haarsieb passieren. Das Mus mit Zucker und etwas Zitronensaft nochmals kurz aufkochen und in Gläser füllen. Ich gebe noch ein paar Tropfen Calvados oder Cognac dazu. Schmeckt köstlich pikant (je nach Zuckermenge) und leicht herb und passt auf Butterbrot oder zu einem Wildgericht.

Weißdorn-Tinktur

Dafür setzt man die Früchte in Alkohol an und lässt sie ca. 6 Monate lang stehen.

Tropfenweise vor dem Schlafengehen eingenommen, ist die Tinktur ein stark **nervenberuhigendes** Mittel.

Der Weißdorn-Code:

Wegen seiner Dornen wird der Weißdorn immer schon mit dem **Mars** in Verbindung gebracht. Seine weißen Blüten zeigen eine **Venus-Signatur**, die durch die Kombination mit dem eigenartigen Geruch verstärkt wird. Aus weiß wird rot. Mit den roten Früchten im Herbst ist Weißdorn eine typische **Feuerpflanze**, er besitzt eine ausgesprochene Yang-Qualität.

PFLANZENCODE WEISSDORN	
Crataegus L.	
Gestalt:	Strauch
Konsistenz:	dornig
Farbe:	Blüte weiß, Früchte rot
Duft:	wanzenartig (Blüten)
Geschmack:	herb (Beeren)
Standort:	Hecken, Wälder
Lebensdauer:	mehrjährig
Planetarische Zuordnung:	Mars, Venus
Körperliche Wirkung:	herzwirksam, Leber, Lunge, Magen
Verwendung:	Tinktur, Wein, Küche
Element:	Feuer (Yang)
TEM:	Herz
TCM:	wärmend
Inhaltsstoffe:	Procyanidine (= Polyphenole → Gerbstoffe), Flavonoide (Kämpherol, Hyperosid, Vitexin), Vitamin C, Amine, ätherische Öle

44

Zirbelkiefer –

Berg-„Feuer“

Pinus cembra

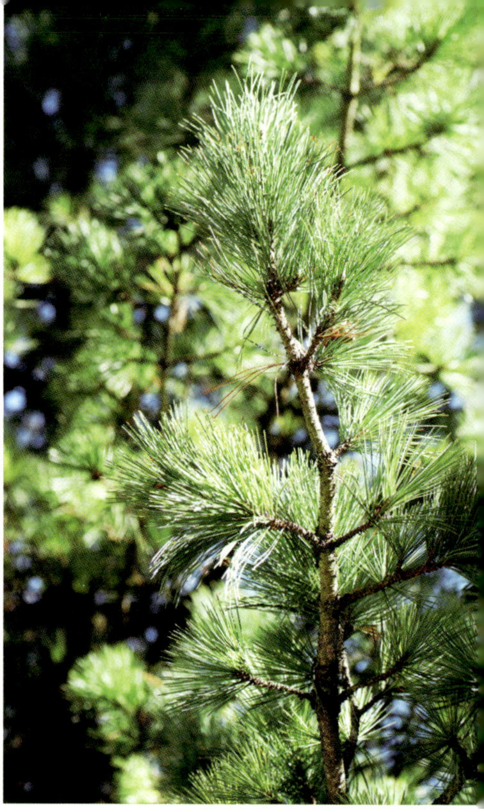

Die Zirbelkiefer, man nennt sie mancherorts auch *Arve*, will hoch hinaus. Man findet sie in Europa nur im alpinen Raum, in Österreich und in Italien. Zirbelkiefern können in Höhen bis zu 2800 m gedeihen.

Es sind wunderschöne Bäume. Mit ihrem stolzen Wuchs stechen sie bei einer Bergwanderung sofort ins Auge. Aber welchen Code besitzen sie?

Zirbelkiefern erreichen ein Alter von bis zu 200 Jahren und eine Wuchshöhe bis zu 25 m. Ihre extreme Frosthärte (sie können Temperaturen bis –47° C aushalten) macht die Zirbelkiefer zu einem der wichtigsten Bäume unserer hochalpinen Flächen.

Zirben besitzen kompakte rötlichbraune Zapfen, aus denen man einen schmackhaften **Schnaps** oder **Likör** brauen kann.

Dazu benötigen Sie 3–4 Zirbenzapfen. Diese werden mit einem Messer in Viertel geteilt. Füllen Sie die Zapfenteile in ein verschließbares Glas, dann kommt Ansatzkorn darüber (die Zapfen sollen gut bedeckt sein). Eventuell können noch ein wenig Gewürznelke (ganz) und 1–2 Scheiben einer Bio-Orange dazukommen. Lassen Sie das Glas für 4–5 Wochen hell und warm stehen – der Zirbenlikör wird beinahe dunkelrot! Dann kommen die Zapfen und die Gewürze wieder heraus. Ich verdünne den Likör, falls er mir zu stark ist, mit ein wenig Läuterzucker. Sie können aber auch ein paar Stückchen Kandiszucker drinnen ausziehen, je nachdem, wie süß Sie den Likör trinken wollen. Vor ein paar Monaten durfte ich mit einer Gruppe meiner Kursteilnehmer-

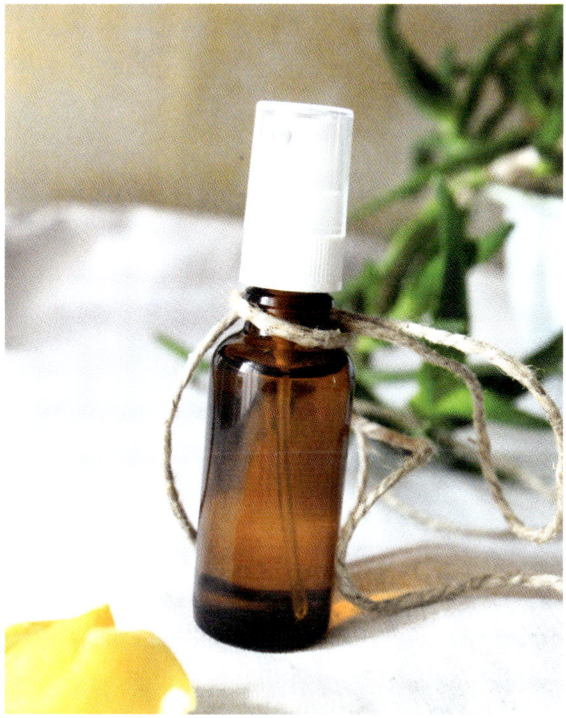

innen auf einer Südtiroler Alm Zirben ernten. Von Nebelschwaden umgeben, auf 2000 m Höhe, waren wir in einer Zauberwelt. Zirben sind streng geschützt. Wie ist dieses Ernten dann zu verstehen? Um die Alm für die Beweidung mit Vieh zu erhalten, werden die neu aufgegangenen Zirbelkiefern und auch der Bergwacholder auf dieser Alm geschnitten. Auf diese Weise werden Unfälle der Tiere auf der Alm weitgehend vermieden. Aus den Ästen können ein wunderbares ätherisches **Öl** und ein gut verwendbares **Hydrolat** destilliert werden. Das **ätherische Öl** der Zirbelkiefer tut gut bei allen Problemen mit Muskelkater und Rheumatismus. Ich verwende es gerne in Erkältungszeiten zur **Raumbeduftung**.

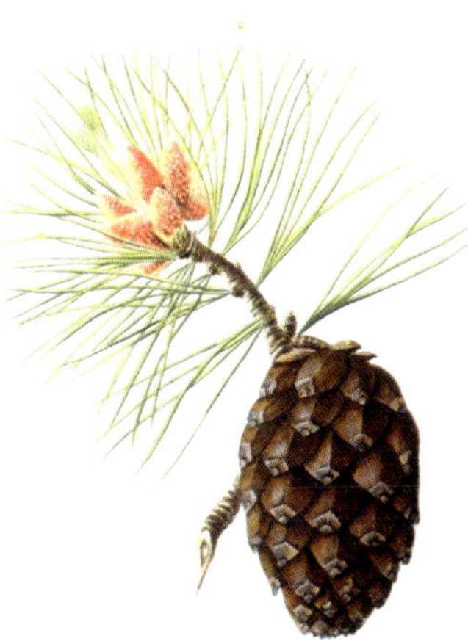

Raumbeduftung

Mischen Sie 10 Tropfen Zirbelkiefernöl mit 20 Tropfen Grapefruitöl in ein kleines Fläschchen. Davon gibt man in den Diffuser oder in die Duftlampe für einen Raum mittlerer Größe 3–4 Tropfen. Schnupfenbakterien haben so keine Chance! Und es duftet im Zimmer, als wären Sie an einem sonnigen Tag in den Bergen ...

Seit Jahrhunderten wird zur Innenverkleidung von Bauernhäusern und Gaststuben, zur Herstellung von Truhen und Betten, für die Aufbewahrung von Lebensmitteln sowie zur Herstellung von Kinderwiegen im alpinen Raum bevorzugt Zirbenholz benutzt. Es verhilft zu ruhigem und sehr gesundem Schlaf – die Herzfrequenz wird etwas abgesenkt, wenn man in einem Zirbenholzbett schläft, und die Wetterfühligkeit wird verringert. Zirbenholz-Brotkästen halten das Brot länger frisch, Polster mit Zirbenholzspänen helfen gegen Schnarchen.

Zirbenkerne – die kleinen Nüsschen der Zirbelkiefer – schmecken sehr gut und sind ausgesprochen nahrhaft. Sie enthalten etwa 70 % Fett und 20 % Eiweiß.

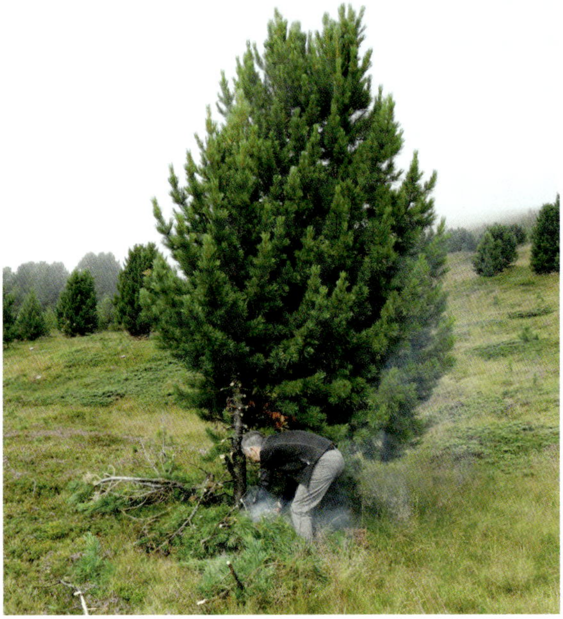

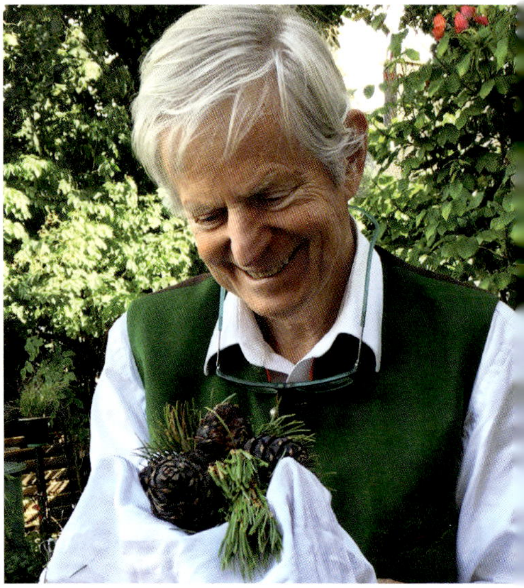

Zirbenhonig

ist ausgesprochen gesund und hilft bei Erkältungskrankheiten, schmeckt aber auch gut, wenn man gerne einen süßen Brotaufstrich isst.

- 10 unreife Zirbenzapfen
- 1 l Wasser
- 1 kg Kandiszucker

Die unreifen Zapfen bereits im Juni sammeln (vorher den Besitzer fragen). Zapfen in kleine Stücke schneiden, in einen großen Topf geben und mit dem Wasser übergießen. Stehen lassen. Am nächsten Tag Kandiszucker zugeben und den Ansatz auf kleiner Flamme so lange köcheln, bis eine zähflüssige Masse entsteht. In Gläser füllen, fertig!

Der Code ist entschlüsselt!

Im Allgemeinen verkörpern Nadelbäume die Signatur des **Saturn**. Die Form der Arve ist die einer Fackel, einer Flamme. Betrachten wir die Zapfen, so spiegeln sie ebenfalls die Form einer Flamme wider. Beim Durchschneiden bluten die Zapfen – daher rührt auch die Farbe des heilsamen Zirbenschnapses. Dann kommen noch die Nadeln dazu, die recht gut stechen können. Alles eindeutig die **Signatur des Feuers**. Gehe ich nach der Signatur des Feng-Shui, so würde ich die Zirbelkiefer als Holz-Wind bezeichnen, eine Yang-Qualität.

PFLANZENCODE ZIRBELKIEFER	
Pinus cembra	
Gestalt:	Nadelbaum, großwüchsig
Konsistenz:	wehrhaft
Farbe:	grün, Zapfen dunkelrot bis violett
Duft:	würzig
Geschmack:	würzig
Standort:	alpines Gelände
Lebensdauer:	langjährig
Planetarische Zuordnung:	Saturn
Körperliche Wirkung:	entzündungshemmend, Erkältungen, desinfizierend, Lunge, Niere, Blase
Verwendung:	Tee, Tinktur, Öl-Auszug, ätherisches Öl, Hydrolat, Harz, Küche
Element:	Feuer (Yang)
TEM:	Erkältungen
TCM:	wärmend
Inhaltsstoffe:	ätherisches Zirbelkiefernöl: α- und β-Pinen, Limonen, Cadinen, Phellandren, Anisaldehyd

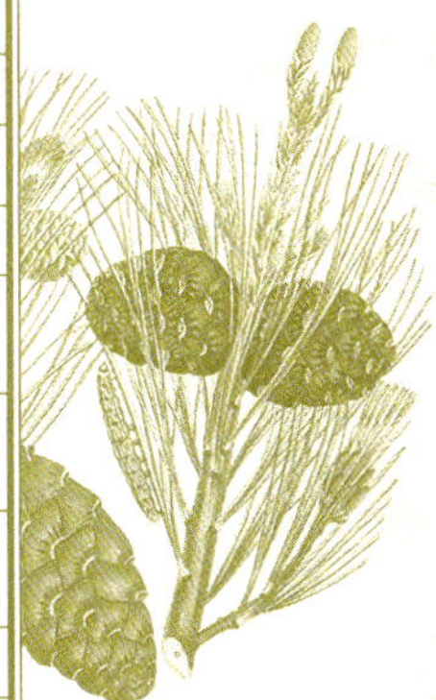

45

Zitterpappel – Höhenangst

Populus tremula

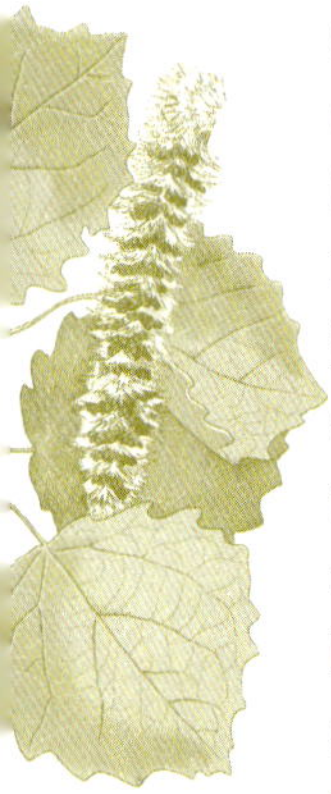

Beim leisesten Lufthauch erzittern die Blätter dieser Pappel. Daher rührt auch ihr volkstümlicher Name *Espe* (*Erzittern wie Espenlaub*). Die starke Beweglichkeit hängt mit den verhältnismäßig kleinen Blättern und ihren langen Blattstielen zusammen, aber auch mit der Form der Blätter: Die etwa dreieckige Blattform mit der schmal auslaufenden Spitze kann jedem noch so kleinen Lüftchen nachgeben. Und dann rauscht es im Baum. Sie kennen dieses beruhigende Geräusch sicherlich! Mit dem Zittern nutzt die Pappel die Windenergie, um mehr Feuchtigkeit zu verdunsten und damit eine größere Wassermenge aus dem Boden ziehen zu können.

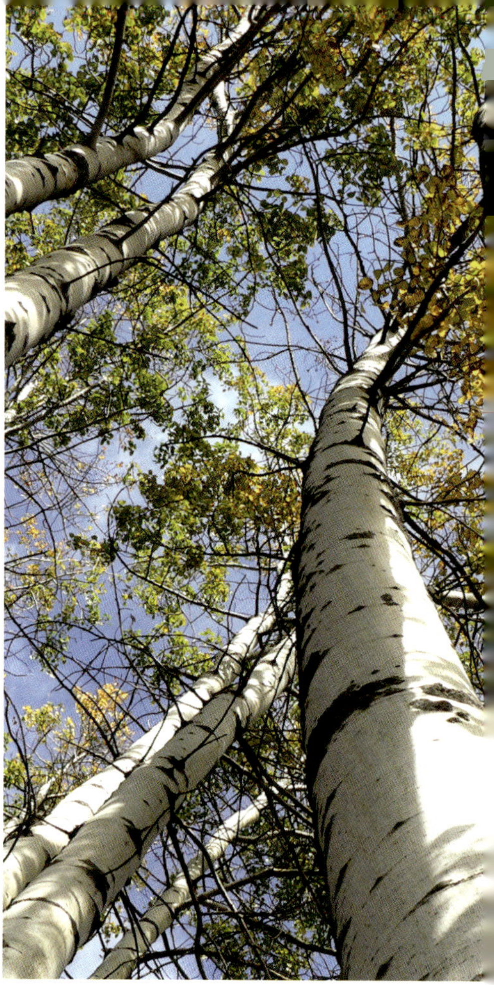

Zitterpappeln benötigen sehr viel Licht. Sie werden zu den *Lichtbaumarten* gezählt und gehören zur Familie der Weidengewächse (*Salicaceae*). Der Name *populus* (lat.) bedeutet *Volk* oder *Bevölkerung*. Man weiß, dass dieses Wort sich aus der Bezeichnung *paipallomai* (griech. für *zittern*, *zappeln*, *plappern*) ableitet. Es ist also anzunehmen, dass sich der Name auf die zitternden Blätter bezieht, ebenso wie der Begriff *tremula* (lat. für *zittern*).

Von Cato dem Älteren (er lebte von 234 bis 149 v. Chr.), einem römischen Staatsmann, wird die Pappel als Nutzpflanze in seinem Werk *De agricultura* (= *Vom Landbau*) genannt. Die Römer verwendeten das Laub der Pappeln als Viehfutter. Die Pappelstämme waren Rankhilfen vor allem für Wein.

Am liebsten wachsen Zitterpappeln in Flussnähe, sie werden aber auch als Alleebäume gepflanzt. Sie können bis zu 30 m hoch werden. Sie schätzen einen kargen, sandigen und lehmigen Boden. Eine Überflutung stört sie nicht sonderlich, daher auch ihr Standort in Auwäldern. Allerdings: Kalt mögen sie's nicht. Interessant ist – geschichtlich betrachtet –, dass Napoleon Bonaparte viele Pappelalleen entlang seiner Heerstraßen pflanzen ließ, einerseits, um die Orientierung im Winter zu erleichtern, andererseits um seinen Soldaten Schatten zu spenden.

Die Espe war dem Gott Merkur geweiht, bei den Germanen dem Gott Odin. Bei den Kelten war sie der Baum der Unterwelt und der Druiden. Bei den Griechen ist sie der *Baum des Herakles*. Herakles trug einen Kranz aus Espenzweigen bei seiner Reise in die Unterwelt, als er auszog, um Theseus zu befreien. Nach dieser Sage soll sein Schweiß in der Hitze der Unterwelt die Blätter weiß verfärbt haben.

Doch auch die Hexen dürfen in den Geschichten nicht fehlen.

So heißt es in einer Geschichte aus dem Badischen Land:

„[...] geheimnisvoll rauschen und flüstern die Zitterpappeln und erfüllen das Herz mit Grauen."[81]

In Irland wurden von den dort lebenden Kelten Schilde aus den Espen hergestellt.

Eine Besonderheit der Pappeln ist eine stark aromatisch duftende Ausscheidung der Knospen und jungen Blätter. Im Spätsommer überzieht die klebrige Masse die jungen Knospenansätze, im Frühling, wenn sich die Knospen dann entfalten, kann man die Balsamdrüsen an den Blatträndern erkennen. Werden die Blätter größer, dann tritt kein Balsam mehr aus. Dieser Balsam spielt eine Rolle bei der Herstellung von Propolis durch die Bienen. Er wirkt antibiotisch und dichtet das Innere des Bienenstocks ab.

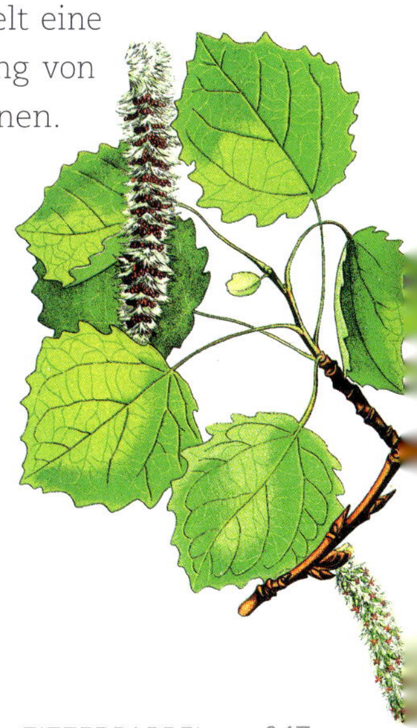

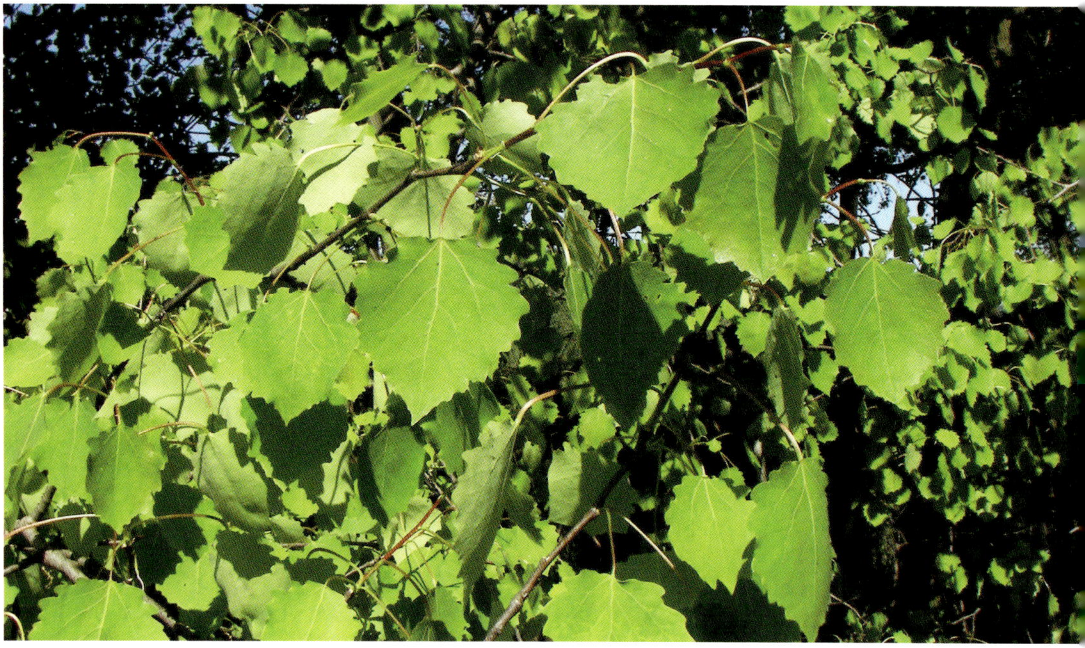

Die Zitterpappel ist zweihäusig (es gibt also männliche und weibliche Bäume) und hat Kätzchen, die vor dem Laubaustrieb erscheinen, die aber erst blühen, wenn das Laub bereits da ist. Dadurch kann man sie in aufgeblühtem Zustand meist nicht gut erkennen, denn sie sind grau und baumeln an den Zweigen. Die Bestäubung erfolgt durch den Wind. Und die Zitterpappeln bilden – ähnlich wie die Weiden – flauschige Samen aus. In England werden die Bäume deshalb *Cottonwood* genannt. Mit den Samenbäuschen wurden früher die Pölster gefüllt. Pappelholz gehört zu den Weichholzarten und wird vor allem für Sperrholz und Papier verwendet.

In der Heilkunde werden Blätter und Rinde der Zitterpappeln genutzt. Die Flüssigkeitsausscheidung wird unterstützt. **Tees** aus den Blättern wirken als **Antirheumatikum**. Außerdem sollen sie auch helfen, den **Stoffwechsel** des Körpers zu **regulieren**.

Galenus schreibt bereits über eine **Pappelknospensalbe**, die man auch heute noch herstellen kann. Diese Pappelsalbe zählte zu den beliebtesten Heilmitteln des 17. Jhs. in Europa.

Pappelsalbe – Unguentum populeum

100 g frische Knospen im Mörser zerdrücken. Dann in ein sauberes Glas füllen und mit einem guten, fetten Pflanzenöl (Olivenöl, Sonnenblumenöl, Erdnussöl, Sojaöl) übergießen. Die Masse zugedeckt für 2–3 Wochen im Warmen, aber nicht in der Sonne stehen lassen. Dann das Öl zusammen mit den Knospen vorsichtig erwärmen, nicht zu heiß werden lassen. Circa 15 Minuten lang auf kleiner Flamme ziehen lassen. Nach dem Abfiltern wird das Öl zusammen mit ca. 4 g Bienenwachs nochmals erwärmt und gut durchgerührt. Abfüllen in Tiegel und beschriften.

Ursprünglich wurde diese Salbenrezeptur etwas umfangreicher erstellt, man verwendete dazu auch verschiedene Nachtschattengewächse, Hauswurzen, Rosenwasser, Essig und – natürlich – Schweineschmalz.

Die Salbe dient zur Pflege bei **oberflächlichen Schrunden und Entzündungen**, aber auch bei **Hämorrhoiden**. Sie kann ebenso bei Tieren verwendet werden. Im *New Kreuterbuch* des Matthiolus[82] findet sich die Salbe als Mittel bei **Entzündungen** und **Hautverbrennungen**.

Pappelknospen-Tee

ist hilfreich bei **Rheuma** und **Gicht**. Er verbessert die Harnsäureausscheidung. Außerdem hilft er ergänzend bei **Prostata-Erkrankungen**.

1 TL getrockneter Knospen wird mit einer Tasse kochendem Wasser überbrüht. Fünf Minuten ziehen lassen, abseihen. Zwei Tassen täglich trinken.

Achtung:

Sowohl die oben genannte Salbe als auch den Tee sollten Sie nicht verwenden, wenn Sie eine Überempfindlichkeit gegen Propolis, Perubalsam oder Salicylate haben, ebenso nicht in der Schwangerschaft oder während der Stillzeit anwenden!

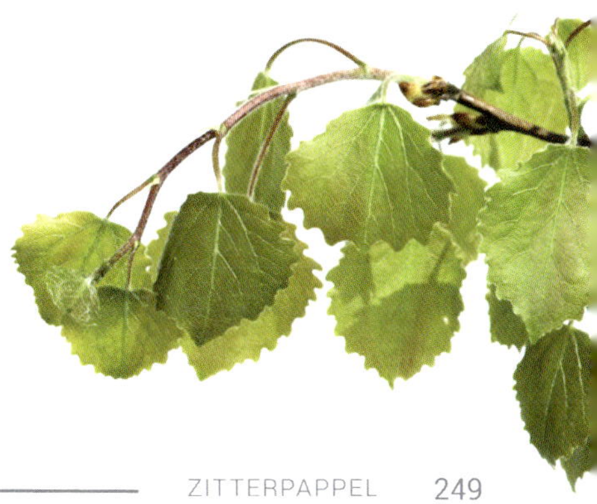

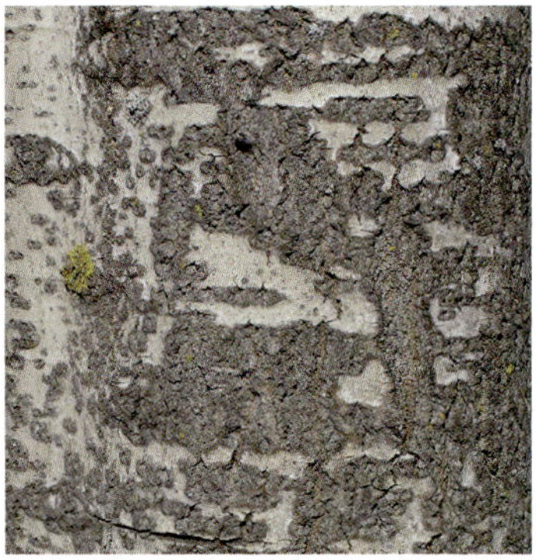
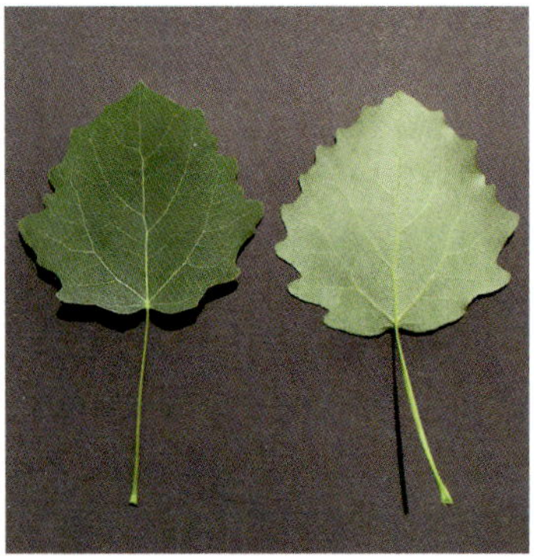
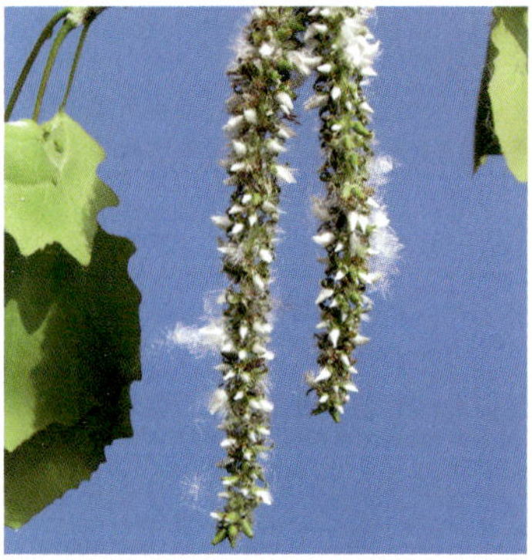
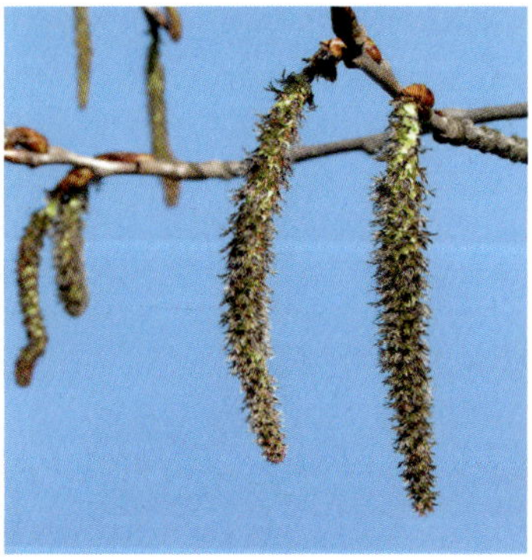
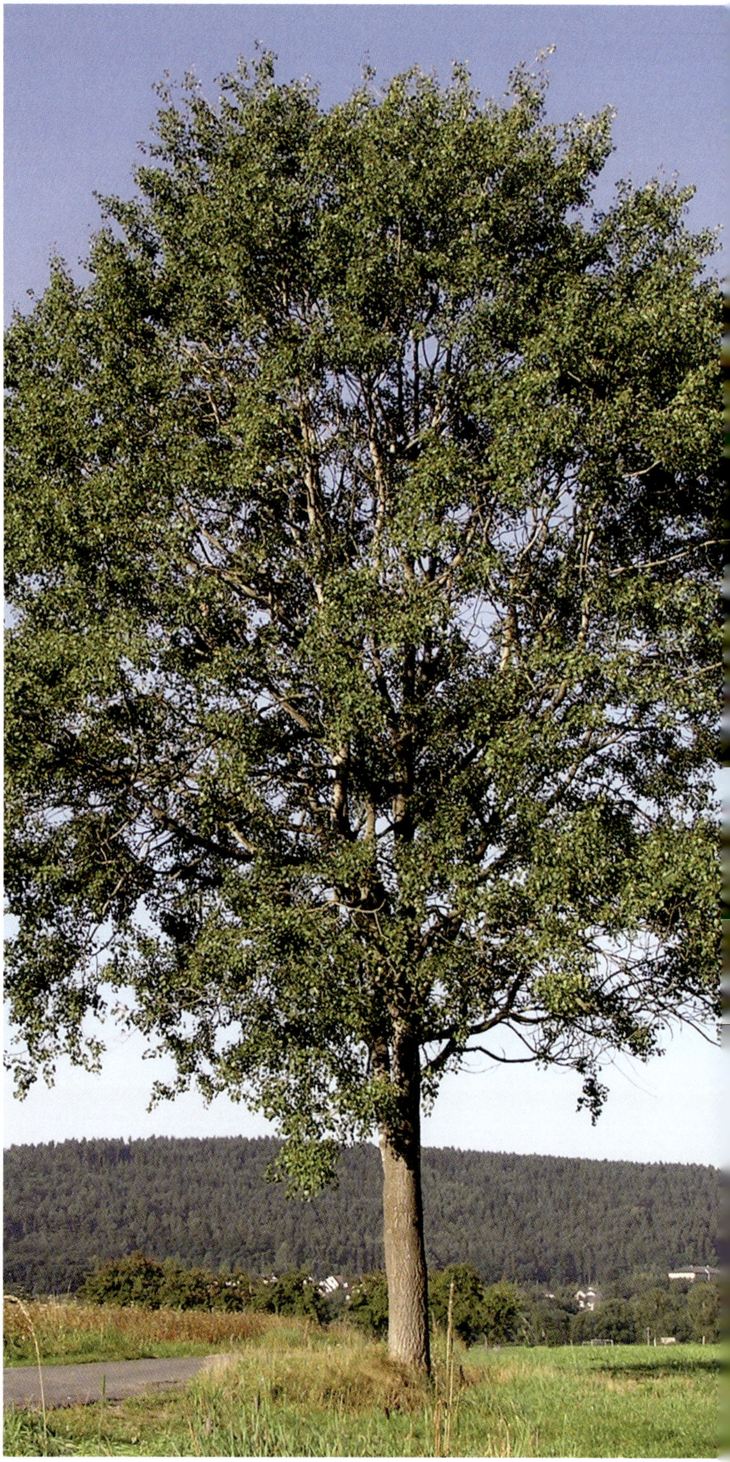

Zusammenfassung Pflanzencode:

Die Zitterpappel hat eindeutig **Merkur-Signatur**: Ihre Blätter wispern unentwegt und sind ausgesprochen kommunikativ. Das starke **Luft-Element** lässt sich nicht verleugnen. Aber wir haben es auch mit der **Mond-Signatur** zu tun, mit Emotionen und Gefühlen (Angst) und dem dazugehörigen **Wasser-Element**. Durch die hohe Wuchsform hat die Espe aber auch eine Menge vom **Feuer-Element** mit Yang-Aspekt.

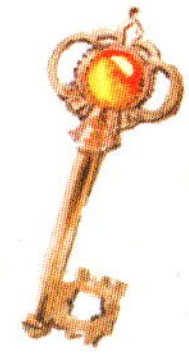

PFLANZENCODE ZITTERPAPPEL

Populus tremula

Gestalt:	Baum, schlank, hoch
Konsistenz:	holzig, Blätter eher hart
Farbe:	grün-silbrig
Duft:	balsamisch
Geschmack:	süß
Standort:	an Gewässern, feuchten Waldränder
Lebensdauer:	langjährig
Planetarische Zuordnung:	Merkur, Mond
Körperliche Wirkung:	Rheuma, Gicht, Entzündungen, Niere, Blase
Verwendung:	Tee, Salbe, Küche (Knospen)
Element:	Luft (Yang), Wasser (Yin) und Feuer (Yang)
TEM:	Rheuma, Gicht
TCM:	–
Inhaltsstoffe:	Flavonoide, Gerbstoffe, ätherische Öle, Phenylglykoside (Salicin, Salicortin, Tremulacin), Zink-Lignane

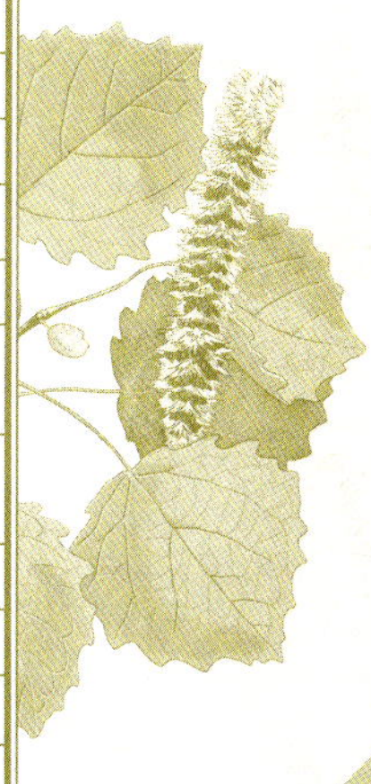

46

Zypresse – Die Immerwährende

Cupressus sempervirens

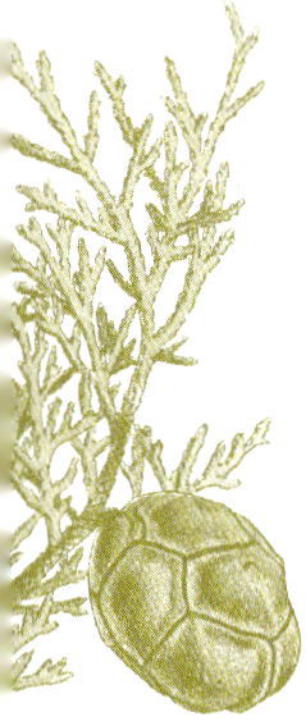

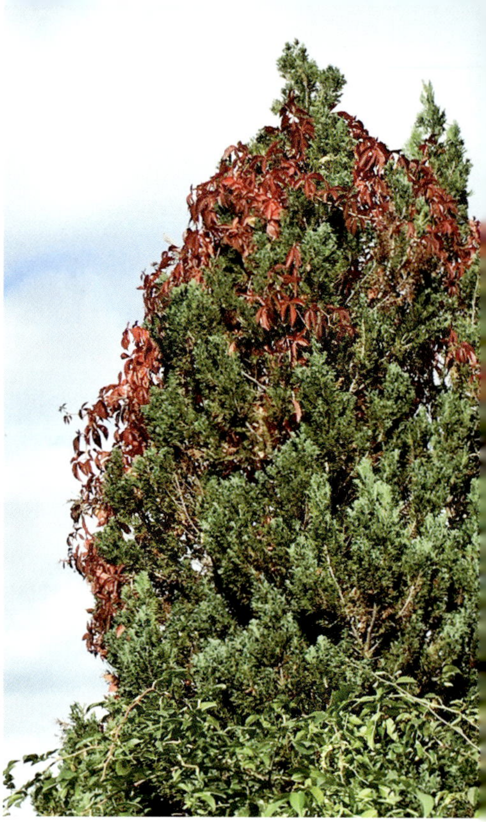

Die Zypresse gehört zur Familie der *Cupressaceae*. Der schlanke, immergrüne Baum kann bis zu 25 m hoch werden. Im Mittelmeergebiet ist sie landschaftsprägend. Sie bildet kleine rundliche Zapfen aus. Männliche und weibliche Zapfen befinden sich gemeinsam an einem Baum, sie sind also einhäusig. Zypressen sind immergrüne Pflanzen. Es gibt unterschiedliche Formen – nicht alle sind hochaufstrebend. Manche wachsen auch in hängender Form oder sind sehr stark ausladend. Aber sie bilden in jedem Fall einen wunderbaren Windschutz, vor allem auch, weil sie rasch wachsen. Interessant ist, dass man Zypressen sogar in Gebieten mit extremen Wetterbedingungen finden kann. Eine Zypressenart kommt sogar in der Sahara vor, mehrere hundert Kilometer von anderen baumbewachsenen Gebieten entfernt. Sie gehören dort deshalb heute zum UNESCO Weltkulturerbe.

Schon in der Antike schätzte man die Pflanze wegen ihres haltbaren Holzes, aus dem vor allem Schiffe gebaut wurden, aber auch Eingangstüren und Dächer religiöser Stätten waren aus Zypressenholz. Auch wegen des ätherischen Öls war der Baum wichtig und hatte einen Stellenwert in der Heilkunde. In der antiken Mythologie war die Zypresse ein häufig verwendetes Attribut, viele Götter wurden mit der Pflanze dargestellt.

Sie ist ein weit verbreitetes Symbol für Trauer und für das Weiterleben nach dem Tod. Deshalb findet man sie auch häufig auf Friedhöfen.

Ovids[83] Erzählung, frei nacherzählt von meinem Großvater:

„In den grauen Vorzeiten gab es einen Knaben mit dem Namen Kyparissos. Er lebte gemeinsam mit den Nymphen in einem heiligen Hain. Dort zogen die Nymphen auch einen Hirsch groß und nur Kyparissos konnte ihn reiten. Eines Tages ging Kyparissos auf die Jagd. Er hörte Rascheln im Gebüsch und schoss seinen Speer in Richtung des Geräusches. Dabei traf er den heiligen Hirsch tödlich. Untröstlich, wie Kyparissos durch dessen Tod war, beschloss er, selbst zu sterben, da er keinen Sinn mehr in seinem Leben sah. Er flehte die Götter an, ihm zu erlauben, auf ewig zu trauern. Seine Glieder wurden langsam grün, sein Haar wurde zum Baumwipfel. Da seufzte Zeus und er verwandelte Kyparissos vollständig in eine Zypresse, damit er anderen Trauernden beistehen könne und damit auch Apollo ein Symbol für seine Traurigkeit hätte …"

Zypressen gab es bereits vor 12–15 Millionen Jahren. Heute findet man eine Vielzahl von Unterarten, die zumeist in südlichen gemäßigten Zonen beheimatet sind, vorzugsweise im östlichen Mittelmeerraum, in Algerien und Marokko. Nach dem Rückgang der Eiszeit in Europa wurden Zypressen durch die Phönizier aus Asien mitgebracht und im Mittelmeerraum wieder angesiedelt. Seit damals werden sie auch wieder kultiviert.

Das ätherische **Öl** der Zypresse wirkt regulierend auf den Hormonhaushalt und wird wegen der stark adstringierenden Wirkung bei **Ödemen**, **Krampfadern**, **Zellulitis** und **schwachem Bindegewebe** geschätzt. Außerdem reguliert es übermäßige **Schweißabsonderung** und wirkt **haarwuchsfördernd**.

Zypressenöl eignet sich auch hervorragend gegen Insekten (*Ich darf in diesem Zusammenhang auf mein Buch „SOS Hustenzwerg" verweisen, wo ich die Wirkung des ätherischen Öls beschrieben habe und wo Sie auch eine Rezeptur gegen Läuse und Flöhe finden.*). Auch eine **Tinktur** kann diese Wirkung erzielen.

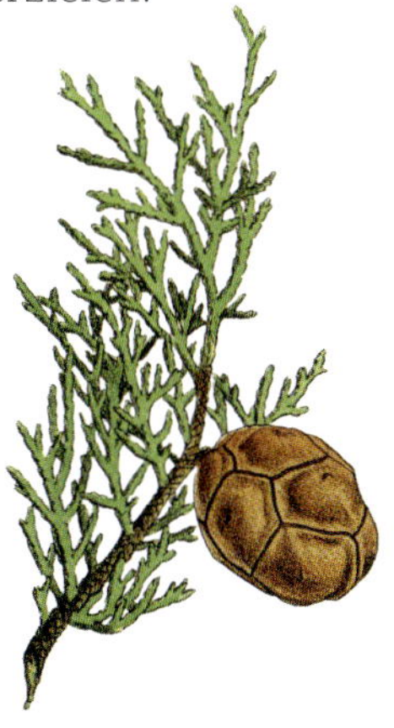

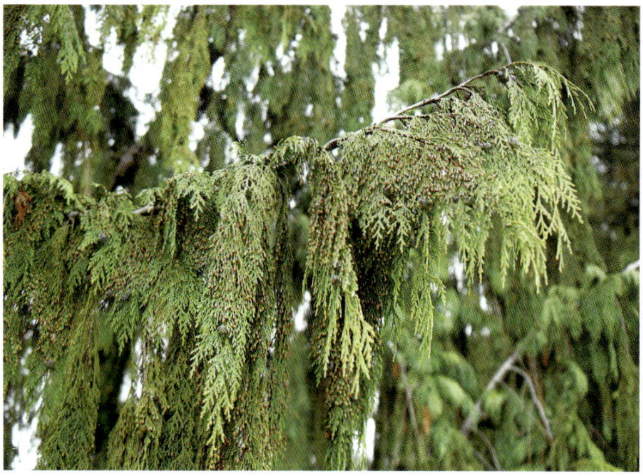

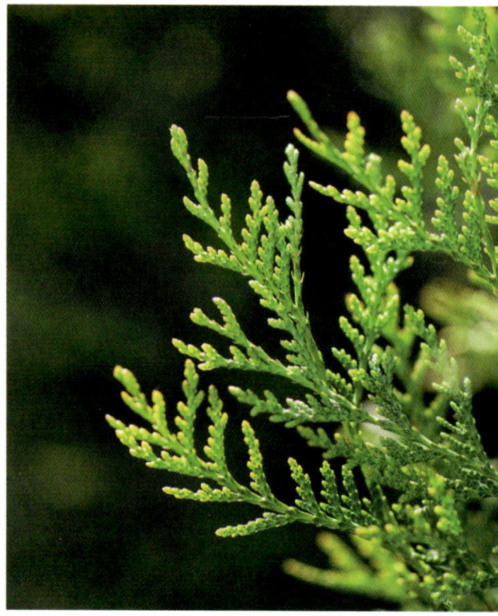

Gut auf die Psyche wirkt vor allem der Duft der Zypressennadeln und des ihnen innewohnenden ätherischen Öls bei **innerer Unruhe**, **Gereiztheit**, **Ziellosigkeit**, **mangelnder Zentrierung**, **Melancholie**, **wenig Selbstvertrauen**, **Hoffnungslosigkeit**, **Trauer** und überhaupt bei **emotionalem Chaos**. Zypressenöl hat den Charakter des Holzes und des Blattes: Erde, Zentrierung und gleichzeitig das Grün der Hoffnung und Leichtigkeit.

In der Schwangerschaft und im Wochenbett kann das ätherische Zypressenöl in Mischungen für **Varizen** (= Krampfadern) und **Hämorrhoiden** eingesetzt werden.

Bei **Keuchhusten** hilft es, wenn man mehrmals täglich 1–2 Tropfen des Öls auf ein Taschentuch neben dem Kopfkissen gibt.

Duftlampenmischung gegen Stress aus ätherischen Ölen

- 4 Tropfen Grapefruit-Öl (*Citrus paradisi*)
- 2 Tropfen Myrten-Öl (*Myrtus communis*)
- 2 Tropfen Zypressen-Öl (*Cupressus sempervirens*)
- 2 Tropfen Lavendel-Öl (*Lavandula angustifolia*)

Davon max. 3 Tropfen in die Wasserschale der Duftlampe geben.

Achtung:

Kontraindiziert bei Epilepsie!

Was lernen wir aus diesem Pflanzencode?

Ein Baum in der Form einer Flamme kann gar nicht anders – er muss eine **Feuerpflanze** sein. Die Zypresse gehört zu den **Saturn-Pflanzen**. Als immergrüner Baum trägt sie aber auch die Kraft der unbesiegbaren **Sonne** in sich und damit des ewigen Lebens.

Das **Element des Feuers** und das Erdende, **das Element Erde**, die Schwere der Trauer, sind in diesem Baum vereint. Bedingt durch die Blattform ist ein kleiner Einfluss der Symbolik der **Luft** spürbar.

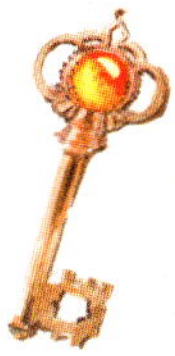

PFLANZENCODE
ZYPRESSE

Cupressus sempervirens

Gestalt:	Baum, schlank, hoch
Konsistenz:	holzig
Farbe:	dunkelgrün
Duft:	balsamisch
Geschmack:	bitter-süß
Standort:	warme Klimazonen, Mittelmeergebiet, Hecken
Lebensdauer:	kann sehr alt werden
Planetarische Zuordnung:	Saturn, Sonne
Körperliche Wirkung:	Krampfadern, Hämorrhoiden, Entzündungen, Hautpflege, Leber, Niere, Blase, Lunge
Verwendung:	Tinktur, ätherisches Öl, Hydrolat
Element:	Feuer (Yang), Erde (Yin) und Luft (Yang)
TEM:	Entzündungen
TCM:	wärmend
Inhaltsstoffe:	**ätherisches Öl:** ca. 60 % Monoterpene (α-Pinen, Limonen, δ-Careen, Sylvestren), Cedrol (Sesquiterpen), Furfural (Aldehyd), Terpineol (Monoterpenol), Sempervirol (Diterpen)

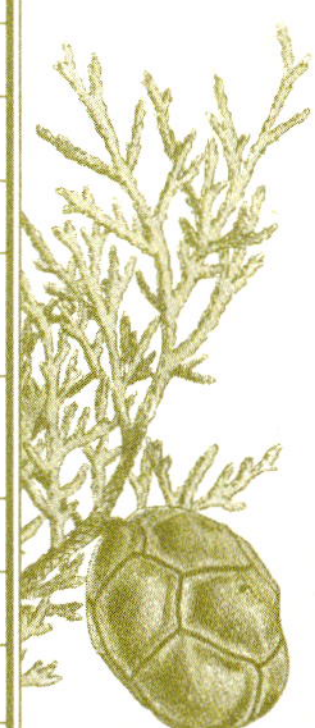

Geschicht liches

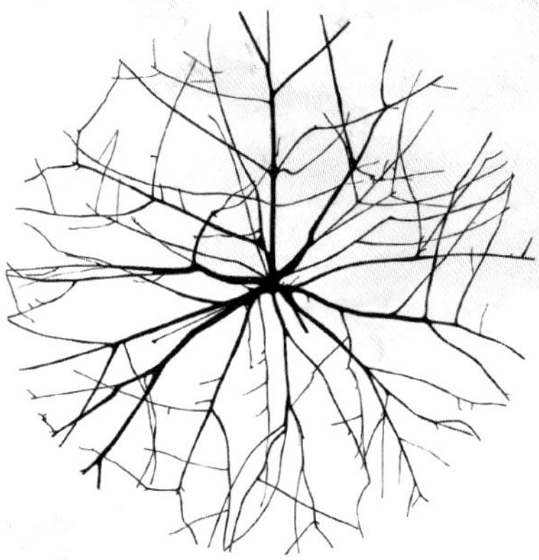

257

Was bedeuten die vier Elemente in der westlichen Kultur?

Erde, Feuer, Wasser und Luft – jeder von uns ist damit vertraut, jeder kennt die Namen und ich bin sicher, dass Sie mir auf der Stelle einige Eigenschaften zu jedem der vier Elemente nennen könnten.

Aber haben Sie sich schon einmal darüber Gedanken gemacht, in welcher Weise sich die vier Elemente in der Pflanzenwelt darstellen? Es ist dies vielleicht eine etwas eigenwillige Art der Pflanzenbetrachtung, eine Reise in die Formensprache und auch in das Innenleben der Gewächse.

Bei meiner Suche nach dem Pflanzencode hat mich besonders auch die Frage beschäftigt:

Wer war der Erste, der die vier Elemente mit der Heilkunde in Verbindung brachte, und in welcher Form geschah das? Und da stieß ich alsbald auf die Griechen …

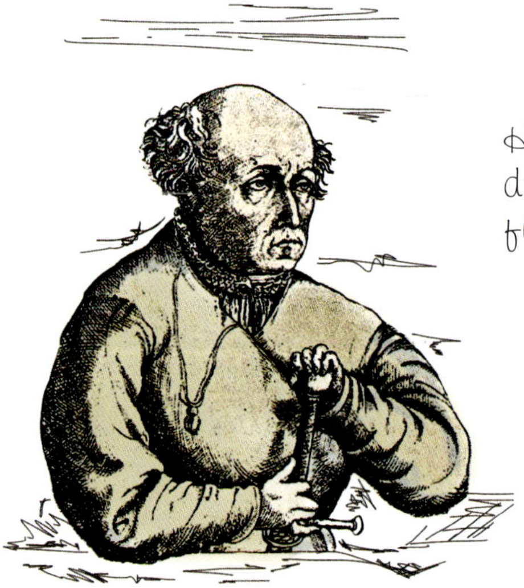

Hier nebenan eine Zeitschiene, die uns zurück in die Vergangenheit führt …

TCM ab ca. 4000 v. Chr.
Ayurveda ab ca. 3000 v. Chr.

5. Jh. v. Chr.
Empedokles von Akragas 495–435
Hippokrates 460–370
Platon 427–347

4. Jh. v. Chr.
Aristoteles 384–322
Pythias ca. 370–326

1. Jh. v. Chr.
Heraklides von Tarent ca. 75
Octavia 70–11

CHRISTI GEBURT

1. Jh. n. Chr.
Dioskurides 40–90

2. Jh. n. Chr.
Galenus von Pergamon 129–199

8.–9. Jh. n. Chr.
Karl der Große 747–814
Walahfried Strabo 808–849

10.–11. Jh. n. Chr.
Avicenna 980–1037

11.–12. Jh. n. Chr.
Hildegard v. Bingen 1098–1179
Schule v. Salerno
Trotula de Ruggiero ca. 1100
Bartholomaeus Anglicus 1190–1272

15.–16. Jh. n. Chr.
Hieronymus Brunschwig 1450–1512
Otto Brunfels 1488–1534
Paracelsus 1493–1541
Hieronymus Bock 1498–1554
Leonhart Fuchs 1501–1566
Tabernaemontanus 1522–1590
Adam Lonitzer 1528–1586

17.–18. Jh. n. Chr
Nicholas Culpeper 1616–1654
Carl von Linné 1707–1778
Johann Wolfgang v. Goethe 1749–1832

19.–20. Jh. n. Chr.
Sebastian Kneipp 1821–1832
Johann Künzli 1857–1945
Henri Leclerc 1870–1955
Rudolf Steiner 1861–1925
Gerhard Madaus 1890–1942

Empedokles von Akragas

„Jeder glaubt nur das, worauf ihn der Zufall gebracht hat."

Empedokles von Akragas

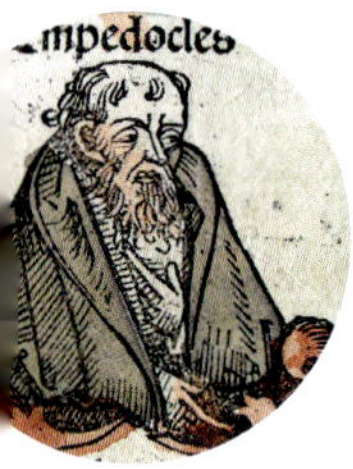

In der Antike dachte man, dass die drei Elemente Feuer, Wasser und Luft vom vierten Element, der Erde, getragen würden. Diese Lehre der Elemente geht vermutlich zurück auf einen griechischen Philosophen und Arzt namens Empedokles von Akragas (das *Akragas* der Geschichte ist das heutige Agrigent auf Sizilien). Er lebte im 5. Jh. v. Chr. (vermutlich von 495 bis 435 v. Chr.).

Er vertrat die Ansicht, dass man nur heilen kann, wenn man die Natur erkennt. Damit meinte er sowohl den Menschen selbst als auch die den Menschen umgebende Natur. Seine Überlegungen gingen dahin, dass alle Erscheinungen der Natur auf das Wirken dieser vier Elemente zurückzuführen seien. Er nannte die Elemente *Wurzelkräfte* (*rhizomata*).

In seinen naturphilosophischen Betrachtungen ging er davon aus, dass sich die Wirklichkeit der Welt aus den sechs Prinzipien ergibt, den vier Grundwurzeln Erde, Feuer, Wasser und Luft sowie den zwei Kräften Liebe und Streit. Die vier Elemente (bzw. Grundwurzeln) nannte er auch die Prinzipien des Glühenden, Flüssigen, Gasförmigen und Festen.

Von seinen Schriften sind leider nur mehr Fragmente und Zitate erhalten. Aber er prägte und inspirierte mit ihnen spätere Philosophien.[84]

Hippokrates von Kos

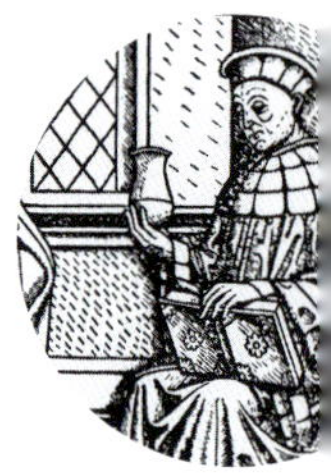

„Nicht der Arzt heilt, sondern die Natur."

Hippokrates von Kos

Aus den Grundlagen der Elementelehre des Empedokles von Agrigent entwickelte der griechische Arzt Hippokrates von Kos (460–370 v. Chr.) die Vier-Säfte-Lehre. Er war der Meinung, dass jeder Mensch unbedingt nach seiner Konstitution behandelt werden sollte.

Diese Vier-Säfte-Lehre blieb lange Zeit die Grundlage der Humoralmedizin (*humores* = Säfte). Diese ist bis heute die Grundlage der meisten naturheilkundlichen Verfahren. Das Ziel der Humoralmedizin ist es, die Harmonie der vier Säfte bzw. der vier Elemente herzustellen und auch zu erhalten.

Hippokrates war übrigens der Erste, der die Untersuchung eines Patienten und ein ausführliches Gespräch mit diesem in den Mittelpunkt einer Behandlung stellte. Er verfasste um die 60 Abhandlungen über Krankheitssymptome mit Beschreibungen einzelner Leiden. Auch für ihn war das Verhältnis von Mensch und Umwelt ein wesentliches Element, Krankheit sah er als eine Abweichung vom Gleichgewicht der Körpersäfte an.

Das Element **Erde** wurde als ***schwarze Galle*** bezeichnet, **Feuer** entspricht der ***gelben Galle***, **Wasser** entspricht ***dem Schleim***, das Element **Luft** spiegelt sich ***im Blut*** wider.

Das Überwiegen eines Saftes (Elementes) oder eine *schlechte Säftemischung* wird als *Dyskrasie* (= Krankheit) bezeichnet. Bitte bedenken Sie immer, dass wir es hier mit Symbolbegriffen zu tun haben.

Hippokrates verordnete vor allem – neben maßvollem Essen und Trinken – pflanzliche Präparate zur Wiedererlangung der Gesundheit.

Die Lehre des Hippokrates war lange Zeit hindurch (wenn man es genau nimmt, sogar bis heute) eine wichtige Grundlage für die Medizin. Noch heute leisten Mediziner den *Hippokratischen Eid*, wenn sie ihre Doktor-Würde erhalten.

Platon

„Leben heißt beobachten."

Platon

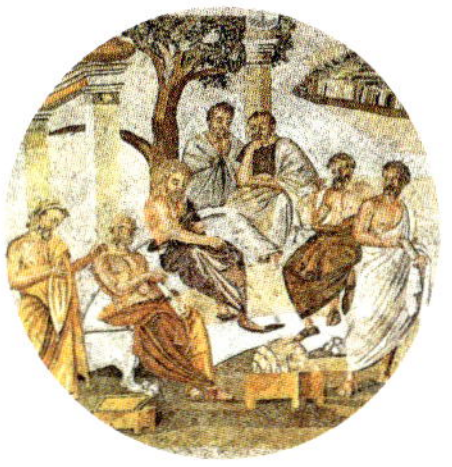

Platon (427–347 v. Chr.) war Grieche (aus Athen) und Schüler von Sokrates und später von Euklid. Er gründete im Jahr 386 v. Chr. in Athen eine Philosophenschule, die *Akademia*, in der Astronomie, Biologie, Mathematik, politische Theorie und Philosophie unterrichtet wurden.[85] Er beschäftigte sich auch intensiv mit der Lehre von Pythagoras. Einer seiner bedeutendsten Schüler war Aristoteles. Die verschiedenen Bereiche seiner philosophischen Erkenntnisse sind eng miteinander verbunden: seine Erkenntnis- und Seinslehre (Ontologie) ist direkt mit einem Menschenbild (Anthropologie) in Beziehung gesetzt. Dieses Menschenbild erhält aus der Liebe zum Guten die lebensnotwendige Dynamik. Platons Gedanken haben die Geschichte der Philosophie bis heute geprägt.

In seinem Hauptwerk *Timaios* (Kosmologische und naturwissenschaftliche Betrachtungen) übernahm er die philosophischen Gedanken des Empedokles. Erde, Feuer, Wasser und Luft wurden von ihm mit dem Sammelbegriff *Elemente* (*stocheia*) bezeichnet.

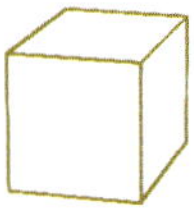

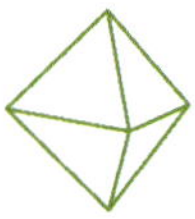

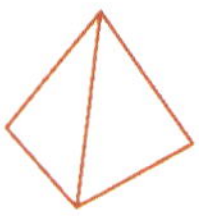

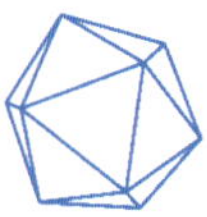

Er ordnete ihnen geometrische Körper zu:
der **Erde** den ***Würfel***,
der **Luft** das ***Oktaeder***,
dem **Feuer** den ***Tetraeder***
und dem **Wasser** das ***Ikosaeder***.

Wenn Ihnen da etwas bekannt vorkommt: Die Form der Erde ist zum Beispiel im Feng-Shui genau gleich, ebenfalls ein symbolischer Würfel, die Form des Feuers im Feng-Shui ist spitz nach oben gerichtet, hat also die Form des Tetraeders und der Ikosaeder besitzt 20 Flächen, die letztlich eine Wellenbewegung verursachen …

Seinem Verständnis nach beruhte die Gesundheit des Menschen auf dem harmonischen Gleichgewicht zwischen Pneuma (Luft), Chola (Galle) und Phlegma (Schleim).

Aristoteles

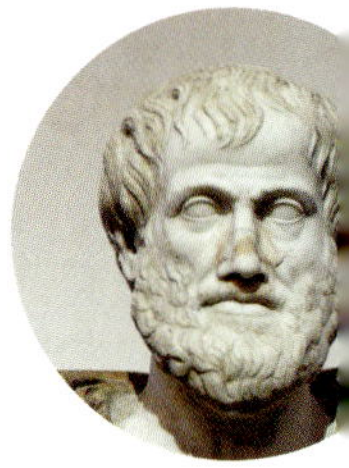

„Die Natur kreiert nichts ohne Bedeutung."
Aristoteles

Aristoteles (384–322 v. Chr.) war das um ein Element zu wenig. Er fügte als fünftes Prinzip den Äther hinzu, den er *quinta essentia* nannte. Dieses Element sollte das richtige Mischungsverhältnis der anderen Elemente steuern.

Aristoteles gehört zu den bedeutendsten Philosophen des Altertums. Er wurde in Makedonien geboren und lebte später lange in Athen als Schüler Platons. Er war unter anderem Lehrer Alexander des Großen.

Aristoteles spricht in seinen Schriften von einem endlichen, sphärischen Universum, in dessen Mittelpunkt sich die Erde befindet. Der zentrale Bereich dieses Universums besteht aus den vier Elementen Erde, Luft, Feuer und Wasser. Jedem dieser vier Elemente ist ein genauer Platz zugewiesen. Die Himmel, die sich ewig in einer komplexen, kreisförmigen Bewegung befinden, symbolisieren das fünfte, neue Element, den *Aither* (= Äther).

Aristoteles Schriften wurden durch die Araber überliefert. Übersetzungen, vor allem jene des spanisch-arabischen Philosophen Averroës, wurden in den medizinischen Schulen von Salerno und Toledo im 11. und 12. Jahrhundert ins Lateinische übersetzt und gelangten so ins restliche Europa.

Die philosophischen und naturwissenschaftlichen Betrachtungen von Aristoteles wirkten sich Jahrtausende lang auf die Naturwissenschaften und die Medizin aus.

Und dann war da noch seine Ehefrau:

Pythias

Die Frau des Aristoteles studierte vor allem die Pflanzenwelt und die Wirkung der pflanzlichen Heilmittel auf die Gesundheit. Sie erstellte bereits im 4. Jh. eine Enzyklopädie über die damals gebräuchlichen Heilpflanzen. Pythias, als Frau des Aristoteles, ist nicht zu verwechseln mit jener Pythia, die im Heiligtum von Delphi das Schicksal der Menschen wahrsagte ...

Pythias war auch Ärztin und vor allem als heilkundige Geburtshelferin tätig.

Herakleides von Tarent

„Achte auf das, was die Natur dir sagt.“ *Herakleides*

Er lebte um 75 v. Chr. in Alexandria und war einer der wichtigsten Pharmakologen seiner Zeit. In seinen Schriften bezieht er sich auch auf ältere Quellen und liefert insbesondere eine Beschreibung der Heilpflanzen, die damals und auch vor seiner Zeit in Verwendung standen.

Herakleides von Tarent schrieb neben therapeutischen Werken auch eine sogenannte *Pharmakopoe*, das ist ein Arzneibuch, in dem verschiedene Rezepte zusammengefasst wurden.

Octavia

Die Schwester von Kaiser Augustus und Frau von Marcus Antonius lebte von 70–11 v. Chr. und war eine der ersten Frauen, die ein Buch über Arzneien verfasste. Ihre Texte beschreiben vor allem jene Rezepturen, die aus Lavendelöl, Honig, Myrrhe und ähnlichen Pflanzen hergestellt wurden. Auch gegen Halsschmerzen, zur besseren Verdauung und gegen viele andere Beschwerden sind Heilrezepturen enthalten. Octavia wurde als medizinische Autorität geachtet.

Dioskurides

„Die Natur wird nie dem Menschen folgen, sondern der Mensch hat die Gesetze der Natur zu befolgen."

Dioskurides

Pedanios Dioskurides (40–90 n. Chr.) war ein griechischer Arzt, der auch bei Kaiser Nero zu Rom in Diensten stand. Er gehört zu den berühmtesten Pharmakologen[86] des Altertums und sein bekanntestes Werk ist *De materia medica* (*Über Heilmittel*), in dem er über 1000 Arzneimittel beschreibt. Sein Werk war Vorbild für viele der später erscheinenden Kräuterbücher. Eine spezielle Ausgabe wurde um ca. 512 n. Chr. für eine byzantinische Aristokratin handschriftlich angefertigt und gilt als UNESCO-Weltdokumentenerbe. Dieses Werk wird in der Österreichischen Nationalbibliothek aufbewahrt.[87]

Die *Materia medica* gehört zu den wichtigsten klassischen Quellen für die moderne Botanik. Dioskurides war einer der Lehrer von Galenus von Pergamon.

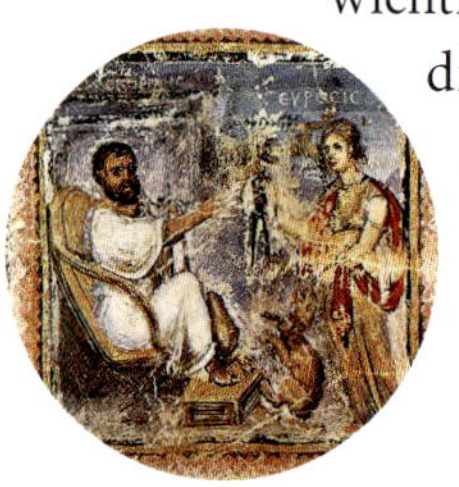

Er verfasste noch ein weiteres Werk mit dem Titel *Simplicia* (*Über die einfachen Heilmittel*). Diese Schriften behandeln einfache Arzneimittel nach einem Schema, das in der Folge als Vorlage für viele weitere Kräuterbücher dienen sollte: Das Bild der Pflanze, der Name der Pflanze, ihr Standort und die botanische Beschreibung, ihre wirksamen Bestandteile und deren Verwendung, aber auch die Nebenwirkungen wurden wiedergegeben, ebenso Hinweise zum Sammeln und Verarbeiten. Also durchaus eine moderne Form der Heilpflanzenerkenntnis!

Galenus von Pergamon

Aelius Galenus (129–205 bzw. 215 n. Chr.) wurde in Pergamon geboren und war Arzt im antiken Griechenland und Rom, unter anderem auch von Kaiser Marc Aurel. Galenus war mit seiner medizinischen Lehre über viele Jahrhunderte hinweg unbestritten der wichtigste Wissenschaftler. Er übernahm die Vier-Säfte-Lehre von Hippokrates und entwickelte sie noch um einen Schritt weiter: Es entstanden daraus die vier Temperamente des Menschen, nämlich:

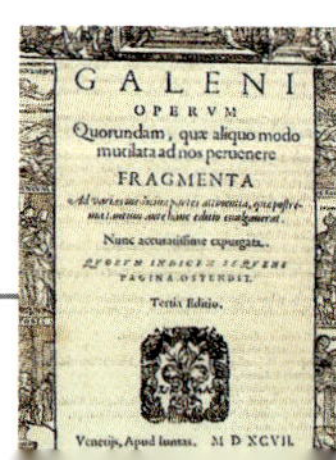

GALENI
OPERVM
Quorundam, quæ aliquo modo mutilata ad nos peruenere
FRAGMENTA
Nunc accuratissime expurgata.
Tertia Editio.
Venetijs, Apud Iuntas. M D XCVII.

Melancholiker – Mensch mit starkem Erde-Element (steht unter dem Einfluss der trockenen und schwarzen Galle – *malenos* = schwarz, *chole* = Galle)

Sanguiniker – vom Luft-Element geprägt (mit den Grundqualitäten des Blutes, nämlich feucht und warm – *sanguis* = Blut)

Phlegmatiker – dem Wasser-Element zugehörig (und damit dem feuchten und kalten Schleim, der seelischen Besonderheit des Körpers – *phlegma* = Dampf)

Choleriker – eindeutig dem Feuer verwandt (unter dem Einfluss der trockenen und warmen gelben Galle).

Krankheiten des Menschen sind auf eine ungünstige Mischung der vier Säfte Blut, gelbe Galle, schwarze Galle und Schleim zurückzuführen, so lautete seine Lehre. Die Wiederherstellung der Harmonie dieser Elemente bedeutet Heilung. Das bildet auch die Grundlage der modernen Form unserer Traditionellen Europäischen Medizin (TEM).

Außerdem brachte Galenus die Elemente mit den Pflanzen in Verbindung. Er war es auch, der ein System der polaren Begriffe erstellte, ähnlich dem System der Chinesen: mit Yin und Yang, warm/kalt, trocken/feucht.

Seine Werke wurden unter dem Titel *Galeni Omnia Quae Extant Opera* von *Philippus Pincius* im Jahr 1490 gedruckt, gehören also zu den frühen Werken der Buchdruckerkunst in Europa.

Zu Beginn der Menschheitsgeschichte war *das Heilen* eine Mischung aus mystischen, rituellen und magischen Handlungen. Vielfach gegründet auf einer gewissen Form des Glaubens.

Krankheiten sind so alt wie die Menschheit selbst, die Medizin ist hingegen eine verhältnismäßig junge Wissenschaft.

Dazwischen steht auch die Volksheilkunde, traditionell überliefertes Wissen aus vielen Jahrhunderten, die zum Großteil mit der Pflanzenheilkunde zusammenhängt.

Nach Galenus war Stillstand in der Weiterentwicklung der Medizin. Lange wurde in Europa wieder auf *Zaubermittel* zurückgegriffen. Die Wissenschaft stagnierte und die Volksheilkunde trat wieder verstärkt auf. Was sollte man auch anderes machen, als sich mit den Schätzen der Natur zu behelfen?

Werfen wir in der Zwischenzeit einmal einen Blick auf andere Kulturen, bevor wir im Spätmittelalter wieder in Europa forschen:

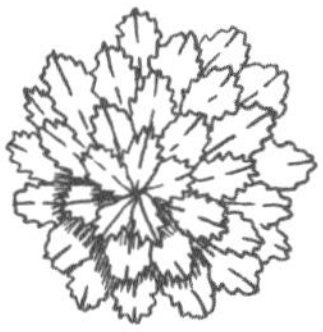

Die Elemente in Fernost

„Wisse um das Weiße, aber bewahre das Schwarze." *Laotse*

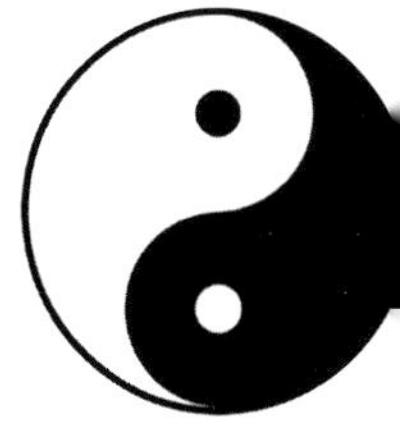

Das Prinzip von Yin und Yang

Energie entsteht durch die Wechselwirkung von positiven und negativen Kräften, wie wir es aus der Physik kennen, zum Beispiel bei der Elektrizität.

Yin und Yang stellen diese beiden Kräfte dar. Sie befinden sich in ständiger Bewegung und jede versucht, die Herrschaft über die andere zu erringen. Wenn eine Kraft dominiert, tritt Ungleichgewicht ein.

Stellen wir uns Wasser vor: Ein stiller See repräsentiert Yin, ein reißender Strom ist Yang. Aus einem reißenden Strom kann Yin werden, wenn er in einen stillen See fließt. Ein ruhiger Strom wird zu einem Yang-Strom, wenn er auf harten Stein und steiles Gefälle trifft.

Wichtig ist es, einen Ausgleich zwischen den Extremen zu schaffen. Das ist das Ziel.

Beispiele für Yin (weibliche Seite): Tiefe, Kälte, Weichheit, Ruhe, Dunkelheit, Mond, Garten, Schlaf, Tal, ruhiges Wasser ...

Beispiele für Yang (männliche Seite): Sommer, Sonne, Licht, Höhe, Aktivität, Härte, Berg, Haus, Wachzustand ...

Yin und Yang repräsentieren zwei einander entgegengesetzte und sich gleichzeitig ergänzende Kräfte. Sie haben ihre eigenen Attribute und energetischen Magnetfelder. Sie stehen sich diametral gegenüber und sind trotzdem aufeinander angewiesen. Beide Kräfte bedingen einander in ihrem Dasein, die eine kann nicht ohne die andere existieren.

Die Yang-Materie umfängt die Yin-Materie und beide gemeinsam drehen sich im Uhrzeigersinn.

Alle Elemente der Erde werden in diesem philosophischen System entweder der Yin- oder der Yang-Seite zugeordnet. Ebenso haben alle Elemente auch jeweils einen Yin- oder Yang-Kern.

Ein Überschuss an Yin-Energie kann verheerenden Schaden anrichten und manchmal sogar zu Krankheit führen (zu viel Schatten, Stille, Kälte), sie hemmt dann das Leben, das Wachstum und die Entwicklung. Wenn aber durch ein Zuviel an Yang ein Überschuss entsteht, sind die Symptome beispielsweise zu viel Lärm, zu viel Aktivität.

Fünf Elemente

Es gibt fünf Elemente in der chinesischen Lehre des Feng-Shui. Sie werden Holz – Feuer – Erde – Metall – Wasser genannt. Sie können einander unterstützen, aber sich auch *vernichten* oder stören. Die Fünf-Elemente-Lehre heißt in China *Wu-xing-shuo*, was übersetzt *Gehweisen* bedeutet.

Die Fünf-Elemente-Lehre entstand aus dem Bedürfnis, alle Erscheinungen der sichtbaren und unsichtbaren Welt in ein Fünfersystem einzuteilen. Das Ziel war, die ewigen Gesetze des Werdens und des Vergehens zu verstehen. Also beobachtete man die Natur und die ihr innewohnenden Kräfte.

Darüber steht der Gedanke, dass alles, was auf unserer Welt existiert, einem dieser fünf Elemente zuzuordnen ist. Die Beziehung der Elemente zueinander lässt Energie günstig oder ungünstig auf unser Wohlbefinden einwirken.

Diese fünf Elemente beeinflussen sich gegenseitig auf verschiedene Art. So fördert und benötigt ein Element das andere, kann jedoch auch durch ein anderes empfindlich gestört werden.
Kurz gesagt:

> Die Harmonie der Elemente bewirkt gute oder schlechte Energie (= Chi).

Die Erkenntnis daraus ist, dass sich das Chi entweder nach innen oder außen, nach oben oder unten oder horizontal rotierend bewegt. Auf diese Weise können allen materiellen und unsichtbaren Erscheinungen unserer Welt grundlegende Energiebewegungen zugeordnet werden. Als anschauliches Beispiel dafür wurden die fünf Elemente Holz, Feuer, Erde, Metall und Wasser gewählt.

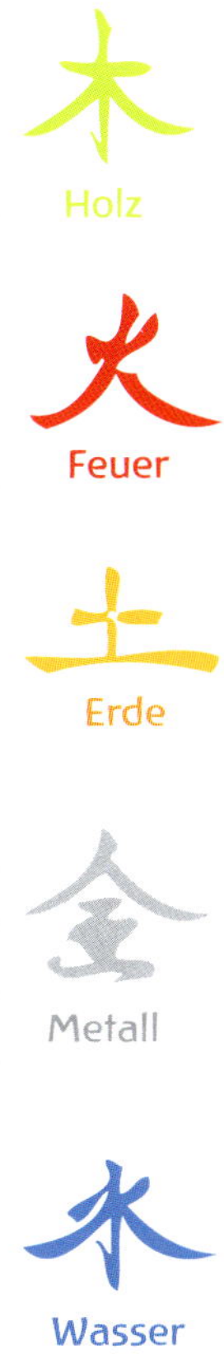

TCM (Traditionelle Chinesische Medizin)

„Wenn Chi zusammenströmt, dann entsteht ein Körper. Wenn es sich zerstreut, dann stirbt dieser Körper." *Chinesische Weisheit*

Für die Chinesen spielen Gesundheit und ein langes Leben traditionell eine zentrale Rolle. So wurden in China Hausärzte nur dann bezahlt, wenn die Bewohner eines Hauses gesund blieben.

Es gibt eviele Bücher über die Traditionelle Chinesische Medizin und auch über die traditionelle chinesische Kräutermedizin. Zumeist werden Krankheiten mit Hilfe der Begriffe Yin und Yang gedeutet, indem ein Ungleichgewicht zwischen diesen beiden Energien beschrieben wird.

Erste Ursprünge der TCM finden sich bereits vor über 10 000 Jahren:

- Schmerzlinderung durch Behandlung mit steinernen Nadeln (Anfänge der Akupunktur)
- Wundbehandlung durch Auflegen brennender Blätter (Anfänge der Moxibustion).

In der TCM (Traditionelle Chinesische Medizin) wird nicht zwischen Ursache und Wirkung unterschieden. Die pathogenen (= krank machenden) Faktoren sind jene, die sowohl Ausdruck eines Krankheitsbildes als auch Ursache der Erkrankung sein können.

Der Ausdruck *Wind* zum Beispiel bezieht sich auf rasche Wechsel, rasche Bewegung oder Hektik. So sind zum Beispiel Ruhelosigkeit und Zittern **Ausdruck** einer *Wind-Krankheit*. Andererseits können Ruhelosigkeit und Unruhe im Leben zugleich auch **Ursachen** einer Windkrankheit sein.

Gesucht wird in der TCM nach Disharmonie-Mustern, die es auszugleichen, zu harmonisieren gilt. Wo zu viel Hitze ist, muss gekühlt werden, wo zu viel Trockenheit ist, muss befeuchtet werden ... Wo zu viel Yang ist, muss das Yin gestärkt werden, wo zu viel Yin vorherrscht, muss das Yang mehr zum Zug kommen. Alle Disharmonien lassen sich letztlich auf Yin und Yang zurückführen.

Die chinesische Medizin kümmert sich nicht um Chemie oder Physiologie. Sie besitzt ihre eigenen Gesetzmäßigkeiten, die auf Grund von Beobachtungen am Menschen entstanden sind und nicht durch Forschungen im Labor.

Die Grundsubstanzen der TCM sind substantielle Erscheinungsformen von Yin und Yang.

Zu diesen Grundsubstanzen gehören:

- Lebensenergie (Chi)
- Blut (Xue)
- Körperflüssigkeiten, Säfte (Jin-Ye)
- Essenz (Jing)
- Geist (Shen)

Davon werden das Chi (auch *Qi* geschrieben), Jing (die Essenz) und Shen (der Geist) auch als die *drei Schätze* bezeichnet, da sie den stärksten Einfluss auf Entwicklung und Ausdruck unserer Persönlichkeit haben.

Disharmonien dieser Grundsubstanzen führen zu gesundheitlichen Störungen oder Störungen der Persönlichkeit. Alles hängt hier auch mit den Emotionen zusammen.

In der nachstehenden Tabelle habe ich Elemente, Organe und Emotionen zusammengefasst. Wenn wir uns die Zuordnungen in der Tabelle ansehen, können wir eine große Übereinstimmung mit jenen der antiken Ärzte und Wissenschaftler entdecken.

Element	Organ	Emotion
Holz	Leber, Galle	Erregung, Ärger, Wut
Feuer	Herz, Dünndarm	Freude, Erregung, Hass
Erde	Milz, Magen	Sorgen, Vernunft
Metall	Lunge, Dickdarm	Liebe, Trauer
Wasser	Nieren, Blase	Angst, Unsicherheit

Ayurveda

„Der Sinn des Lebens ist die Ausdehnung von Zufriedenheit und Glück." *Quelle unbekannt*

Ayurveda (*Ayus* = Leben, *Veda* = Wissen[88]) ist ein Begriff aus dem Sanskrit. Das Wissen um die Struktur und den Rhythmus des Universums und die Geheimnisse von Krankheit und Gesundheit werden in den *Veden* behandelt. Ayurveda ist Teil des vierten *Buchs des Wissens*. Darin finden sich Informationen über das Heilen von Krankheiten mit Mantras, Kräutern und Heiltränken. Diese schriftlichen Aufzeichnungen des Ayurveda sind über 3500 Jahre alt.

In der Lehre des Ayurveda finden sich ebenfalls fünf Elemente: Äther, Luft, Feuer, Wasser und Erde. Diese Prinzipien entsprechen dabei Raum, Bewegung, Licht, Zusammenhalt und Dichte. Die fünf Elemente finden sich in unterschiedlicher Menge und Mischung in den Heilpflanzen und in der Ernährung. Auch hier, ebenso wie in der Lehre des Feng-Shui, haben wir es nicht wirklich mit den physischen Elementen zu tun, die wir mit diesen Begriffen verbinden.

Die ayurvedische Medizin kennt die *Theorie der Tridosha*: *Vata, Pitta und Kapha*, die auch vergleichbar sind mit den drei Elementen Platons (*Pneuma, Chola und Phlegma*).

Die Definition für Gesundheit ist im Ayurveda mit dem Begriff *svastha* gegeben, was man mit *im Selbst verweilen* übersetzen könnte. Wenn ich mit mir selbst im Reinen bin, in meiner Mitte, also in Harmonie bin, dann bin ich auch gesund. Die Gesundheit beruht nach dem ayurvedischen Verständnis auf dem Gleichgewicht von drei Prinzipien: der Luft (entspricht dem Wind), der Wärme (entspricht der Sonne und steht interessanterweise im Zusammenhang mit der Galle) und dem Wasser (dieses wiederum entspricht dem Mond und dem Phlegma der griechischen Medizin)[89].

Die ayurvedische Medizin beschäftigt sich stark mit der Kräuterheilkunde, mit dem *Dravyaguna*. Die zweite wichtige Therapie ist eine Reinigungstherapie, *Panchakarma* genannt.

Hier schließt sich für mich der Kreis zwischen der Europäischen und der Östlichen Medizin.

Nun zurück zu unseren westlichen Elementen:

Aktive und passive Elemente – TEM

„Zur Ordnung finden heißt, seine Mitte finden."

aus Yao Lin: „Zehntausend Wege kennen und einen gehen"

Feuer und Luft sind aktiv, sie bilden das männliche Prinzip (gleichzusetzen mit dem Begriff *Yang* des Feng-Shui), Wasser und Erde stehen für das Weibliche, die passive Kraft (im Feng-Shui *Yin*).

Wie in der TCM sagt man auch in der TEM, dass jedes Element eine Qualität für sich besitzt und eine Qualität als Verbindung zu anderen Elementen, zu den Temperamenten, zu Organen und zu Farben.

Bei diesen Qualitäten spricht man auch von *Polaritäten* (= Gegensätzlichkeiten, Antipathie) und *Gemeinsamkeiten* (= Sympathie).

Antipathie bedeutet demnach den polaren Gegensatz: Feuer (warm) steht dem Wasser (kalt) gegenüber, die Erde (trocken) der (feuchten) Luft.

Sympathisch agieren die passiven Elemente Erde (schwer) und Wasser (kalt) einerseits und andererseits die aktiven Elemente Feuer (warm) und Luft (leicht).

Feuer	Erde	Wasser	Luft
warm / trocken	trocken / kalt	kalt / feucht	feucht / warm
↑	↓	↓	↑
Choleriker	Melancholiker	Phlegmatiker	Sanguiniker
Herz	Lunge	Leber	Niere
Intuition	Intellekt	Imagination	Inspiration
rot	blau	grün	gelb
Süden	Westen	Norden	Osten
Sommer	Herbst	Winter	Frühling
Mittag	Abend	Nacht	Morgen
Aktivität, dynamisch	Passivität, begrenzend	Passivität, substantiell	Aktivität, lebendig

Dazu muss allerdings auch gesagt sein, dass kein Mensch – laut TEM – ausschließlich einem Typus zugehört, sei er Sanguiniker, Melancholiker, Choleriker oder Phlegmatiker. Wir haben alle mehrere dieser Eigenschaften in uns. Aber die TEM geht davon aus, dass es um die jeweils momentane Ausprägung eines Temperamentes geht, in Zusammenhang mit der aktuellen Lebenssituation, in der wir uns befinden.

Letztlich arbeitet die TEM ähnlich wie die TCM mit den Polaritäten: Zu viel Feuer gehört gekühlt, zu viel Erde benötigt mehr Luft ...

In der Traditionellen Europäischen Medizin wird eine Diagnose über die Iris, die Zunge, die Hautsegmente, das Blut oder auch den Urin gemacht. Der Aderlass feiert seine Renaissance, da ein fähiger Arzt aus dem Blut eines Menschen sehr gut erkennt, welche körperlichen oder auch psychischen Probleme seinen Patienten belasten.

In der **Klosterheilkunde** oder bei **Hildegard von Bingen** war es noch selbstverständlich, darauf einzugehen. Man wusste, dass ein aktiv auf den Körper einwirkendes Element eine größere Kraft besitzen muss als das passiv erduldende Element.

Hierzu ein Beispiel: Wenn ein Übermaß an Wasser (Kälte) vorhanden ist, braucht es Feuer (Wärme), um diese Kälte zu überwinden.

Heute finden wir – zumeist wiederum in Klöstern – die Möglichkeit, nach der TEM Behandlungen zu bekommen. Und nach neuesten Erkenntnissen werden besonders gute Erfolge nach den alten, traditionellen Zuordnungen der Elemente und der Temperamente erzielt.

Die **Homöopathie** wiederum arbeitet mit den sympathischen Kräften der Elemente. Hier wird einerseits gestärkt mit dem gleichen Element, das als schwach erscheint (z. B. zu schwaches Feuer mit Feuer-Element, also warm/trocken), aber auch in speziell potenzierter Form, wenn ein Element zu stark ist (starkes Feuer wird z. B. durch ein potenziertes Feuermittel geschwächt).

Die Elemente in der Arabischen Welt

Die Griechen, die ja von den Arabern eingenommen wurden, übergaben ihr medizinisches Erbe an ihre Eroberer. Und so wurde im 7. Jh. n.Chr. die erste medizinische Schule in Bagdad gegründet. Hier wurden die Hauptwerke der griechischen Medizin ins Aramäische übersetzt. Auch Elemente der indischen Medizin flossen nun in diese Werke ein. Die Kalifen von Bagdad hatten großes Interesse an der Weiterentwicklung der medizinischen Wissenschaften und gründeten in Bagdad geräumige Krankenhäuser. Man muss sich vorstellen, dass es solche Einrichtungen in Europa um diese Zeit noch gar nicht gab!

Den arabischen Medizinern verdanken wir auch die Weiterentwicklung der Theorie der vier Temperamente: Melancholiker, Sanguiniker, Choleriker und Phlegmatiker (über die wir etwas später wieder hören werden). Und irgendwo im alten arabischen Raum, in Mesopotamien[90], liegt auch der Ursprung der traditionellen abendländischen Medizin, sprich der TEM (Traditionelle Europäische Medizin).

Avicenna

Aus dieser Schule ging auch der berühmte Arzt Abū Alī al-Husain ibn Abd Allāh ibn Sīnā, bekannt als Avicenna (980–1037 n. Chr.) hervor. Er wurde in Buchara (Persien) geboren und hatte einen ähnlichen Status in seiner Welt wie Galenus in Europa. Er lehrte u. a. in Isphahan (Persien), wo ebenfalls eine medizinische Fakultät gegründet worden war. Avicenna reiste von Kleinasien aus auch nach Europa (vor allem nach Griechenland), brachte die medizinischen Errungenschaften quasi wieder *zurück*.

Mit Avicenna wollen auch wir wieder zurückkehren nach Europa …

Die Elemente in Mitteleuropa

Die mittelalterliche Pflanzenheilkunde des arabischen Raums tat sich nördlich der Alpen ein wenig schwer. Denn viele der beschriebenen Pflanzen aus den Mittelmeerländern und Kleinasien gab es im kälteren Norden nicht. Und wurden die Pflanzen aus dem Süden mitgebracht und man versuchte, sie hier heimisch werden zu lassen, so gelang das nur selten.

In den Klöstern wurden Gärten speziell für Arzneipflanzen angelegt. Und da spielt nun Karl der Große eine nicht unbeträchtliche Rolle:

Karl der Große

Unter Karl dem Großen (auch Carolus Magnus, 747–814) entstanden einige Handschriften, die sich mit Kräutern und ihrer Heilkraft auseinandersetzten. Das bekannteste ist wohl sein *Capitulare de villis vel curtis imperii*, in dem neben den Verordnungen für seine Landgüter mehr als 70 Pflanzen beschrieben werden. Diesen Pflanzen ordnete er eine besondere Bedeutung zu: Sie sollten seine Mannschaften und seine Untertanen gesund erhalten.

Das *Lorscher Arzneibuch*, eine wertvolle Quelle für die Heilkunst des Mittelalters, entstand auch im 8. Jh. und stellt heute ein Weltkulturerbe dar. Es ist eine der ältesten erhaltenen Handschriften der Klostermedizin und wird heute in der Staatsbibliothek Bamberg aufbewahrt.

Walahfrid Strabo

Er wurde 808 in Schwaben geboren (starb 849, er wurde also nur 41 Jahre alt), war als Abt des Klosters Reichenau nicht nur Geistlicher, sondern er erwarb sich auch als Botaniker einen besonderen Ruf. Eines seiner Werke ist der berühmte *Hortulus* (*Liber de cultura hortorum = Buch über die Kulturen der Gärten*), eines der wichtigsten botanischen Werke des Mittelalters, worin 24 Heilpflanzen beschrieben werden.

Hildegard von Bingen

In der *Physica* sowie in *Causae et curae* (*Ursachen und Heilungen*) beschreibt Hildegard von Bingen (1098–1179) eine Reihe einheimischer Pflanzen, die sie zu bestimmten Heilzwecken empfahl.

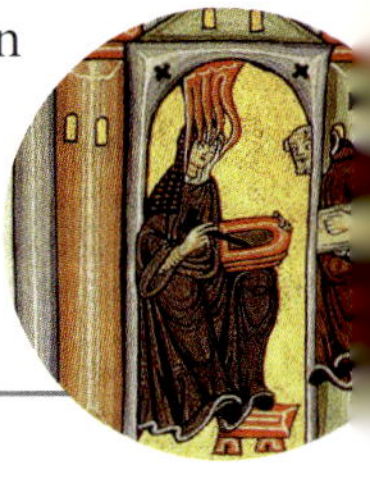

Sie nahm damit maßgeblichen Einfluss auf die Heilkunst ihrer Zeit. Die *Hildegard-Medizin* ist auch heute noch ein Begriff. In ihren Schriften verwendet sie die Namen der Pflanzen in deutscher Sprache.

Ihrer medizinischen Arbeit liegt die Vier-Säfte-Lehre zugrunde, die wir ja bereits aus der griechischen Antike kennen.

Schule von Salerno

In Salerno im Süden Italiens wurde die wohl wichtigste medizinische Schule der folgenden Jahrhunderte gegründet. Gleichzeitig entstanden im 12. Jh. auch die medizinischen Fakultäten an der Universität von Bologna (Italien), Montpellier (Frankreich), Padua (Italien) und Paris.

Viele Wissenschaftler und Gelehrte aus Europa und Kleinasien unterrichteten an dieser medizinischen Hochschule. Sie fassten das gesamte Wissen ihrer Zeit in einer unglaublichen Anzahl von Schriften zusammen. Hier entstand auch ein Standardwerk des Mittelalters, das Buch *Circa instans*, die Grundlage vieler späterer Kräuterbücher.

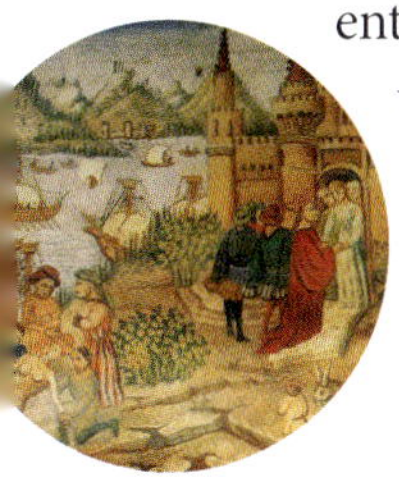

In Salerno lehrten und forschten auch Frauen – ich finde das nicht unwesentlich in Anbetracht der Sonderrollen, die sie an der dortigen medizinischen Schule eingenommen haben.

Trotula de Ruggiero

Sie war eine der wichtigsten Frauen, Gattin eines angesehenen Arztes von Salerno und einer der vornehmsten Mediziner-Familien Italiens entstammend. Sie beschäftigte sich besonders mit Rezepturen für die Frauenheilkunde. Ihre Schriften entstanden bereits um das Jahr 1100! Besonders bekannt ist sie für *Passionibus Mulierum Curandorum*[91] und *Practica brevis*, die sie vermutlich gemeinsam mit ihrem Mann verfasste.

Bartholomaeus Anglicus

Er war ein pflanzenkundiger Franziskaner und ist um 1190 in Suffolk (England) geboren. Er ist Autor des Werkes *De proprietatibus rerum* (*Über die Ordnung der Dinge*), das eines der ersten Nachschlagewerke über die Pflanzenwelt des Mittelalters ist. Das Werk entstand um 1240 n. Chr. und wurde später immer wieder als wichtiges Buch gedruckt. Er starb um 1272.

Hieronymus Brunschwig

„Das Destillieren ist nichts Anderes als das Subtile vom Groben und das Grobe vom Subtilen zu scheiden.“ *Hieronymus Brunschwig*

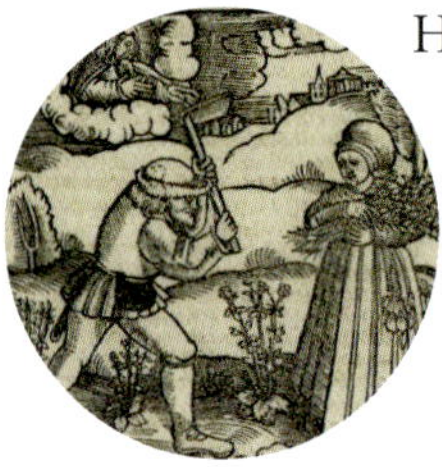

Hieronymus Brunschwig lebte von ca. 1450 bis 1512 in Straßburg. Er war Arzt und Chirurg und verfasste eine ganze Reihe von Büchern zu Kräutern und über das Destillieren. Eines seiner bekanntesten Werke wurde nach seinem Tod (erst um 1529) in Augsburg veröffentlicht:

Apoteck für den Gmeine[n] man der die Ertzet zu ersuchen am gut nicht vermügens, oder sonst in der not allweg nicht erraychen kann.[96]

Otto Brunfels

„Die Astrologie ist eine Lehrmeisterin der Medizin.“ *Otto Brunfels*

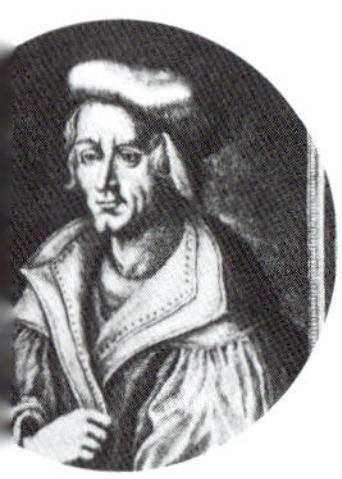

Otto Brunfels lebte von 1488 bis 1534 in Mainz, Straßburg und Bern. Er war Theologe, Mediziner und Botaniker. Brunfels verfasste eine Reihe von Schriften, darunter auch eine über die Anwendung der Astrologie in der Medizin. In seinen Büchern finden sich viele Pflanzenportraits. Die bekanntesten Werke sind *Herbarum vivae eicones* (1530 und 1536 erschienen)[93] und das *Contrafayt Kräuterbuch* (entstand in den Jahren 1532–1537).

Die darin enthaltenen Pflanzenbilder ließ er in Holz schneiden und setzte als einer der Ersten die deutschen Namen darunter.

Paracelsus

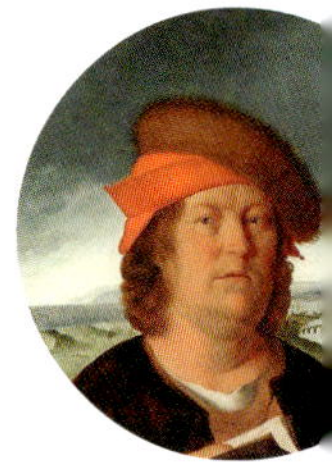

„Alle Arzney ist in der Erden …“

Paracelsus

Paracelsus (Theophrastus Bombast von Hohenheim (1493–1541) ging in seiner Heilkunst vor allem auf die Disharmonie der drei Grundbausteine des Lebens ein, die er *Sal*, *Sulphur* und *Merkur* nannte.

In seiner Lehre sind Feuer und Luft als *Sulphur* (= Schwefel) eine aktive Einheit (gleichzusetzen mit dem *Yang* der TCM). Wasser und Erde repräsentieren *Sal* (= Salz), das Weibliche, Passive (= *Yin* der TCM). *Mercurius* (der *Götterbote*) steht dazwischen als neutrale, verbindende Substanz, die vor allem ausgleichend wirken sollte.

Sulphur repräsentiert Wärme, steht für den Stoffwechsel im Körper, für das Skelett, aber auch für den Bauch und bei der Pflanze für die Blüte.

Sal steht für Kälte, das Nervensystem und die Sinnesorgane, den Kopf und bei der Pflanze für die Wurzeln.

Merkur, der Ausgleichende, hat seine Entsprechung im Bewegungsapparat, in der Brust und bei der Pflanze im Blatt.

Paracelsus prägte mit seiner Lehre viele Jahrzehnte lang das medizinische Geschehen, ja man kann sogar sagen, dass sich einige seiner gedanklichen Ansätze bis heute gehalten haben.

Nach Paracelsus begannen sich eine ganze Reihe von Ärzten und Botanikern mit der Bestimmung von Pflanzen und deren Heilwirkung zu beschäftigen. Es entstand im Laufe des 16. und 17. Jhs. eine Reihe von interessanten Werken.

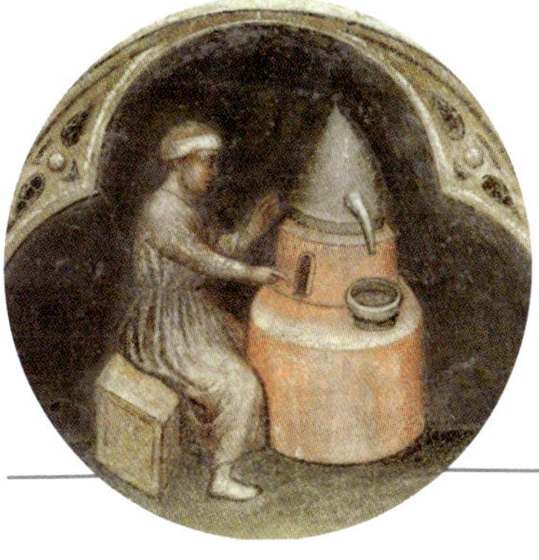

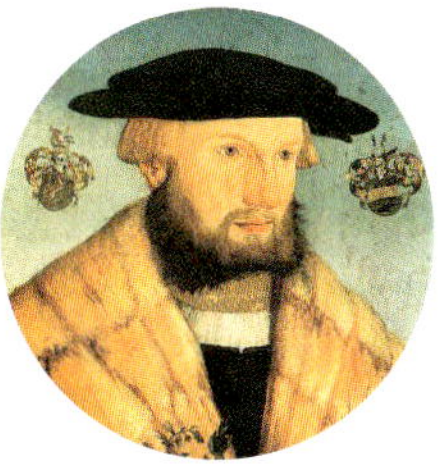

Leonhart Fuchs

„Die Natur ist doch das einzige Buch, das auf allen Blättern großen Gehalt bietet." *Goethe*

Er wurde 1501 geboren und starb 1566. Fuchs lebte in Tübingen und war ein pflanzenkundiger Mediziner. Zudem Anhänger der Thesen des Galenus. In seinem *New Kreüterbuch*, das 1543 erschien, beschreibt er annähernd 500 Pflanzen. Auf Holzschnitten sind diese Pflanzen auch bildlich dargestellt. Eine Ausgabe dieses Werkes liegt in der Österreichischen Nationalbibliothek auf. Auch er gilt als einer der Väter der Botanik.

Jacobus Theodorus Tabernaemontanus

„Wer Salbei baut, den Tod kaum schaut." *Volksweisheit*

Jacob Theodor zu Bergzabern lebte im 16. Jh. (1522–1590). Bereits im Alter von 16 Jahren war er im Elsass als Kräutersammler unterwegs. Er wurde in der Folge ein Schüler von Hieronymus Bock und Apotheker, später dann Doktor der Medizin. Tabernaemontanus beschäftigte sich vor allem mit der Heilwirkung der Pflanzen und schrieb viele Bücher zu diesem Thema. Eines der wichtigsten Werke, die von ihm erhalten geblieben sind, ist das *Neuw vollkommentlich Kreuterbuch mit schönen, künstlichen und leblichen Figuren und Konterfeyten aller Gewächß der Kreuter …*[94]. Es ist ein botanisches Werk in drei Bänden mit Hinweisen auf die medizinischen Anwendungsmöglichkeiten der Kräuter.

Adam Lonitzer

Die ganze Natur ist eine Melodie, in der eine tiefe Harmonie verborgen ist. *Johann Wolfgang von Goethe*

Lonicerus, wie er auch genannt wurde (1528–1586), lebte in Frankfurt am Main und war Naturforscher, Arzt und Botaniker. Wir finden viele der von ihm botanisch archivierten Pflanzen auch heute noch mit dem Autorenkürzel *Lonitzer.* Er beschäftigte sich vor allem mit Kräuterbüchern und beschrieb darin die Pflanzen unter medizinisch-pharmazeutischen Aspekten. Dazu notierte er Hinweise zur praktischen Anwendung der Kräuter. Sein *Kreuterbuch* wurde in vielen Auflagen gedruckt.

Nicholas Culpeper

„Die Natur ist die beste Apotheke.“
Sebastian Kneipp

Beschäftigt man sich mit Pflanzensignaturen oder mit der Bedeutung der astrologischen Heilkräuterkunde, so kommt man an Nicholas Culpeper nicht vorbei. Er lebte 1616–1654 in England. Begeistert vom Werk William Turners, der eines der wenigen englischsprachigen Heilkundebücher seiner Zeit verfasst hat (A *new Herball*), wurde er von der Forscherleidenschaft gepackt. Er beschäftigte sich mit den Werken von Galen und den Theorien von Hippokrates. Nicholas Culpeper nahm nach einem Schicksalsschlag Unterricht beim Astrologen William Lilly und wurde so zum Begründer der Herbal-Astrologie der Neuzeit. Er arbeitete gleichermaßen als Heilpraktiker und Botaniker und schrieb verschiedene Bücher zur Heilpflanzenkunde. Sein bekanntestes ist *The Herbal.* Es erschien erstmals im Jahr 1652, damals unter dem Titel *The English Physician.* Für dieses Buch wurde er vor allem von den Apothekern und Ärzten geächtet, denn er gab mit seinen Schriften dem einfa-

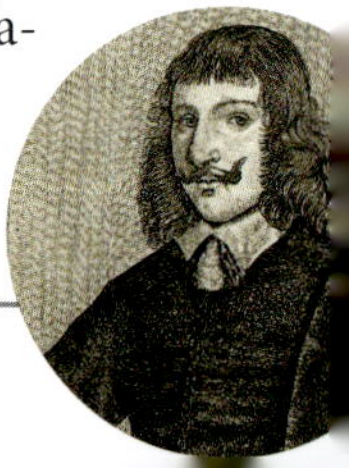

chen Volk Wissen über Heilkräuter in die Hand. Letztlich herrschte vom 15. bis zum 18. Jh. eine Art *Kräuterkrieg* zwischen Ärzten, Apothekern und Kräuterheilkundigen in Europa! Viele davon starben als *Hexen* oder *Hexenmeister* durch die katholische Kirche.

Wenn Krankheiten nicht durch einen männlichen Arzt zur Heilung kamen, wurde diese als Hexenwerk verdammt – schließlich konnte das ja nur Teufelswerk gewesen sein.

Leider ist viel Wissen in diesen Zeiten verloren gegangen ...

Die Geschichte der Pflanzenheilkunde ist aber im 17. Jh. noch nicht zu Ende – zum Glück! Ich möchte hier noch einige weitere wichtige Namen nennen, die uns zu unserem heutigen Wissen über Heilpflanzenkunde verhalfen.

Einer der wichtigsten, dessen Name auch heute noch in aller Munde ist, war:

Carl von Linné

Der *Vater der Botaniker* der Neuzeit lebte von 1707 bis 1778. Linné war der Sohn eines einfachen Landpfarrers.

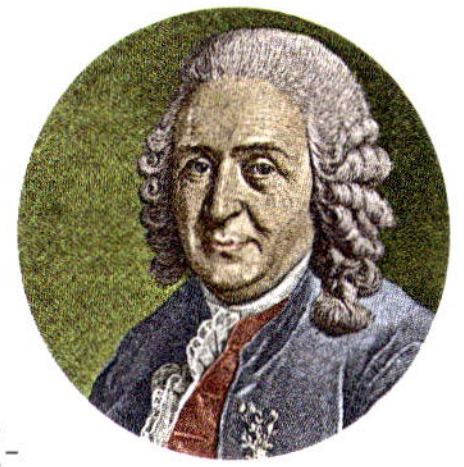

Er hatte reiche Gönner und durfte studieren, wurde Arzt, Botaniker und letztlich Universitätsprofessor an der Universität Uppsala in Schweden. Ihm verdanken wir ein umfangreiches Herbar und die auch heute noch gültige Einteilung der Pflanzenwelt.

Johann Wolfgang von Goethe

Blumen sind die schönen Worte und Hieroglyphen der Natur, mit denen sie uns andeutet, wie lieb sie uns hat.

Johann Wolfgang von Goethe

Goethe (1749–1832) war nicht nur Schriftsteller, Dichter und Künstler, sondern auch einer der größten Naturwissenschaftler seiner Zeit. In seinen naturwissenschaftlichen Schriften beschäftigt er sich unter anderem mit der Philosophie und der Morphologie (= Lehre von Struktur und Form) der Pflanzenwelt und gibt uns Hinweise zu den Signaturen der Pflanzen.

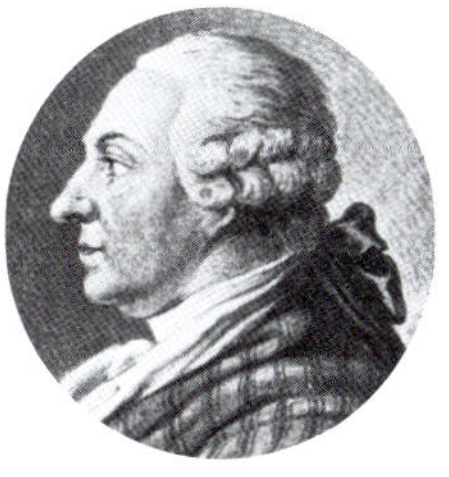

Sebastian Kneipp

Die Bäume, die Sträucher, die Pflanzen sind der Schmuck und das Gewand der Erde.

Jean-Jacques Rousseau

Pfarrer Kneipp (1821–1897) stammte aus ärmlichen Verhältnissen. Er wurde vom Botaniker Christoph Ludwig Köberlin in die Pflanzenheilkunde eingeweiht. Seine Ratgeber und vor allem auch seine Wasserkuren trugen wesentlich zum Gesundheitsverständnis seiner Zeit bei. Viele seiner Empfehlungen sind auch heute noch aktuell und anwendbar.

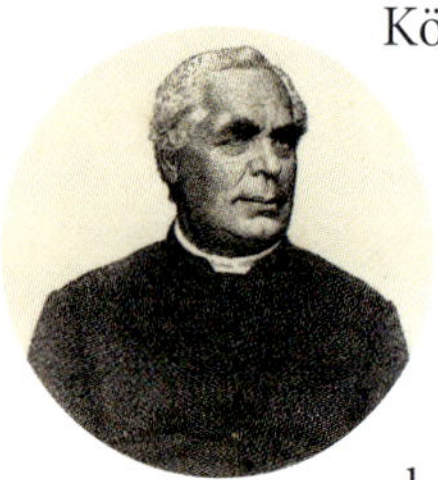

Pfarrer Johann Künzle

Der Schweizer Pfarrer Johann Künzle (1857–1945) studierte in Belgien und erhielt später die Priesterweihe in St. Gallen (Schweiz). Er gründete einen Kräutermarkt und legte in der Folge ein Examen vor einem Ärztekollegium ab, um eine *giftfreie Heilkräuterpraxis* betreiben zu dürfen. Sein Wissen gab er in Vorträgen zur Pflanzenheilkunde weiter.

Pfarrer Künzle verfasste 1914 das Buch *Der junge Botanist, Chrut und Uchrut* (1912) und das *Grosse Kräuterheilbuch* (1944).

Henri Leclerc

Der französische Arzt und Phytotherapeut (1870–1955) lebte in Paris. Er unterschied zwischen naturwissenschaftlicher und traditioneller Pflanzenheilkunde. Seine Schriften und Bücher gehören noch heute zu den Standardwerken für Interessierte: *Précis de phytothérapie, Salvia officinalis* u.v. m.

Rudolf Steiner

Der Begründer der Anthroposophie, Rudolf Steiner (1861–1925) beschäftigte sich umfassend mit der Lehre von Goethe. Er ist letztlich auch Begründer der anthroposophischen Medizin, wenngleich er selbst Philosoph und Schriftsteller war.

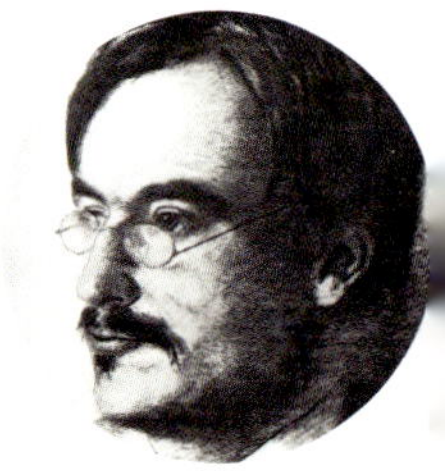

Gerhard Madaus

Das umfassende Werk von Madaus[95] ist eines der wichtigsten pharmazeutischen Bücher und beschreibt höchst akribisch Heilpflanzen und ihre Anwendung.

Madaus entstammte einer Familie, die bereits seit langem Naturheilmittel herstellte, und übernahm in der Folge den pharmazeutischen Betrieb.

Sein Hauptwerk ist das *Lehrbuch der biologischen Heilmittel*[96]. Er versuchte, Heilmittel der Volksmedizin mit modernen Verfahren herzustellen, was ihm großteils auch gelungen ist.

Mit ihm, Gerhard Madaus (1890–1942) möchte ich diese Liste beenden. Man könnte sie, so denke ich, noch endlos fortführen.

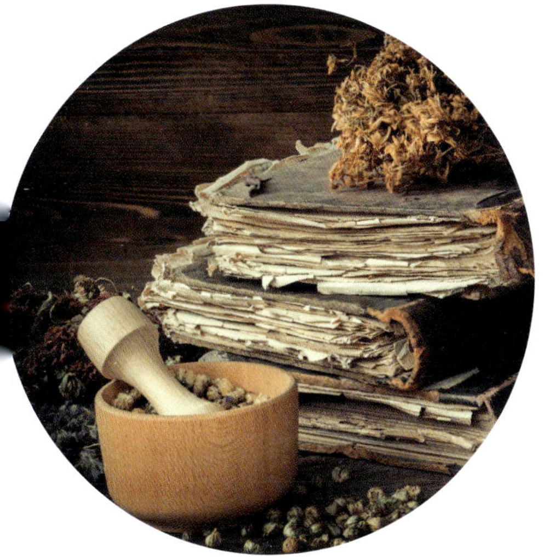

Viele Wissenschaftler kommen heute wieder auf die Heilkräfte der Pflanzen zurück. Es gibt Bestrebungen, die traditionelle Klosterheilkunde genauer auf ihre Wirkweisen zu erforschen. Die TEM, genauso wie die TCM, versucht auch laufend, alte Heilmethoden und altes Wissen wieder zu erwecken.

Aber nicht nur das: Die Heilkraft etlicher moderner Medikamente beruht auch heute noch vor allem auf der Pflanzenheilkunde, jedoch werden die Pflanzen in diesem Zusammenhang im Labor nachgebaut, ihre einzelnen Bestandteile werden auseinandergepflückt und diese auf ihre Wirksamkeit hin untersucht. Nimmt man an, dass der eine oder andere pflanzliche Inhaltsstoff von Nutzen sein könnte, wird er für ein modernes Medikament *entdeckt*.

Wandern auch wir also auf alten Spuren und entdecken für uns die Heilkraft und das Wesen der Pflanzen von Neuem!

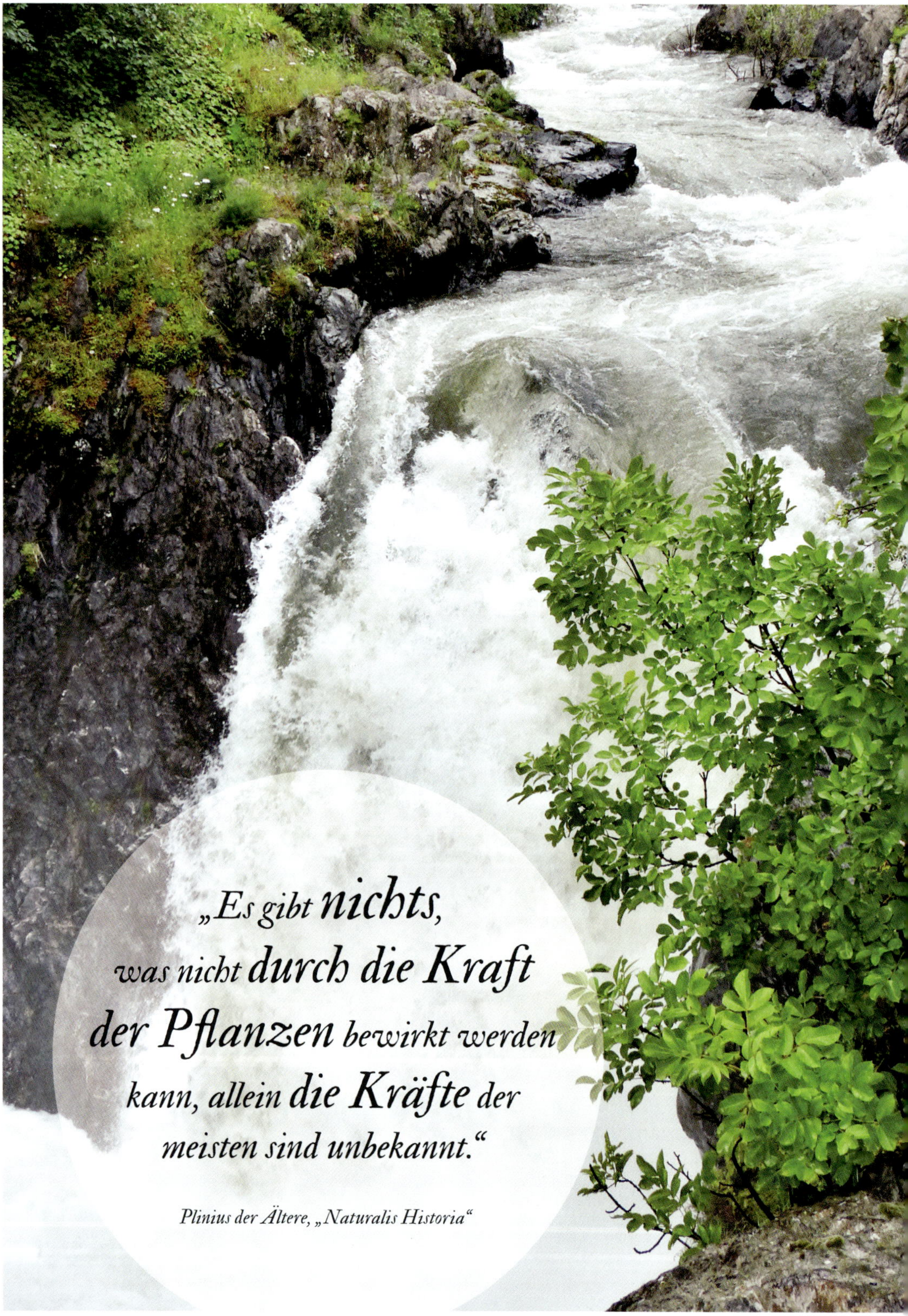
„Es gibt nichts,
was nicht durch die Kraft
der Pflanzen bewirkt werden
kann, allein die Kräfte der
meisten sind unbekannt.“
Plinius der Ältere, „Naturalis Historia“

Wirkstofflehre – Pharmakognosie

Die Pharmakognosie oder Wirkstofflehre ist eine Wissenschaft, die sich mit den Stoffen beschäftigt, die aus der Natur kommen. Jede Pflanze besteht aus verschiedenen Stoffen, die ihr Struktur geben. Diese Strukturen werden entweder durch weiche Substanzen gebildet – wie zum Beispiel Kohlenhydrate, Eiweiß und Fett – oder durch holzartige Substanzen – beispielsweise Lignine oder auch Zellulose. Daneben kommen noch weitere Stoffe vor, wie z. B. Mineralstoffe, Vitamine, Säuren, die man im Zellsaft finden kann.

Und dann gibt es noch die für jede einzelne Pflanzenart besonderen Stoffe wie ätherische Öle, Alkaloide, Glykoside, Schleimstoffe usw.

Man hat im Laufe der Zeit versucht, die einzelnen Inhaltsstoffe chemisch voneinander zu isolieren und sie danach zu definieren.

Bei all diesen wissenschaftlichen Versuchen, die Wirkung einer Pflanze an einem bestimmten Wirkstoff aufzuhängen, kommen wir doch nicht daran vorbei, dass eine Pflanze nun einmal ein Ganzes ist. Und mit diesem ganzheitlichen Ansatz lässt sich auch erklären, warum z. B. ein bestimmter Heiltee seine Wirkung zeigt oder eine Tinktur besonders hilfreich ist. In jeder Heilpflanze sind Wirkstoffe und sogenannte indifferente Stoffe (= Stoffe ohne besondere, spezielle Wirksamkeit) gemeinsam vorhanden. Diese indifferenten Stoffe verhelfen unserem Organismus dazu, die wichtigen Wirkstoffe der Pflanze schneller oder auch langsamer aufnehmen zu können. Wenn man beispielsweise den Hauptwirkstoff einer Pflanze isoliert, so wirkt er meist anders, als die Pflanze in ihrer Ganzheit im Körper wirksam wird. Lediglich durch das Zusammenspiel aller in der Pflanze vorhandenen Substanzen erhält die jeweilige Heilpflanze ihre spezielle Wirkung!

Der Wirkstoffgehalt einer Pflanze ist in den einzelnen Gewächsen niemals gleich. Schwankungen ergeben sich bedingt durch den Standort, das Klima, die Erntezeit, die Trocknung und die Lagerung (daher sollte man versuchen, wenn möglich den richtigen Erntezeitpunkt einzuhalten und bei der Trocknung und Lagerung besonders sorgfältig zu sein). Nur dann kann man sicher sein, dass die getrockneten Pflanzen auch später noch ihre Wirkung entfalten können.

Einige der pflanzlichen Substanzen sind wasserlöslich (*hydrophil*) und können sich z. B. auch in unseren Hydrolaten wiederfinden. Dazu müssen sie aber *flüchtig* sein, das heißt, ihr Molekulargewicht muss niedriger sein als 250 g/mol[97]. Einige sind fettlöslich (*lipophil*) und wir finden sie dann beispielsweise konzentriert im ätherischen Öl der entsprechenden Pflanze.

Schauen wir uns aber die Inhaltsstoffe einer Pflanze ein wenig genauer an, so finden wir die sogenannten *primären* und die *sekundären* Pflanzeninhaltsstoffe, und die sollten uns schon einen weiteren Blick wert sein …

Was sind primäre Pflanzeninhaltsstoffe?

Primäre Pflanzeninhaltsstoffe kommen in allen höheren Pflanzen[98] vor. Sie haben vor allem mit der Photosynthese, Atmung, Lipidsynthese (Fett-Synthese) usw. zu tun. Es sind jene Stoffe, die unserem Körper Energie liefern und für uns lebensnotwendig sind.

Hier gibt es drei große Gruppen:

- **Kohlenhydrate**
- **Eiweißstoffe**
- **Fette**

Kohlenhydrate:

Kohlenhydrate sind Zucker (Einfach- und Mehrfachzucker) und Stärke-Inhaltsstoffe.

Nicht nur Pflanzen benötigen Kohlenhydrate für ihren Stoffwechsel, sondern auch wir Menschen, alle Tiere und auch die einzelligen Organismen. Kohlenhydrate werden während der Photosynthese aus Kohlendioxid und Wasser in der Pflanze gebildet.

Einerseits benötigen Pflanzen die Kohlenhydrate für ihren eigenen Energiestoffwechsel, andererseits lagern sie Kohlenhydrate als Speichersubstanz ein.

Auch die Ballaststoffe gehören zu den Kohlenhydraten. Sie sind – als Bestandteil von Nahrungsmitteln – für uns im Magen unverdaulich und werden erst von der Dickdarmflora abgebaut. Sie fördern das Wachstum und die Aktivität von Milchsäurebakterien im Darm. Man teilt sie ein in wasserlösliche und wasserunlösliche Ballaststoffe.

Zu den **wasserlöslichen** gehören die Pektine, die Schleimstoffe, das Inulin.

Zu den **wasserunlöslichen** zählt man Lignin und Zellulose (der Hauptbestandteil der pflanzlichen Zellwände).

Pektine können – wie wir wissen – gelieren, das bedeutet, dass sie in einer wässrigen Lösung vom Sol- (= zäher Zustand) in den Gel-Zustand (= gallertartiger Zustand) übergehen. Sie vermögen so beispielsweise auch zu einer Verkürzung der Blutgerinnungszeit beizutragen.

Polysaccharide (also Mehrfachzucker) sind wasserlöslich. Sie aktivieren unsere Immunzellen.

Inulin besteht größtenteils aus für uns unverdaulichen, wasserlöslichen Polysacchariden (Fructose). Es wird nicht zu Glukose abgebaut, daher braucht der Körper kein Insulin, um Inulin zu verarbeiten.

Eiweißstoffe:

Proteine bzw. Eiweiß stellen die Grundbausteine des Zellorganismus dar. Der Aufbau erfolgt aus 21 verschiedenen Aminosäuren (beim Menschen), von denen der menschliche Körper jedoch nicht alle selbst synthetisieren kann. Diese insgesamt zehn sogenannten essentiellen Aminosäuren[99] müssen daher über die Nahrung als pflanzliche Proteine aufgenommen werden. Sie sind für uns Menschen unersetzliche Nahrungsbestandteile und wichtige Bausteine für unsere Zellen und das Gewebe. Im Blutplasma sind sie Transportmittel für Vitamine, Eisen, Cholesterin etc., sie spielen aber auch bei der Verdauung eine gewisse Rolle.

Fette und Öle:

Neben den Kohlenhydraten und Proteinen sind Fette und Öle der dritte Grundbaustein unserer Ernährung. Fette und Öle sind Ester des dreiwertigen Alkohols Glycerin (*Triglyceride*) mit Fettsäuren von unterschiedlicher Kettenlänge. Diese Fettsäuren können gesättigt sein oder ein- bzw. mehrfach ungesättigt.

Fette gehören zu den lebensnotwendigen Bestandteilen des Pflanzenstoffwechsels.

Pflanzliche Öle zeichnen sich durch einen besonders hohen Gehalt an den sogenannten einfach und mehrfach ungesättigten Fettsäuren aus, während tierische Fette überwiegend gesättigte Fettsäuren beinhalten.

Wir benötigen Fette, um bestimmte fettlösliche Stoffe dem Körper zuführen zu können. Dazu zählen beispielsweise auch die Vitamine. Fette und Öle sind aber auch Schutz für unsere Organe und Baustoffe für unsere Zellen. Einfach ungesättigte Fettsäuren kann unser Körper zum Teil selbst herstellen, mehrfach ungesättigte Fettsäuren allerdings nicht.

Was sind sekundäre Pflanzeninhaltsstoffe?

Es gibt mehr als 30 000 sekundäre Pflanzeninhaltsstoffe und es würde dieses Kapitel bei Weitem sprengen, wenn wir nur die Hälfte davon besprechen wollten. Das ist auch nicht nötig. Wir wollen uns hier lediglich die wichtigsten herausnehmen, damit meine diesbezüglichen Anmerkungen bei den einzelnen Pflanzen für Sie besser verständlich sind.

Die sekundären Inhaltsstoffe kommen in den Pflanzen nur in geringen Mengen vor und werden vor allem als Schutz- und Abwehrstoffe gegen Schädlinge gebildet, aber auch als Lockstoffe für die bevorzugten Insekten.

Auch die sekundären Pflanzeninhaltsstoffe haben eine nicht zu unterschätzende Wirkung auf den menschlichen (und auch den tierischen) Körper, denn sie üben auch in unserem Körper eine Anzahl von Schutzwirkungen aus: Sie können uns vor freien Radikalen schützen, sie können Krankheitserreger abtöten, aber sie können vor allem auch unser Immunsystem unterstützen und stärken. Andererseits: Sie gehören nicht zu jenen pflanzlichen Stoffen, die für uns Nahrung sind.

Vor allem handelt es sich bei den sekundären Pflanzeninhaltsstoffen um

Alkaloide, Bitterstoffe, Gerbstoffe, Glykoside (Saponine, Herzglykoside, Flavone und Flavonoide, Anthocyane), Kieselsäure, Schleimstoffe, ätherische Öle, Harze

Die sekundären Pflanzeninhaltsstoffe kommen aber oftmals nicht in der ganzen Pflanze gleichermaßen verteilt vor. In der einzelnen Pflanze finden sich diese Stoffe meist in besonderen Zellen oder in spezialisierten Geweben. Alkaloide beispielsweise finden sich in ganz speziellen Haaren oder Schuppen der Pflanze.

Auch hat man festgestellt, dass die Pflanzen manche ihrer Schutzstoffe nur dann bilden, wenn sie angegriffen werden. Trotzdem gibt es Tiere, die sich den pflanzlichen Schutzstoffen so weit angepasst haben, dass sie kein Problem damit haben, diese für andere giftigen Pflanzen dennoch zu fressen.

Was sind also sekundäre Pflanzeninhaltsstoffe im Detail und was bewirken sie?

Alkaloide

Immer dann, wenn eine Pflanze einen besonderen Stickstoff-Sauerstoff-Stoffwechsel besitzt, entstehen in ihr die Alkaloide. Sie gehören zur formenreichsten Gruppe der sekundären Pflanzeninhaltsstoffe.

Chemisch gesehen sind Alkaloide basische Stoffe (also mit einem pH-Wert über 7), die aus den Aminosäuren der Pflanze entstehen. Zu den Alkaloiden zählt man z.B. *Atropin, Nikotin, Solanin, Aconitin, Kokain, Koffein …*

Wir finden sie in den Nachtschattengewächsen (Erdäpfel, Paradeiser, Tollkirsche etc.), aber auch in den Mohngewächsen (*Morphin*) und in den Hahnenfußgewächsen (Eisenhut – *Aconitin*). Oftmals tragen sie den Namen der Pflanze, in der sie als wichtigstes Alkaloid vorkommen. Alkaloide dienen der Pflanze als Schutz vor Bakterien, Viren und Pilzen, aber auch als Fraßschutz. Wie groß die Menge der Alkaloide in einer Pflanze ist, hängt vor allem von der Temperatur und der Feuchtigkeit (Luft- und Bodenfeuchtigkeit) ab.

Alkaloide wirken oftmals auch stark giftig auf uns Menschen. Dennoch erzeugt man aus ihnen wichtige Arzneistoffe.

Die **Pyrrolizidin-Alkaloide**, die in manchen Heilkräutern vorhanden sind, stehen immer wieder im Verdacht, unerwünschte Nebenwirkungen zu erzeugen, wie z. B. auch beim Huflattich (*Tussilago farfara*) vermutet wird. Heute weiß man aber, frei nach Paracelsus, dass lediglich **die Dosis** dieser Pyrrolizidin-Alkaloide ihr Gift ausmacht.

Ätherische Öle

Ätherische Öle bestehen aus Kohlenwasserstoffen und ihren Verbindungen. Auch ätherische Öle schenken der Pflanze Schutz vor Viren, Pilzen, Fraßfeinden. Andererseits locken sie aber mit ihrem Duft die für die jeweilige Pflanze richtigen Insekten herbei.

Alle Pflanzen besitzen ätherische Öle, aber nur bei wenigen ist der Gehalt an diesen flüchtigen Substanzen hoch genug, um sie auch als Einzelmittel verwerten zu können.

Ätherische Öle werden durch Wasserdampfdestillation, Kaltpressung (bei Zitrusfrüchten aus den Schalen) oder durch verschiedene Auszugsverfahren mit Lösungsmitteln gewonnen.

Bei der Wasserdampfdestillation entsteht als Nebenprodukt das **Hydrolat** (auch Pflanzenwasser), das einige der sekundären Inhaltsstoffe beinhalten kann.[100]

Wenn wir ätherische Öle anwenden, sollten wir ihre jeweils entsprechenden Indikationen und Kontraindikationen kennen, denn auch sie sind nicht ganz ohne, wenn man sie als Einzelstoffe betrachtet. In der Phytotherapie jedoch – wenn sie im Pflanzenmaterial verbleiben – sind sie beispielsweise für den Duft unseres Tees, für den unserer Salbe usw. verantwortlich und entfalten ihre Wirkung (in abgeschwächter Form) zum Wohl unserer Gesundheit.

Bitterstoffe

Viele Pflanzen schmecken bitter. Oft warnt uns der bittere Geschmack einer Pflanze auch davor, sie zu essen. Die sogenannten Bitterstoffe, die vor allem die Magensaftsekretion intensiv anregen und eine kräftigende Allgemeinwirkung besitzen, sind jedoch meist gut verträglich, wenn man sie entsprechend dosiert. Die Geschmacksrezeptoren am Zungengrund – dort ist die entsprechende Zone, auf der wir bitter registrieren – lösen sie eine erhöhte Speichelsekretion aus, in der Folge regen sie auch die Galle, die Leber und die Bauchspeicheldrüse an.

Heilpflanzen, die besonders viele dieser Bitterstoffe enthalten, werden vor allem zur Verdauungsanregung eingesetzt, aber auch wenn der Appetit fehlt, in der Rekonvaleszenz und bei nervöser Erschöpfung.

Bitterstoffe helfen den Pflanzen ebenfalls, sich vor ihren Fraßfeinden zu schützen.

Enthält die Pflanze neben dem Bitterstoff auch noch einen relativ hohen Anteil an ätherischem Öl, so wird durch den Duft meist die Magensaftsekretion zusätzlich schon alleine angeregt. Diese Pflanzen wirken vor allem auch bis zu einem bestimmten Grad antibakteriell und antiparasitär. Manche sind durch diese Kombination Bitterstoff – ätherisches Öl auch ein wenig harntreibend.

Bitterstoffe in der Kombination mit ätherischen Ölen und Scharfstoffen wirken besonders gut auf die Kreislauffunktionen ein. Das kommt aber bei den heimischen Pflanzen kaum wirklich vor.

Carotinoide

Bei den Carotinoiden haben wir es mit natürlichen Farbstoffen zu tun, die den Pflanzen einen gelben, orangen bis hin zu rötlichem Farbton schenken. Sie sind Lieferanten für Provitamin A und schützen unsere Zellen vor freien Radikalen. Außerdem stärken sie das Immunsystem und können in manchen Fällen sogar die Entstehung von Krebszellen hemmen. Zumeist kommen sie in grünen Gemüsen, in Kräutern und in Obst vor.

Gerbstoffe

Ein Gerbstoff ist in der Lage, Eiweißstoffe in der Haut und der Schleimhaut zu binden und zu verändern. Dadurch entzieht er den Bakterien in diesen Bereichen die Lebensgrundlage. Gerbstoffe und Bitterstoffe ergänzen einander. Das ist beispielsweise auch beim Hopfen (*Humulus lupulus*) der Fall, der eine besonders appetitanregende Wirkung besitzt. Besonders gerbstoffhaltige Pflanzen (dazu zählen beispielsweise die Eiche – *Quercus robur*, oder auch die Blutwurz – *Potentilla erecta*) sollte man nicht unbedingt in großer Menge zu sich nehmen, da sie eine stark adstringierende (= zusammenziehende und austrocknende) Wirkung auf die Magenschleimhaut haben. Diese zusammenziehende Wirkung ist aber z. B. gerade bei der Hautpflege oftmals erwünscht, weil sie dadurch das Eindringen von Bakterien, Pilzen und Chemikalien in die obersten Hautschichten verhindern kann. Gerbstoffe wirken grundsätzlich entzündungshemmend, antibiotisch, wundheilend und lokalanästhetisch (vor allem auf die Schleimhäute des Mundes und des Rachens). Und sie hemmen die Sekretion der Schweißdrüsen.

Vor allem, wenn man sich schwarzen Tee zubereitet, sollte man darauf achten, dass er, je länger man ihn ziehen lässt, umso mehr Gerbstoffe enthält, was ja nicht immer dem Geschmack dienlich ist.

Chemisch gesehen sind Gerbstoffe Abkömmlinge der Saccharide. Sie dienen den Pflanzen vor allem als Schutz vor Schimmelpilzen und Viren. Im Buch finden Sie unter anderem auch die Walnuss (*Juglans regia*) und den Rotklee (*Trifolium pratense*) beschrieben, die ebenfalls relativ viele Gerbstoffe besitzen.

Glykoside

Eine wichtige Gruppe der sekundären Pflanzeninhaltsstoffe sind die Glykoside, die sich in mehrere Hauptgruppen einteilen lassen.

Glykoside sind Verbindungen von Pflanzenzucker, z. B. Glucose, mit verschiedenen anderen zuckerfremden Bestandteilen. Durch Hydrolyse (das ist eine Aufspaltung unter Wasseraufnahme) können sie in einen Zucker und einen Nicht-Zucker aufgespalten werden. Dieser Nicht-Zucker bestimmt die Gruppe des entsprechenden Glykosids und damit weitgehend auch die Wirkung der Pflanze.

Auch Glykoside werden von den Pflanzen als Abwehrstoff genutzt.

Anthocyane

Der Name Anthocyane stammt von *anthos* = Blüte und *kyanos* = blau (griech.). Wir haben es mit Pflanzenfarbstoffen zu tun, die je nach dem Zellsaft der Blüten von Rot bis Dunkelblau und Violett reichen (in einzelnen Fällen kann es auch zu schwarzen Blüten kommen – die sind dann eigentlich aber tiefdunkelviolett).

Anthocyane haben jedenfalls eine bakterienhemmende und eine das Immunsystem unterstützende Wirkung. Man zählt sie im weiteren Sinne zu den Glykosiden.

Cyanogene Glykoside

Bei diesen Glykosiden wird meist Blausäure gebildet, die für Tiere und Menschen hochgiftig ist. Blausäure wirkt auf die Atmung und lähmt die Energiesynthese. Wir finden solche Glykoside beispielsweise in den Kernen der Eberesche (*Sorbus aucuparia*), aber bekannterweise auch in den Kernen von Quitten, Marillen und Pfirsichen.

Flavone und Flavonoide

bezeichnen eine Vielzahl von Farbstoffen, die in den Pflanzen vorkommen können. Der Name leitet sich von *flavus* = gelb (lat.) ab. Man kennt derzeit etwa 5000 verschiedene, z. B. das Hesperidin (kommt in den Zitrusschalen vor), das Quercetin (besonders in Äpfeln und Zwiebeln vorhanden), die Anthocyane (die Sie weiter oben finden) und Isoflavonoide (Phytoöstrogene).

Allen gemeinsam ist, dass sie eine antioxidative Wirkung besitzen und besonders auf das Kreislaufsystem positiv einwirken. Sie können entgiften, sind antimikrobiell, senken den Cholesterinspiegel und hemmen Entzündungen. Sie besitzen also sehr unterschiedliche Wirkungen. Und sie sind an der Gesamtwirkung einer Pflanze immer aktiv mitbeteiligt! Auch sie sind genau genommen eine Untergruppe der Glykoside.

Herzglykoside (Digitalis- oder auch Steroidglykoside)

sind eigentlich giftig und kommen in Pflanzen vor, die vor allem in der Vergangenheit volksmedizinisch genutzt wurden. Eine dieser Pflanzen ist der Fingerhut (*Digitalis*), der dafür auch seinen Namen hergegeben hat. In diesem Buch finden Sie lediglich die Beschreibung einer einzigen Pflanze, die Herzglykoside beinhaltet, nämlich jene des Roten Fingerhuts.

Saponine

Saponine gehören ebenfalls zu den pflanzlichen Glykosiden. Sie haben die Eigenschaft, die Oberflächenspannung des Wassers zu verändern. Verwendet man sie in Zusammenhang mit Ölen, so wirken sie emulgierend. In Verbindung mit Wasser entwickeln sie ein hohes Schaumvermögen. Saponine sind auch in Alkohol löslich.

Manche Saponine werden als giftig eingestuft, was wiederum mit der Menge zusammenhängt, die man in einer Pflanze finden kann bzw. die man zu sich nimmt; allerdings gibt es solche gefährlichen Mengen in keiner der von mir im Buch angeführten Pflanzen.

Pflanzen, die Saponine enthalten, entwickeln seifenähnliche Eigenschaften (siehe Seifenkraut – *Saponaria officinalis*). Saponine bestehen aus Zuckerbausteinen (*Monosacchariden*) auf der einen Seite und Sapogenin auf der anderen Seite.

Im Darm können Saponine nur schlecht resorbiert werden, dadurch wirken sie letztlich kaum toxisch auf den menschlichen Körper. Die körperliche Wirkung von Saponinen kann allerdings recht unterschiedlich sein. Sie können expektorierend (auswurffördernd) wirken, aber auch – bei falscher Anwendung – zu Vergiftungen führen (siehe oben!). Außerdem sind sie antiviral und antibiotisch. Wegen ihrer Oberflächenaktivität kommt es bei der inneren Anwendung von saponinhaltigen Pflanzen zu einer Verflüssigung des zähen Schleims im Körper, der dann leichter abgehustet werden kann bzw. leichter abfließt.

Manche Pflanzen mit Saponin werden auch in wassertreibenden Tees verwendet, z. B. in Blutreinigungstees. Ihre Wirksamkeit erstreckt sich dabei auch auf Hautunreinheiten oder rheumatische Beschwerden. Einige Saponine wirken auch entzündungswidrig.

Senfölglykoside

sind ebenfalls als Fraßschutz der Pflanzen bekannt, sie finden wir bei den Vertretern der Kreuzblütler (*Brassicaceae*). Dazu gehört zum Beispiel der Ackersenf (*Sinapis arvensis*). Bei Senfölglykosiden spaltet sich der Zuckerrest ab und es bildet sich Senföl. Diese Senföle haben einen scharfen Geschmack und besitzen meist auch einen herben, stechenden Geruch.

Harze

Bei vielen holzigen Gewächsen finden wir Harze, Naturstoffe (Absonderungen), die im Wasser unlöslich sind, aber in Fett bzw. Öl aufgelöst werden können. In kleinen Mengen kommen sie auch in den ätherischen Ölen vor (dann werden sie oft *Balsam* genannt).

Harze können sehr alt werden. Das beste Beispiel dafür ist der Bernstein, der viele Jahrtausende alt ist. Aber auch unsere heimischen Harze können das. Sie wirken desinfizierend, entzündungshemmend und – im ätherischen Öl – auch hautpflegend. Im alpinen Raum werden gerne Lärchenpech und Fichtenharz für Salben verwendet.

Kieselsäure

Kieselsäure kommt im Boden vor und wird von vielen Pflanzen aufgenommen. Sie wird in den Zellmembranen bzw. in der Zellsubstanz, im Protoplasma, gespeichert. Die Salze der Kieselsäure sind teilweise auch wasserlöslich.

Für den menschlichen Körper ist Kieselsäure ein wichtiger Bestandteil, vor allem in Haaren, Haut, Nägeln und Bindegewebe wird sie benötigt.

Ein wichtiger Kieselsäure-Lieferant ist der Ackerschachtelhalm (*Equisetum arvense*).

Phytoöstrogene

Wir finden Phytoöstrogene in vielen Pflanzen. Sie sind strukturell unseren im menschlichen Körper vorkommenden Östrogenen sehr ähnlich und helfen dabei, unseren Körper und unser Immunsystem zu stärken.

Vor allem sind sie aber wichtig, wenn Wechselbeschwerden verbessert werden sollen, oder wenn es darum geht, die Osteoporose-Anfälligkeit zu senken. Ein Beispiel für eine phytoöstrogenhaltige Pflanze ist der Rotklee (*Trifolium pratense*).

Phytosterine

befinden sich in den Pflanzenmembranen. Sie sind ähnlich strukturiert wie Cholesterin und werden dazu verwendet, den Cholesterinwert zu senken. Beispielsweise finden wir sie in den Wurzeln der Brennnessel (*Urtica dioica*).

Schleimstoffe

Schleimstoffe sind kohlenhydrathaltige Stoffe, die in der Kombination mit Wasser stark aufquellen. Sie bilden eine viskose (= fadenziehende) Flüssigkeit. Immer dann, wenn die Zellwände einer Pflanze besonders reich an Kohlenhydraten, aber mit wenig oder gar keiner Zellulose kombiniert sind, dann bilden sich beim Aufnehmen von Wasser Schleime. Allerdings findet man sie nur in wenigen Pflanzen in einer derart hohen Konzentration, dass sie auch eine entsprechende therapeutische Nutzung ermöglichen. Dennoch beeinflussen sie die Wirkung der anderen Pflanzeninhaltsstoffe manchmal sehr stark.

Schleimstoffe wirken reizmildernd, der Schleim legt sich dabei in einer feinen Schichte auf die Schleimhäute und wirkt so stark beruhigend. Entzündungen können dadurch besser abklingen. Hustenstillend wirken sie nur dann, wenn es sich um einen Reizhusten handelt, der im Rachenbereich ausgelöst wird. Allerdings schwächen sie dabei auch die Geschmacksempfindungen ab.

Beim Huflattich (*Tussilago farfara*) finden wir eine optimale Zusammensetzung der Gerbstoffe, Bitterstoffe und Schleimstoffe, die bei Reizhusten ein wirkungsvolles Hilfsmittel ergeben.

Schleime können auch leicht abführend wirken, wie z. B. beim Leinsamen (*Linum usitatissimum*).

Obwohl ich hier nur eine kleine Anzahl der sekundären Pflanzeninhaltsstoffe genannt habe, können Sie dennoch sehen, dass diese Stoffe für uns im naturheilkundlichen Bereich von wesentlicher Wichtigkeit sind. In der Volksheilkunde des Mittelalters und der Renaissance wusste man um die einzelnen Inhaltsstoffe beispielsweise noch nicht Bescheid, dennoch hat man die Wirksamkeit der Pflanzen erkannt und sie entsprechend genutzt.

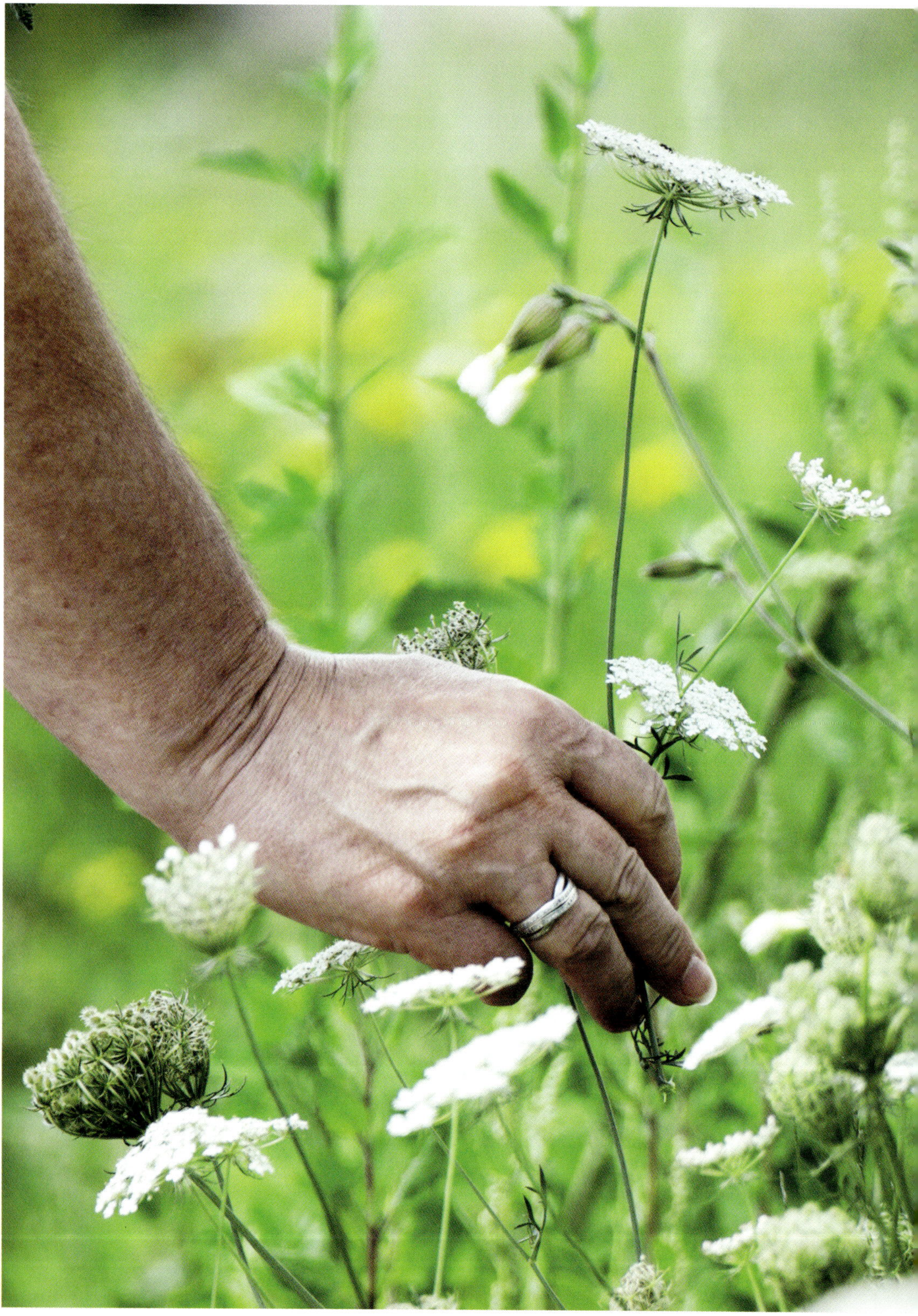

Wie werden Kräuter und anderes Pflanzenmaterial gesammelt, getrocknet und aufbewahrt?

Sie wurden durch dieses Buch *angesteckt* und wollen nun selbst Ihre eigene Hausapotheke mit Kräutern, Knospen, Blüten anlegen?

Dazu ist es auch wichtig zu wissen, was Sie wann wofür ernten können und wie man diese Dinge aufbewahrt bzw. verarbeitet. Die nachstehenden Informationen sollen Ihnen in Kurzform dazu einen Überblick bieten.

Egal, welches Pflanzenmaterial wir sammeln, der richtige Zeitpunkt und das richtige Weiterbehandeln und Aufbewahren sind immer verantwortlich dafür, ob Ihre Pflanzenmaterialien auch nach einigen Wochen oder Monaten noch verwendbar sind oder nur mehr auf den Kompost gehören.

„In der Natur durchströmt den Menschen trotz all seiner Sorgen wunderliches Wohlbehagen."

Ralph Waldo Emerson

Für das Sammeln gelten folgende Grundregeln:

- Sammeln Sie nur jene Pflanzen, die Sie auch gut kennen bzw. mit Hilfe eines guten Bestimmungsbuchs eindeutig zuordnen können.

- Bitte sammeln Sie immer nur das, was Sie brauchen und nur so viel, wie Sie für Ihren Eigenbedarf benötigen, und gehen Sie sorgsam mit unseren Ressourcen um. Die Natur wird Ihnen dafür dankbar sein!

- Pflanzen sind Lebewesen! Bitte gehen Sie bei Ihrer Arbeit mit ihnen respektvoll um.

- Sammeln Sie nur gesunde Pflanzen und niemals alle Blüten und Blätter einer Pflanze. Wenn Sie der Pflanze einen Teil belassen, kann sie weiterwachsen und vielleicht auch im nächsten Jahr wieder austreiben oder es können einjährige Pflanzen noch aussamen und dadurch ihr Überleben sichern. Das bedeutet auch, nicht alle Pflanzen vom selben Standort *abzugrasen*, sondern auch einmal das Revier zu wechseln.

- Am besten ist es, die Pflanzen mit der Hand abzupflücken. Das wird nicht immer gehen, da manche Pflanzen einen harten oder zähen Stängel besitzen. In diesem Fall mit einem scharfen Messer oder einer scharfen Schere abschneiden, damit die Pflanze nicht beim Pflücken ausgerissen wird. Eine kleine Kupfersichel kann dabei hilfreich sein ...

- Pflanzen, an denen sich Ungeziefer befindet oder gar Pilze bzw. Schimmel, lässt man unbedingt stehen. Sie eignen sich nicht dazu, uns als Heilmittel zu dienen.

- Wenn Sie Wurzeln sammeln, schließen Sie bitte das gegrabene Loch wieder mit Erde. Auch hier belasse ich immer einen Teil der Wurzel im Boden.

- Kontrollieren Sie daheim vor der Weiterverwendung die gesammelten Pflanzen nochmals: Haben Sie versehentlich doch eine giftige oder unbekömmliche Pflanze mitgenommen? Sind alle Pflanzen frei von Pilzbefall und Schädlingen? Sie ersparen sich auf diese Weise einerseits Vergiftungen (wenn Sie die Pflanzen zum Kochen verwenden oder beispielsweise für Tee) oder Ärgernisse (wenn der Ölauszug, die Tinktur möglicherweise dann nicht hält).

- Sammeln Sie bitte nur auf schadstoffarmen Plätzen (also nicht neben einer stark befahrenen Straße oder einer sichtbar gedüngten Wiese). Vermeiden Sie es, in einem Naturschutzgebiet zu sammeln. Am besten sammelt man immer noch auf Wiesen, die man kennt, an Feldrainen, in Wäldern oder im eigenen Garten … Auch dort, wo das Gras hoch steht und als Viehfutter verwertet werden soll, sammeln wir nicht (die Bauern sehen das nicht gerne).

- Sammeln Sie bitte NIEMALS naturgeschützte und/oder gefährdete Pflanzen!

- Zum Sammeln verwendet man am besten einen luftigen Korb oder eine Stofftasche. (In Plastiksackerln können die Pflanzen zu schwitzen beginnen und rasch verderben.)

Der beste Zeitpunkt zum Sammeln

Grundsätzlich sollte es nicht regnen, wenn gesammelt wird. Es sollte auch nicht extrem feucht sein, wenn Sie auf die *Sammelpirsch* gehen. Nach einem starken Regen warte ich normalerweise ein bis zwei Tage mit trockenem Wetter ab, erst dann sammle ich meine Kräuter. Sollte es zu lange extrem trocken sein, könnten die Pflanzen einige ihrer wertvollen Wirkstoffe verloren haben. Das wäre auch nicht wirklich ideal!

Im Jahreslauf gibt es ebenfalls einige Tipps für den richtigen Zeitpunkt. Vielfach finden Sie die entsprechende Information bei den Pflanzenportraits und in der Tabelle im Anhang.

Allgemein gilt:

- Knospen, junge Blätter, Rinde, Baumsäfte – das wird im Frühling geerntet.
- Im Sommer ist die Zeit der Kräuter und teilweise des frühen Wildobsts.
- Wurzeln, Wildfrüchte und Samen sammelt man in den Herbstmonaten.
- Und im Winter genießen Sie dann Ihre verarbeiteten Köstlichkeiten …

Bei einigen Pflanzen sollte man auch auf die **Tageszeit** achten, zu der man sammelt. Wurzeln grabe ich beispielsweise an einem trockenen Herbstvormittag aus. Löwenzahnwurzeln im Speziellen sammelt man allerdings nicht im Herbst, sondern bereits im Frühling.

Pflanzen, die besonders viele ätherische Öle besitzen, sammle ich am späten Vormittag. Pflanzen, bei denen die Bitterstoffe einen großen Teil ihrer Heilkraft ausmachen, sollte man besser nachmittags ernten.

Für mich ist vor allem das TRADITIONELLE SAMMELN ein schöner Brauch geworden:

- Zur Osterzeit wird für die traditionelle Sieben- oder Neunkräuter-Suppe gesammelt, die uns die Frühlingskräfte bringen soll.
- Zu Walpurgis (30. April/1. Mai) sammle ich Kräuter, die mir auch zum Räuchern dienen.
- Der Johannisbuschen, den ich zur Sommersonnenwende sammle, dient mir auch als *Hexenbesen*. Jetzt werden aber auch die ersten heilkräftigen Sommerkräuter für Tinkturen und Mazerate gesammelt.
- Von Mariä Himmelfahrt am 15. August bis zum 8. September werden die Frauenkräuter gesammelt, Heilkräuter, die meine Hausapotheke unterstützen.
- Und zur Tagundnachtgleiche im Herbst beginnt das Wurzelgraben am besten bei Neumond.

Haben wir die begehrten Pflanzenteile nach Hause gebracht, so entscheiden wir über ihre Weiterverarbeitung. Bitte immer gleich beschriften! Sie wissen sonst später möglicherweise nicht mehr, was sich in Ihrer Dose, im Säckchen oder in der Flasche befindet!

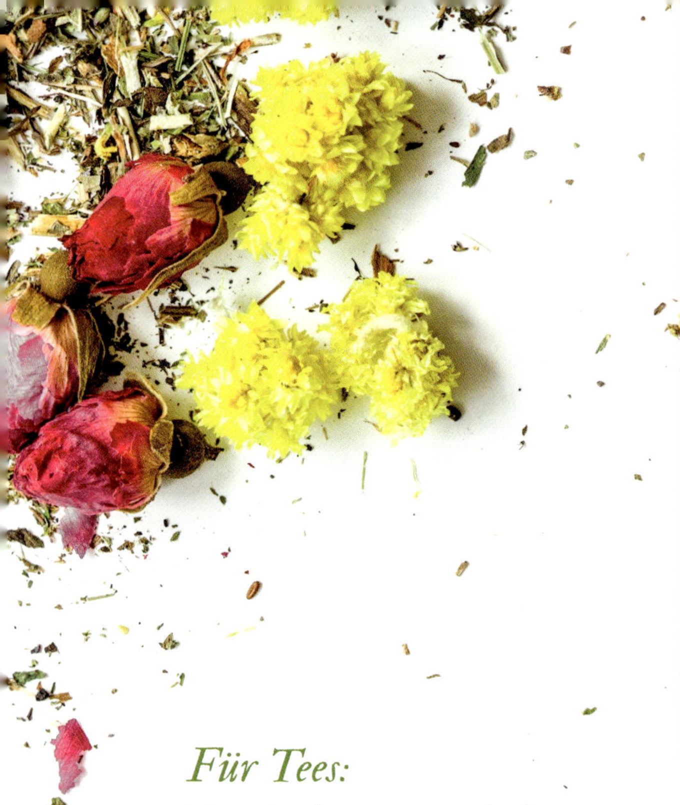

Für Tees:

Wenn Sie die Kräuter und Pflanzenteile nicht in frischem Zustand als Tee zubereiten wollen, dann müssen sie getrocknet werden. Ich lege dazu die einzelnen Pflanzen locker und luftig auf einem mit Küchenkrepp ausgelegten Tablett auf. Hier bleiben sie erst einmal 1–2 Tage (dadurch haben kleine Käfer oder Ameisen, die ich vielleicht versehentlich mitgebracht habe, noch eine Fluchtmöglichkeit). Danach stecke ich sie kopfüber in eine braune Papiertüte, die nicht verschlossen wird. Die Kräuter haben so gute Gelegenheit, noch in Ruhe weiter zu trocknen, und verlieren ihre Farbe nicht.

MEIN TIPP:

Rebeln Sie Ihre wertvollen Kräuter nicht sofort ab, sondern lassen Sie das Blattwerk an den Stängeln. Dadurch verlieren sie beim Trocknen und auch beim Aufbewahren nicht allzu viele der wertvollen Duftstoffe. Blätter von Bäumen, die für Tee verwendet werden sollen, werden ebenfalls locker aufgelegt und getrocknet. Mit Beeren verfahre ich ebenso.

Wie setzt man eine Tinktur oder Essenz an?

Manchmal ist es besser, eine Pflanze zur Tinktur zu verarbeiten.
Das ist überhaupt nicht kompliziert:

- Dazu benötigen Sie lediglich Weingeist, Wodka oder Korn und ein verschließbares Glas. Bei kleinen Mengen verwenden Sie saubere Marmeladegläser zum Ansetzen.

- Füllen Sie die angegebene Menge des Pflanzenmaterials in das Glas und gießen Sie den Alkohol darüber. Das Pflanzenmaterial sollte bedeckt sein.

- Man lässt den Ansatz für 4–6 Wochen stehen, am besten warm (nicht heiß) und an einem sonnigen Fenster. Dann wird abgeseiht und in dunkle Flaschen umgefüllt.

- Nehmen Sie für Ihre Tinktur aus Wurzeln, Zapfen und Hölzern einen hochprozentigen Alkohol (zumindest 70 %ig sollte er schon sein, 96 %iger Weingeist ist dafür sicher besser geeignet), um die Wirkstoffe aus dem doch festeren Material herauszulösen.

- Für Kräuter und Blüten verwende ich normalen 38 %igen Korn oder Wodka.

In einer ähnlichen Weise können Sie auch einen Würzessig herstellen. Dazu wird anstelle des Alkohols ein guter Apfelessig verwendet. **Aber Achtung: Nicht jede Pflanze eignet sich dafür!**

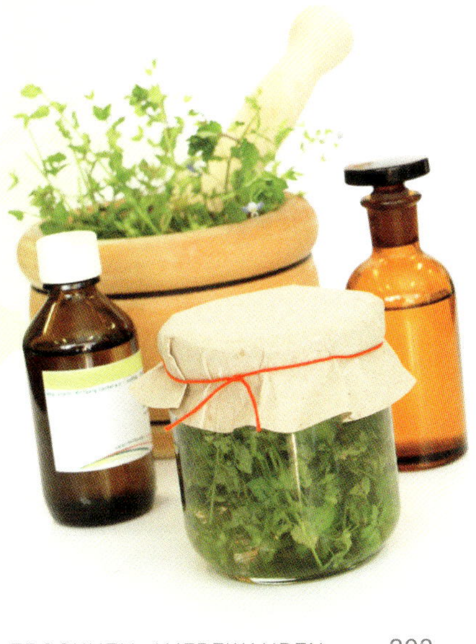

» VIDEO
Herstellung
Tinktur

Was ist ein Ölmazerat?

Als Ölmazerat bezeichnet man einen Pflanzenauszug in fettem Pflanzenöl. Dazu benötigen Sie – neben Ihren Kräutern – ein gutes natives Pflanzenöl.

Ich trockne die Pflanzen am liebsten einen Tag an, damit die Feuchtigkeit, die sich auf der Pflanze zumeist noch befindet, noch verdunsten kann. Danach werden sie in ein Glas geschichtet und mit dem Öl übergossen. Drücken Sie die Pflanzen eventuell noch mit einem Holzkochlöffel ein wenig hinunter, damit wirklich alles mit Öl bedeckt ist.

An einem warmen Platz bleibt unser Ansatz dann 4–6 Wochen stehen (bitte nicht in die Sonne stellen – Ausnahme ist hier Johanniskraut, das die Sonne benötigt). Dann wird abgeseiht und in dunkle Flaschen umgefüllt.

Sie haben's aber eilig? Dann empfehle ich einen Heißauszug:

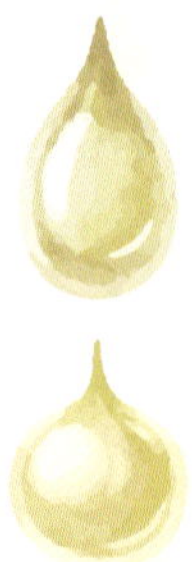

Das Pflanzenmaterial wird in ein altes Reinderl (kleine Kasserolle) gegeben, vorher bitte zerzupfen. Dann gießen Sie so viel fettes Pflanzenöl darüber, dass die Kräuter oder Wurzeln fingerbreit damit bedeckt sind. Bei einer Temperatur von ca. 60–65 °C lasse ich meinen Ölauszug nun vor sich hin simmern. Er darf NIE zu kochen beginnen, denn sonst werden die wertvollen Inhaltsstoffe zerstört! Nach etwa 1–2 Stunden schiebe ich den Topf vom Feuer und lasse nun mein Mazerat für mehrere Stunden ausdampfen (am besten mit einem Geschirrtuch abdecken). Danach wird abfiltriert und mein Ölauszug ist fertig. Falls erwünscht, kann ich ihn nun auch zu einer Salbe oder Creme weiterverarbeiten.

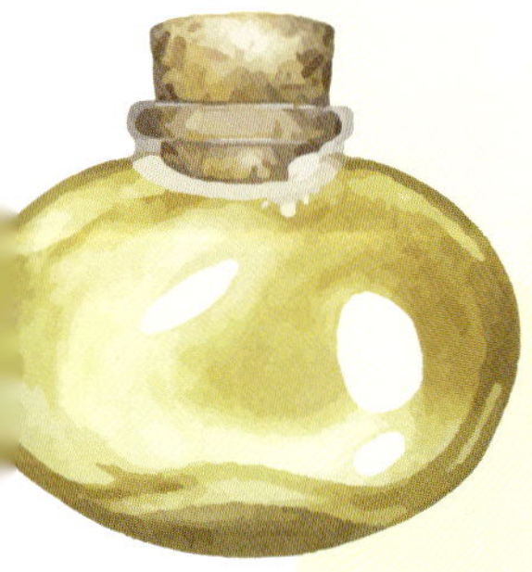

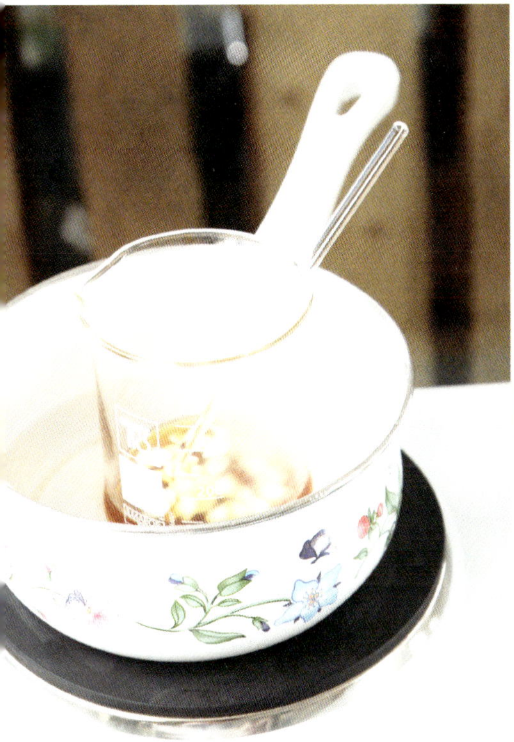

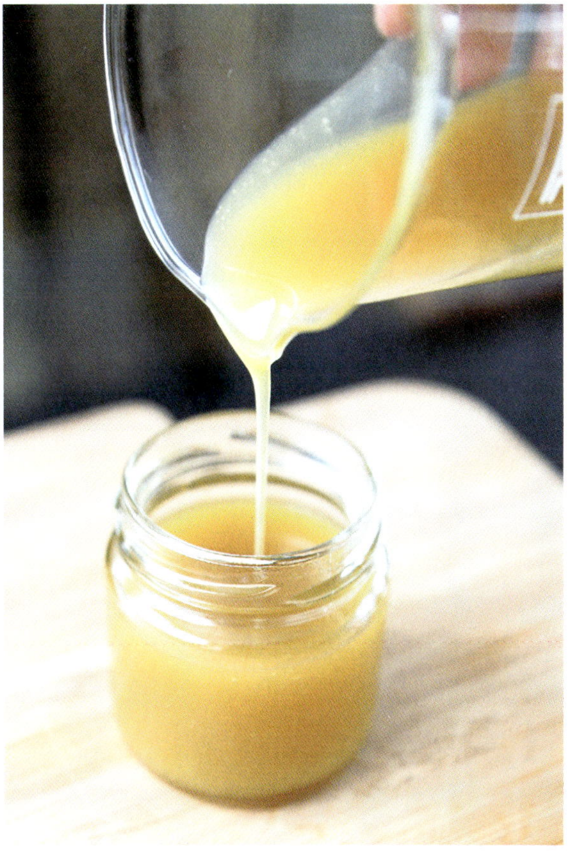

Einfaches Salbenrezept:

Dafür brauchen Sie Ihr Öl-Mazerat und ein wenig Bienenwachs:

- *50 ml Öl-Mazerat*
- *4 g Bienenwachs*

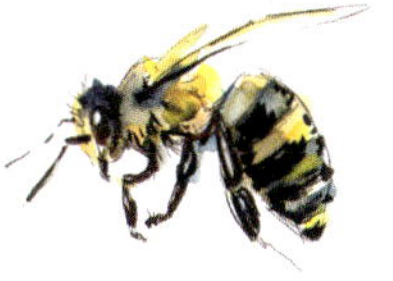

Das Bienenwachs im Mazerat bei möglichst niedriger Temperatur (max. 65 °C) aufschmelzen und in Tiegel füllen. Bei Bedarf können Sie natürlich auch noch bis zu 10 Tropfen ätherisches Öl hineinrühren.

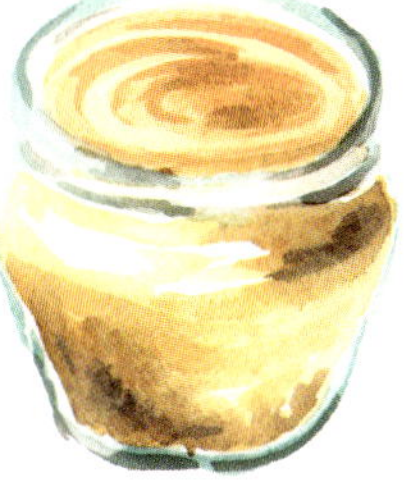

Falls Sie lieber weniger Bienenwachs verwenden wollen, nehmen Sie doch einfach nur 3 g davon und etwa 2 g Kakaobutter. Die Salbe bekommt dadurch eine schöne, eher weichere Konsistenz.

Anhang

GLOSSAR

A	
Absorption	Aufsaugen – Aufnahme eines Stoffes durch einen anderen
Abszess	Eitergeschwür
Acetylcholin	Essigsäureester, der als Neurotransmitter an Nervenendigungen frei wird
Adsorption	Anheftung an Oberflächen (z. B. bei Viren an den Zelloberflächen)
adstringierend	zusammenziehend
Affinität	Wesensverwandtschaft – in der Chemie z. B. für das Bestreben, eine Bindung einzugehen
Alchemie	Zweig der Naturphilosophie
Alkaloide	Gruppe von Pflanzeninhaltsstoffen, die Stickstoff enthält
Aminosäure	Grundmolekül der Eiweiße
analgetisch	die Schmerzempfindung aufhebend
antibakteriell	gegen Bakterien
Antidepressiva	Medikamente gegen Depression
antimykotisch	Pilzwachstum hemmend und Pilze abtötend
Antioxidantien	Stoffe, die eine Oxidation verhindern
Antipathie	Abneigung
antiphlogistisch	entzündungswidrig, gegen Fieber wirkend
antiseptisch	keimabtötend
antispasmodisch	krampflösend
antiviral	gegen Viren hilfreich
Anthocyane	Untergruppe der Flavonoide (Pflanzenfarbstoffe) mit blauen, roten und violetten Farbtönen, je nach pH-Wert
aphrodisisch	den sexuellen Trieb anregend
aquaretisch	die Harnausscheidung fördernd
Arterie	Schlagader
Aristoteles	griechischer Philosoph, 384–322 v. Chr.
Ätherische Öle	sekundäre Pflanzeninhaltsstoffe
Axon	langer, faserartiger Fortsatz der Nervenzelle, der den elektrischen Impuls weiterleitet
Ayurveda	Sanskrit: ganzheitliche Heilkunst aus Indien
B	
Bakterien	einzellige Kleinlebewesen
bakterizid	Bakterien abtötend
Bitterstoffe	sekundäre Pflanzeninhaltsstoffe

Brunfels Otto	Theologe, Mediziner, Botaniker, 1488–1534 in Mainz und Straßburg
Brunschwig Hieronymus	Arzt, Chirurg, Botaniker, 1450–1512 in Straßburg
C	
Chemotyp	optisch gleich aussehende Pflanzen mit deutlich unterschiedlichen chemischen Bestandteilen und dadurch unterschiedlichen therapeutischen Indikationen
Chi	Energie
Choleriker	aufbrausender Mensch
Chromatographie	chem. Verfahren zur Auftrennung eines Stoffgemisches
Culpeper Nicholas	englischer Arzt und Botaniker, 1616–1654
Cumarine	chemische Kohlenwasserstoffverbindungen mit speziellen Düften (gehören zu den Polyphenolen)
D	
Daidzein	Isoflavon
Dekubitus	Wundliegen
desinfizierend	keimtötend
Dioskurides	griechischer Arzt, 40–90 n. Chr.
E	
Empedokles von Akragas	griechischer Philosoph und Arzt, 495–435 v. Chr.
Emulsion	fein verteiltes Gemisch zweier normalerweise nicht mischbarer Flüssigkeiten, meist Öl und Wasser
Enzyme	Eiweißstoffe – Biokatalysatoren, die Prozesse beschleunigen
Epithel	äußere Hautschicht
Erythrozyten	rote Blutkörperchen
expektorativ	auswurffördernd
F	
Fermentation	chemische Reaktion, die unter Ausschluss von Luftsauerstoff abläuft
Ferulasäure	chemische Verbindung (Phenolsäure), antioxidativ
Flavonoide und Flavone	Pflanzenfarbstoffe (gehören zu den Polyphenolen)
Fuchs Leonhart	Mediziner, 1501–1566 in Tübingen
fungizid	pilzabtötend

G	
Galenus von Pergamon	Arzt in Griechenland und Rom, 129–199 n. Chr.
Genistein	Isoflavon
Gerbstoffe	sekundäre Pflanzeninhaltsstoffe
Glycitein	Isoflavon
Glykoside	Pflanzliche Stoffe, die hochempfindliche Substanzen stabilisieren und schädliche Stoffwechselprodukte in der Pflanze entgiften können.
H	
Habitus	Erscheinungsbild
Hämatom	Bluterguss (blauer Fleck)
halluzinogen	Sinnestäuschungen hervorrufend
Harz	Ausscheidungsprodukt von Pflanzen, speziell von Bäumen, sekundäre Pflanzeninhaltsstoffe
Heraklides von Tarent	lebte etwa um 75 v. Chr., griechischer Gelehrter
Hexan	industriell verwendetes, gesundheitsschädliches Lösungsmittel
Hippokrates von Kos	griechischer Arzt, 460–370 v. Chr.
Homöopathie	Heilkunde, die Gleiches mit Gleichem behandelt und heilt
Hormon	Botenstoff, der von Hormondrüsen freigesetzt wird
Humoralmedizin	Grundlage der meisten naturheilkundlichen Verfahren mit dem Ziel, die Harmonie der vier Elemente herzustellen und zu erhalten.
Hydrolipidfilm	Säureschutzmantel der Haut
Hydrolat	Nebenprodukt der Wasserdampfdestillation bei der Erzeugung ätherischer Öle
Hydrolyse	Spaltung eines Moleküls durch Reaktion mit Wasser
hydrophil	wasserliebend, in Wasser löslich
Hypo	das normale Maß unterschreitend
Hyper	das normale Maß überschreitend
hyperämisierend	die Durchblutung steigernd
Hypothalamus	Abschnitt des Zwischenhirns
I	
Ikosaeder	vielflächiger geometrischer Körper mit 20 gleichseitigen Dreiecken als Flächen
insektizid	Insekten tötend

Isoflavonoide	wertvolle Pflanzeninhaltsstoffe auf Basis der Polyphenole (Kohlenwasserstoffverbindungen)
K	
Kaffeesäure	chemische Verbindung (Phenolsäure), wirkt antioxidativ
kanzerogen	Krebs auslösend
Kapillare	kleinstes Blutgefäß
Karl der Große	auch „Carolus Magnus", König des Deutschen Reiches, 747-814,
karminativ	blähungstreibend
Katarrh	Entzündung an Schleimhäuten mit Beimengung von viel Schleim
Koniferen	Nadelgehölze
kontrahieren	zusammenziehen
L	
Leukozyten	weiße Blutkörperchen
Lignane	Kohlenwasserstoffverbindungen aus der Gruppe der Polyphenole
Lignine	Kohlenwasserstoffverbindungen aus der Gruppe der Polyphenole
lipophil	fettliebend, in Fett löslich, wasserabstoßend
Lymphozyten	Abwehrzellen, die zu den weißen Blutkörperchen gehören
M	
Melancholiker	schwermütiger Mensch
Membran	dünne Scheidewand
Metabolismus	Stoffwechsel, Aufnahme, Transport und chemische Umwandlung von Stoffen in einem Organismus
Mercurius	Gott der Antike, gleichzeitig geistiger Anteil der Grundprinzipien der alchemischen Natur
Mikroben	Kleinlebewesen, Bakterien, Viren ...
mukolytisch	schleimlösend
N	
neurotoxisch	Nervensystem schädigend/giftig
Neurotransmitter	Botenstoffe (z. B. Noradrenalin, Serotonin ...)
O	
Oktaeder	geometrischer Körper zusammengesetzt aus zwei Pyramiden
Octavia	Heilkundige Schwester von Kaiser Augustus
olfaktorisch	den Geruchssinn betreffend
oral	den Mund betreffend, durch den Mund

P	
Paracelsus	Theophrastus Bombast von Hohenheim, Arzt, 1493–1541
Parasorbinsäure	toxischer Bitterstoff
Pektine	primäre Pflanzeninhaltsstoffe
pH-Wert	Maß dafür, wie sauer oder basisch eine Substanz ist
Pheromone	Botenstoffe
Phlegmatiker	schwerfälliger, ruhiger Mensch
photosensitivierend	Durch manche Inhaltsstoffe in ätherischen Ölen werden die Melaninzellen der Haut dazu gebracht, das ultraviolette Licht geballt zu absorbieren und auf diese Weise verbrennungsartige Reizungen zu begünstigen.
Physiologie	Lehre der Körperfunktionen
Phytoöstrogene	Pflanzenstoffe mit einer ähnlichen Wirkung wie die körpereigenen Östrogene
Phytosterole	Fettbegleitstoffe in Pflanzen
Platon	griechischer Philosoph, 427–347 v. Chr.
Polaritäten	Gegensätze
Polysaccharide	Mehrfachzucker, primäre Pflanzeninhaltsstoffe
Proteine	primäre Pflanzeninhaltsstoffe
R	
respiratorisch	die Atmung betreffend
Rezeptoren	Bindungsstellen an Zelloberflächen
Rhizom	Unterirdische Sprossachse einer Pflanze, die die Funktion einer Wurzel erfüllt.
S	
Sal	materieller Anteil der alchemischen Grundprinzipien der Natur
Sanguiniker	fröhlicher Mensch
Saponine	chem. Stoffgruppe mit seifenähnlichen Eigenschaften (Pflanzeninhaltsstoffe, gehören zu den Glykosiden)
Schleimstoffe	sekundäre Pflanzeninhaltsstoffe
sedativ	beruhigend
Sekretion	Ausscheidung
sekretolytisch	schleimlösend
Signatur	Aussehen und Merkmal
Sinigrin	Senfölglykosid
spasmolytisch	krampflösend
spastisch	verkrampft
Steiner Rudolf	Philosoph und Arzt, 1861–1925

Steroide	gehören zur Gruppe der Lipide (Fette)
Sulphur (Sulfur)	Schwefel, gleichzeitig seelischer Anteil der alchemischen Grundprinzipien der Natur
Sympathie	Zuneigung
Symptom	(Krankheits-)zeichen
Syndrom	Komplex aus Symptomen
T	
Tabernaemontanus	Jacob Theodor zu Bergzabern, 1520–1590 in Heidelberg, Apotheker und Arzt
Tannin	Gerbstoff
TCM	Traditionelle Chinesische Medizin
TEH	Traditionelle Europäische Heilkunde
TEM	Traditionelle Europäische Medizin
Terpene	Kohlenwasserstoffe
Tetraeder	geometrischer Körper in Form einer Pyramide
Thrombozyten	Blutplättchen
U	
Unguentum	Salbe
uterotonisch	Gebärmutter sanft kräftigend und gegebenenfalls Wehen anregend
W	
Würfel	geometrischer Körper mit sechs quadratischen oder rechteckigen Seitenflächen
Y	
Yin und Yang	polare Elemente des Feng-Shui

QUELLENANGABEN

- Dr. Hans Martin Steingassner, Gemmotherapie – Phytotherapie – Mineralientherapie, Verlag Wilhelm Maudrich
- Ingrid Kleindienst-John, Hydrolate – Sanfte Heilkräfte aus Pflanzenwasser, Verlag Freya
- Ingrid Kleindienst-John, SOS Hustenzwerg - Ätherische Öle und Kräuter für Kinder von 0-12, Verlag Freya
- Ingrid Kleindienst-John, SOS Hexenschuss - Die besten Rezepte bei kleinen Beschwerden, Verlag Freya
- Karl Hiller & Günter Bickerich, Giftpflanzen und Arzneipflanzen, tosa-Verlag
- Ingrid und Peter Schoenfelder, Der neue Kosmos Heilpflanzenführer, Kosmos-Verlag, Stuttgart 2001
- Hieronymus Bock, Kreütterbuch darin unterscheidt Namen und Würckung der Kreütter, 1587, http://www.digitale-sammlungen.de/
- Sergius Golowin, Paracelsus, 2007
- Roger Kalbermatten, Wesen und Signatur der Heilpflanzen, 2002
- Prof. Peter Kurzmann, Die literarische Überlieferung zu den vier Elementen
- Anderegg-Web.ch, Die Philosophen der Antike
- Jacobus Theodorus Tabernaemontanus, Neuw Kreuterbuch, erschienen 1588, www.kraeuter.ch
- C. Priesner & K. Figala, Alchemie – Lexikon einer hermetischen Wissenschaft
- Pfarrer Kneipp, Pfarrer Kneipps Hausapotheke: Kräuter, Tees, Tinkturen, Öle und Pulver aus dem Garten Gottes, 1886 (Neuauflage 2008)
- Olaf Rippe, Die vier göttlichen Wurzeln der Existenz, Zeitschrift „Naturheilpraxis"
- Ilse-Sibylle Dörner, Das grüne Kochbuch, 1982
- Graupe/Koller, Delikatessen aus Unkräutern, 1983
- Eve Marie Helm, Wildpflanzen und Kräuter in der Küche, 1978
- Ursel Bühring, Meine Heilpflanzenschule, 2009
- Weiß/Fintelmann, Lehrbuch der Phytotherapie, 1999
- Sebastian Kneipp, Das große Kneippbuch, 1935
- Dr. Gerhard Madaus, Lehrbuch der biologischen Heilmittel, 1938
- Apotheker Mannfried Pahlow, Heilpflanzen
- Dr. Gerhard Madaus, Heilpflanzen in der modernen Therapie, 1936
- Hippokrates von Kos, Corpus Hippocraticum
- Dioskurides, De Materia Medica
- Jan Albert Rispens, „Die Eiche – Baum des Überflusses" in „Der Merkurstab" Heft 3/2011
- Hieronymus Bock, Niew Kreütterbuch, 1539
- Jacobus Theodorus Tabernaemontanus, Neuw vollkommentlich Kreuterbuch, erschienen im Jahr 1625 in gedruckter Form
- Michael Puff von Schrick, Von allen gebranten wassern, ynn welcher was man die nützen und gebrauchen sol /zu gesundheit und fristung der gebrechen der Menschen / Hienach folget ein nutzliche materi / von mancherley ausgebranten wassern / wie man die nützen und brauchen sol zu gesundtheit der menschen. Und das büchlein hat meister Michel Schrick Doctor der Ertzney / durch lieb und gepet willen Erberer personen / aus den büchern zusamen colligiert un beschrieben, ca. 1535 in Zwickau erschienen.
- Rosalia Neumann, Die wirthschaftliche und geschickte Wiener Köchin, Wien 1858
- Johannes Hartlieb, Puch aller verpoten Kunst ungelaubens und der zaubrey
- Adam Lonitzer, Kraeuterbuch und kuenstliche conterfeyungen der Baeumen / Stauden / Hecken..., Frankfurt 1564
- Gerhard Eis, „Altdeutsche Hausmittel gegen Trunkenheit und Trunksucht" in „Medizinische Monatsschrift" 15, 1961
- Norbert Lagoni, Vom Lärchenharz zum Terpentin bis Lärchenöl, LFW Bayern
- Jan Albert Rispens, „Die Linde" in „Der Merkurstab" 5/2006
- Hieronymus Brunschwig, Apoteck für den Gmeine[n] man der die Ertzet zu ersuchen am gut nicht vermügens, oder sonst in der not allweg nicht erraychen kann (Hieronymus Brunschwig, Augsburg 1529)
- Hieronymus Brunschwig, Das Buch der rechten Kunst zu Distillieren ..., Straßburg 1500
- Leonhart Fuchs, New Kreuterbuch, 1543
- Jan Albert Rispens, „Weiden – Bäume am Wasser" in „Der Merkurstab" 10/2009

- Siegrid Hirsch & Felix Grünberger, Die Kräuter in meinem Garten, Verlag Freya
- Norbert Lagoni, Der Walnussbaum – nützlich für Pharmazie und Medizin, LFW-Bayern
- Matthiolus, Kreutterbuch des Hochgelehrten und weltberühmten Herrn D. Petri Andreae Matthioli, 1611

INTERNETSEITEN

- http://www.awl.ch/heilpflanzen/berberis_vulgaris/
- http://www.giftpflanzen.com/tussilago_farfara.html
- http://www.pharmawiki.ch/materiamedica
- http://www.abocamuseum.it/bibliothecaantiqua
- http://www.wala.de
- http://www.waimann.de
- http://www.wikipedia.org
- http://www.kraeuterweisheiten.de
- http://www.digitale-sammlungen.de/

SONSTIGE QUELLEN

- Garten Weden Magazin 10/2009
- Garten Weden Magazin 31/2011
- Ovid, geb. 43 v. Chr. in Mittelitalien, gestorben vermutlich 17 n. Chr., römischer Dichter, Geschichte aus den „Metamorphoseon libri" → „Bücher der Verwandlungen": Seine Versionen der Sagen über griechische und römische Götter, die mir von meinem Großvater erzählt wurden.

FUSSNOTEN

1 Die gesamte westliche Philosophie beruht auf den Sieben Kosmischen Gesetzen, die vom „Dreimal großen Hermes" (= Hermes Trismegistos), dem griechischen Gott, auf Smaragd-Tafeln geschrieben und so den Menschen überliefert wurden. Die Tafeln sind bis heute verschollen, die Kosmischen Gesetze jedoch wurden mündlich überliefert.

2 Roger Kalbermatten, „Wesen und Signatur der Heilpflanzen", 2002

3 aus dem Buch "Paracelsus" von Sergius Golowin, 2007

4 Als „Planeten" wurden damals auch Sonne und Mond betrachtet, Uranus und Neptun beispielsweise waren noch nicht bekannt.

5 Darstellung aus Johann Daniel Mylius' Philosophia reformata (1622)

6 Der Anteil von Sauerstoff in der Luft beträgt etwa 21 %.

7 Sebastian Kneipp, Das große Kneippbuch, 1935

8 Madaus, Lehrbuch der biologischen Heilmittel, Bd. 1, Leipzig 1938

9 Neuw Kreuterbuch von Tabernaemontanus, 1588, www.kraeuter.ch

10 Pfarrer Kneipps Hausapotheke: Kräuter, Tees, Tinkturen, Öle und Pulver aus dem Garten Gottes, 1886 (Neuauflage 2008)

11 Ingrid Kleindienst-John, Hydrolate – Sanfte Heilkräfte aus Pflanzenwasser, 2018 (Freya-Verlag)

12 Pfarrer Kneipps Hausapotheke: Kräuter, Tees, Tinkturen, Öle und Pulver aus dem Garten Gottes, 1886 (Neuauflage 2008)

13 Apotheker Mannfried Pahlow, Heilpflanzen

14 Artemisia II.: gestorben ca. 350 v. Chr., war Gattin von Mausolos von Mylasa, Botanikerin und Medizinerin sowie die Bauherrin des Mausoleums von Halikarnassos, das zu den sieben Weltwundern zählte.

15 Gerhard Madaus, Heilpflanzen in der modernen Therapie, 1936

16 Moxen bezeichnet den Vorgang der Erwärmung von speziellen Punkten des Körpers und ist eine Therapieform der TCM.

17 Fuchs, „Hippokrates Sämtliche Werke", Bd. 3

18 Ingrid Kleindienst-John, Hydrolate - Sanfte Heilkräfte aus Pflanzenwasser, 2018 (Freya-Verlag)

19 Kreütterbuch darin unterscheidt Nammen und Würckung der Kreütter , 1587

20 Miriam Wiegele, Heilsames und aromatisches Grün, Band 2: Die Heilkräfte all der essbaren Pflanzen, ISBN 978-3-901618-69-7

21 http://www.awl.ch/heilpflanzen/berberis_vulgaris/

22 Bis zum „Bruch" eingekocht ist der Zucker dann, wenn man einen Tropfen in eiskaltes Wasser gibt, dieser sogleich erstarrt und sich glasartig brechen lässt.

23 https://de.wikipedia.org/wiki/Birkenpech

24 Jan Albert Rispens, „Die Eiche – Baum des Überflusses",

Artikel in „Der Merkurstab", Heft 3/2011

25 Hieronymus Bock, 1539

26 Jacobus Theodorus Tabernaemontanus, „Neuw vollkommentlich Kreuterbuch", 1625

27 Berichte der Bayerischen Landesanstalt für Wald- und Forstwirtschaft, Dezember 2003

28 Siegfried Bäumler, Heilpflanzenpraxis heute, Elsevier-Verlag

29 William Withering, „An account oft the Foxglove and ist medical uses", 1785

30 Verfasser des „Gart der Gesundheit" war der Frankfurter Stadtarzt Johann Wonnecke von Kaub, die Illustrationen stammen von Erhard Reuwich aus Utrecht, begonnen wurde mit der Aufzeichnung bereits 1470

31 aus dem Griechischen für Monatsblutung

32 Hekate ist die Vorläuferin der Mondgöttinen-Dreiheit Selene, Artemis und Persephone.

33 Johannes Hartlieb, „Puch aller verpoten Kunst ungelaubens und der zaubrey"

34 Adam Lonitzer, „Kraeuterbuch und kuenstliche Conterfeyungen der Baeumen / Stauden / Hecken ..." aus dem Jahr 1564, erschienen in Frankfurt

35 Madaus „Lehrbuch der biologischen Heilmittel" Bd. 1, Leipzig 1938

36 Gerhard Eis, „Altdeutsche Hausmittel gegen Trunkenheit und Trunksucht" in „Medizinische Monatsschrift" 15/1961

37 Madaus, Lehrbuch der biologischen Heilmittel, Bd. 1, Leipzig 1938

38 http://www.giftpflanzen.com/tussilago_farfara.html

39 Madaus, 1938

40 „Phytanthoza-Iconographia, Oder Eigentliche Vorstellung Etlicher Tausend, so wohl Einheimisch- als Ausländischer, aus allen vier Welt-Theilen, in Verlauf vieler Jahre, mit unermüdetem Fleiß Von Johann Wilhelm Weinmann ... ältesten Apotheckern in Regenspurg gesammleter Pflantzen, Bäume, Stauden, Kräuter, Blumen, Früchten und Schwämme etc." (1742, Band III, Seite 142)

41 Dr. Gerhard Madaus, „Lehrbuch der Biologischen Heilmittel", 1938

42 Garten Weden-Magazin, Ausgabe 31/August 2011

43 Die Saligen Fräulein = die Leuchtenden Fräulein, mythische Frauen, die den Menschen wohlgesonnen sind.

44 Josef Guggenmos in: Esslingers Erzählungen Noch 24 Geschichten bis Weihnachten, 2014

45 http://www.waimann.de/capitel/189.html

46 Walther von der Vogelweide, „Mädchenlieder", um 1200

47 Das große Kneippbuch, München 1935

48 Jan Albert Rispens, „Die Linde", aus „Der Merkurstab", Heft 5/2006

49 ebenda

50 Madaus 1938

51 „Apoteck für den Gmeine[n] man der die Ertzet zu ersuchen am gut nicht vermügens, oder sonst in der not allweg nicht erraychen kann" (Hieronymus Brunschwig, Augsburg 1529)

52 New Kreuterbuch, 1543

53 Jacobus Theodorus Tabernaemontanus, „Neuw vollkommentlich Kreuterbuch", 1625

54 Carolus Magnus, 747–814, Capitulare C.M. de villis vel curtis imperialibus

55 Madaus 1938

56 Ingrid Kleindienst-John, „Hydrolate – Sanfte Heilkräfte aus Pflanzenwasser", Freya Verlag 2018

57 Chamazulen entsteht bei der Wasserdampfdestillation aus dem Azulen. Es handelt sich dabei um wasserunlösliche Kristalle, die für die blaue Farbe des ätherischen Öls verantwortlich zeichnen.

58 Leonhart Fuchs, Kräuterbuch aus dem Jahr 1543

59 Garten Weden Magazin, Ausgabe 10/2009

60 siehe auch „Baummythologie", e-book von Elmar Woelm

61 Leonhart Fuchs, Kräuterbuch aus dem Jahr 1543

62 Jan Albert Rispens, „Weiden – Bäume am Wasser", aus „Der Merkurstab", Heft 5, 2007

63 A. Ralf und M. Mayer „Biologische Salicyltherapie mit Cortex Salicis", in „Die Pharmazie", Band IV., 4. Jahrgang, Birkhäuser Verlag, Berlin 1949

64 Kreuterbuch von 1543

65 „Kreutterbuch des Hochgelehrten und weltberühmbten Herrn D.Petri Andreae Matthioli", 1611

66 Hippokrates von Kos „Corpus Hippocraticum"

67 Dioskurides „Materia Medica"

68 Neophyt = griechisch: neue Pflanze. Man versteht darunter alle jene Pflanzen, die nach dem Jahr 1492, der Entdeckung Amerikas, aus ihrer

ursprünglichen Heimat ausgewandert und in einen anderen Kontinent eingewandert sind.

69 Siegrid Hirsch und Felix Grünberger, Die Kräuter in meinem Garten, Freya Verlag

70 Steffen Fleischhauer, Enzyklopädie der essbaren Wildpflanzen

71 books.google.at/

72 Madaus, 1938

73 Sebastian Kneipp, Das große Kneippbuch, München 1935

74 www.awl.ch/heilpflanzen

75 Krammetsvogel = Wacholderdrossel

76 Madaus, 1938

77 Leonhart Fuchs „New Kreuterbuch", 1543

78 Norbert Lagoni, „Der Walnussbaum – nützlich für Pharmazie und Medizin", in LFW-Bayern - Wissen

79 Leonhart Fuchs, 1543

80 Die Kommission E ist eine wissenschaftliche Sachverständigenkommission des Bundesinstituts für Arzneimittel und Medizinprodukte in Deutschland.

81 Sagen aus den Rheingegenden, dem Schwarzwalde und den Vogesen. Gesammelt von Aloys Schreiber, Neuauflage 2009

82 „Kreutterbuch des Hochgelehrten und weltberühmbten Herrn D. Petri Andreae Matthioli", 1611

83 Ovid, geb. 43 v. Chr. in Mittelitalien, gestorben vermutlich 17 n. Chr., römischer Dichter, Geschichte aus den „Metamorphoseon libri" → „Bücher der Verwandlungen": Seine Versionen der Sagen über griechische und römische Götter.

84 Prof. Peter Kurzmann, „Die literarische Überlieferung zu den vier Elementen"

85 Anderegg-Web.ch – „Die Philosophen der Antike"

86 Pharmakologie = Wissenschaft der Wechselwirkungen zwischen Lebewesen und Stoffen

87 Eine deutsche Übersetzung findet man auch im Internet unter http://www.pharmawiki.ch/materiamedica/

88 Die Veden sind klassische Bücher des Hinduismus. Sie wurden von den Göttern den Weisen Indiens offenbart.

89 J. Starobinski, „Geschichte der Medizin"

90 Mesopotamien umfasste Teile des heutigen Iraks und Syriens

91 www.deacademic.com

92 Blick ins Buch: https://ceb.nlm.nih.gov/proj/ttp/flash/brunschwig/brunschwig.html

93 http://www.abocamuseum.it/bibliothecaantiqua/

94 Digitalisierte Version im Internet auf http://www.kraeuter.ch

95 im Internet, großteils auf der Seite www.henriettes-herb.com, nachlesbar.

96 Lehrbuch der biologischen Heilmittel in drei Bänden, ISBN 3487058898

97 Mol ist eine Maßeinheit für die Mengenangaben bei chemischen Reaktionen.

98 Zu den Höheren Pflanzen gehören Samenpflanzen (Nackt- und Bedecktsamer), nicht aber Sporenpflanzen wie Algen, Pilze, Flechten, Moose und Farne.

99 Es handelt sich dabei um Phenylalanin, Valin, Threonin, Tryptophan, Isoleucin, Methionin, Leucin, Lysin, Cystin und Histidin.

100 siehe auch: Ingrid Kleindienst-John, Hydrolate - Sanfte Heilkräfte aus Pflanzenwasser, erschienen im Freya-Verlag 2018

INDEX

A

B

C

D

E

F

G

H

I

J

S

T

U

V

W

X

Y

Z

„Man sieht nur mit dem Herzen gut.
Das Wesentliche ist für die Augen unsichtbar."

aus „Der kleine Prinz" von Antoine de Saint-Exupéry

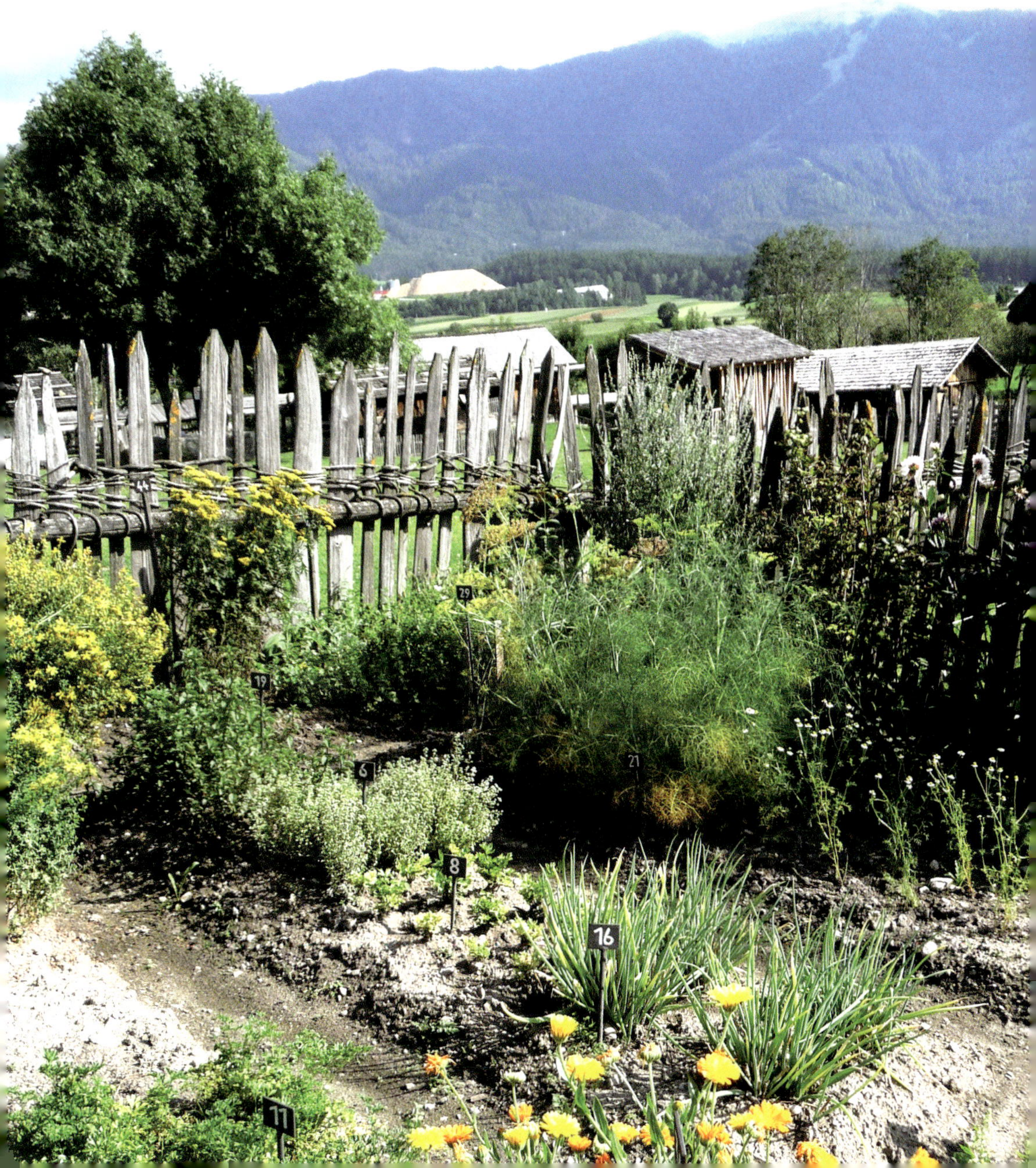

Wieder einmal ist es Zeit, Danke! zu sagen

Danke an meinen Mann Kurt, der noch immer geduldig hinter mir steht und mir mit wertvollen Tipps weiterhilft, wenn mein Gedankenfluss einmal eine Pause einlegt (und mich ans Essen und Trinken erinnert, wenn ich die Zeit übersehe).

Danke aber vor allem auch an Siegrid Hirsch, die mich darin bestärkt hat, dieses Buch einem Thema zu widmen, das für viele Menschen nicht unbedingt alltäglich ist.

Danke an meine Freundin Ingrid Puttinger, die für einige der Fotos verantwortlich zeichnet, ebenso wie mein Mann Kurt John, der meine Ideen bildlich umzusetzen versucht ...

Danke auch an Wolfgang Ruzicka vom Freya-Verlag, der es ein weiteres Mal mit mir als Autorin versucht und sich bemüht, mich auch *filmisch* gut in Szene zu setzen, damit Sie, geneigte Leserschaft, mich quasi auch *leibhaftig* erleben.

Danke in diesem Zusammenhang auch an Dorothea Forster, die als Lektorin für dieses Buch zeichnet, und an Christina Diwold für ihre einfühlsame Gestaltung.

Danke an meine beiden Söhne, an meine Nichten und Neffen und an meine Großnichten und nicht zuletzt an meine beiden Enkelkinder Leni und Alex, denen ich die Natur erklären darf und durfte, wovon ich noch heute selbst profitiere. Nicht zu vergessen meine Schwestern Sigrid Lechner und Silvia Wagner, die mir mit ihren chemischen Kenntnissen tapfer zur Seite stehen, wenn ich wieder einmal *unmögliche* Fragen stelle.

Einen posthumen Dank an Tante Traute und Onkel Kurt, die Botaniker und Pflanzenzüchter unserer Familie, denen ich einen Großteil meines Wissens über Pflanzen verdanke.

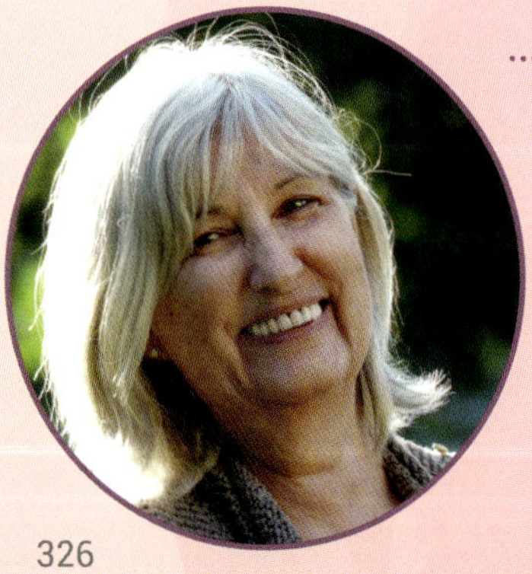

... Und nicht zuletzt ein Danke an Sie, die Sie dieses Buch in Händen halten und darin blättern und lesen!

Ihre Ingrid Kleindienst-John

Der KräuterKraftKreis, Ingrid Kleindienst-John,
www.kraeuterkraftkreis.at, ingrid@kleindienst-john.at

Ausbildungen in Kräuterheilkunde Österreich und Deutschland,
Freunde naturgemäßer Lebensweise FNL, www.fnl.at

freya WEITERE BÜCHER VON INGID KLEINDIENST-JOHN

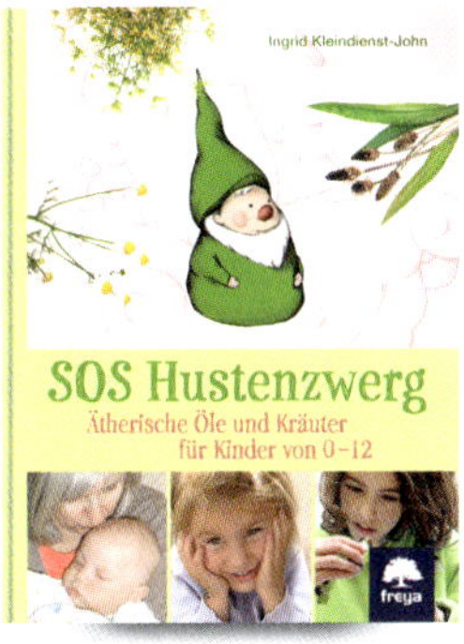

SOS Hustenzwerg

Ätherische Öle und Kräuter für Kinder von 0–12

Kräuter können auch Kindern gute Dienste leisten, nur muss man wissen, welche Pflanze ab welchem Lebensalter die richtige ist. Dies ist das erste Buch mit einer umfassenden Auflistung jener Kräuter, die für Babys, Kleinkinder, Schulkinder oder Teenager einsetzbar sind. Omas, Mamas und Papas lernen gemeinsam mit den Kindern den richtigen Umgang mit den Schätzen der Natur, mit ätherischen Ölen, Hydrolaten, Tees und vielen anderen Kräuterpräparaten, die auf die Bedürfnisse junger Familien abgestimmt sind.

ISBN 978-3-99025-159-1

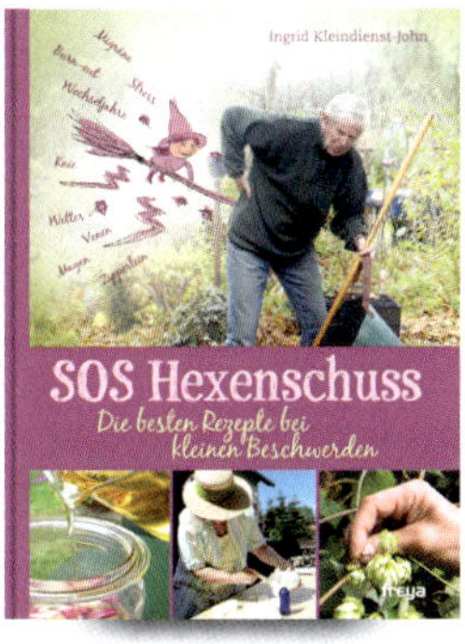

SOS Hexenschuss

Die besten Rezepte bei kleinen Beschwerden

Viele der beschriebenen Rezepturen stammen von den Großmüttern der Autorin und haben sich über Generationen bewährt und als besonders praktisch erwiesen. Sie bieten Hilfestellung bei den wichtigsten kleinen und größeren Erkrankungen und Beschwerden. Begleitende Maßnahmen bei Stress und Burn-out und bei der Hauskrankenpflege werden ebenso angeführt wie Tipps zur Gedächtnisunterstützung oder für den guten Schlaf.

ISBN 978-3-99025-189-8

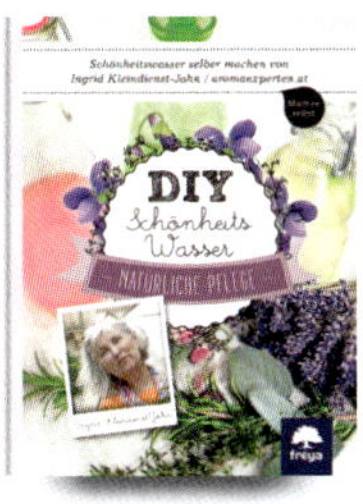

DIY Schönheitswasser

Natürliche Pflege

ISBN 978-3-99025-247-5

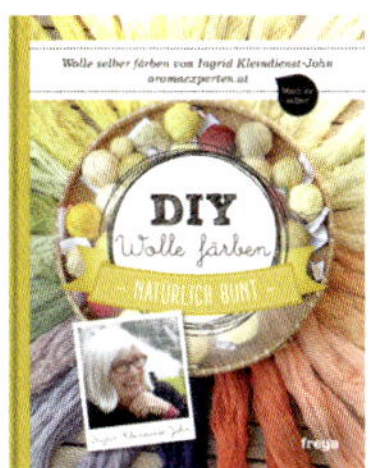

DIY Wolle färben

Natürlich bunt

ISBN 978-3-99025-221-5

weitere Bücher →

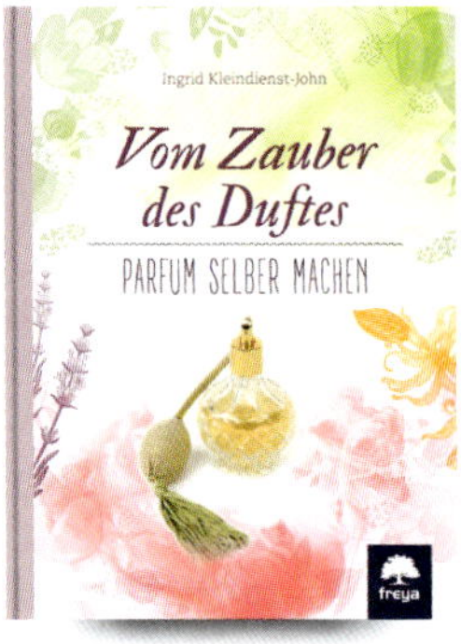

Zauber des Duftes

Parfum selber machen

Parfum selbst herzustellen ist ein sinnlicher, kreativer und herrlich duftender Vorgang. Das Buch bringt einen kleinen Einblick in die Geschichte der Parfumherstellung und beschreibt, wie man ein eigenes Parfum aus natürlichen Rohstoffen kreieren kann. Eine Reihe von erprobten Rezepten – leicht nachzumachen – hilft beim Einstieg in die Kunst der Parfümerie. Eine Übersicht über die ätherischen Öle rundet das Buch ab. Mit den Rezepten im Buch gelingt es auch Anfängern, auf einfache Art und Weise Duftnoten aus rein natürlichen Ingredienzien nach eigenem Geschmack zu entwerfen.

ISBN 978-3-99025-269-7

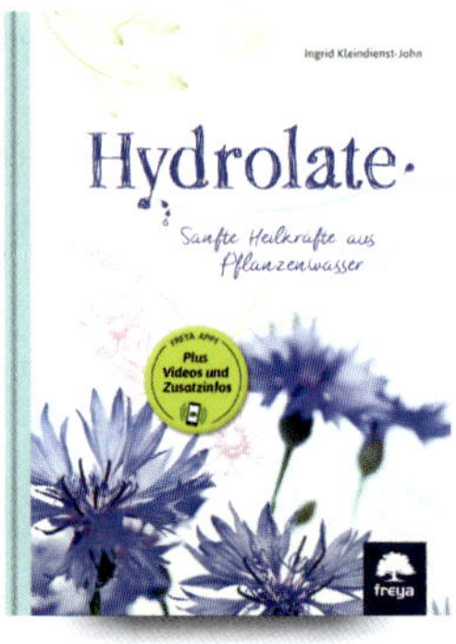

Hydrolate

Sanfte Heilkräfte aus Pflanzenwasser

Hydrolate sind Nebenstoffe, die bei der Destillation ätherischer Öle entstehen. Es handelt sich bei den Pflanzenwässern um hochwirksame Produkte. Die wasserlöslichen Inhaltsstoffe der Pflanze sind darin gelöst. Damit können Hydrolate die Heilwirkung der korrespondierenden ätherischen Öle sogar übertreffen. Neben der naturheilkundlichen Verwendung finden sich Hydrolate häufig in Kosmetika und sind besonders in der Aromatherapie beliebt. Inhalt: Inhaltsstoffe, Qualitätskriterien und Anwendungsmöglichkeiten. Genaue Anleitungen ermöglichen die Herstellung von Hydrolaten in der eigenen Küche.

ISBN 978-3-99025-053-2

Weiteres Bildmaterial: © Fotolia: Marina Gorskaya, juliasnegi, jozsitoeroe, flashmovie, romansl, helgafo, zenina, fontgraf, Maik Dörfert, emer, mahony, simona, Heike Rau, creativefamily, bozhena_melnyk, Steidi, simona, Cora Müller, Maria Brzostowska, aga7ta, mubus, Igor Normann, stefanholm, denio109, AnnaReinert, sunnychicka, cat_arch_angel, kerdkanno, PIXATERRA, chamillew, 279photo, Lukas Gojda, Wolfilser, 13smile, sunnychicka, budogosh, jula_lily